D1732474

Das große
Impfbuch
der
Kreativen Homöopathie

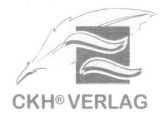

CKH® VERLAG

Die Deutsche Bibliothek - CIP-Einheitsaufnahme

Peppler, Antonie, Albrecht, Hans-Jürgen
Das große Impfbuch der Kreativen Homöopathie
CKH® Verlag Großheubach

1. Auflage 2006
ISBN   3-933219-05-1

Verlag: CKH® Verlag, Klingenweg 12, D-63920 Großheubach
Einband: CKH® - Centrum für Klassische Homöopathie
                 in Zusammenarbeit mit WK Werbestudio & Druck
                 Pfarrer-Henning-Straße 2-4, D-63868 Großwallstadt
Recherche: Dr. Stefan Scheibel
Korrektur: Dr. Melchior Pass, Christiane Socha, Christine Then
Layout: Marietta Bachmann
Druck: WK Werbestudio & Druck,
                 Pfarrer-Henning-Straße 2-4, D-63868 Großwallstadt

Vertrieb: CKH® Verlag, Klingenweg 12, D-63920 Großheubach
                 Telefon: 0049 (0)9371 2059
                 Fax: 0049 (0)9371 67030
                 Internet: www.ckh.de
                 Email: info@ckh.de

HOMÖOLOG®˝ ist eingetragenes Warenzeichen der Medicom Computer Vertriebs GmbH.
„CKH®˝ ist eingetragenes Warenzeichen des Centrum für Klassische Homöopathie, Großheubach.
„Kreative Homöopathie nach Antonie Peppler®" ist eingetragenes Warenzeichen von Antonie Peppler.
„HOMÖOLOGIE®˝ ist eingetragenes Warenzeichen von Hans-Jürgen Albrecht.

„Der Erfolg der Meisterwerke scheint nicht so sehr
in ihrer Freiheit von Fehlern zu liegen
– tatsächlich tolerieren wir
die gröbsten Fehler in allen von ihnen –
sondern in der immensen Überzeugungskraft eines Geistes,
der vollständig Herr seiner eigenen Perspektive ist."

Virginia Woolf

Vorwort von Antonie Peppler

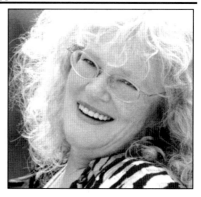

Beim Stichwort „Impfen" denken wir zunächst an die großen Infektionskrankheiten, die im Mittelalter als Epidemien oder Pandemien weite Landstriche entvölkerten und heute anscheinend nur noch in exotischen Ländern der dritten Welt grassieren. In diesem Fall blicken wir meist etwas angeekelt auf „die Hygiene dort" und manch einer beruhigt sich nur zu gerne mit Hilfe des sicherlich genannten Spendenkontos. So wird man ein guter Mensch... In unseren Breiten ist diese akute Bedrohung verschwunden – der Dank dafür gebührt vielleicht nicht der Impfung, sondern vorwiegend der Steigerung der allgemeinen Hygiene, die langsam zu einer Selbstverständlichkeit geworden ist. So sind diese Krankheiten für uns eine entfernte Bedrohung geworden, die wir nur noch im Fernsehen erleben müssen. Sie erscheinen zugleich als exotische Zutat zu fernen Ländern, die nur ein angenehmes Grausen hervorrufen, da wir ja so weit weg davon sind.

Kinderkrankheiten sind dagegen bekannte Krankheiten, die Kinder bekommen und schon seit Jahrtausenden bekamen. So gehören sie zum normalen Leben dazu und sind deshalb scheinbar harmlos. Dass jedoch noch immer rund zwei Millionen Menschen jährlich an den Folgen der Masern angeblich sterben, erscheint demnach unglaublich. Kinder- und Infektionskrankheiten sind in den letzten Jahrzehnten seltener geworden, da die Durchimpfung der Gesellschaft zunehmend voran geschritten ist.

Alle diesbezüglichen Slogans, wie „Schluckimpfung ist süß, Kinderlähmung ist grausam", prägten unser Verständnis für diese Form der Präventivmedizin. Nahezu alle Erwachsenen sind gegen die wichtigsten Krankheiten geimpft worden, ebenso die meisten Kinder. „Impfpflicht" und „Impfempfehlung" sind zu einem untrennbaren Gemisch verwoben und rücken Impfverweigerer in soziale Grauzonen. Mit kaum noch vorstellbarem Kapitaleinsatz wird die Bedeutung der Impfung von den Herstellern der Impfstoffe verbreitet. Bei Packungspreisen zwischen rund 10.- und 100.- € und einer entsprechend hohen Anwendungsfrequenz kann man sich leicht ausmalen, welch gewaltige Finanzinteressen hier schlummern.

Bei der bestehenden weiten Durchimpfung der Gesellschaft ruft der Hinweis auf mögliche Gefahren der Impfung dann auch tiefe Ängste wach. Denn: Wenn tatsächlich Gefahren von diesem Schutz ausgehen, bedroht er alle Geimpften und somit fast die gesamte Gesellschaft. Publizistisch wird diese Angst teilweise geschürt und zur strikten Impfverweigerung aufgefordert. Statistiken belegen dort, dass mehr Leute an den Impfungen als an der eigentlichen Krankheit sterben, betrachten dabei aber nicht, wie viele Menschen durch die Impfung nicht an den entsprechenden Krankheiten erkranken und somit aus der Sterblichkeitsziffer herausfallen. Eine Diskussion auf dieser Ebene wird nie enden und kaum ein wirklich nützliches Ergebnis bringen.

Im Vordergrund der Impfproblematik so wie wir sie sehen, steht deshalb auch nicht deren Wirksamkeitsnachweis, sondern die Frage, welche unerwünschten Begleiterscheinungen sich der Geimpfte einhandelt. Allergische Reaktionen werden hier ebenso diskutiert, wie zerebrale Schädigungen und Verhaltens- und Entwicklungsstörungen. Ebenso ist ein wesentlicher Ausflug in die Betrachtung jener geistigen Entwicklung der Menschheit zu finden an denen die Impfungen offensichtlich beteiligt sind.

Ein sinnvoller und kraftvoller Weg, Probleme zu vermeiden oder später zu mildern, ist die Homöopathie. Hans-Jürgen Albrecht und ich haben uns gemeinsam in diesem Buch bemüht, die unterschiedlichen Impfungen darzustellen und die vielfältigen Möglichkeiten der Kreativen Homöopathie verständlich und praktikabel aufzuzeigen. Die Botschaft dieses Werkes ist ein fundierter Blick in eine gesunde Gegenwart und Zukunft, die konventionelle Impfverfahren mit den therapeutischen Möglichkeiten der Kreativen Homöopathie verbindet. Die geistige Entwicklung des Menschen kann somit besser verstanden werden und wird hoffentlich in Zukunft mit weniger Leid verbunden sein.

Antonie Peppler

Vorwort von Hans-Jürgen Albrecht

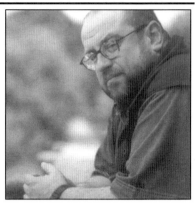

Impfungen sind meist ein zweischneidiges Thema, bei dem fast unversöhnliche Ansichten aufeinander treffen. Impfbefürworter stehen häufig den Herstellern der Sera sehr nahe und sind teilweise sogar mit ihnen wirtschaftlich verbunden. Impfgegner sehen sich als moderne Robin Hoods. Sie setzen sich zusammen aus Anhängern der Naturheilkunde und Schulmedizin, die eine Verbesserung der medizinischen Situation suchen, verängstigten Menschen und teilweise sogar Leuten, deren Hauptziel nur eine geldliche Wiedergutmachung ist. In diesem Dschungel haben wir uns bemüht, Objektivität zu wahren und umfassend zu informieren, auch wenn mir, als persönlich Betroffenen, die Objektivität zu wahren manchmal schwer fiel.

Nur wer alle Fakten kennt, kann sich um ein objektives Urteil bemühen. Deshalb haben wir alle bekannten Fakten zur Ätiologie der Infektionskrankheiten und der gängigen Impftheorien und Impfstoffe ebenso zusammengetragen wie die homöopathischen Behandlungsansätze.

Trotzdem kann es kein streng naturwissenschaftliches Buch werden, da die verfestigten Meinungen bei Impfbefürwortern und -Gegnern zwar viel Polemik, jedoch wenig hilfreiche Informationen ergeben. Eine subjektive Sicht durch den Autor ist somit auch unvermeidbar. Im Vorfeld der Veröffentlichung haben wir unterschiedliche Rezensenten gebeten, Stellung zu diesem Buch zu beziehen und konnten dabei feststellen, dass dessen Inhalt „klassische Schulmediziner" oder Mikrobiologen nicht unbedingt glücklich machen kann. Der CKH® Verlag möchte mit diesem Werk eine Diskussion über die gesamte Tragweite der Impfthematik anregen, auch über die sonst eher selten in diesen Zusammenhang gebrachte Thematik der Persönlichkeitsentwicklung des Menschen.

Ein wichtiger Beweggrund dieses Buch zu schreiben, war meine persönliche Leidensgeschichte. Meine Mutter war mütterlich im positiven Sinne des Wortes, aber auch ängstlich, etwas falsch zu machen und bemüht, ihrem Sohn einen guten Start ins Leben zu ermöglichen. Dazu gehörte Anfang der 60er Jahre eine volle Ausnutzung des von Ärzten und Medien propagierten Impfschutzes. Es war die Zeit des uneingeschränkten Glaubens an den medizinischen Fortschritt und die „Götter in Weiß".

Später kamen dann die ersten kritischen Stimmen auf, die von Problemen im Zusammenhang mit der Impfthematik sprachen. Für mich selbst war dieses Umdenken jedoch zu spät gekommen. Durch die wohlgemeinte Impfung des „kleinen Jürgen" entwickelte sich bei mir im Laufe der folgenden Jahrzehnte eine breit angelegte allergische Situation, die sich in Heuschnupfen, Asthma und vielfältigen anderen Allergien zeigte, die so belastend wurden, dass mir zeitweise nur ein Suizid als möglicher Ausweg erschien. Heute weiß ich, dass die „gute Mutter" zuviel des Guten getan hat oder aber, aus dem vollständig eigenverantwortlichen Gedanken heraus betrachtet, dass ich sie wohl „beauftragt" hatte, mir zu Erkenntnissen für dieses Leben zu verhelfen.

Meine komplette Durchimpfung kann ich bis zum heutigen Tage als Impfschädigung erkennen. Bedingt durch diesen Leidensdruck begann schon für das Kind ein Weg durch unterschiedliche Arztpraxen und die verschiedensten medizinischen Behandlungsmethoden. Der Erfolg blieb jedoch dürftig, schädigte sogar durch die großzügige Gabe von Cortison zusätzlich.

Aus dem eigenen Leid heraus entstand der Drang, selbst etwas zu bewegen und alle Fakten gierig aufzusaugen, die ich zu dieser Thematik finden konnte. Meine Schwierigkeit war im Beginn, den Zusammenhang zwischen der mich beherrschenden Allergie, der Impfung im Kindesalter und den folgenden Behandlungen zu erkennen. Auffällig war die Diskrepanz zwischen dem getriebenen Aufwand der Behandlung und dem tatsächlichen Erfolg. Als Konsequenz daraus begann ich nach mehreren aufeinander folgenden medizinischen Ausbildungen letztendlich die Ausbildung zum Heilpraktiker als „Hilfe zur Selbsthilfe" und konnte nun auch Naturheilverfahren in die eigene Behandlung einbeziehen. Ein durchgreifender Erfolg blieb mir aber auch hier zunächst versagt.

Einen Durchbruch erlebte ich erst bei der Beschäftigung mit den Impfthemen durch die Homöopathie. Hier erschien mir aber das endlose Suchen von Informationen in den unterschiedlichen homöopathischen Büchern als hinderlich und ich entwickelte eine entsprechende Software, die diese Suche sicher und schnell durchführen konnte: Die HOMÖOLOG®-Computer-Repertorisation erwies sich dann als das wichtigste Hilfsmittel, um meine persönlichen Beschwerden zu artikulieren und die homöopathische Behandlung durchzuführen. In dieser Phase erkannte ich, dass die Wirksamkeit einer homöopathischen Behandlung in erster Linie von der Intelligenz und Ausbildung des Homöopathen, seinem Wissen und der Umsetzungsfähigkeit abhängig ist.

Der wachsende Zwang zur Berücksichtigung auch des nicht rein homöopathischen Kontextes von Erkrankungen, wie z. B. der Umweltbelastungen, Allergien und Impfungen, stellte neue Ansprüche sowohl an die Homöopathie-Ausbildung als auch an die homöopathische Forschung. Diese Notwendigkeit komplexerer Forschungsansätze und Ausbildungsinhalte führte mich und meine Kollegin und Lebensgefährtin Antonie Peppler, zur Gründung des CKH®- Centrum für Klassische Homöopathie, zunächst in Hamburg, später in Großheubach.

7

Die hier in den letzten 20 Jahren empirisch erforschten und praktisch angewandten Ergebnisse waren nicht nur für mich als Betroffenen der Impfschädigung entscheidend und richtungweisend. Ein Forschungsprojekt mit AIDS-Erkrankten in Hamburg war dabei einer der Anlässe für die Beschäftigung mit der Thematik der Impfungen und Infektionskrankheiten. Im CKH© wurden zusätzlich unterschiedliche Literaturquellen ausgewertet, in zahllosen Repertorisationen nach Zusammenhängen gesucht und homöopathische Arzneimittel immer wieder Prüfungen unter neuen Gesichtspunkten unterzogen. Im Ergebnis dessen zeichnete sich ab, dass Impfungen, Infektionskrankheiten und chronisches Siechtum vieles gemeinsam haben.

Es zeigte sich, dass eine „homöopathische Entlastung" der Infektionskrankheiten und Impfungen, und bei weitem nicht die Unterdrückung, ein Siechtum verhindert. Zur Klärung dieser „Gemeinsamkeiten" ist sowohl eine naturwissenschaftlich orientiertes, als auch eine objektives Hinterfragen sowohl der Infektionskrankheiten als auch der Impfungen wichtige Voraussetzung. Auch wenn schon die bisherigen Ergebnisse, die in diesem Buch aufgeführt sind, vielen Betroffenen neue Hoffnung auf eine Heilung oder Linderung ihres Leidens geben können, ist unsere aktuelle Forschung noch lange nicht abgeschlossen. Viele Jahre lang werden uns noch damit beschäftigen, vorhandene scheinbare Dogmen zu beleuchten, diese vielleicht neu und ganz und gar undogmatisch umzudefinieren und in und mit ihnen neuen Erkenntnissen Raum zu geben.

Die Kreative Homöopathie nach Antonie Peppler® ist heute eine oft erstaunlich effektive Hilfe für Impfgeschädigte, wie ich inzwischen am eigenen Leibe erfahren konnte. Dies kann Mut machen und die Diskussion um Sinn und Fehler der Impfungen objektivieren. Damit stellen wir uns bewusst in den Gegensatz zu jenen Autoren, deren Ablehnung der Impfung sich zwar in zahlreichen Büchern widerspiegelt, die aber letztlich resigniert haben und meinen, dass Heilung und Auflösung nicht möglich sei.

An den Auseinandersetzungen zwischen den Impfgegnern und Impf-Befürwortern wollen wir uns nicht beteiligen. Ganz gleich, ob sie sich entweder für eine mehr oder weniger vollständige Abschaffung der Impfung stark machen und/oder sich sogar den Ruf nach Entschädigung für die doch recht zahlreichen, schwer Impfgeschädigten durch die Pharma-Industrie auf die Fahnen geschrieben haben oder tastsächlich von den Impfungen als Therapie überzeugt sind. Unsere Intention ist es vielmehr, die Impfschäden bzw. Impfblockaden jenseits der Frontlinien in einem weitaus umfassenderen Kontext zu betrachten. Auch jenen aufrichtig denkenden Impfbefürwortern, die konsequent dem klassisch-medizinischen Immunisierungsgedanken folgen, möchten wir einen anderen Blickwinkel und Denkansatz anbieten.

Besonders hervorheben aus der Vielzahl der Quellen zum Thema möchte ich die Werke von Anita Petek-Dimmer, Gründerin der AEGIS-Schweiz und Herausgeberin der impfkritischen Zeitschrift Impulse, die darin auf die Mängel vorhandener Impfstatistiken und deren mögliche Interpretationsirrtümer hinweist und neue Aspekte der wissenschaftlichen Impfkritik eröffnet hat.

Unser Buch soll die Menschen nicht verängstigen, sondern die Entwicklung der Eigen-verantwortlichkeit fördern und Mut machen, aktiv an der Veränderung der eigenen Lebenssituation mitzuarbeiten. Dieses Buch ist so allen Betroffenen gewidmet, deren Leben wieder Qualität erhalten soll. Ein kluger Spruch, an den ich mich auch in der eigenen Leidenszeit gehalten habe, ist: „Gegen jede Krankheit ist ein Kraut gewachsen, es muss nur gefunden werden". **Auch wer geimpft ist, muss nicht verzweifeln, die Homöopathie kann ihm helfen...**

Hans-Jürgen Albrecht

Danksagung

Die Entstehung dieses Werkes war wahrhaftig eine Geburt, die sich über die Jahre vollzog. Immer neue Beobachtungen aus den Reaktionen der Patienten vervollständigten das Gesamtbild. Als es darum ging, zu erfassen, warum Patienten unzureichend oder überhaupt nicht auf die homöopathische Behandlung reagierten, zeigten sich schlussendlich die Impfungen als Heilungsblockaden. Deshalb stellte sich die Frage, ob geimpft oder nicht geimpft werden soll oder sollte, für uns nie. Unser Augenmerk lag immer auf den Auswirkungen der Impfungen und deren Auflösung, körperlich wie seelisch. Der diesbezügliche Erkenntnisprozess ist dennoch nach wie vor nicht endgültig abgeschlossen.

Allein jedes einzelne Seminar zum Thema „Impfungen" wirft, manchmal durch eine einfache, fast naive Frage, neue Aspekte auf oder macht bekannte transparenter. Aus diesem Grund gilt mein Dank allen Teilnehmern der bisher mehr als 34 Impfseminare der letzten Jahre für die dort unvoreingenommen geäußerten Fragen und Gedanken. Ein besonders herzliches „Danke" allen, die an diesem Buch über die fünf „Geburtsjahre" aktiv beteiligt waren:

Marietta Bachmann, Corinne von Deschwanden, Christian Janetschek, Beate Kempf,
Martina Müller, Christiane Nussbaum-Krämer, Dr. med. Melchior Pass,
Dr. med. Jörg Reichert, Wanda Schäfer, Dr. Stefan Scheibel, Jürgen Schröder,
Dr. jur. Bernd Schüerhoff (verst.), Chrisiane Socha, Ursula Stössel und Christine Then.

Antonie Peppler und Hans-Jürgen Albrecht

Inhalt

Einleitung - Von der Seuche zur Impfung

Die Impfungen sind eine konsequente Folge der Krankheitsängste von Menschen. Massive Seuchen wie die Lepra, Pest oder Syphilis hatten tausende Erkrankte dahingerafft. Panik, Gewalt und traumatische Fixierungen waren die Begleiter der Seuchen.

Auf den ersten Blick ist die Impfung eine logische, folgerichtige, scheinbar rettende Antwort auf das grundlegende Thema Krankheit und Lebenserhaltung. Die Impfungen und die mit ihnen verbundenen Fragen, Zweifel oder Diskussionen sind aus unserem heutigen Alltag nicht mehr wegzudenken.

Hatten und haben Krankheit, Seuchen und Impfungen eine Art „Berechtigung", einen Sinn? Wenn dem so ist, welche Bedeutung hat dies für den Krankheits- und Heilungsprozess einerseits und für die Entwicklung der Menschheit im Allgemeinen und der Individualität im Besonderen? Welche Weltbilder sind mit den unterschiedlichen Standpunkten zur Impfthematik verknüpft und wie beeinflussen die Impfungen die Entwicklung des Menschen auf körperlicher, seelischer und geistiger Ebene?

In der Kreativen Homöopathie wird jegliche Erkrankung als etwas Sinnhaftes auf dem Entwicklungsweg zur Individualität verstanden. Seuchen als prägende, grundlegende Erkrankungen sind wesentliche Zäsuren auf diesem Weg. Sie werden als Gruppenschicksale, als Kernthemen grundlegender Entwicklungstendenzen, betrachtet. Um die Impfungen und vielleicht ihren „Sinn", zumindest jedoch die Mehrschichtigkeit ihrer Bedeutung zu verstehen, muss man sich zuerst mit den Anfängen dieser besonderen medizinischen Behandlung im gesellschaftshistorischen und philosophischen Kontext und mit dem Wesen von Krankheit und Seuchen an sich befassen.

Es ist hilfreich zu verstehen, auf welcher Basis die Entwicklung der Impfungen erfolgte, welche Erfahrungen jene Menschen in ihrer Zeit damit verbanden und welche Betrachtungsmöglichkeiten, außerhalb einer Sicht auf Notwendigkeiten, sich noch ergeben könnten.

Um das Thema Krankheit als Aspekt der Persönlichkeitsentwicklung möglichst vollständig zu beleuchten ist es notwendig, die Dynamik seuchenhafter Erkrankungen zu verstehen. Außerdem ist es wesentlich die Entwicklung eines Menschen im Licht der genetischen Fortentwicklung und/oder des Reinkarnationsgedankens zu betrachten. Die Entwicklung zur Individualität ist im Erkenntnismodell der Kreativen Homöopathie nicht nur auf ein Leben sondern auf wiederkehrende Lebenszyklen zu beziehen.

Seuchen, die mit dem Tode enden, werden nur bei einer über ein einzelnes Leben hinausgehenden Betrachtung den Entwicklungsweg eines Individuums erkennen lassen. Ein leidvoller Tod ist als traumatisches Erlebnis äußerst prägend und zieht Resignation dem Leben gegenüber nach sich. Diese resignative Prägung wird vermutlich später als Lebensunlust in Erscheinung treten. Die Persönlichkeitsentwicklung tritt so in den Hintergrund.

Auch Hahnemann begründete sein homöopathisches Weltbild auf einer Betrachtung der Seuchen, aus welchen er später seine Terrainlehre, die „Hahnemannsche Miasmenlehre" ableitete. Diese erläutert den Krankheitsprozess nicht isoliert, sondern zwingend aufbauend auf einem Terrain, das die Basis für die jeweilige Erkrankung liefert.

Innerhalb unseres Modells der Kreativen Homöopathie werden Impfungen als Folgen der Seuchen, als „abgeschwächte Krankheitsprozesse", die den Tod ausschließen, zum erzwungenen Trainingslager zur Persönlichkeitsentwicklung und aus eben dieser Perspektive beleuchtet.

Seuchen und Miasmen
– die Kinderstube der Impfungen

Die historischen Seuchen

Bereits in der Frühzeit der Kulturgeschichte führte einseitige oder auch Mangelernäh-rung zur „Entgleisung" des menschlichen Stoffwechsels. Gicht und Arteriosklerose sind heute fast ausschließlich als "moderne Krankheiten" bekannt, plagten aber schon die Zivilisationen des Altertums. Die Lebenserwartung war niedrig, die Säuglingssterblich-keit extrem hoch; zahnlose Alte starben in einem Alter, in dem sie heute noch die Midli-fe-Crisis vor sich hätten. Die Generationsfolge war rasch, die Gebärrate hoch, um die Verluste der „Jungtiere" zu kompensieren. Dadurch starben die Mütter oft schon einem Alter, in dem sie heute noch dem Jugendschutz unterliegen würden. 13jährige mit Pseudokrupp - diese Konstellation ist keinesfalls eine „Errungenschaft" unserer Indust-riegesellschaft, sondern in allen Regionen und Kulturen heimisch, in denen Holz und Kohle verarbeitet werden.

Konsequenz dieser Entwicklung war die Suche nach neuen Ressourcen, die zu allen Zeiten eng und fast untrennbar mit kriegerischen Auseinadersetzungen verbunden war.

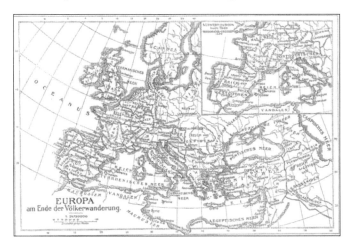

Mit den Wanderungsbewegungen *(Abb.: Europa am Ende der Völkerwanderung)* der Men-schen, den Macht- und Verteilungskämpfen der sich entwickelnden Gemeinwesen nahm eine neue, exponierte Wirkungsqualität ihren Anfang. Heere und Flüchtlinge zogen Tausende von Kilometern durch unwegsames Gebiet, vernichteten bestehende Infrastrukturen und transportierten bestehende, häufig latent schwelende, bisher lokal und dadurch zahlenmäßig gegrenzte Krankheiten beziehungsweise Erkrankungsfälle in andere Gebiete.

15

Erst durch diese Verbreitung, diesen „Transport" von Krankheit, entstand das, was heute laut WHO als **Seuchen** bezeichnet wird: Infektionskrankheiten, die sich in einer großen Population nahezu ungehindert ausbreiten. Die Medizinhistorikerin Prof. Dr. med., Dr. phil. Ortrun Riha, Direktorin des Sudhoff-Institutes, zu den Ergebnissen: "Die erste große, wirklich ansteckende und tödliche Seuche mit historiografischer Darstellung ist ... die so genannte Pest in Athen, die der griechische Historiograf Thukydides (430-396) beschrieben hat. Als Augenzeuge und mit scharfem Blick für die soziologische Komponente schildert er die Vorfälle im Sommer des Kriegsjahres 430 v. Chr."

Dabei ging man davon aus, das durch Verwerfungen, wie sie zum Beispiel bei Erdbeben entstehen, giftige Ausdünstungen aus dem Inneren der Erde freigesetzt wurden, die „Miasmen", die die verheerende Krankheit durch das Einatmen auslösten. Als bekannt wurde, dass man sich zum Beispiel die Pest auch durch den persönlichen Kontakt mit Erkrankten holen könne, lag die Vermutung nahe, dass auch deren Atem solche giftigen Miasmen freisetzt. Das griechische Wort Miasma bedeutet „Schmutzfleck", und die Miasmenlehre geht auf die Antike zurück. Die Vermeidung von Ausdünstungen und „schlechter Luft" war von großer Bedeutung in der griechischen Heilkunde.

Bei der Analyse der Entwicklungen dieser ersten Seuchen stoßen Wissenschaftler auf Abläufe und Muster, auf ein Modell epidemischer Entwicklung, welches bis heute seine Gültigkeit nicht verloren hat:

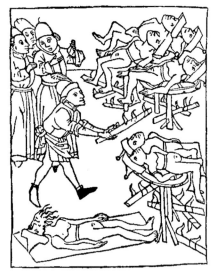

„Geografischer Ursprung und Ausbreitungsweg, die Unerhörtheit der Ereignisse, Hilflosigkeit der Ärzte, Versagen von Religion und menschlichen Bemühungen, Theorie der Brunnenvergiftung *(Abb.: Holzschnitt von 1475; Folterungen zur Erzwingung des Geständnisses der Brunnenvergiftung)*, heterogene und erschreckende Symptomatik der Krankheit, ihr fast immer tödlicher Verlauf, die wenigen Überlebenden sind immun, die fast ausnahmslose Betroffenheit aller Stände, die Auflösung familiärer und freundschaftlicher Verbindungen aus Furcht vor Ansteckung, Vernachlässigung der Bestattungsriten, Abstumpfung und moralischer Verfall."

Zur komplexen Problematik der historischen Seuchen gehören also vor allem die sozialen Folgen: ein Entsolidarisierungsprozess, die Auflösung von Bindungen, die wechselseitige Vernachlässigung von Pflichten durch Verwaltung, Kirche oder auch Ärzte. Die Ersterwähnung der Pest beispielsweise finden wir im Frühjahr 1347 auf der Krim.

Von dort breitet sie sich, anfangs als „Kriegs- und Fluchtbegleiter" und später auf den Handelswegen, über Konstantinopel und Messina nach Südeuropa und auf dem Landwege bis zum Jahr 1350 in das Baltikum aus und erreichte sogar Grönland und Island. Dabei fand die Pest 1348 ihre größte Ausdehnung. *(Abb.: Verbreitungsskizze).*

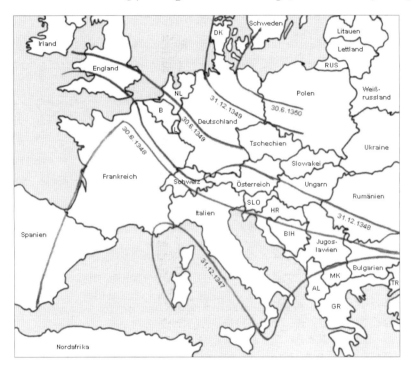

Schon damals stellte sich heraus, dass Gebiete mit starker Urbanisierung und einer fortgeschrittenen, historisch determinierten Verwaltung, wie zum Beispiel die italienischen Städte der ehemaligen römischen Gebiete, größere Chancen hatten, die Seuche an sich einzudämmen. Im Gegensatz zur archaischen, ländlichen Struktur der Gebiete nördlich der Alpen gelang es diesen Gebieten zumindest „verwaltungstechnisch", besser mit Epidemien „fertig" zu werden und Grundzüge öffentlicher Ordnung aufrechtaufrecht zu erhalten.

In den mittel- und nordeuropäischen Gebieten dagegen war die Bevölkerungsstruktur größtenteils ländlich, es gab nur wenige erwähnenswerte Städte, weite Landstriche oder Mittelgebirge galten noch immer als „Miriquidi", als Dunkelwald. Nichts in dieser Zeit hat die Infrastruktur so weit voran gebracht wie die Pest. Sie war „die schärfste Zäsur, man kann sagen, das Ende des Mittelalters, sie hat Institutionen hervorgebracht und Institutionen in Frage gestellt."(Riha) Die großen Seuchen erzeugten in Bezug auf Versorgung, Trinkwasserqualität, Krankenpflege bis hin zur Verhinderung von Plünderungen erhebliche, neue administrative Anforderungen an das sich entwickelnde Gemeinwesen. Verwaltungs- und Quarantänevorschriften sowie die Vorläufer unseres heutigen Reisepasses gelten als Erfindungen des „Pestzeitalters".

Die Pest stellte Ärzte und Wissenschaftler vor eine völlig neue Herausforderung, weil die Dimensionen von Krankheitsverläufe und Auswirkungen so unbekannt waren und man sich nicht auf die bekannten Theorien stützen konnte. Die Pest war so die erste unbekannte Krankheit. Aus diesem Grunde ist sie eine „Krankheit ohne Namen" „Pest" aus dem lateinischen „pestis" bedeutet einfach nur „Seuche". Als Gegenmittel wurde hauptsächlich das von der Antike bis in das 20. Jahrhundert hinein beliebte „Theriak", ursprünglich eine Kräutermixtur aus Anis, Fenchelsamen und Kümmel, verabreicht.

Isolation und Ausgrenzung

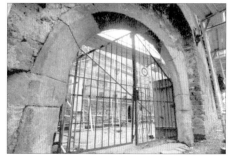

(Abb.: Pesthaus im Zollhaus Pirna)

Eine wesentliche Bedeutung erreichte die zwangsweise Isolierung von Kranken. Diese erfolgte entweder zu Hause, in Häusern, deren Bewohner dadurch langfristig stigmatisiert wurden, oder in den so genannten Leprosorien. Diese befanden sich stets vor den Toren der Städte und dienten bis zum Abflauen der von den Kreuzfahrern mitgebrachten Krankheit Lepra zur Isolierung der Aussätzigen.

Die Abgrenzung bezog sich jedoch nicht nur auf den Schutz vor Ausdünstungen, man hatte auch „Sorge, den Krankheitsstoff zu übertragen, das Ansteckende, das „Kontagium", was ja das zweite aus der Antike stammende Modell für übertragbare Krankheiten ist. Heute nennen wir das Kontagium Bakterien oder Viren, aber selbst nach der Entdeckung der Bakterien in der zweiten Hälfte des 19. Jahrhunderts hat sich die eigentliche Bedeutung dieser Entdeckung nur allmählich durchgesetzt.

18

Die Tuberkulose zum Beispiel, die „weiße Pest", glaubte man lange Zeit, im Sinne der Miasmenlehre, mit „reiner, guter Luft" heilen zu können, und die Hygienebewegung meinte, das Kontagium in ungünstiger, beengter und unsauberer Wohnsituation verorten zu können." (*Riha*) Die Lepra wiederum ist eine der ältesten bekannten Krankheiten und wird schon in den frühesten Schriften erwähnt. Neuesten Forschungsergebnissen zufolge gibt es eindeutige Anzeichen dafür, dass der Ursprung von Lepra in Ostafrika liegt. Übereinstimmend mit den Wanderungsbewegungen des frühen Menschen vor Zehntausenden von Jahren hätten sich von dort aus die Bakterien einerseits nordwestwärts nach Europa und andererseits Richtung Osten nach Indien und Asien ausgebreitet.

Bereits im Alten Testament wird ausführlich beschrieben, woran Aussatz zu erkennen ist und wie mit den Erkrankten zu verfahren sei. Die allgemeine Verbreitung im Europa des Mittelalters wird den Kreuzzügen zugeschrieben. Sie erreichte ihren Höhepunkt im 13. Jahrhundert und verschwand mit dem Ende des 16. Jahrhunderts fast ganz aus der Reihe der chronischen Volkskrankheiten in Mitteleuropa. Ordnet man beide Krankheiten nach ihrer „gesellschaftlichen" Wirkung, der Abgrenzung Aussätziger, der Miasmenlehre zu, stößt man auf einen interessanten Zusammenhang. Als Ausgrenzungskrankheiten, deren weitreichendste gesellschaftliche Folge in der Isolation zu sehen ist, stehen sie unter dem pathologischen Aspekt der Psora. Psorische Glaubenssätze der Abgrenzung wie „nicht dazugehören", „keine Existenzberechtigung besitzen", oder „sich einsam und verlassen fühlen" sind Ausdruck dieser Ausgrenzung.

Die Miasmen

Die aus diesen Krankheiten resultierenden organisatorischen, gesellschaftlichen wie auch persönlichen Entwicklungen führen in eine immer stärker werdende wechselseitige Interaktion zwischen Isolation (Lepra, Psora) auf der einen und Aggression (Syphilis) auf der anderen Seite. Das Individuum hat das Bedürfnis, sich aus der reinen Existenzthematik „heraus" zu entwickeln. Nicht umsonst findet sich die Syphilis als mittelalterliche Begleiter überall da, wo ein Individualisierungsprozess oder eine „Befreiung" im materialistischen Sinne erwünscht war.

Ungewöhnlich ist dabei die Tatsache, dass die Lepra im Norwegen des 19. Jahrhunderts am verbreitetsten gewesen sei. Hier zählte man 1862 noch 2.119 Aussätzige bei nicht ganz zwei Millionen Einwohnern. Zu dieser Zeit war die Lepra bereits europaweit durch die Tuberkulose abgelöst worden. Die im Anfangsstadium der Lepra, der indeterminierten Lepra, geschwächten Patienten starben an der „schneller wirkenden" Tuberkulose und kam so der „trägen" Lepra zuvor.

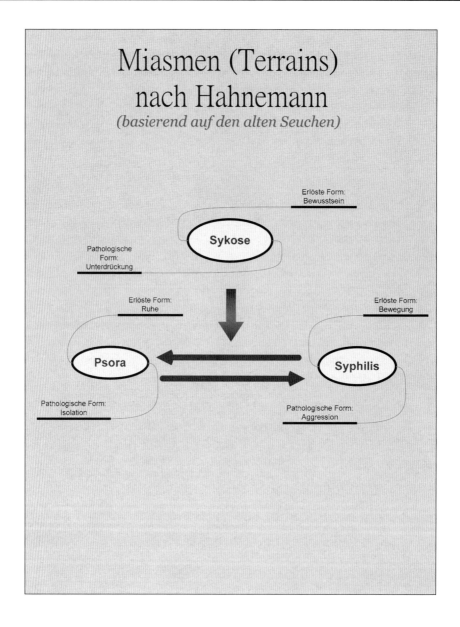

Die Psora als moderne Form der Lepra entspricht der Isolation. Diese ist auf Dauer kaum zu ertragen und schlägt in Aggression um. Ein Ausbrechen aus der Isolation wird zum Lebenskampf. Diese ständige Pendelbewegung wird irgendwann durch den Verstand reguliert. Es entsteht einen weitere Achse, die als Parallelverschiebung zu den heutigen „modernen Seuchen" Tuberkulose und Cancerose führt.

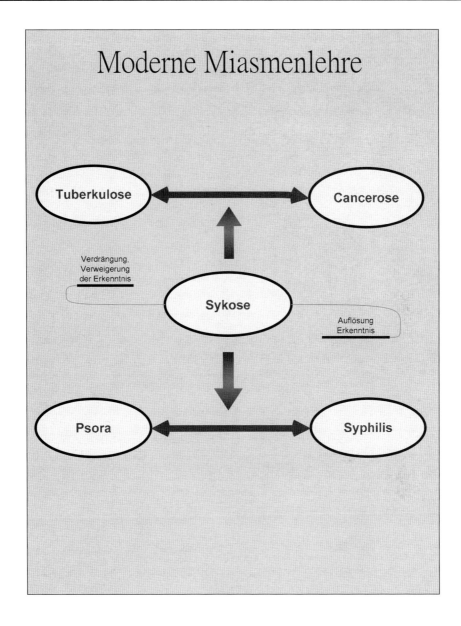

Im tuberkulinen Miasma manifestiert sich die Illusion. An die Stelle des immerwähren-
den Kampfes tritt ein trügerischer Scheinfrieden und eine Weiterentwicklung wird
zugunsten der Anpassung verweigert.

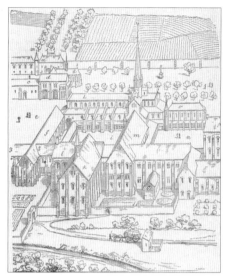

Kommt man noch einmal zurück zur Bedeutung der ersten, mittelalterlichen Seuchen, wird transparent, welche Bedeutung diese Zäsur auch für die Individual- und Bewusstseinsentwicklung von Menschen hatte. Diese Initialzündung reduzierte sich eben nicht nur auf die aus Notwendigkeiten geborene Entwicklung des Gemeinwesens als Ganzes, sondern führte auch zu Entwicklungen auf spiritueller und individueller Ebene. Durch das „Versagen der Gnadenmittel der Kirche" *(Riha)* in direkter Folge von Seuchen entwickelten sich zahlreiche von der Institutionskirche gelöste Frömmigkeitsbewegungen. Die großflächige Flucht der sozusagen angestellten Geistlichen vor Seuche und Verantwortung sowie der damit verbundene Verrat der Kirche an den Kranken und Bedürftigen erzeugte das Bedürfnis, in einer Art „Unabhängigkeit" an das eigene Seelenheil zu kommen.

Im Zuge dessen entwickelte sich eine Hoch-Zeit der Vermischung spiritueller archaischer und kirchlicher Rituale. Diese Entwicklung findet ihren Ausdruck in einer großen Bandbreite von religiösen Symbolen oder Traditionen– sei es der katholische Rosenkranz oder sei es die Rückbesinnung auf die magischen Amulette und heidnischen Reinheitsbräuche, wie beispielsweise das „Osterwasser" der vorchristlichen Zeit.

Gleichzeitig stellen Seuchen, betrachtet man ihre Auswirkungen auf die Entwicklung des einzelnen Menschen, auch immer Meilensteine in seinem Individualisierungsprozess dar. Ausgehend vom eigenverantwortlichen Ansatz ist eine Krankheit immer die erforderliche, gewünschte, gesuchte Auseinandersetzung mit einem Thema. Ziel dieser Auseinandersetzung ist die individuelle Weiterentwicklung.

Dieser Wunsch, dieses Grundbedürfnis nach Entwicklung, ist so stark, dass die Auseinandersetzung „ohne Rücksicht auf Verluste" geführt wird. Das Terrain für den Ausbruch der Krankheit ist nun vorbereitet. Die Krankheit kommt zum Ausbruch und in der epidemiologischen Auswirkung der seuchenhaften Erkrankungen ist die Stärke und Breite des notwendigen Entwicklungsschrittes in allen Konsequenzen sichtbar.

Medizinische Weltbilder und erste Prophylaxe-Versuche

Fortschrittliche Antike und mittelalterliche Glaubensfragen

Die Suche nach den Krankheitsursachen, die *Ätiologie*, geht auf *Hippokrates*, einen griechischen Arzt des 4. Jahrhunderts v. Chr. zurück. Er postulierte, dass eine Erkrankung nicht von den Göttern geschickt, sondern sehr irdischen Ursprungs sei. Mit dieser Ansicht stellte er sich gegen das bestehende medizinische Weltbild der letzten Jahrtausende, in dem immer ein Gott oder wenigstens ein bösartiger Dämon die Krankheit direkt bewirkt hatte. Damit räumte er auch den Gedanken der gesandten *Krankheit ohne Ursache* aus. Hippokrates wurde schon zu Lebzeiten hoch verehrt. Er gilt als Begründer der Medizin als Wissenschaft, insbesondere der rational-empirischen Schulmedizin.

Seine „Koische Ärzteschule" wendet sich dabei von magisch-religiösen Vorstellungen ab und erklärt Krankheiten naturphilosophisch aus einem Ungleichgewicht der vier Körpersäfte. Symptome werden nicht durch übernatürliche Ursachen herbeigerufen sondern dokumentieren das Bestreben des Körpers, „kranke Säfte unschädlich" zu machen.

Aus der hippokratischen Säfteschule entstammten zahlreiche, auch heute noch zumindest namentlich bekannte Behandlungsmethoden wie zum Beispiel das Aderlassen oder Schröpfen. Wenn jemand an einer beliebigen Krankheit litt, so konnte dafür auch ein Grund gefunden werden, der außerdem einen gleichartigen Krankheitsverlauf bei anderen Menschen unter den gleichen Umständen hervorrief. Es genügte somit nicht mehr, an die Beleidigung der Götter zu und die „gerecht Strafe" zu glauben. Beeinflusst von der Ideenlehre Platons suchte man nun nach jenem Muster in der Anamnese, mittels dessen die wahre Gestalt der Idee der Erkrankung erkannt werden sollte.

Noch heute anerkannt sind die modern anmutenden, hippokratischen Forderungen an den Arzt nach körperlicher und geistiger Hygiene, persönlicher Integrität, Vorsicht, Empathie und analytischem Denken. Die hippokratische Lehre, ein Arzt habe sich auf sorgfältige Beobachtung, Befragung und Untersuchung zu stützen und seine Diagnose und Therapie systematisch zu erarbeiten, damit verbunden die Wertschätzung der Anamnese, der Vorgeschichte der Erkrankung, der Lebensumstände und seelischen Situation des Patienten, mutet recht aktuell an, vergleicht man sie mit der evidenzbasierten Medizin oder der Naturheilkunde.

Eine unheilvolle Allianz erlebte die Einbindung des Aberglaubens im christlichen Mittelalter, in dem die Kirche jegliche medizinische Forschung unterband und Krankheit wieder als Strafe Gottes darstellte. Die Frage, ob dann Gott die Krankheit nur geschickt oder auch verursacht habe, war ketzerisch und wurde rigoros unterbunden. Diese Haltung zeigte sich besonders in den Verhaltensregeln für Leprakranke: Sie wurden gezwungen, andere Menschen vor sich, den Leprakranken, zu warnen. Damit war jedoch nicht die kausale Gefahr einer Tröpfcheninfektion gemeint, sondern die Gefährdung „Unschuldiger". Wer an Lepra litt, war automatisch „schuldig" und konnte diese Schuld auf andere übertragen, die dann ebenfalls schuldig wurden.

Letztlich war dies ein radikaler Ausdruck der Hilflosigkeit und des Zerfalls der institutionellen, katholischen Kirche im Innern wie im Außen. Die Ursache von Krankheit wurde instrumentalisiert und geriet damit aus dem Focus der Fragestellung. In einer Ursache-Wirkungs-Diskussion fand allein die Wirkung die volle Aufmerksamkeit. So ist die Entwicklung einer Krankheit, die *Pathogenese*, häufig zweifellos ein Schlüssel zum Verständnis ihrer Ursachen. Separiert betrachtet führte dies aber schon oft auf Irrwege. Bereits im frühen Mittelalter beobachtete man beispielsweise einige auffällige Infektionskrankheiten, bei denen Pusteln oder Eiterbeulen auftraten. Diese Symptome interpretierte man aber fatalerweise dahingehend, dass hier aus dem Körper Säfte entweichen würden," die vor der Krankheit fliehen". Somit waren diese „Säfte" schon positiv bewertet und ihre Verwendung als Heilmittel bei aussichtslosen Krankheiten schien nahe liegend.

Bei der *der schon im alten Orient bekannten Variolation* wurden diese Absonderungen als Medikament benutzt. Es gab dabei einige Variationen in der Anwendung, so die vorherige Erhitzung der Sekrete oder deren Vermengung mit Quecksilberverbindungen. In diesen Fällen wurden enthaltene Mikroorganismen abgetötet oder in ihrer Wirksamkeit maßgeblich geschwächt. Meist entstanden dabei aber auch hochwirksame Bakterientoxine als Abbauprodukte, die schon für sich alleine gefährlich sind. Diese Substanzen wurden nun Erkrankten verabreicht, wobei man diese entweder in Wein löste oder in kleine Wunden einrieb, die mit einer Lanzette verursacht wurden. Im ersten Falle hatte der Patient eine kleine Chance, dass seine Magensäure die aufgenommene Bakteriensuspension besiegen würde, bei der direkten Einbringung in die Blutbahn oder subkutan war die Infektion eher die Regel. Eine Heilung der todkranken Patienten wurde praktisch nie beobachtet, im besten Falle hatte man ihr Leiden etwas verkürzt. Gleichzeitig wurde diese *Variolation* aber auch als Vorläufer der Impfung bei Gesunden eingesetzt. Dies kam fast immer einer Infektion mit der tödlichen Krankheit gleich, welche nur von robusten Gesunden überlebt wurde.

Forschung, Aufklärung und Irrtümer

So brachial und befremdlich die Methoden gerade dieser Zeit wirken: Andererseits wurden gerade im 16. und 17. Jahrhundert viele anatomische Irrtümer „richtig gestellt", Typhus, Syphilis und Rachitis als Erkrankungen klassifiziert, der Blutkreislauf und das Lymphsystem entdeckt und der Nachweis der permanenten Muskelbewegung geführt. Im Zusammenhang mit den Entdeckungen des Astronomen Nikolaus Kopernikus, des Italieners Galilei und des englischen Mathematikers Isaac Newton bemühte man sich im 18. Jahrhundert auch in der Medizin um mehr wissenschaftliche Forschung.

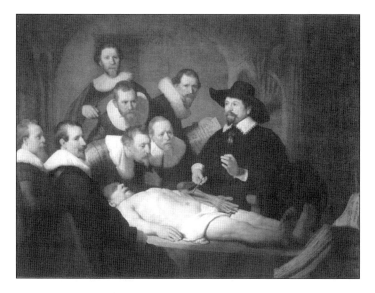

Abb.: Rembrandt van Rijn, Die Anatomiestunde des Dr. Nicolaes Tulp. 1632.
Den Haag, Koninklijk Kabinet van Schilderijen Mauritshuis

Verbunden war dabei auch immer die erkenntnistheoretische Frage nach einem allgemeingültigen „Prinzip". Nach Ansicht des deutschen Arztes und Chemikers Georg Ernst Stahl war die Seele das Lebensprinzip, das die organische Entwicklung lenkt. Friedrich Hoffmann, ebenfalls ein deutscher Arzt, hielt den Körper dagegen für eine Maschine und das Leben für einen mechanischen Vorgang.

Beide Theorien übten trotz ihrer Gegensätzlichkeit starken Einfluss auf die Medizin des 18. Jahrhunderts aus. Der Arzt John Brown aus Edinburgh lehrte, Krankheit entstehe durch Schwäche oder ungenügende Anregung des Organismus. Nach seiner Theorie ließ sich die Anregung durch Behandlung mit Reizstoffen und großen Medikamentendosen verstärken.

Hahnemanns Entdeckung

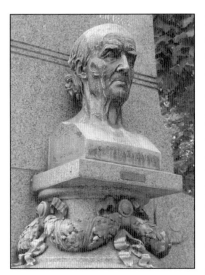

Ende des 18. Jahrhunderts entwickelte der deutsche Arzt Samuel Hahnemann die Homöopathie, die im Gegensatz zu Browns System – will man diesen Vergleich überhaupt so führen - sehr geringe Dosierungen vorsieht.

Neben den „Wirkungsfragen" gewannen mit dem Abfall vom religiösen Aberglauben auch Ursache – Aspekte wieder an Bedeutung. Einige suchten weiter nach dem „Kontagium", welches die Krankheit mitbringt, andere Mediziner sehen die Hauptursache für eine Erkrankung beim Menschen selbst. Hier wird vom *Terrain* gesprochen, das dem „Angreifer" bereitet wird.

Abb.: Hahnemann-Büste, Bronze v. David d´Angers

In diese Richtung zielt auch die Aussage, dass Krankheit nicht als *Folge* einer Infektion entsteht, sondern die *Bereitschaft für diese* voraussetzt.

Im ausgehenden 18. Jahrhundert bestand die Brisanz dieser Auseinandersetzung aber noch fast ausschließlich in einer theoretischen Diskussion, die in einer Renaissance hippokratischer Aspekte gipfelte und soziologische Fragen aufstellte bevor diese Wissenschaft überhaupt Namen und Vordenker fand.

Zur damaligen Zeit entsprach die Homöopathie noch am ehesten dieser Sichtweise. Im Jahre 1796 entdeckte ein zweifelnder und sehr neugieriger Freigeist das homöopathische Prinzip: *Samuel Hahnemann* hatte sein Studium als Arzt beendet. Er übte diesen Beruf allerdings nicht aus, denn er wollte seine Patienten heilen und sie nicht durch die üblichen Aderlässe und „Giftmischungen", wie er sie selbst nannte, umbringen. Obwohl er schon Familienvater war, verdiente er lieber einen kärglichen Lohn mit Übersetzungen, meist medizinischer Schriften. Er wünschte sich inbrünstig, etwas zu finden, womit er als Arzt wirklich für die Behandlung seiner Patienten hilfreich sein konnte.

Eines Tages übersetzte er den Bericht *Cullens* über die Behandlung der Malaria mit der Chinarinde, einer zu dieser Zeit sehr weit verbreiteten und allgemein bekannten Infektionskrankheit. Da Hahnemann neugierig auf das neue Medikament wurde, nahm er die Chinarinde versuchsweise selbst ein. Dabei entwickelte er bekanntermaßen Malariasymptome, obwohl bei ihm keine Anzeichen von Malaria vorlagen.

Der Malariaerkrankte wurde durch die Einnahme von Chinarinde wieder gesund. Andererseits erzeugte nun die Chinarinde bei einem „Gesunden" Malariasymptome. Malariaähnliche Zustände können sich dabei auch in psychischer Form äußern. Malaria, das „Wechselfieber" kann auch in Form starker, sich abwechselnder Stimmungen auftreten. Zumindest war schon einmal nachgewiesen, dass die Chinarinde in allopathischen Dosierungen die akute Malaria heilen konnte.

Dieses Geschehen ließ nun zwei unterschiedliche Schlussfolgerungen zu. Entweder die Arznei Chinarinde „vergiftet" den Menschen so, dass er Malaria bekommt bzw. Vergiftungserscheinungen zeigt, die zufällig den Symptomen der Malaria ähneln, oder aber die Arznei Chinarinde aktiviert in einem Menschen versteckte, bisher ruhende Symptome einer Malaria, an der er entweder selbst oder genetisch durch einen seiner Vorfahren erkrankt war.

Unterstellt man die erste Variante, so mutet es eigenartig an, dass nach Belieben die Chinarinde krank oder gesund machen kann. Die Vergiftung soll dabei sogar, in Umkehrung der üblichen Dosis-Wirkungs-Relationen, von niedrigeren Dosen als für die Gesundung nötig, hervorgerufen werden.

Unterstellt man die zweite Variante, so ist es logisch und verständlich, dass im Sinne der Resonanz ein Krankheitsgeschehen, das entweder konkret vorhanden oder aus dem „genetischen Archiv" hervorgeholt wird, geheilt werden kann. Es handelt sich um eine Resonanz, die durch die „Arznei" im Menschen ausgelöst wird. Dies ist zu vergleichen mit einem Saiteninstrument, zum Beispiel einer Gitarre. Jede Saite einer Gitarre wird automatisch in Schwingung versetzt, wenn ein gleicher Ton wie der der Gitarrensaite im Raum erzeugt wird. Postulieren wir, dass in einer Krankheit ein nicht gelöstes geistiges Thema aktiviert wird und sich körperlich darstellt, so wie im vorhergehenden Kapitel beschrieben, dann ist die Variante zwei mehr als schlüssig, da eine Pflanze oder eine sonstige Arznei ein nicht bewältigtes geistiges Thema ins Bewusstsein holen kann. Die „Arznei" gibt einen Impuls an ein bereits erlebtes Thema so wie die Gitarrensaite durch einen gleichartigen Ton in Schwingung gerät. Dabei handelt es sich eindeutig um das Resonanzprinzip, das sich auch mit dem Gesetz „innen wie außen" erklären lässt.

Aus dieser Erkenntnis formulierte er seinen berühmten Satz: Ähnliches möge durch Ähnliches geheilt werden - „similia similibus curentur".

Im Hahnemannschen Denken sind die alten Seuchen dabei bei weitem nicht verschwunden sondern existieren in einer durch Vererbung modifizierten Form weiter und bilden so ein Terrain. Jede Seuche hat ihre Bedeutung und ihr Thema. Verschiedene Seuchen, verglichen mit chronischen Erkrankungen, können, auf der Basis der Miasmenlehre, das gleiche Terrain haben.

Hahnemann selbst hat das **Terrain** in seiner Miasmenlehre durch drei *Grundveranla-gungen* unterschieden:

- Die *Psora,* die ursprünglich auf der Lepra basiert.
- Die **Syphilis**, die „Lustseuche".
- Die *Sykosis,* die „Feigwarzenkrankheit" (Tripper).

Später fügten seine Nachfolger noch die **Tuberkulose** und die **Cancerose** hinzu. Alles Chronische - hier zählt man aber auch akut beginnende Infektionskrankheiten dazu - geht so in der homöopathischen Sichtweise auf vier bzw. fünf chronische **Grunderkrankungen** zurück: *Psora, Sykosis, syphilitische Konstitution* und *Tuber-kulin,* sowie in der Neuzeit die *Cancerose* oder *Pseudosyphilis*.

Diese so genannten *Miasmen* sind die Grundveranlagungen, welche ein Kind geerbt hat. Eine Infektion beispielsweise könnte die Problematik dieses Terrains aktivieren.

Pasteur, Béchamp und Bernard - Ein Disput mit Nebenwirkungen

Zeitgleich zum neuen, als ganzheitlich zu bezeichnenden Ansatz Hahnemanns hielt in der schulmedizinischen Forschung die intensive Suche auf mikrobiologischem Gebiet Einzug. Dabei entwickelte sich aus zwei im Wesentlichen grundverschiedenen Auffassungen eine mikrobiologische Sichtweise, deren Ergebnis noch heute immer wieder zu wissenschaftlichen Diskussionen auf hohem Niveau führt. Die schulmedizinische Ansicht, Mikroben wären die Erreger von Krankheiten, basiert auf den wissenschaftlichen Arbeiten von Louis Pasteur (1822-1895). Schon zu Lebzeiten fand Louis Pasteur in Béchamp und Bernard Forscher, die seiner Sicht der Verursachung von Krankheiten durch Mikroben widersprachen.

Pasteur setzte die Existenz unterschiedlicher Mikroorganismen voraus, die sich in Bau, Struktur und ihren Fähigkeiten nach Arten unterscheiden lassen. Jede dieser Arten und Familien soll genau definierte Eigenschaften haben. Seine Erkenntnisse gewann Pasteur auf der Basis seiner Forschungen zur Gärung. Für Pasteur war Gärung „Leben ohne Sauerstoff". Aus den so gewonnen Erkenntnissen zog er den Schluss, dass sich diese Mikroben normalerweise *außerhalb* des Körpers befänden und nach Möglichkeit auch dort bleiben sollten. Gelingt es ihnen aber in den Körper einzudringen, so verursachen sie dort eine spezifische Reaktion auf diesen speziellen Eindringling, die entsprechende Krankheit. In abgestuften Abwehrmechanismen werden diese Eindringlinge bekämpft und durch entsprechende „Trainingsmaßnahmen" könne diese Abwehr vorab gestärkt werden.

Interessant ist der Aspekt, dass inzwischen nachgewiesen scheint, dass Pasteur seine Forschungsergebnisse geschönt und gefälscht hat. Dr. Gerald L. Geison, Historiker vom Historischen Institut der Universität Princeton im US-Staat New Jersey, konnte, nachdem die Aufzeichnungen von Pasteur auf dessen testamentarischen Wunsch lange Zeit unter Verschluss gehalten wurden, bis 1993 etwa zwanzig Jahre lang Pasteurs Aufzeichnungen studieren. Anhand der Diskrepanzen zwischen den privaten Aufzeichnungen und den Veröffentlichungen in der Fachliteratur hat er festgestellt, dass Louis Pasteur mehrfach, wie er es bezeichnet, „wissenschaftlichen Betrug" beging (Literatur Gerald L. Geison, The Private Science of Louis Pasteur, Princeton University Press) Am 18. Februar 1993 war dazu in der Süddeutschen Zeitung zu lesen: „Besonders negative Versuchsergebnisse hatte Pasteur nur darin (in seinen Privataufzeichnungen) eingetragen, die veröffentlichten Daten [in Fachpublikationen usw.) dagegen geschönt und manchmal - gerade bei seinen spektakulären Impf-Experimenten - bewusst gelogen."

Im Unterschied zu Pasteur, der also die Gefahr durch Mikroorganismen von außen sah, kamen zwei andere Protagonisten der Forschungen auf diesem Gebiet zu ganz anderen Erkenntnissen. Der Franzose *Pierre Jacques Antoine Béchamp* (1816 – 1908) Professor für Pharmakologie und medizinische Chemie an der Universität von Montpellier, hatte sich viele Jahre mit der Vereinfachung der Anilinsynthese beschäftigt, ehe er sich der Fermentation von Zuckern zuwandte. Dabei beobachtete er, dass für eine Fermentation von Zuckerlösungen die Anwesenheit von Sauerstoff notwendig war. Daraus schloss er im Jahre 1860, dass Kleinstlebewesen bereits in den Lösungen enthalten seien, die nun unter der Zufuhr von Sauerstoff, also aerob diesen Abbau durchführen konnten. Ein anderer Franzose, Claude Bernard (1813–1878) überprüfte und bestätigte diese Erkenntnisse experimentell und prägte für grundlegende Stoffwechselvorgänge den Begriff „milieu intérieur / inneres Milieu".

Béchamp ging davon aus, dass sich innerhalb der Zellen Mikroorganismen aufhalten, die für bestimmte Prozesse in Zellen zuständig sind. Verändere sich die Umgebung der Mikroorganismen, zum Beispiel durch Alterung, chemische Noxen etc., so verändere der Mikroorganismus seinen Stoffwechsel und letztlich sich selbst. Somit sei der Zustand des Wirtsorganismus die Hauptursache der Krankheit, nicht die Mikrobe, die von außen eindringt. Ungünstige Bedingungen für den Körper fördern somit Krankheit, während gesunde Bedingungen Gesundheit stabilisieren. Dabei ging Béchamp von der Existenz so genannter unzerstörbarer „Mikrozymas" aus, die unter dem Aspekt von Wandelbarkeit und Mehrgestaltigkeit in Abhängigkeit von ihrer Umwelt, also von ihrem „Wirt", eine Aufwärtsentwicklung über bakterielle bis hin zu viralen Formen nehmen könnten. So könnten beispielsweise im Blut aller Säugetiere aus der lebenden Grundsubstanz bakterielle Vorformen entstehen, die mikroskopisch nachweisbar sind. Für ihn galt das Prinzip der Mehrgestaltigkeit, der Pleomorphologie.

Pasteur dagegen bezeichnete die Ergebnisse seiner wissenschaftlichen Konkurrenten gern als „blanken Unsinn" und sah den *Monomorphismus*, der besagt, dass alle Mikroben ausschließlich in feststehenden Arten und Formen existieren, sich als solche fortpflanzen und als Erreger jeweils spezifische Krankheiten verursachen, als Grundproblematik an.

Trotz seiner schlüssigen, 1925 von *Enderlein* weiterentwickelten Hypothese fand *Béchamp* wenig Beachtung. *Pasteur* dagegen wurde zur Galionsfigur und seine Arbeiten begründeten die moderne Bakteriologie. Er entwickelte Verfahren zur künstlichen Abschwächung von Krankheitserregern und führte 1881 die Tollwut-Schutzimpfung ein. Dennoch wird Pasteur nachgesagt, dass er Bernard noch auf dem Sterbebett Recht gegeben haben soll. Am Ende des jahrzehntelangen Streits um den pathogenen Faktor, der Frage, ob die Mikrobe oder das Milieu das Ausschlaggebende ist, wird ihm der Satz in den Mund gelegt: „Die Mikrobe ist nichts, das Milieu ist alles!"

Neue Erkenntnisse, nach denen sowohl aerobe als auch anerobe Gärung möglich ist, haben inzwischen zumindest diesen Streitpunkt salomonisch entschieden. Die Frage nach dem Morphismus der Mikroben bleibt dennoch als nicht nur wissenschaftliche, sondern auch weltanschauliche Frage bestehen. Unbestritten ist heute, dass sich unter Elektronenmikroskopen Strukturen finden lassen, die keinem bekannten System zugeordnet werden können.

Jenner und die Pocken

Parallel zu diesen mikrobiologischen Forschungen entwickelte Jenner (1749-1823) die erste Pockenimpfung, von welcher selbst Hahnemann eingangs sehr angetan war und über die er sich in den Ausgaben I bis VI seines „Organon" positiv äußerte.

Die Pockeninfektion galt als unheilbar und zog sich seit dem Altertum in Wellen durch die bekannte Welt. Den Höhepunkt erreichte diese Seuche im 18. Jahrhundert, als ihr 60 Millionen Menschen zum Opfer fielen. In Glasgow starben zum Beispiel 50% der Kinder noch vor ihrem zehnten Lebensjahr und in 40% dieser Fälle waren Pocken die Ursache. Der britische Arzt *Edward Jenner* (1749-1823) lebte als Landarzt in einer Welt, in der der Spruch galt „Von der Liebe und den **Pocken** bleibt keiner verschont". Vor diesem Hintergrund ist *Jenner*s Leistung zu sehen, eine unabänderlich scheinende Bedrohung nicht einfach hinzunehmen, sondern nach Abhilfe zu suchen, auch wenn seine Methodik heute mehr als fragwürdig erscheint. Er berichtete, dass er in seiner täglichen Praxis beobachtet habe, dass Melkerinnen nicht an den Pocken erkrankten, wenn sie sich zuvor bei ihren Kühen angesteckt hatten. Kühe bekommen *Kuhpocken*, eine harmlose Hauterkrankung, die auf den Menschen übertragbar ist, dort kurz und ohne größere Komplikationen verläuft.

Ausgehend von der Variolations-Theorie benutzte er am 14. Mai 1796 nun Pusteln einer erkrankten Milchmagd, *Sarah Nelmes*, als Impfstoff für einen achtjährigen, gesunden Jungen, *James Phipps*. Dieser erkrankte auch prompt ebenfalls an den *Kuhpocken*, überstand sie aber gut. Nun folgt der ethisch bedenklichste Schritt *Jenners*: Er injizierte diesem Jungen am 1. Juli desselben Jahres echte Pocken. Der Junge hatte viel Glück und erkrankte nicht. In den folgenden Jahren wiederholte *Jenner* dieses Experiment an 15 weiteren, gesunden Personen.

Allerdings sind hier seine Aufzeichnungen erstaunlich lückenhaft: Er spricht von insgesamt 15 Impfungen, aber nur in neun Fällen dokumentiert er die Übertragung der Kuhpocken, bei vier Kindern die Zweitinfektion. Unter diesen befindet sich auch sein eigener Sohn *Robert*, der im Alter von elf Monaten dann tödlich an Pocken erkrankte. Man könnte somit daraus ableiten, dass nur vier der Kinder wirklich „geimpft" wurden, eines davon jedoch an den Folgen der Impfung, der Zweitinfektion mit echten Pocken, starb. Diese Letalität von 25% lässt die Methode völlig unbrauchbar und fahrlässig erscheinen. Doch für eine statistische Aussage ist die Gruppe viel zu klein. Angenommen, bei einer Therapie läge eine reale Letalität von 1: 10.000.000 vor, jedoch der erste behandelte Fall ist dieser bedauerliche Todesfall und die Untersuchung wird deshalb sofort abgebrochen, so sind 100% der Untersuchten verstorben.

So meinte man, dass von *Jenner* ein Weg gefunden worden war, die Ausbreitung der Pocken prinzipiell durch den Weg der vorbeugenden Immunisierung zu verhindern. Der Vorgang wurde nun als „**Vakzination**" (von lat. *Vacca* = Kuh) bezeichnet, um ihn von der bekannten *Variol*ation abzugrenzen. Die Anwendung von Menschenpocken als Variolation war schon seit Jahrhunderten in China bekannt und wurde 1717 auch in England propagiert. Trotz der Folgeinfektionen und trotz der Tatsache, dass ethische Grundsätze bei der Herstellung des Impfstoffs nachhaltig verletzt wurden, breitete sich diese Methodik als einzige Prophylaxe über die ganze Welt aus.

Hahnemann nun glaubte anfangs, in Jenners Arbeiten eine „Ablenkung" der Menschenpocken durch die Kuhpocken zu erkennen. Da, wie auch von Hahnemann in seinem „Organon" beschrieben, ein Lebewesen nur gleichzeitig *eine Thematik und damit eine* Erkrankung am Körper abbilden kann, sei der Patient, der mit Kuhpocken infiziert war, so „beschäftigt", dass er die Erkrankung der Menschenpocke nicht aufnehmen könne, dass der Patient in eine andere Krankheitsrichtung abgelenkt würde. Damals vernachlässigte Hahnemann die Problematik, die entsteht, wenn eine „tierische" Erkrankung in den Menschen hineingesetzt wird. Jenners Gedanke war der homöopathischen Idee Hahnemanns scheinbar sehr ähnlich, so dass sich Hahnemann ohne Erfahrung mit der stofflichen Form der Impfung von Jenner begeistern ließ.

Durch die scheinbar ähnlichen theoretischen Grundgedanken von Homöopathie und Impfung fühlte sich Hahnemann zunächst verstanden und verzichtete auf seine sonst kritische Beobachtung. Allerdings wurden sich seine Schüler, zum Beispiel der Amerikaner Allen des Unterschiedes und der damit verbundenen Gefahr bewusst. Bereits in seinem Werk über die Miasmen berichtet Allen über die fatalen Wirkungen der Impfungen und ihre behindernde Wirkung bei der homöopathischen Heilung.

Jenners Nachfolger

Ein zweiter, sehr wichtiger Protagonist der Impfungen war *Emil Adolph von Behring* (1854–1917). Er entdeckte das Diphtherie- und das Tetanus-Antitoxin und wurde zum „Retter der Kinder" stilisiert. Er war der Mitbegründer der modernen Immunitätslehre und erhielt später den ersten Nobelpreis für Medizin und Physiologie. Die Diphtherie, auch als Krupp (aus dem Schottischen: *croup*) – nicht mit Krupphusten, dem so genannten Pseudokrupp zu verwechseln - wurde in früherem Sprachgebrauch auch als „Würgeengel der Kinder" bezeichnet. Von Behring war Assistent von *Robert Koch* und kam bei Tierexperimenten zu der Ansicht, dass die Blutflüssigkeit (das *Serum*) Träger der Immunität von Tieren gegen gewisse Krankheiten sei. 1890 entdeckte er im Blut diphtheriekranker Tiere ein Antitoxin, das im Reagenzglas und im Tierkörper in der Lage war, das Diphtherie-Toxin zu binden.

Er schloss daraus, dass nicht das Diphtherie-Bazillus selbst, das 1883 von *Edwin Klebs* isoliert wurde, sondern die ausgeschiedenen Toxine für die Krankheitswirkung verantwortlich seien. *Anti*toxine unterstützen bei einer bereits ausgebrochenen Erkrankung die körpereigene Abwehr und haben somit Heilwert.

Damit entdeckte von Behring für die Schulmedizin die Möglichkeit der passiven Immunisierung, die er auch auf das Tetanus-Antitoxin ausdehnte. Neben dem humanitären Aspekt dieser Erkenntnis ist auch unstrittig, dass der *Stabsarzt von Behring* die Tetanusbehandlung besonders bei Verwundeten auf Kriegsschauplätzen als sinnvoll erachtete. 1915 wurde sein Tetanus-Serum auf Befehl der deutschen Heeresleitung allen Verwundeten zur Vermeidung des Wundstarrkrampfes verordnet. Auch begann er unter kaufmännischen Gesichtspunkten die ersten Schritte zur industriellen Herstellung von Sera in Zusammenarbeit mit *Paul Ehrlich*. 1894 übernahmen dann die *Farbwerke Hoechst* die Produktion im großen Maßstab. Durch die Massenproduktion dieses Serums und die gleichzeitige Verbesserung der Lebensumstände der Bevölkerung konnte die Sterblichkeit bei Diphtherie schon im ersten Produktionsjahr auf 24% gesenkt werden. In Deutschland wurde 1894 das Heilserum zur behördlich verordneten Therapie, andere Länder folgten in den nächsten Jahren.

Die Seuchen in der Neuzeit

Mit diesen Forschern und Entwicklern begann die moderne Medizin sich der Seuchen zu bemächtigen. Es zeigten sich in den ersten Jahrzehnten so gravierende Erfolge, dass sich eine schier ungebremste Zuversicht ausbreitete. Man wähnte sich schon Herr über alle Infektionen. Für jede auftretende Krankheit, so war man sich sicher, würde schon innerhalb kürzester Zeit ein passendes Gegenmittel gefunden werden. Diese Zuversicht spiegelt sich auch heute noch in Hollywood, in dessen Filmen sich Pandemien innerhalb weniger Stunden über einen ganzen Kontinent ausbreiten, Inkubations- und Sterbezeit in wenige Stunden gepresst werden.

Trotzdem gelingt es dem Helden dort immer, den Erreger in kürzester Zeit zu finden, zu isolieren und ein wirksames Gegenmittel zu produzieren. Hier wird der Weltuntergang eingeläutet, aber innerhalb von 90 Minuten wieder zu einer kleinen Befindlichkeitsstörung reduziert. Man darf getrost die Zuversicht mit nach Hause nehmen, dass die moderne Medizin für jede Bedrohung eine sichere Impfung oder Therapie bereithält. Hält sie diese wirklich bereit?

Während unsere Großeltern und Eltern noch Diphtherie und Typhus aus eigener Anschauung kannten, kennen wir heute glücklicherweise nur noch Statistiken über vereinzelte Todesfälle. Diese Bedrohung ist somit anscheinend von uns genommen worden, ebenso wie die der meisten „gängigen" Infektionskrankheiten. Dafür sind inzwischen neue Bedrohungen aufgetaucht, die entweder wirklich neue Spielarten darstellen, oder bislang in anderen Krankheitsbildern aufgegangen sind: AIDS, BSE, richtiger: Creutzfeld-Jakob-Disease, die Bezeichnung der Erkrankung beim Menschen, SARS und H5N1-Infektionen, die so genannte „Vogelgrippe", sind zur Zeit die aktuellsten Stichworte, wie dies vor wenigen Jahrzehnten noch Rheuma, Krebs und Multiple Sklerose waren.

Bisherige Infektionskrankheiten wurden von Bakterien, Viren, Parasiten oder anderen „Hausgenossen" des Menschen hervorgerufen. Bei diesen neueren Erkrankungen hat man es nun mit davon abweichenden Mustern zu tun. *Viren* zeigen hier eine ungewöhnlich hohe Variabilität, die sie immer wieder der Seraentwicklung entzieht. Mutationen sind zwar bei Viren schon immer relativ häufig gewesen, führten dann aber meist zu sehr massiven Infektionen, wie zum Beispiel bei der Influenza. Hier erwacht wieder die Furcht vor der Unausweichlichkeit einer tödlichen Erkrankung, die wir schon fast vergessen hatten. Die medizinische Forschung wird sich zwar intensiv mit diesen Fragestellungen beschäftigen, es wird jedoch deutlich länger als in Hollywood dauern bis brauchbare Ergebnisse vorliegen.

Bei den *Prionen,* den fehl gestalteten Formen eines natürlich vorkommenden, zellularen Proteins, gilt aufgrund des Forschungsstandes leider noch immer die Regel der mittelalterlichen Medizin „Was man nicht kennt, kann man – zumindest kausal - auch nicht behandeln". Hier gilt die „Expositionsprophylaxe", also alle jene nichtmedikamentösen Vorbeugemaßnahmen, die dazu angetan sind, zu vermeiden, dass sich ein Mensch oder Tier einem Erreger aussetzt. Die Expositionsprophylaxe soll Infektionsketten durchbrechen. Unter diesem Begriff werden eine Vielzahl überwiegend hygienischer Maßnahmen wie Mundschutz, Wasserfilter, Quarantäne zusammengefasst, aber auch die Benutzung steriler Spritzen oder von Kondomen sowie eine Vielzahl gesetzlicher Regelungen, zum Beispiel das aus dem Jahr 2001 datierende Verbot der Verfütterung von Tiermehl, zählen zu den Maßnahmen dieser Prophylaxe.

Die Impfung - eine Frage der Statistik?

Mit der Weiterentwicklung der Impfungen und deren wirkliche und scheinbare Erfolge bei der Bekämpfung von seuchenhaften Erkrankungen wurde ein hohes „Impfniveau" erreicht. Die Impfung wurde zur allgegenwärtigen Alltäglichkeit, deren Sinn oder Unsinn schon längst nicht mehr hinterfragt wird. Dennoch wurde irgendwann nicht nur von einem Teil der Wissenschaftler, Mediziner oder Naturheilpraktiker sondern auch von der Bevölkerung, von scheinbar unmündigen Patienten, damit begonnen, sich kritisch und immer bewusster mit den Impfungen auseinanderzusetzen. Dazu haben zweifellos die gern als Quelle einer Reizüberflutung kritisierten Möglichkeiten der Informationsgesellschaft beigetragen.

Als großes Problem stellen dabei Impfmediziner derzeit die wachsende, so genannte „Impfmüdigkeit" und die Betonung und stärkere Bewertung von Impfschäden dar: Weshalb soll man sich gegen eine Krankheit impfen lassen, die es anscheinend gar nicht mehr gibt? Was ist, wenn die Nebenwirkungen der Behandlung so massiv erscheinen, dass die Abwägung der Seltenheit der Erkrankung sie fragwürdig erscheinen lässt? Diese Impfmüdigkeit zeigt sich besonders ausgeprägt bei den als Basisimpfungen bezeichneten Impfungen, welche Kinder schon im frühesten Alter erhalten. Bis zum 14. Lebensjahr wird bislang in Deutschland fast jedes Kind mit insgesamt 16 Impfvorgängen gegen zehn verschiedene Infektionskrankheiten mehr oder weniger immunisiert.

In den letzten Jahren ist die so genannte „Durchimpfung" bei einigen Infektionskrankheiten aber deutlich gesunken: Bei Diphtherie und Tetanus werden noch 70% der Kinder geimpft, bei Masern-Mumps-Röteln noch 50%, bei Keuchhusten jedoch nur noch 30%. Dieser Trend breitet sich auch auf andere Impfreihen aus und ist ungebremst. Ausgelöst wird dieser Trend durch ein anscheinendes und tatsächlich statistisches Verschwinden der entsprechenden Krankheiten. Die Wahrscheinlichkeit, im Laufe seines Lebens an einer Infektionskrankheit zu erkranken, wenn man nicht gegen sie geimpft ist, ist laut WHO sehr unterschiedlich, angeblich aber erkennbar hoch.

Fraglich ist dabei, ob die WHO dabei von einer seuchenhaften Gesamtsituation und fehlender Expositionsprophylaxe ausgeht, wie wir sie zum Beispiel in den Favelas und Slums der Dritten Welt vorfinden, oder ob diese Quoten auch für den normalen mitteleuropäischen Alltag gelten sollen.

Infektionswahrscheinlichkeit verschiedener Infektionskrankheiten (WHO)

- Masern   95 %
- Keuchhusten   80 %
- Mumps   40 %
- Scharlach   20 %
- Diphtherie   10-20%
- Röteln   10-20 %
- Polio   0,1 %

Betrachtet man die geringen Fallzahlen der Gegenwart, darf durchaus die Frage aufgeworfen werden, ob die Impfung noch notwendig sei, wenn doch die Krankheit „verschwunden" ist. Die Frage nach dem Sinn des Kanonenschusses auf den Spatzen darf so durchaus gestellt werden. Ganz anders stellt sich die globale Situation dar. Laut einer aktuellen Statistik der WHO starben 2001 weltweit rund 16 Millionen Menschen durch Infektionen oder Parasiten. An der Spitze stehen dabei die Atemwegserkrankungen mit 3.950.000 Toten vor AIDS (2.870.000 Tote) und Durchfallerkrankungen (2.000.000 Tote).

Quelle: WHO-Statistik: Weltweite Todesfälle durch Infektionskrankheiten (2001)

- Tuberkulose   1.640.000
- Malaria   1.120.000
- Masern   750.000
- Keuchhusten   290.000
- Tetanus   280.000
- Syphilis   170.000
- Meningitis   170.000
- Hepatitis   130.000

Die hohen Todeszahlen durch Tuberkulose beruhen hauptsächlich auf einer starken Zunahme dieser Erkrankung in den Staaten des ehemaligen Ostblocks. Diese Erkrankung erfordert eine lange intensive Therapie, die eine äußerst sorgfältige Mitarbeit des Patienten erfordert. Die Zahlen erlauben keine Aussagen darüber, ob es sich um ungeimpfte oder bereits geimpfte Menschen handelt oder welche Ernährungs- und Hygienesituation möglicherweise eine Infektion begünstigt haben.

Viele Infektionskrankheiten werden in Häufigkeit und Verlauf in den Ländern der so genannten Dritten Welt noch heute durch den sozialen Status der Erkrankten bedingt. Inwieweit seuchenhafte Erkrankungen tatsächlich sozial determiniert sind und ihnen mit Expositionsprophylaxe beizukommen ist und ob die schulmedizinische Schlussfolgerung „hohe Impfrate - geringe Erkrankungszahl, geringe „Durchimpfung" - hohe Fallzahl" so überhaupt haltbar ist, lässt sich ausgezeichnet an einem Beispiel betrachten:

Das Beispiel Diphtherie

Die Diphtherie ist eine typische Infektionskrankheit, die meist nur bei geschwächten Menschen ins Kriegs- bzw. Notzeiten auftritt. In Deutschland kam es vor allem in und nach den beiden Weltkriegen zu einem rasanten Anstieg der Diphtheriefälle. Dies wurde vor allem durch schlechte Lebensbedingungen und Flüchtlingsströme begünstigt. 1925 gab es in Deutschland 40000 Erkrankungen und 1941 waren es 200000 Erkrankungen. Die Sterblichkeit lag zwischen 5 und 7% (*Sitzmann F.C. u. and.: Impfungen - Aktuelle Empfehlungen. Hans Marseille, München 1998: 43*). Der Impfforscher Dr. Buchwald erwähnt, dass nach der Einführung der Diphtherieimpfung 1925 in Deutschland die Erkrankungszahlen bis Anfang des 2.Weltkrieges um 600% anstiegen. Nach dem Krieg wurde nicht mehr geimpft und die Zahlen gingen steil nach unten.

Diese Entwicklung wurde kurz durch die Massenimpfaktion zwischen 1970 und 1978 unterbrochen.(*Buchwald: Impfen, das Geschäft mit der Angst*). In den letzten Jahren gab es in Deutschland nur noch vereinzelte Fälle an Diphtherieerkrankungen: 1995 (4), 1996 (3), 1997 (3), 1998 (1), 1999 (1) 2000 (0),2001 (0) und 2002 (1) (Quelle: Robert-Koch-Institut). die meist in der Folge von Kontakten zu Bürgern anderer Länder entstanden waren. In den Jahren 2000 und 2001 sind keine Diphtheriefälle in Deutschland gemeldet worden. 2002 erkrankte eine zuletzt 1994 geimpfte Kindergärtnerin an Diphtherie, Daten zur Grundimmunisierung dieser Patientin liegen nicht vor – sollte die Impfung 1994 eine Auffrischung gewesen sein, hätte Schutz bestehen müssen; eine Ansteckungsquelle konnte nicht ermittelt werden. (RKI 2002)

Es kam in Deutschland zu folgenden Todesfällen im Rahmen einer Diphtherieerkrankung: 1995: 2 (davon 1 Kind unter 5 Jahren), 1996: 1 und 1997: 2 (davon 1 Kind unter 5 Jahren) (Gesundheitsberichterstattung des Bundes 2002; RKI 1998; RKI 2000). Das RKI selbst bezeichnet die Diphtherie als eine „in Deutschland mittlerweile... praktisch eliminierte Infektionskrankheit" (RKI 2002).

Auch in der Schweiz gingen die Diphtheriefälle bereits vor Einführung der Impfung zurück. Die vor einigen Jahren in der Presse laut propagierte „Gefahr aus dem Osten", es würden vermehrt Diphtheriefälle wegen ungenügender Impfung eingeschleppt, sollte deshalb nicht zu hoch bewertet werden. Der Rückgang der Diphtheriefälle kann also nicht der Einführung der Impfung zugeschrieben werden. Als Beispiel kann man hier einen Ländervergleich zwischen den Niederlanden und Schweden heranziehen. Die Erkrankungszahlen hatten im Jahr 1944 in beiden Ländern ihren Höhepunkt erreicht.

Denn obwohl 1939 in den Niederlanden Massenimpfungen einsetzten und in Schweden nicht geimpft wurde, war der Rückgang in beiden Ländern gleich groß.*(Hoogendorn, over die difterie in Nederland, Bnd 1, 1948; Ericcson, Bull de IOIHP, Juli/Sept 1946, S. 616-618)* Ähnliches gilt auch für die Schweiz, wenn man Kantone mit und ohne Impfpflicht vergleicht.

Nach einer vom Bundesministerium für Gesundheit initiierten Studie, haben 78,6% der erwachsenen Bevölkerung im Westen keinen oder nur einen ungenügenden Schutz vor Diphtherie. *(http://www.bmgesundheit.de)* Die Diphtherie reduziert sich nicht aufgrund des angeblich hohen Impfschutzes, sondern aufgrund der sozialen und hygienischen Verhältnisse in Deutschland.

Ein weiterer Vergleich: Vergleicht man die DTP-Impfraten von Deutschland, Litauen und Indien, so waren im Jahre 2000 in Deutschland 97%, in Litauen 98% und in Indien 94% geimpft. Diese hohen Impfraten gelten aber nur für Kinder und Jugendliche. Während in Deutschland kein Diphtheriefall gemeldet wurde, waren es in Litauen 264 und in Indien 3.094 *(www.who.int)*. Epidemien sind beim gegenwärtigen Lebensstandard in Deutschland nicht zu erwarten. Heute kommt die Diphtherie fast ausschließlich in Ländern mit niedrigem Lebensstandard und schlechter medizinischer Versorgung vor. Nach dem Zerfall der Sowjetunion kam es durch den Zusammenbruch des öffentlichen Gesundheitswesens zu einer vorübergehenden Diphtherieepidemie. Trotz des regen internationalen Reiseverkehrs kam es in den Nachbarländern zu keinem Anstieg der Diphtheriefälle. *(Martin Hirte: Impfen: pro und Contra S. 115)*

Die Annahme, dass beim Sinken der Durchimpfungsrate der Bevölkerung unter einen bestimmten Wert – allgemein werden Raten von 90 bis 95% empfohlen – die Erkrankungszahlen wieder zunehmen würden, ist insofern in Frage gestellt, ist doch der Rückgang der Erkrankungen beispielsweise in Deutschland nicht ohne weiteres zu erklären: Nach Untersuchungen des Robert Koch Institutes besteht nur bei ca. 50% der Jugendlichen und 30% der Erwachsenen (Stand 2002) ein als wirksam bezeichneter Impfschutz. Die Zunahme von Diphtherieerkrankungen in Kriegs- und Krisenzeiten verweise recht deutlich auf eine sozialökonomische Komponente. Die Bedeutung der Impfung bei der Diphtherieprophylaxe ist deshalb umstritten.

Ärzte und Kinderärzte äußern sich sehr unterschiedlich zur Thematik der Diphtherieimpfung. Zu bemerken wäre jedoch, dass auch Mediziner, die Impfungen kritisch gegenüber stehen, die Diphtherieimpfung grundsätzlich für sinnvoll halten, da es sich beispielsweise um eine der wenigen Kinderkrankheiten handelt, bei der das Durchlaufen der natürlichen Erkrankung nicht zu einer lebenslangen, sondern nur zu einer sehr kurzen Immunität führt. Die Diphtherie ist eine akute Infektionskrankheit, die sehr stark vom sozialen Umfeld abhängig ist. Je höher der soziale Status einer Gesellschaft, desto geringer ist dort die Zahl der Diphtheriefälle.

In den Industrieländern kommen nur noch Einzelfälle vor. In Deutschland trat die letzte Massenerkrankung 1975 auf, bis 1994 gab es noch vereinzelte Krankheitsfälle, während sie in den Ländern der so genannten Dritten Welt häufig zum Alltag gehört. In den Staaten der ehemaligen Sowjetunion hat sie in den letzten Jahren wieder rasch an Häufigkeit zugenommen.

Erleichtert wird die Diagnose der Diphtherie durch einige ungeklärte Phänomene: Es treten besondere Häufungen auf: In einigen Kalendermonaten, beispielsweise von November bis Februar (der Sommer ist weitgehend „diphtheriefrei") und in bestimmten Jahren eines Jahrhunderts auf. Letztere Statistik wird aber erschwert durch die starken Schwankungen der Sozialstruktur durch zwei Kriege in diesem Jahrhundert, die dazu führten, dass der hygienische Stand eines Entwicklungslandes erreicht wurde.

Auch existieren in epidemiefreien Zeiten ca. 1% Keimträger, deren Zahl in Epidemien auf 50% ansteigt, wobei auch Dauerausscheider zu finden sind. Dies sind Personen, die eine Krankheit überstanden haben, scheinbar wieder gesund sind und noch wochenlang Erreger ausscheiden.

Der *Kontagionsindex* beträgt für Diphtherie ca. 0,1 bis 0,2 d. h. bei einer Exposition erkranken 10 bis 20% der Nichtgeimpften an dieser Krankheit.

- Masern   0,95
- Pocken   0,95
- Keuchhusten   0,80
- Diphtherie   0,10 - 0,20
- Röteln   0,15 - 0,20
- Typhus   0,50
- Bakterienruhr   0,15
- Poliomyelitis   0,10 (auch: 0,001 - 0,003)

Diese epidemiologische Tabelle rückt die reale Gefährlichkeit einiger gängiger Infektionskrankheiten zurecht. Nach ihr sind die Krankheiten mit der höchsten Infektionswahrscheinlichkeit Pocken, Masern und Keuchhusten. Hier ist die Begegnung mit einem Infizierten praktisch gleichzusetzen mit der eigenen Ansteckung. Dagegen muss man sich bei Diphtherie, Röteln und Ruhr schon anstrengen, um „seinen Erreger zu bekommen". Poliomyelitis ist hier ein Sonderfall, da hier verschiedene Erregertypen vorliegen können, die unterschiedlich aktiv sind, so dass die Infektionswahrscheinlichkeit zwischen 1:10 und 1:1000 liegt.

Daraus lässt sich die auch heute noch gebräuchliche Praxis der Isolierung Erkrankter verstehen. Ein Kind mit Masern steckt unweigerlich jedes andere Kind im Kindergarten an, Pocken könnten sich rasch zu Epidemien ausweiten, obwohl die Pockenerkrankung als ausgestorben gilt.

Aus der Sicht der Kreativen Homöopathie

Zur Entstehung von Krankheiten

Die Medizin ist in vielen Fällen zu einem reinen Serviceunternehmen degeneriert, bei dem eine Krankheit nur noch als „Betriebsstörung des Organismus" betrachtet wird, die möglichst rasch zu beheben ist. Jeder verantwortungsvolle Therapeut, der sich aber Gedanken über die Entstehung von Krankheit macht, muss in diesem Prozess zwangsläufig zu dem Ergebnis kommen, dass Krankheit kein zufälliger Prozess sein kann. Zumindest nicht in dem eingeschränkten Sinn des Wortes *Zufall,* wie wir es heute verstehen.

In unserem Sprachgebrauch ist *Zufall* etwas, was außerhalb irgendeines vorgegebenen Zusammenhanges steht und nicht vorher durch Regelwerke bestimmt werden kann. Betrachten wir das Wort *Zufall* aber wortwörtlich im Rahmen seiner konkreten Aussage, dann ist *Zufall* etwas, das mir *„zu fällt".* Irgendetwas kommt plötzlich, scheinbar von Außen, auf mich zu. In diesem Sinne kann Krankheit bedeuten, dass etwas, zum Beispiel ein verdrängter unbewusster innerer Prozess, sich im Außen zeigt. Etwas, ein Konflikt, den ich bisher nicht zur Kenntnis genommen habe, kommt so auf mich zu, dass ich mich damit auseinandersetzen kann bzw. muss.

Krankheit ist damit ein Prozess, der direkt aus dem Unbewussten kommt. Ist ein Patient soweit gereift, dass er einen bestimmten Entwicklungsprozess machen kann, so wird er in dieser Vorgehensweise vielleicht krank. In diesem Sinne ist Krankheit eine Hilfe, wichtige unbewusste Themen in sich selbst von emotionalen Bewertungen zu befreien. Das Unbewusste verhält sich wie die Datenbank eines Computers, in dem alle unseren Erfahrungen als vernetzte Informationspakete abgelegt sind. Dies gilt ebenso für unsere Glaubenssätze, die oftmals neue Verhaltensmuster prägen, auslösen oder vorhandene manifestieren.

Verhaltensmuster und Glaubenssätze

Haben wir den festen Glaubenssatz „Wer nasse Füße bekommt, muss an einer Erkältung erkranken.", dann wird dies auch so eintreffen, zumindest, wenn dies in einer, in diesem Fall in unserer Kultur, allgemein akzeptiert ist. Glaubenssätze sind in jeder Kultur anders geprägt und bewertet. Stellen wir uns vor, dass Asiaten, die Reis im Wasser stehend ernten müssen, ebenso diesen Glaubenssatz hätten.

Glaubenssätze existieren in vielen unterschiedlichen Formen und Verkleidungen. Betrachten wir das Beispiel: „Wenn ich im irdischen Leben leide, komme ich später in den Himmel." Ist dieser Glaubenssatz im Unbewussten eines Patienten vorhanden, ist seine Gesundung kaum möglich, wenn er nicht zuerst diesen Glaubenssatz auflöst. Jede seiner Erkrankungen, die sich im Laufe der Behandlung bessert, wird für ihn zur Bedrohung der zukünftigen „Erlösung". Ein solcher Patient wird sofort wieder eine neue Erkrankung als Leid auf sich ziehen. Nicht selten erleben wir als Therapeuten in diesem Falle eine Steigerung des Leidensprozesses, durch den Übergang zu immer bedrohlicheren Krankheitsbildern, zunächst ohne erkennbare organische Ursache.

Wenn Krankheit als emotional bewerteter höchst komplexer Erfahrungsschatz, der im Unbewussten abgespeichert ist, angesehen und das Unbewusste mit einem Computer verglichen wird, dann muss Krankheit selbst ein äußerst komplexes Thema sein.

Stellen Sie sich bitte eine gefüllte Datenbank vor, in der alles miteinander verknüpft ist. Hier sind alle einzelnen Informationsblöcke zugleich mit allen anderen verbunden und bilden ein räumliches Netzwerk von Beziehungen. Unsere pränatalen, kindlichen, traumatischen oder sonstigen Erfahrungen sind in dieser Datenbank mit geprägten Beurteilungen abgelegt. Zusätzlich sind die Erfahrungen unserer Vorfahren mit all ihren Bewertungsmustern zum Beispiel im Sinne von *eingeredeten Glaubenssätzen* oder über die *Genetik* ebenso in unserem Unbewussten gespeichert. Wir finden deshalb oft in einer simpel erscheinenden Erkrankung einen kompliziert vernetzten Erfahrungsmoloch vor, der sich letztlich nach außen als chronische Erkrankung zeigt.

In der Homöopathie hat bereits Hahnemann in seiner Miasmenlehre diese Vernetzungen über viele Generationen erkannt und beschrieben. Auf andere Weise zeigt die systemische Arbeit, zum Beispiel das Familienstellen, die Vernetzung und Wiederholung der Emotionen und ungelösten Themen innerhalb der Gruppendynamik bzw. innerhalb verschiedener Generationen. Krankheit entsteht also, wenn im Bewusstsein ein bewertetes Thema aktiviert wird und dies dann eine Verkettung im Unbewussten wiederum aktiviert.

Jeder von uns hat die Erfahrung gemacht, dass sich in unserem Leben bestimmte Themen so oft wiederholen, bis wir selbst unsere Bewertung dazu geändert haben. Wir geben zu, dass bestimmte Fehler so „schön" sind, dass man sie immer wiederholt. Dieses Phänomen entspricht den Verkettungen, die über Generationen hinweg verknüpft sein können. Die verfestigten Erfahrungen der Vorfahren werden mit der Genstruktur auf die nachfolgende Generation übertragen. Somit ist zu erwarten, dass ein Patient, der das Glaubensmuster hat „wer leidet kommt in den Himmel", nicht als einziger des Familienverbundes von diesem Thema betroffen ist. Fast jeder der betroffenen Familienmitglieder hat seine speziellen unbewussten Bewertungen und Erfahrungen zu diesem Thema.

Vernetzung und Wiederholung

Im Erkenntnismodell der Kreativen Homöopathie ist das Wissen um Vernetzung und Wiederholung insofern wichtig, da zu erwarten ist, dass der Patient mit Wiederholungen dieses Themas im Sinne eines Wiederaufflammens der Erkrankung reagieren wird. Dabei kann das Erscheinungsbild der auftretenden Erkrankung, des Themas, durchaus verschieden sein. Die Kreative Homöopathie lehnt sich damit erkenntnistheoretisch an die von Platon entwickelte Ideenlehre an, nach der die sinnlich wahrnehmbare Welt einer unsichtbaren Welt der *Ideen* nachgeordnet ist. In seinem dualistischen Weltbild vollzieht Platon eine radikale Spaltung der Realität in das vorgängige Ideenreich und die davon abgeleitete, sinnlich wahrnehmbare Welt.

Symptomsprache - „altes" Wissen im neuen Kontext

In der Kreativen Homöopathie ist die Deutung der Symptomsprache eine wichtige Diagnosebasis. Aus den Symptomen des Patienten lassen sich seine psychischen Themen oftmals gut erkennen. So kann eine sorgfältige Repertorisation wichtige Hinweise auf die im Unbewussten fixierten psychischen Themen geben. Die so genannten „organischen Krankheiten" sind letztendlich genauso zu bewerten und zu behandeln wie die „psychischen Erkrankungen". Der wesentlichste Aspekt der organischen Krankheiten ist die Deutung der Symptome.

In unserer Sprache sind die Deutungen leicht zu finden, zumindest dann, wenn wir auf die Worte, die wir formulieren, auch achten: Derjenige, der sich aufbläht, sich also wichtig nimmt, hat spezielle Themen nicht verarbeitet, und verbreitet möglicherweise „dicke Luft". Spätestens in der dritten Generation einer Familie, die sich immer nach anderen gerichtet hat, findet sich beispielsweise die *Rückgratverkrümmung*. Das Individuum hat sich einem speziellen Familienritual so untergeordnet, bis es sich auch organisch gekrümmt hat.

Letztlich sind die psychischen Symptome oft leichter verständlich, da sie bildhafter sind. Verstehen wir aber die Symptomsprache, stehen psychische und körperliche Symptome gleichwertig nebeneinander. Es ist sicherlich so, dass sich bei fehlendem Bewusstsein der innere Konflikt häufig wiederholt, sich verdichtet und in der Folge auch materiell, körperlich wird. Diese Sichtweise wird bestätigt durch Albert Einsteins Formel: $E = m\,c^2$. Materie ist demnach die verdichtete Form energetischer Information. Die organische Krankheit ist also die verdichtete Form nicht bewältigter, ursprünglich psychischer Themen, deren Konflikte schon über Generationen andauern können.

Auch dieses Gesetz findet sich in unserem Sprachgebrauch wieder: Wer nicht (auf seine innere Stimme) hören will, muss (körperlich) fühlen. Somit ist Krankheit keineswegs etwas Abstraktes. Im Sinne der *Eigenverantwortlichkeit* sind wir „unseres eigenen Glückes Schmied", um in den Bildern des Sprachgebrauchs zu bleiben. Das Spannungsfeld zwischen dem *Leben als Individuum* und dem *Leben in Anpassung an andere* ist die eigentliche Quelle der Krankheit.

Denkstrukturen und Eigenverantwortung

Dennoch ist es verständlich, dass dieses Verhaltensmuster der Anpassung tief in uns verankert ist, da die Gemeinschaft für das Überleben, zumindest in vergangenen Zeiten, wichtig war. Die Urgewalten der Natur waren für den frühen Menschen äußerst bedrohlich, so dass der Einzelne alleine kaum eine Überlebenschance hatte. In den folgenden Jahrtausenden haben wir viele der Naturgesetze erkannt, manche sogar begriffen, so dass dem Individualisierungsprozess heute viel weniger Hindernisse im Wege stehen. Heute sind wir in der Lage, unsere Lebensqualität selbst zu wählen, in dem wir herausfinden, wes Geistes Kind wir sind und was unsere individuellen Anlagen sind. In unserer Kultur und in unserem Zeitalter wird immer wieder davon gesprochen „unser Bewusstsein zu erhöhen". Dies bedeutet konkret, dass wir die starke Materialisierung aufgeben, die in der Krankheit sichtbar und durch die Ignoranz der eigenen Individualität erzeugt wird. Derjenige, der die Krankheit als abstrakten Begriff sieht, erkennt deren Inhalt kaum und verweigert den eigenen Individualisierungs- und Erkenntnisprozess. Damit erhöht sich die Materialisierung und die Krankheit wird stärker manifestiert.

In der Infektiologie ist es aber tatsächlich so, dass spezielle Erreger stofflich vorgefunden werden. Bei dieser Form der Forschung wird zwar vordergründig die Frage, „Was macht mich krank und wie macht es mich krank?", gestellt, aber der Mut, die Antwort auf diese Frage *im Menschen*, in seinem Verantwortungsbereich, seinen Motivationen, im „Warum?" zu suchen, wird nur selten aufgebracht. Der konsequente Gedanke „Warum will ich krank sein, warum „mache" ich mich krank?" verlangt neben einem hohen Maß an Selbstreflexion vor allem das Anerkennen einer eigenverantwortlichen seelischen, nicht materiellen Existenz.

So finden sich in den Wissenschaften auf der Basis materieller Abstraktionen, zum Beispiel eben in der Infektiologie, keine wirkliche Antwort auf die Frage nach diesem Warum, nach den inneren Zusammenhängen. Als Fazit ergibt sich, dass die klassische Medizin die Krankheit als von außen kommend ansieht, also die Frage nach dem *Was* und *Wie* stellt. In der spirituellen Denkweise und somit auch in der Homöopathie wird primär die Frage nach dem *Warum* gestellt. Erst dann kommt das Was und Wie. Krankheiten entstehen immer dann, wenn wir unsere individuellen Möglichkeiten nicht frei entfalten können, sondern uns vielmehr einfach anpassen, dabei den Verlust an persönlicher Freiheit durchaus bemerken und oft auch körperlich schmerzlich vermissen.

Krankheiten sind damit letztlich Denkstrukturen, die sich in einer psychisch-körperlichen Symptomsprache zeigen. Gleichzeitig stellen Krankheiten an sich und auch seuchenhafte Erkrankungen im Besonderen Zäsuren eines Entwicklungsbedürfnisses dar. Das geistige Thema manifestiert sich mehr und mehr in vielen Menschen und symbolisiert ein kollektives Entwicklungsbedürfnis. Die seuchenhafte Erkrankung an sich, das noch bewertete Thema, mit seinen einschneidenden tödlichen Folgen, demonstriert ein Entwicklungspotential mit besonderer „Sprengkraft".

Die Impfung als künstliche Initialzündung

Schulmedizinisch betrachtet man eine Impfung als „Krankheit auf Probe" – doch welche Bedeutung hat die Impfung aus der Sicht der Kreativen Homöopathie? Für die Diskussion dieses Themenbereiches wollen wir uns zunächst erinnern: Krankheit entsteht immer dann, wenn wir unsere individuellen Möglichkeiten nicht entfalten können, sondern uns lieber anpassen, den Verlust an persönlicher Freiheit jedoch bemerken und vermissen.

Das Beispiel Tetanus

So wie jeder Stoff, jede Pflanze, jedes Tier in seiner Symbolik durch die Kreative Homöopathie entschlüsselt werden kann, so lässt sich die „Idee", das Thema, auch für jede Krankheit identifizieren. Werden die Symptome einer Erkrankung über ihren gesamten Verlauf hinweg gesammelt und interpretiert, erfahren wir die Symbolik einer Erkrankung. Betrachten wir die Erkrankung *Tetanus*, deren Symptome sich folgendermaßen zeigen:

- Ziehen in der Wundumgebung
- Schmerzen im Oberbauch
- Muskelstarre
- Starre der mimischen Muskulatur (weinerlich grinsender Gesichtsausdruck)
- Starre von Nacken und Rücken
- bis hin zum Opisthotonus

Die Deutung dieser Symptome:

- eine innere Verletzung macht sich im Außen deutlich, damit die Dringlichkeit der Bearbeitung der dahinter stehenden Verletzung möglich wird
- spezielle Themen sind nicht verarbeitet und verdaut, fehlende Konfliktbewältigung
- innerlich angespannt sein, in Angriffshaltung
- paradoxer Zustand, Angst wird mit einem versuchten Lächeln dargestellt, um keine weitere Angriffsfläche zu bieten
- bedrohliche Situationen abwehren wollen und sich künstlich stark machen
- sich gefesselt und gequält fühlen, die eigene Niederlage aber nicht eingestehen

In der Zusammenfassung der Deutung der Symptome wird eine Situation beschrieben, in der ein Mensch seine innere psychische Verletzung keinesfalls zeigen möchte, sich aber gleichzeitig gegen weitere Verletzung versucht stark zu machen. Ein Loslassen und Akzeptieren eines Zustandes ist unmöglich.

Der eigene Standpunkt und Wille, der als Schutzwall gegen weitere Verletzungen dient, muss scheinbar durchgesetzt werden. Die Erkrankung Tetanus wird dann entstehen, wenn eine Persönlichkeit mit der eigenen Willensstärke und der Thematik des Loslassens nicht zu Recht kommt. Die Themen Trotz, Kämpfertum, Widerstand sind alle in der Persönlichkeit emotional belastet. Letztlich will sie durch die Krankheit lernen, loszulassen und sich in Dinge, die sie nicht ändern kann, zu ergeben. Die angeführte Thematik gilt nun sinngemäß auch für die Impfung.

Eine „Manipulation zum Guten"?

Ausgehend von der Idee der Schulmedizin, die Krankheit in leichter Form dem Patienten zu infiltrieren, stellt sich die Frage, welche Bedeutung die Infiltration für den menschlichen Bewusstseinsprozess besitzt.

Krankheiten, auch seuchenhafte Erkrankungen, sind damit manifestierte Denkstrukturen, die sich in einer körperlichen Symptomsprache erkennbar zeigen. Sie symbolisieren ein Bedürfnis nach Entwicklung und Individualität, das den materiellen Rahmen aus dem Gleichgewicht bringt und sprengt. Ein Bedürfnis, in welchem die Auflösung, der Tod, als einziger Ausweg und logische Konsequenz erscheint. In der tödlich endenden Krankheit bleibt das Thema bewertet, weil der für den jeweiligen Quantensprung benötigte Bewusstwerdungsprozess noch nicht vollzogen worden ist und in die Illusion, wie beispielsweise in das tuberkuline Miasma verdrängt wird. Es wäre jedoch schade, Erkrankung und Impfung ausschließlich einseitig zu betrachten, denn es gibt in jedem Falle positive und negative Aspekte.

So ist recht deutlich erkennbar, dass derjenige, der eine Tetanus-Impfung erhalten hat, natürlich auch unter den Eindrücken in gewisser Weise leidet. Andererseits macht er „zwangsläufig" deutliche Erfahrungen mit der zur Impfung gehörenden Thematik. Er lernt viel. Bis hin zu einer Lösung wird er zwanghaft in diesem Erfahrungsmuster stecken bleiben müssen. So lange lernt er in diesem Themenkreis weiter. Mit der Impfung hat sich der Mensch eine adäquate „Kunstkrankheit" und die Möglichkeit geschaffen, den Bewusstseinsprozess im Rahmen der Individualisierung besser überstehen zu können. Die Impfung soll diesen Prozess, den das Individuum scheinbar nicht ohne „fremde Hilfe" bewältigen kann, initiieren, ohne dass die Krankheit als solche zum Ausbruch kommen muss. Dieser Idee der Kunstkrankheit, welche sich der Mensch produziert, um den möglicherweise dringend benötigten und gewünschten Entwicklungsschritt vollziehen zu können, stehen jedoch signifikante Gefahren gegenüber.

Die Impfung als Infiltration

Konflikte vorprogrammiert

Eine besonders schwierige Rolle spielen die Trägermaterialien der Impfseren, insbesondere die tierischen Substanzen. Krankheit hat immer etwas mit dem Menschen oder Lebewesen, das erkrankt ist, selbst zu tun. Dies gilt eben nicht nur für Menschen, sondern auch für Pflanzen und Tiere. Normalerweise sprechen wir diesen Wesen den Denkprozess zwar ab, allerdings können genaue Beobachter durchaus sicher sein, dass ein Tier denkt. Es wird genau so mit seinen bewerteten Erfahrungen kämpfen wie Menschen es tun. In aller Konsequenz bedeutet dies, dass der Krankheitsprozess des Tieres auch den Erfahrungsschatz des Tieres beinhaltet.

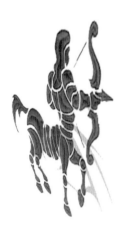

Wenn ein Impfserum über die Erkrankung eines Tieres hergestellt und dieser Krankheitsprozess eingeimpft wird, so sind wir genötigt, die Erfahrung des Tieres zu wiederholen, um den Krankheitsprozess, der jetzt nicht nur das Tier sondern auch uns betrifft, beenden zu können. Um dieses Thema zu lösen, müssten wir aber den Erfahrungsschatz des Tieres und dessen Bewertungsgrundlage kennen.

Das „erkrankte Tier" *in uns* muss zunächst geheilt werden. Wird in unserem menschlichen Unbewussten keine passende vergleichbare Erfahrung zur Heilung gefunden, so ist die übliche Reaktion der Lebewesen eine Verkapselungen des Problems oder Konfliktes auf materieller Ebene. Es entstehen Warzen und Tumore.

Bedauerlicherweise sind die Erfahrungen und Denkmuster der Tiere mit unseren eigenen menschlichen nicht unbedingt kompatibel. Diese Erkenntnis bestätigt die empirischen Beobachtungen, dass geimpfte Menschen sich nicht selbstständig von der Impferkrankung heilen können. Selbst Patienten, die eine hoch spirituelle Heilung, beispielsweise bei philippinischen Geistheilern, angestrebt haben, waren in der Lösung der Impfthemen blockiert.

Offenbar fehlt hier der Lösungsschlüssel für die tierische Erkrankung. Es verbleibt deshalb ein Konfliktthema auf psychischer und körperlicher Ebene, das wie eine Blockade wirkt. Wenn wir ein Tier essen, welches vielleicht auch krank gewesen sein kann, sicher jedoch ebenfalls geimpft ist, so geht die Verarbeitung der Information über den Verdauungstrakt und über unser vollständiges Immunsystem. Die Ernährung über Tiere ist damit unseren eigenen „Verarbeitungsfiltern", der Verdauung, unterworfen. Eine Impfung, die aus dem Erkrankungsprozess des Tieres hergestellt wurde, ist in seiner Wirkungsweise auf den Menschen anders zu bewerten als das Tier als Nahrung.

Selbst Hahnemann war, wie bereits ausgeführt, ursprünglich von Jenners Idee begeistert. Erst Generationen später stellte man fest, dass die Impferkrankung sich als hemmend und komplizierter erwies, als vorher angenommen. Bei den Erstgeimpften war offensichtlich die Vitalität der Patienten noch groß, dass eine Reaktion auf die Impfung oder ein Spätschaden kaum sichtbar wurde. Da aber alle Informationen mit denen ein Lebewesen konfrontiert wird, vor allem, wenn sie nicht bewältigt sind, über die Genetik ,als prägende Emotion oder dargestellt als Erkrankung, weitergegeben werden, wurden die Impfreaktionen nach einigen Generationen Geimpfter deutlicher.

Auch heute reagiert ein Kind, welches zum ersten Mal geimpft wird, erheblich seltener, als wenn die gleiche Impfung zum Beispiel zum zweiten oder zum dritten Mal gesetzt wird.

„Wegen Überfüllung geschlossen"

Heutzutage sind über die Generationen die Informationen der Impferkrankung so massiv geworden, dass die Reaktion in Form von Krankheitsbildern oft sofort nach der Impfung eintritt. Reaktionen wie Fieber, Wutanfälle, auch chronische Wutanfälle, Bauchschmerzen im Nabelbereich, Appetitlosigkeit, oft auch ganze Krankheitsbilder wie Neurodermitis, deuten darauf hin, dass die Lebenskraft des geimpften Kindes allein nicht mehr ausreicht, der über Generationen gesammelten Krankheitsinformationen Herr zu werden.

Sie haben, humorvoll ausgedrückt, „wegen Überfüllung geschlossen". Selbst der Verkapselungsprozess, der üblicherweise bei den nicht zu bewältigenden Themen einsetzt, scheint nicht mehr auszureichen. Jegliche Warzenbildung ist als Verkapslungsprozess, bis hin zur Entstehung eines Tumors bzw. des Krebses, anzusehen.

Thuja – das homöopathische „Impf-Allheil"?

In der bis heute gültigen „Impftherapie" der Klassischen Homöopathie wird die homöopathische Arznei Thuja fälschlicherweise allein als Basis eingesetzt. In der Signatur von Thuja lässt sich zunächst einmal ein Verkapselungsprozess deutlich erkennen.

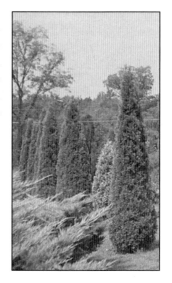

Vor über 20 Jahren traf ich in Schweden auf einen Thujawald, der mich sehr beeindruckte. Die Bäume waren sehr hoch, absolut gerade und aufrecht, während der Boden des Waldes so aussah, als wäre gerade eine Schar von Gärtnern dort gewesen und hätten jeden Grashalm entfernt. Der Thujabaum hält sich seine Umgebung selbst sauber. Um ihn herum in einem gewissen Abstand wächst nichts anderes. An den Zweigen der Bäume hingen die für Thuja typischen, warzenähnlichen Knötchen. Alles in allem war dieses Geradlinige ein majestätischer Anblick.

Übertragen wir diese Signatur auf einen Menschen: Dieser Mensch ist äußerst aufrecht, vielleicht korrekt bis hin zum Fanatismus. Dieser Fanatismus ist direkt als geistiges Symptom im Arzneimittelbild von Thuja wieder zu finden. Der Mensch kann neben sich nichts gelten lassen, duldet niemanden in seiner Nähe, um nicht vielleicht die geschützte Sichtweise seines Lebens in Frage stellen zu müssen.

Die Knötchen der Thuja symbolisieren die abgekapselten Lebensanteile dieses Menschen, die ihn in der Verteidigung der eigenen unerwünschten Lebensanteile anderen gegenüber zum Fanatiker und Eigenbrötler macht oder zumindest machen kann.

Arzneimittel- und Symptombild

Hier sind folgende interessante Aspekte zu finden:

- glaubt, in zwei Teile geschnitten zu sein und kann nicht sagen, wenn er erwacht, welchen Teil er besitzt

Deutung: Diese Persönlichkeit ist zweigeteilt, identifiziert sich aber nur mit dem einen Teil, während der andere Teil ausgeschlossen wird. Es findet eine Polarisierung und damit Ausgrenzung eines eigenen Lebensanteiles statt.

- hartnäckige Gedanken darüber, dass Körper und Geist getrennt sind

Deutung: Durch die Isolierung eines Lebensanteils wird nicht mehr begriffen, dass letztlich der Geist den Körper gestaltet und beides im Grunde nach eine Einheit ist.

- Kopfschmerz an den Seiten, Berührung bessert

Deutung: Die Persönlichkeit erlebt in sich zwei Seiten ohne Verbindung. Erst die Berührung lässt eine Verbindung entstehen.

- diverse Wucherungen

Deutung: ... symbolisieren den Ausgrenzungs- und Verkapselungsprozess

---

All diese Symptome, in den Repertorien sind ca. 6.000 zu finden, beschreiben die Ausgrenzung von Lebensanteilen. Damit wird eine Polarisierung manifestiert und beschrieben. Der Patient hat die Aufgabe, den eigenen ausgegrenzten Anteil wieder zu integrieren. Geschieht das nicht, bleiben Ausgrenzung und Krankheit bestehen. Genau dieses Problem, dass Ausgrenzung und damit Krankheit bestehen bleibt, erleben wir bei der Impfung.

Die homöopathische Arznei Thuja bewirkt, dass der nicht bewältigte Lebensanteil aus seiner Verkapselung herausgeholt und erneut betrachtet wird. Wird das Problem oder der Konflikt immer noch nicht bewältigt, wird das Thema wiederum verkapselt und schwelt und wächst vor sich hin.

Psychologische Bedeutung

> - Schattenseiten werden abgekapselt und isoliert. -

Hiermit ist hinlänglich dargestellt, dass die Thuja-Gabe zwar darauf hindeutet, dass ein Abkapselungsprozess stattgefunden hat, aber sie sagt nicht aus, ob der Konflikt wirklich bewältigt wurde. Ist dieser nicht bewältigt, liegt er „auf Wiedervorlage". Da wir Menschen Tiererfahrungen in unserem eigenen Erfahrungsschatz nicht vorfinden, kann allein durch Thuja keine Lösung erwartet werden. Andere Arzneien, die den tierischen Erfahrungsschatz beantworten, müssten folgen und werden den erkrankten Tieranteil, die konkrete Erfahrung des Tieres, heilen.

Komplexe Zusammenhänge

Die Impferkrankung, gerade dann, wenn sie über eine Tiererkrankung hergestellt wurde, bleibt dem Patienten erhalten, da er, wie schon ausgeführt, die tierische Erfahrung zur Heilung des tierischen Anteils nicht in sich trägt. Durch eine Impfentgiftung, die vor allen Dingen darin besteht, dass das erkrankte Tier in der Persönlichkeit geheilt wird, löst sich die Zwanghaftigkeit der Thematik auf. Letztlich können die Erfahrungen, die über Generationen zu diesem Thema gemacht wurden, nach der Entgiftung konstruktiv genutzt werden. Zwanghafte Handlungen, sich ständig wiederholende „unbefriedigende Verhaltensmuster", die oft „ohne direkte Beeinflussung" einfach „entstehen", haben nach der Impfentgiftung nun ein Ende.

Jedoch hat nicht nur jede Impferkrankung ihr eigenes Thema, vielmehr sind die Erfahrungen zu diesen Themen in einem Menschen komplett miteinander vernetzt. Dies gilt besonders für die später noch zu betrachtenden Mehrfachimpfungen. Wird nun der Versuch unternommen, nur einen Anteil einer Mehrfachimpfung zu entgiften, werden Impfreaktionen deutlich, in denen Symptomgruppen der schwelenden Erkrankung der zusätzlichen Impfungen sofort aktiv werden.

Deine Impfung, Deine Entscheidung

Eine persönliche Entscheidung

Die Entscheidung für oder gegen eine Impfung ist immer eine persönliche. Eine Impf-*pflicht* besteht in der Bundesrepublik Deutschland nicht bzw. noch nicht. Wir hoffen, das dieses Buch dazu beiträgt, die Problematik der Impfungen und der damit verbundenen nachhaltigen Kostenlawine für das Gesundheitssystem zu erkennen. Heute bestehen allein „Imp*fempfehlungen*", die von der *Ständigen Impfkommission* STIKO am Robert-Koch-Institut erarbeitet werden. Diese Empfehlungen nennen lediglich die Impfstoffgruppe, enthalten allerdings keine genauen Vorschriften zu Präparat und Hersteller. Da auch epidemiologische Betrachtungen in diese Empfehlung einfließen, ist diese jedoch keineswegs statisch.

Ein Manko der geführten - durchaus nicht nur unkritischen - schulmedizinischen Diskussion ist die Einzelbetrachtung der Impfstoffe, welche den Anschein erweckt, man können selektieren, sich für einzelne Impfungen entscheiden und andere „abwählen". In Übereinstimmung mit der gängigen Praxis empfiehlt die STIKO inzwischen hier aber Kombinationsimpfstoffe. Betrachten wir einmal den häufigen Alltag in einer medizinischen Praxis: Kommen Eltern zu ihrem Haus- oder Kinderarzt, um ihr Kind nach diesen Empfehlungen impfen zu lassen, so handelt dieser nach ärztlichem Wissen korrekt. Der Arzt kann also nach einer relativ kurzen, mündlichen Belehrung im so genannten „vertrauensvolles Gespräch zwischen Arzt und Patient" die entscheidende Frage stellen: „Es soll gegen Masern geimpft werden? Auch gegen die anderen, die jetzt „dran" sind?" Danach darf er sofort die Spritze aufziehen und nach dem Kopfnicken der Mutter injizieren. Schon ist der Kombinationsimpfstoff verwendet und nicht „nur" die Masernimpfung verabreicht.

Für den klassischen Mediziner sind die Impfempfehlungen der STIKO ein rechtlicher Rahmen, welchem er auch verpflichtet ist. Weicht ein Arzt - möglicherweise aus einer eigene Sicht der Thematik – von diesen Schemata ab, begibt er sich rechtlich in eine „Grauzone", in welcher es zwischen Patient und Arzt nun eines besonders vertrauensvollen Verhältnisses und auch einer gewissen rechtlichen Absicherung bedarf. Hat der Arzt beispielsweise bezüglich der Impfungen Bedenken, ist er angehalten, dies ausführlich zu erläutern und schriftlich das Einverständnis zur Unterlassung der Impfung zu dokumentieren.

Käme es zu Komplikationen würde dem Mediziner unter Umständen trotz der unterschriebenen Erklärung die Hauptschuld übertragen, da man immer davon ausgeht, dass zum Beispiel die Eltern als medizinische Laien die Tragweite ihres Entschlusses nicht konkret beurteilen können. Mit dieser kurzen Skizzierung der Situation ist sicherlich verständlich angerissen, in welchem Konflikt sich ein Arzt befindet, der den Impfungen kritisch gegenübersteht.

Wenn Eltern eine Impfung ablehnen, kann ihnen der Gesetzgeber - im Gegensatz zum Mediziner - keine „Vorhaltungen" machen. Im Zusammenhang mit den Impfungen wird aber immer wieder kolportiert, dass Säuglinge in Krankenhäusern ohne Einverständnis der Eltern „heimlich" geimpft werden. Diese so genannte Heimlichkeit bezieht sich auf die Aufnahmeerklärung der Mutter in die Klinik: sie erklärt, dass mit ihrem Kind alle „medizinisch notwendigen und sinnvollen Behandlungen" durchgeführt werden können, „zum Teil auch kurzfristig, ohne erneute Rücksprache". Damit hat die Klinik sich beispielsweise die Möglichkeit vorbehalten, am Neugeborenen Operationen durchzuführen, während die Mutter noch in der Narkose verbleibt. Je nach vorherrschender Meinung des Chefarztes können - im Rahmen der STIKO-Empfehlungen für die erste Lebenswoche - in dieser Phase auch Impfungen durchgeführt werden.

Dies traf vor allem auf die BCG-Impfung (Tuberkulose) zu, die kurz nach der Geburt verabreicht wurde. Erfreulicherweise ist heute, mehr als 20 Jahre nachdem sich die BCG-Impfung in einem indischen Großversuch als unwirksam erwies, diese Information auch bis nach Deutschland gedrungen. Die BCG-Impfung wurde von der STIKO-Empfehlungsliste gestrichen.

Wenn Eltern also eine Impfung für ihr Kind ablehnen, müssen sie dies vor der Unterschrift unter die Aufnahmeformulare des Krankenhauses klären.

Impfen - notwendig um „Not zu wenden"?

Impfen sei notwendig – nicht selten finden wir diese Formulierung im alltäglichen Sprachgebrauch. Welche „Not" aber muss heute noch „(ab)gewendet" werden? Es wird nach wie vor diskutiert und ist kaum zweifelsfrei aufzuschlüsseln, ob die Ursache für den Rückgang der großen Seuchen allein in der Entwicklung der Impfungen oder eher in der Steigerung des hygienischen und sozialen Lebensniveaus, in diesen beiden Aspekten gemeinsam oder vielleicht noch in ganz anderen, bisher unerkannten Einflussfaktoren, wie z.B. in Individualisierungsprozessen, zu finden wäre. Das Resultat jedoch, dass die großen Seuchen, wie wir sie in den ersten Kapiteln beschrieben haben, in der westlichen Welt praktisch verschwunden sind, ist nicht mehr wegzudiskutieren. Gegen Krankheiten, die es real nicht mehr gibt, ist die Notwendigkeit einer Impfung fraglich.

Das gilt sowohl für den Fall, dass die Krankheit inzwischen weltweit ausgerottet ist, oder man sich nur in einem sozialen Umfeld bewegt, in dem sie nicht mehr existiert. Impfungen gegen Kinderkrankheiten sind hier wiederum differenziert zu betrachten. Masern, Mumps, Röteln, Windpocken und Keuchhusten sind Krankheiten, die nahezu alle Kinder im Bekanntenkreis einmal hatten. Der beste Schutz gegen diese Infektionen ist der Erwerb einer natürlichen Immunität durch Ansteckung. Übrigens: Kennen Sie nur Eltern, die strikte Gegner der Impfung sind und erkranken deshalb nur deren Kinder?

Wer ein Kind im Kindergarten hatte, kennt die Schilder am Eingang „Die Kinder dieser Einrichtung sind erkrankt an...". Viele Kinderkrankheiten sind während der Inkubationszeit schon ansteckend, somit können die scheinbar noch gesunden, aber schon infizierten Kinder dort die anderen Kinder anstecken. Früher war es auf Dörfern üblich, dass beim ersten Auftreten einer Kinderkrankheit alle Kinder des Dorfes dieses Kind besucht haben, um mit ihm zu spielen.

Fast alle steckten sich an und erwarben eine natürliche Immunität, wobei aber auch gelegentlich schwere Komplikationen auftraten. Das Gesundheitssystem der ehemaligen DDR beispielsweise wies auffällig wenige Impfkomplikationen auf. Die „Besonderheit" dieses Gesundheitssystems bestand zweifellos darin, dass viele Fälle noch vor der Aufnahme in die Statistik „reguliert" wurden, andererseits befand sich nahezu jedes Kind nach dem ersten Lebensjahr in der „Kinderkrippe".

Hier spielte eine Rolle, dass eine Impfung bei einer Infektionskrankheit, die eine lebenslange Immunität hinterlässt, sinnlos ist, wenn das Kind diese Krankheit bereits durchlebt hat. Mit der Auflösung der Krippen, dem Rückgang der Durchimpfung und der Normalisierung der Statistiken hat der Ostteil Deutschlands gleichgezogen. Gleichzeitig hat sich das Nahrungsangebot in diesem Landesteil entscheidend verändert, wobei die vorherige weitgehende Durchimpfung das Terrain für unterschiedliche allergische Reaktionen vorbereitet hat. Ebenso hat sich gezeigt, dass die Anfälligkeit für Infektionen mit gesteigerter Hygiene plötzlich wieder zunimmt. Wer die Umgebung seines Kindes regelmäßig desinfiziert, bereitet das Feld für neue Infektionskrankheiten vor. Anscheinend ist der häufige Kontakt mit kleineren Mengen an Krankheitskeimen für unser Immunsystem normal und wichtig und trainiert es für den Ernstfall. Betrachtet man die Persönlichkeitsentwicklung im Zusammenhang mit den Impfungen, so war der Fall der Mauer sicher auch in diesem Bereich ein wesentlicher Antrieb für die Entwicklung des Einzelnen. Individualität war nun „erlaubt", ihre Rahmenbedingungen und Entwicklungsmöglichkeiten um ein Vielfaches verbessert. In diesem Kontext ist auch der Anstieg der Allergien als Abwehrreaktionen auf bestehende Traditionen und Erwartungen, zu verstehen.

Für diejenigen Therapeuten, die die Hauptursache der Erkrankung in den Erregern sehen, ist die Impfung ein stetiges Training des Körpers und eine Prophylaxe. Aus dieser Sichtweise ist jeder Aufruf zur Impfung konsequent und korrekt, jedes „Nichtimpfen" grob fahrlässig. Für diejenigen Therapeuten, die der Hahnemannschen Terrainlehre folgen oder Krankheit generell als Ausdruck eines seelischen Zustand eines Menschen sehen, ist die Impfung ein Eingriff in ein existierendes System und dessen willentliche Manipulation. Die Homöopathie erfasst die Gesamtheit der *individuellen* Symptome des *individuellen* Patienten, eine Impfung behandelt jedoch alle Menschen gleich. Unterschiedliche Miasmen erfordern unterschiedliche Maßnahmen, um ein optimales Ergebnis zu erzielen.

Die Entscheidung für oder gegen eine Impfung ist eine persönliche. Wesentlich ist hier jener Aspekt, der sich wie der berühmte „rote Faden" durch dieses Buch zieht: Die Eigenverantwortung des Menschen.

Die Kreative Homöopathie - Basis, Methode und Therapie

Die Grundlagen der Kreativen Homöopathie

Die Kreative Homöopathie basiert auf den Erkenntnissen drei wesentlicher „Säulen" oder "Ebene" der Betrachtung der Natur des Menschen.

Zuerst einmal die **Homöopathie** im Hahnemannschen Sinne, verbunden mit der Anwendung der Kenntnisse über die entsprechenden Vernetzungen der gespeicherten Traumata im Gehirn. Die Natur an sich und der Mensch spiegeln einander und jeder Aspekt der Existenz findet sich in beiden wieder.

Als Zweites die **Psychologie**, um die Position und Stellung des Einzelnen und damit die Wandlungsbedingungen innerhalb einer Gruppe zu erkennen.

Und schließlich die Bedeutungen der **Symptomsprache** als wesentliche Anamnesehilfe zur Ermittlung und Analyse der vorhandenen sichtbaren aber auch verdeckten Konflikte.

Die Kreative Homöopathie ist jedoch mehr als nur die Summe ihrer Einzelkomponenten. So fügt sich aus dem Ganzen auch ein Weltbild, welches keineswegs nur „neu", sondern vielmehr natürlich und ursprünglich ist: Das Gleichgewicht von Individualisierung.

Dabei ist es wesentlich, wieder den konkreten Bezug vom Patienten zu seiner Erkrankung herzustellen. Die Abstraktion durch die vormalige Lateinisierung der Medizin, damit die Therapie vom Patienten nicht durchschaut werden kann, hat bewirkt, dass der Patient unmündig und lenkbar wird. Heute, in einem Zeitalter, in dem die Eigenverantwortung immer wichtiger wird und das patriarchalische System nicht mehr funktioniert, ist es wichtig, dass sich die Menschen auch selbst immer mehr verstehen, zu sich zurück finden, zu ihrer eigenen Ursprünglichkeit kommen.

Ebenso wäre es genauso notwendig wie erfreulich, wenn Erkrankung wieder als ein in sich geschlossenes, in logischen Schritten ablaufendes System erkannt würde, das sich über die bewussten, aber noch mehr über die unbewussten Motive des Patienten darstellt. Die Spezialisierungen und die Fachrichtungen in der Medizin entfremden den Blick für das Gesamtbild der Erkrankung.

Denn jede Erkrankung, also auch die Impfsymptomatik, entsteht erst in dem Augenblick, in dem eine Veränderung der bisherigen Sicht- und Lebensweise eines Menschen möglich, sinnvoll und von seiner Seele erwünscht ist. Es muss jetzt „nur noch" der Erkenntnisweg vom Unbewussten ins Bewusste beschritten werden. Um diesen Weg besser, schneller, unbeschwerter gehen zu können, ist die „Er-Kenntnis" der Bedeutung einer Erkrankung und eines Symptoms unendlich wertvoll.

Jeder Mensch, jedes Lebewesen ist Teil des Ganzen, Teil des Kosmos, Teil des Göttlichen. Jeder von uns hat die Fähigkeit, neues Leben zu kreieren; im positiven wie auch im negativen Sinne. Etwas Konstruktives oder etwas Destruktives zu kreieren ist der gleiche Aufwand. Auch eine Erkrankung ist eine Kreation. Am Anfang war die Idee, dann wird sie umgesetzt. Oftmals wird ein Symptom kreiert, um damit etwas zu erreichen. Der Schüler, dem die Schule wenig Spaß macht, hat plötzlich Kopfschmerzen, um nach Hause gehen zu können. Wenn wir etwas kreieren, haben wir immer ein Motiv. Oftmals ist unser Motiv von Bedingungen abhängig, von Bedingungen, die in einer Gruppe, zum Beispiel in einer Familie, als Spielregeln oder Gesetze existieren.

Je mehr wir uns von diesen Spielregeln abhängig machen, je mehr wir uns anpassen, desto größer ist der Wunsch zu dieser Gruppe dazuzugehören, in dieser Gruppe geschützt zu sein. Vermutlich werden viele Menschen überhaupt nicht darüber nachdenken und einfach das tun, was die anderen Familienmitglieder oder Schüler oder Mitarbeiter auch so tun. Ob uns unser eigenes Verhalten gefällt, ob uns unser eigenes Verhalten überhaupt entspricht, ob es zu unserer Persönlichkeit passt, darüber denken wir erst dann nach, wenn es ein Motiv dazu gibt.

Ein solches Motiv kann hinter einer Erkrankung verborgen sein. Wir sind unglücklich in unserer Situation, wissen genau, was wir nicht wollen, wissen aber nicht, was wir wollen. Die hohe Kunst ist nun, Kontakt mit unserem Unbewussten, mit unserer inneren Stimme, mit unserem „göttlichen Anteil" aufzunehmen und zu erkennen, was wir von unserem Leben eigentlich wollen, welche Aufgabe wir uns vorgenommen haben, was uns im Leben Spaß und Freude machen würde, was uns entspricht. Kürzer formuliert: Jetzt ist der Zeitpunkt gekommen, die Frage nach dem „wer bin ich und was will ich", nach unserer Individualität zu stellen. Hier sollte Individualität nicht mit Egozentrik verwechselt werden. Zufrieden ist jener Mensch, der sich als individuelle Persönlichkeit mit seinen Fähigkeiten annimmt und diese lebt.

Zufriedene Menschen sind meist sich selbst sehr nahe. Sie kennen sich, sie akzeptieren sich und vergleichen sich nicht mehr mit anderen, weil sie wissen, dass jedes Lebewesen etwas anders ist als das andere. Habe ich mich so akzeptiert, wie ich bin, bin ich zufrieden. In einer solchen Situation kann ich jederzeit etwas verändern, aber ich muss nicht. Die Veränderung ist in diesem Falle spielerisch und Spielen macht Spaß. Meine ich aber an mir etwas verändern zu *müssen*, glaube ich, dass die anderen der Gruppe mich nur mögen, wenn ich etwas an mir verändere, dann bin ich unzufrieden und gezwungen, mich immer zu kontrollieren, ob auch alles an mir für die anderen in Ordnung ist. Auch die Selbstkritik ist nichts anderes als frühere, von anderen übernommene Beurteilungen meiner Person. Die Bewertungen und Beurteilungen der anderen, zum Beispiel der Eltern, sind unbewusst übernommen und treten jetzt als Selbstkritik in Erscheinung. Erst wenn erkannt ist, dass die Be- oder Verurteilung gar nicht die eigene ist, tritt Frieden ein.

Erich Fromm schreibt in seinem Werk „Die Kunst des Liebens", dass ein Mensch erst dann lieben kann, wenn er sich selbst liebt. Ersetzen wir vereinfachend das Wort Liebe mit Akzeptanz, dann heißt es: erst dann, wenn wir uns selbst akzeptieren, dann können wir auch andere akzeptieren. Jegliche Be- und Verurteilung, sowie Veränderungsbemühungen an anderen und an mir selbst, sind fehl am Platze. Jedes Lebewesen ist eine individuelle Persönlichkeit. Alle, die danach leben, sind im inneren Frieden. Es ist eine hohe Kunst und sicherlich eine wesentliche Aufgabe im Leben die eigene Individualität zu finden und sie zu akzeptieren.

Die Kreative Homöopathie nach Antonie Peppler®
in ihrem Kontext

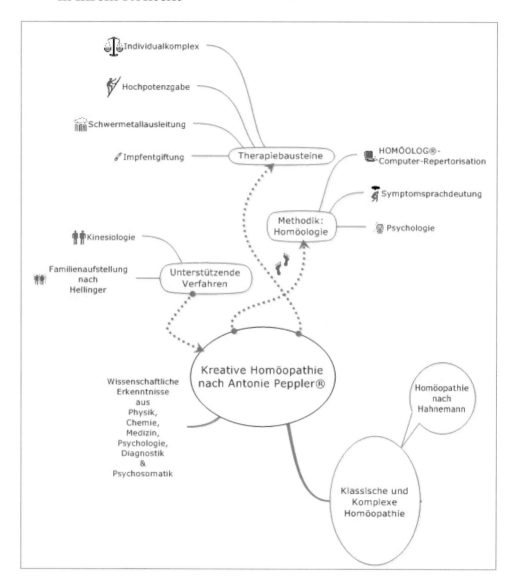

Die Methodik der Kreativen Homöopathie

Die Homöopathen, die mit der Kreativen Homöopathie nach Antonie Peppler® arbeiten, haben mit diesem Werk die Möglichkeit einer fast mathematischen Beweisführung ihres Therapieansatzes. Einerseits kommt durch die Repertorisation der Symptome eine Auswertung zustande, an der anhand der psychologischen Bedeutung der Arzneien ein psychologisches Profil des Patienten abgelesen werden kann, andererseits kann durch die Deutung der Symptome das Konfliktpotential des Patienten abgelesen werden. Stimmen beide Ergebnisse, das der Deutung der psychologischen Bedeutung der Arzneien und das der Erkenntnis des Konfliktpotentials, inhaltlich überein, ist das positive Ergebnis der Behandlung nur eine Frage der Zeit. Dies trifft natürlich immer nur dann zu, wenn der Patient auch gesund werden will und keine gegensätzliche Motivation vorliegt.

Mit dieser Arbeitsweise wird der Patient auch in seiner Entwicklung, in seinem Heilungsprozess durchschaubar, da jedes Symptom, das als Reaktion auftritt, einen weiteren Schritt auf dem Wege seiner Konfliktbearbeitung anzeigt. Der Therapeut kann an den gedeuteten Symptomen und Erkrankungen immer sehen, wo der Patient jetzt steht, in welche Richtung er ausweicht oder ob er einen linearen Entwicklungsweg nimmt.

Die Sichtweise der Kreativen Homöopathie auf die Wirkung homöopathischer Potenzen

Immer wieder, ausnahmslos in jedem homöopathischen Seminar, wird die Frage nach der Potenz gestellt. Ab wann gilt eine Potenz als Hoch-, wann als Niedrigpotenz. Wann ist es sinnvoll, welche Potenz zu geben? Die grundsätzliche Frage muss allerdings lauten: Was ist eine homöopathische Potenz überhaupt?

Zu dieser Frage gibt es einige Theorien und viele Behauptungen. Einen Beweis für eine dieser Theorien existiert derzeit noch nicht, allerdings lassen sich über die Wasserforschung Indizien finden. Im Prinzip besteht eine homöopathische Potenz aus drei Anteilen:

Der erste Anteil ist die eigentliche Substanz, aus der die homöopathische Arznei hergestellt wird: Gehen wir davon aus, dass jede Substanz das Endergebnis eines geistigen Prozesses ist und sich dieser Prozess im Sinne einer Information oder Botschaft benennen lässt, dann steckt in der Substanz die materialisierte Form einer Botschaft. Natürlich hat jede Substanz eine eigene, individuelle Botschaft.

Der zweite Anteil ist der Dynamisierungsprozess Hahnemanns: Durch den Kunstgriff des stufenweise Verschüttelns hat es Hahnemann geschafft, die Dynamik, die Lebendigkeit und damit die Übertragungsgeschwindigkeit der Botschaft zu erhalten und zu fixieren. Jede Flüssigkeit, die in Bewegung gerät, hat eine Dynamik. Nach einer Weile verflüchtigt sich die Dynamik wieder. Erst durch den Kunstgriff der weiteren Verdünnung und Verschüttelung, wird in einer Art Konterungsprozess die Dynamik erhalten. Dadurch dass sofort weiter verschüttelt, weiter verdünnt wird, bleibt die Dynamik in der Potenz. Nur der letzte Potenzierungsschritt, hat die Chance wieder zurück zu fallen, seine Dynamik zu verlieren. Der Verreibung unterstellen wir ebenfalls einen Dynamisierungsprozess, ebenso wie der Verschüttelung.

Der dritte Anteil ist der Grad der Verdünnung: Die Verdünnung steht im engen Zusammenhang mit der eigentlichen Botschaft. Die Botschaft, die Information, die Aussage der Arznei ist auf materieller Ebene sehr grob. Fein verdünnt aber wird die Botschaft viel klarer, viel direkter und viel verständlicher.

Die Wirkungsweisen einer Nieder- und einer Hochpotenz sind unterschiedlich:

Dies beschreibt Hahnemann in seinem Organon sehr ausführlich. In den §§ 63 bis 68 schreibt er von der Erst- und Gegenreaktion der unterschiedlichen Stoffe. z.B. wird man von Kaffee erst wach und dann müde. Er zählt etliche Stoffe auf, bei denen eine Gegenreaktion auftritt. Damit beschreibt er das Gesetz der Materie: Kraft erzeugt eine Gegenkraft. Im Sinne einer Veränderung stellt sich ein Kraftpotential gegen ein anderes. Das Stärkere wird siegen. Auch in der Psyche finden wir diesen Prozess: Es ist der Trotz. Ein Kind bekommt einen „Befehl" will ihn aber nicht verstehen oder akzeptieren und trotzt dagegen. Da der Erwachsene allerdings stärker ist, wird sich das Kind beugen und irgendwann, nach der Gegenreaktion, das tun, was von ihm verlangt wird. Kraft erzeugt also auch hier eine Gegenkraft, nämlich den Trotz.

Genau das beschreibt Hahnemann bei der Darstellung materieller Stoffe:

Möglicherweise ist es dem Leser einleuchtend, dass auf der materiellen Ebene eine Erst- und erst danach eine Gegenreaktion erfolgen müssen. Niederpotenz erzeugt letztlich nur eine Reibung, deren Dynamik relativ langsam ist. Eine homöopathische Hochpotenz scheint den materiellen Gesetzen nicht mehr unterworfen zu sein. In § 68 spricht Hahnemann von der „ungemein kleinen Gabe…, die keine bedeutendere Gegenwirkung mehr hervorruft." Es ist dabei ganz offensichtlich, dass Hahnemann bei der ungemein kleinen Gabe die Hochpotenz meint. Ähnlich in §159: „Je kleiner die Gabe …, desto kürzer die Behandlung." Bei dieser Hahnemann'schen Betrachtungsweise scheint die verfeinerte, dematerialisierte Botschaft eine ganz andere Qualität zu haben. Sie wird vom Unbewussten des Patienten sofort verstanden und kann innerhalb kurzer Zeit umgesetzt werden.

Die niedrigste Hochpotenz, die in der Regel kaum Reibungsverluste erkennen lässt, beginnt mit der C 200; die Botschaft wird vom Patienten schnell übernommen und umgesetzt. Je höher die Potenz gewählt wird, desto eleganter, dynamischer und reibungsloser wird - wie auch Hahnemann in verschiedensten Paragraphen seines Organon ausgedrückt hat - sich ein Wandlungs- und Heilungsprozess vollziehen können.

Die mentale Arzneimittelprüfung

Bei einer mentalen Arzneimittelprüfung die mit Hoch- oder Höchstpotenzen (C50.000 oder CMM) durchgeführt wird, nehmen die Probanden die hochpotente Arznei für längere Zeit in die Hand. Oft entstehen zu Beginn einige wenige körperliche Symptome, aber schon bald ergeben sich vor dem „inneren Auge" – bei äußerlich geschlossenen Lidern – Bilder, die durchaus „Filmcharakter" annehmen können. Die Probanden erleben und berichten eigene Reaktionen und Erfahrungen die dem Thema der geprüften Arznei zugehörig sind. Manchmal handelt es sich um konkrete Erlebnisse, bei sehr hoher Potenz oft um archaische, tiefe Entwicklungsthemen darstellende Bilder und Symbole. Nach einer Reihe dieser mentalen Arzneimittelprüfungen wird jetzt der gemeinsame Nenner der Erlebnisse der Probanden wie bei einem mathematischen Gleichsetzungsverfahren herauskristallisiert und so die Bedeutung und die Symbolik der homöopathischen Arznei entschlüsselt. Diese Erfahrungen mit den Arzneien sind sehr wertvoll und lassen einen tiefen Einblick auf die Position der homöopathischen Arznei bezüglich ihres Einflusses auf die Persönlichkeitsentwicklung zu. Dabei kann man der Thematik bzw. dem Terrain des Arzneimittels oder der (Impf)nosode sowohl in unerlöster, manifestierter Form, als psychologische Bedeutung oder Muster, als auch in ganz oder teilweise erlöster Form, als Botschaft, Entwicklungstendenz oder Aufgabe, begegnen. Die „Art der Begegnung" hängt von vielen unterschiedlichen, auch persönlichen Faktoren ab.

Alles ist ein Abbild von „allem" - Weitere philosophische Betrachtungen

Gerade im Gleichgewicht von Individualisierung und Eigenverantwortung bleibt jedes Individuum als solches existent. Im Zusammenhang mit der Evolution sind allein durch die Konfrontation mit den Naturgewalten Gemeinschaften entstanden, die durch persönliche oder kollektive Traumata und den Überlebenskampf unbewusst "zusammen geschweißt" wurden. Aus diesen Erlebnissen sind Bewertungen entstanden, die im Rahmen der Entwicklung erst viel später wieder aufgelöst werden. Aus den ursprünglich echten Notsituationen wurde ein Schutzverhalten entwickelt, das im Laufe der Zeit tradiert wurde. Die ursprüngliche Notsituation ist längst bewältigt, aber die unbewussten Schutzprogramme existieren weiterhin. Traditionelle Verhaltensweisen sind entstanden.

Heute ist vielfach nicht mehr nachvollziehbar, warum bestimmte Glaubenssätze oder Rituale existieren. Themen, die heute voneinander entkoppelt sind, finden wir im Beispiel der Hierarchie, der Macht, die in der Entstehungszeit sozialer Hierarchien, der Kupferzeit, noch mit dem handwerklichen und geistigen Tun und Können direkt verbunden war, oder auch in der Schulmedizin, deren Erklärungsmodelle für viele Menschen ein Abstraktionsniveau darstellen, dem sie bewusst nicht folgen können sollen. Je länger diese Vorgaben - ohne zu hinterfragen - befolgt werden, desto gedankenloser und gewohnheitsmäßiger werden sie. In einer Art „emotionalem Pawlow-Effekt" erinnert dies, obwohl diese Prozesse kognitiv sind und dem Denken über die soziale Umwelt in der Vergangenheit, Gegenwart und Zukunft entstammen, an eine klassische Konditionierung. Die Erkenntnis wird nicht mehr weiter verarbeitet und in einem neuen Kontext betrachtet, sondern bleibt unbewusst statisch und somit als bloßer Mechanismus bestehen.

Diese Anpassung in ein Ordnungssystem ist jedoch für viele Menschen auch eine Erleichterung, da durch die scheinbare Behinderung der eigenen Entfaltung gleichzeitig Schuldzuweisungen an andere möglich werden. Das Festhalten an dieser Bewertung der Umwelt führt zu Gewohnheiten, die letztlich den Lebensgenuss und die Lebensfreude zerstören. Die Bewertung von Verhaltensweisen erfolgt so innerhalb des Rahmens gesellschaftlicher und individueller Normen und Dogmen. Alle Blockaden, also auch die Gewohnheiten, auf die wir stoßen, sind manifestierte geistige Prinzipien, an denen wir festhalten, weil sie vermeintliche Sicherheit geben. Je länger solche Glaubenssätze bestehen, vielleicht sogar über Generationen oder mehrere Inkarnationen, desto schwerer fällt es, diese zu hinterfragen und sich von ihnen zu lösen.

Wenn man dies verinnerlicht hat, wird deutlich, dass jede Erfahrung von ihren unbewussten emotionalen Bewertungen befreit werden muss. Dieser Prozess geschieht offenbar ausschließlich über die Wiederholung der prägenden Erfahrung.

Situationen und Themen werden wiederholt durchlebt und bearbeitet, wobei die Bewertung mit jeder Wiederholung emotional relativiert werden kann und eine Art „wertneutrale Erfahrung" übrig bleibt. Erfahrungen sind in keinem Falle Einzelereignisse oder isoliert zu betrachten, sondern in Kausalketten eng miteinander verzahnt und verknüpft. Diese Verknüpfungen initiieren die Verhaltensweisen von Menschen oder Lebewesen generell.

Jede Erfahrung, die man im Laufe seines Lebens macht, wirkt als Bewertungsmaßstab auf alle folgenden Erfahrungen. Bei einzelnen Erfahrungen spielen immer Dutzende von vorhergegangenen Erfahrungen mit und bestimmen die Bewertung der aktuellen Situation. Dabei werden aber auch indirekte, zum Beispiel von den Eltern stammende Erfahrungen als tradierte Überlieferung zur Bewertung eigener Erfahrungen unbewusst herangezogen.

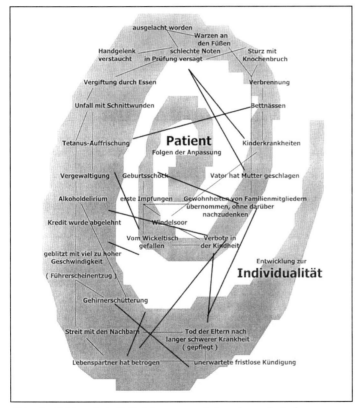

Abb.: Im Gehirn sind alle Erfahrungen miteinander verknüpft.

In den meisten Fällen ist es für den Einzelnen nur schwer fassbar, welche Abfolgen und Muster sich manifestiert haben. Die als typisch weibliches Denken bekannte Verknüpfung von Analogien, die manchem Mann unfassbar erscheint, gibt durchaus Aufschluss über die individuellen Verkettungen von bewerteten Erfahrungen. Ebenso kann die Psychologie hilfreich zur Seite stehen und aufzeigen, welche Erfahrungen und Traditionen die Bewertung einer aktuellen Situation mitbestimmen. Alles, was wir oder unsere Vorfahren erlebt oder aus früheren Inkarnationen übernommen haben, ist in uns gespeichert und legt die Grundlage oder beeinflusst zumindest die Wertung aller zukünftigen Erfahrungen.

Diese „alten" Erfahrungen werden durch ähnliche, neue Erlebnisse im Hier und Jetzt erneut angesprochen und alte Wertungen aktiviert. Dabei wirken negative Bewertungen erheblich stärker als positive. Am Anfang der Spirale steht die Geburt des Menschen, welche meist traumatisch verläuft und auf die mögliche Schocks der Wahrnehmung des Umfeldes und die ersten Impfungen folgen. Mit zunehmendem Alter kommen immer mehr Erfahrungen aus konkreten Erlebnissen dazu, es wird aber erkennbar, dass alle Ereignisse als Bewertungsmaßstab für spätere Erfahrungen gespeichert werden. Durch die Aktivierung verschiedenster bewerteter Erlebnisse geht die Unbefangenheit im Leben verloren.

Der Weg zur Eigenverantwortung des Patienten wird nur durch die Beschäftigung mit diesen Einzelthemen und der Suche nach deren wechselseitigen Verknüpfungen ermöglicht. Durch die emotionale Entwertung der gemachten Erfahrungen wird für das Individuum immer mehr spürbar, dass alle Erfahrungen von ihm selbst inszeniert und gewollt waren, um die Materie zu begreifen. Der göttliche, kreative Anteil, das eigentliche Individuum, wird frei und es wird bewusst, welche globale Aussage und welche Konsequenz der allgemeine Satz: „Jeder Mensch gestaltet sein Leben selbst" tatsächlich in sich birgt.

Es ist mir ein großes Anliegen, dass die Impfungen völlig wertfrei als Impuls zur Weiterentwicklung gesehen und erkannt werden. Auch der Mensch, der anhand seiner bisherigen Erkrankungen erkennt, dass er sich selbst das Leben schwer gemacht hat, weil eine wichtige Erkenntnis erst jetzt kommt und nicht schon vor zwanzig Jahren, möge sich bitte darüber freuen, dass die Erkenntnis jetzt da ist, und das Leben jetzt positiv verändert werden kann.

Die Impfung und ihre Folgen

Die Entdeckung des verborgenen Impfterrains

Nach dem Grundgedanken der klassischen Medizin soll sich der Mensch, der geimpft wird, auf „den Ernstfall" vorbereiten. Bestimmte Infektionserkrankungen können tödlich enden oder haben im Komplikationsfall schwerwiegende Folgen. Die Grundidee dieses Ansatzes ist, dass das Immunsystem schon informiert und trainiert ist, wenn der Patient mit den Erregern bestimmter Infektionskrankheiten in Kontakt kommt. Es ist allerdings faktisch richtig, dass durch die Information der Impfung die Erkrankung in den Menschen infiltriert wird. Die Impfung setzt eine Erkrankung. Der nicht Geimpfte könnte erkranken, der Geimpfte ist es.

Diese Tatsache wird normalerweise kritiklos hingenommen und akzeptiert, ohne über die Folgen nachzudenken. Die Empirie hat gezeigt, dass diese Impferkrankungen keineswegs abheilen, sondern je nach Kraftpotential des Patienten vor sich hin schwelen. An bestimmten Symptomgruppen, die eigentlich zur Impferkrankung gehören, lässt sich die ursprüngliche Impfung vermuten. Beispielsweise können wir dem Patienten, der bei jeder Gelegenheit, sei es nach einem leichten Zug, einer Unterkühlung etc. einen steifen Hals produziert, die Relikte der Tetanus-Impfung unterstellen. Ein typisches Symptom des Tetanus ist die Genickstarre. Der Patient mit dem steifen Hals hat selbst noch so viel eigene Lebenskraft, dass es nicht zu einer wirklichen Genickstarre kommt. Er kämpft mit der schwelenden Tetanuserkrankung, so dass diese nur in einer abgeschwächten Form sichtbar wird.

Ein anderer Patient, der immer wieder über Halsschmerzen klagt, könnte an den schwelenden Impferkrankungen von Diphtherie, Tollwut, Masern oder Polio, zum Beispiel am katarrhalischen Vorstadium, leiden. Bei der homöopathischen Behandlung helfen die gut gewählten Einzelmittel, alleinig gegeben, zunächst gut. Die Halsschmerzen rezidivieren aber und werden in ihrem Erscheinungsbild immer schmerzhafter und entzündlicher, wenn die Impfentgiftung nicht bedacht und gemacht wurde. Dabei wäre es so einfach, die Impfstoffnosoden, aus den Impfstoffen hergestellte homöopathische Arzneien, den meistens schon gefundenen und verabreichten Einzelmitteln hinzuzufügen. Die Impfterrainbehandlung ist des Rätsels Lösung und des Patienten Gesundheit. Betrachten wir beispielsweise ein kleines Kind, welches aufgrund massiver Ohrenschmerzen immer wieder zu weinen beginnt. Keine gegebene homöopathische Arznei hat länger als für zehn Minuten Linderung verschaffen können. Die Impfstoffnosode Masern-Mumps-Röteln den bisherigen Einzelmitteln hinzugefügt, kann nun den Schmerz innerhalb von Minuten heilend auflösen. Diese „Sekundenphänomene" sind eine gute Werbung für die homöopathische Praxis.

Erfreulicherweise reicht in solch hochakuten Fällen tatsächlich eine Gabe der Impfstoffnosode mit den jeweiligen Einzelmitteln. Spannend wird auch die Behandlung einer chronischen Pankreasentzündung, bei der sich herausstellt, dass eine Mumpsimpfung in der Kindheit der Patientin durchgeführt und nicht vertragen wurde. Die Mumps-Impfdeblockierung war der Schlüssel, um die Chronizität der Pankreatitis aufzulösen.

Zugegebenermaßen gehört eine gewisse Phantasiebegabung und auch klares Wissen über die Infektionserkrankungen dazu, manche abgeschwächten Symptome der jeweiligen geimpften Infektionserkrankungen den Symptomgruppen der Patienten zuzuordnen. Aus diesem Grund wurde ein Indexverzeichnis der Impferkrankungssymptome zusammengestellt. Allerdings kann ein Anspruch auf Vollständigkeit keinesfalls gestellt werden, da auch 20 Jahre Forschung nicht ausreichen, um alle einzelnen Phänomene, die entstehen können, den Impferkrankungen zuzuordnen. Über die Generationen hat sich das Symptombild der Impferkrankungen erweitert und modifiziert. Den Autoren liegt es sehr am Herzen, in Zukunft auch in klinischen Versuchen und auf breiter Ebene die Folgen der Impferkrankungen zu erforschen.

Die Erforschung der Impferkrankungen sind insofern noch komplexer, da die einzelnen Zusatzstoffe, die in den Impfungen vorhanden sind, auch mit berücksichtigt werden müssen.

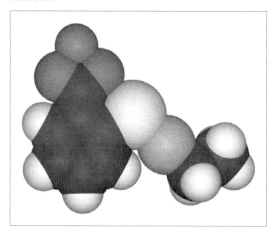

In manchen Impfungen findet sich zum Beispiel auch heute noch *Thiomersal*, eine organische Quecksilberverbindung. Das Thiomersal *(Abb.:3-D-Ansicht)* kontaktiert auf der stofflichen Ebene mit dem Quecksilber, welches unter anderem Bestandteil des Zahnfüllungen verwendeten Amalgam ist. So muss eine deutliche Verkettung des Impfthemas und diverser Schwermetalle bei der homöopathischen Behandlung der Patienten berücksichtigt werden.

Diese Verkettung kann darin deutlich werden, dass trotz Amalgamentfernung und Ausleitung immer wieder stofflich Quecksilber gefunden wird. Nach der Impfentgiftung, die allerdings in aller Komplexität erfolgen muss, kann die Verkettung zwischen der Impfthematik und einer „Zahnsanierung" gelöst werden.

Betrachten wir an dieser Stelle einmal die Quecksilber-Thematik. Hierbei ist zuerst der geistige Aspekt des Quecksilbers von Interesse, da die Symbolik von Quecksilber, psychologisch gedeutet, folgende ist:

Mercurius solubilis

> Die eigene Lebenskraft findet keine Form
> und wird der Lebenskraft eines anderen geopfert.

Quecksilber ist das einzige Metall, welches aus alter Vorzeit flüssig geblieben ist und sich erst bei -39°C festigt. In der Rahmen der Erdentwicklung waren einst alle Metalle flüssig. So haben manche Stoffe so genannte amorphe Eigenschaften behalten, andere entwickeln erst bei ungewöhnlichen Temperaturen einen festen Zustand. So wird Quecksilber, als Ausnahme innerhalb der Minerale, erst bei -39°C kristallin. Das Spezielle an Quecksilber ist deshalb seine Beweglichkeit. Losgelassen ist es äußerst dynamisch, lässt sich kaum greifen und ist hochgiftig.

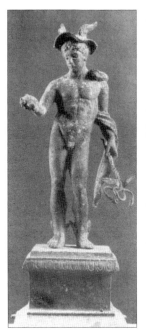

Vermutlich wegen dieser Beweglichkeit erhielt Quecksilber in der mittelalterlichen Heilkunde wie auch in der Homöopathie den lateinischen Namen *Mercurius*, denn so hieß der römische Gott des Handels und der Wissenschaft. Im freien Zustand ist Quecksilber „undiszipliniert", verändert sich ständig, versteckt sich oder fließt auch zusammen - so, wie es will. Hat jemand den Anspruch auf Distanz nicht beachtet und kommt in direkten Kontakt mit Quecksilber, wird er vergiftet.

Das Quecksilber „weigert" sich offensichtlich bis heute, eine feste Form anzunehmen oder sich in irgendeiner Weise festlegen zu lassen. Damit man es nutzen kann, muss man es einsperren, zum Beispiel in ein Glas, um ihm als Thermometer eine Form und eine Struktur zu geben. Trotzdem scheint Quecksilber Sehnsucht nach fester Struktur zu haben, denn es löst sofort andere, weiche Metalle, wie Gold, Silber, Zinn, Blei, Kupfer, Zink und so weiter und wird zum Amalgam.

Im Sinne der Analogie und Deutung entsprechen Metalle grundsätzlich festen Strukturen und Werten: Gold dem Selbstwert, Silber dem Urvertrauen, Zinn dem Lebensgenuss, Blei der Täuschung, Kupfer der Anlehnung und Zink der Disziplin. Persönlichkeiten, die Mercurius benötigen, haben sich eine fremde Struktur „ausgeliehen", an die sie sich anpassen und sich in ihr wohl fühlen. Vielleicht dient diese Struktur auch nur der Zweckerfüllung.

In der heutigen Zeit finden wir dieses Thema vor allem in den starren, hierarchischen Strukturen z.B. von Konzernen, Ämtern aber auch Armeen. Der Mensch hat sich einem Form gebenden System, einem „fremden" Image untergeordnet. Dadurch hat er die „offizielle Berechtigung" erworben, sich aus Bequemlichkeit keine eigene Struktur geben zu müssen und gleichzeitig die Entwicklung hin zu eigenen Wünschen und Werten vermieden.

Diese Bequemlichkeit hat den Sinn, dass dieser Mensch seine individuelle Lebensenergie nicht benutzen will und muss. Er ignoriert zunächst seine Bedürfnisse und Möglichkeiten, stellt seine Energie lieber anderen zur Verfügung und hat so die Möglichkeit, diesen auch die eigene Verantwortung mit allen Konsequenzen übergeben zu können. Quecksilber ist das unstete, ungeordnete Metall, das im Gegensatz zu allen anderen keine feste Form hat, sondern frei zerfließt, aber einen festen Rahmen braucht, um nutzbar zu werden. Dieser Mechanismus deutet im Grunde genommen darauf hin, dass dieser Mensch seine Lebensenergie selbst nicht benutzen will, indem er beispielsweise seine individuellen Bedürfnisse wahrnimmt und seine Energie zu deren Erreichung einsetzt. Er stellt seine Energie lieber anderen zur Verfügung und hat so die Möglichkeit, diesen auch die Verantwortung für die Konsequenzen übergeben zu können.

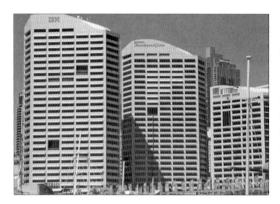

Häufig bestätigt sich auch die Analogie, dass der Mercurius-Patient sehr viel „Frust" erfahren muss, um überhaupt die Bereitschaft zur Persönlichkeitsentfaltung und zur Individualisierung zu entwickeln. Ebenso, wie sich Quecksilber erst bei -39 °C zu einer festen Form entscheidet.

In der homöopathischen Behandlung wird Mercurius besonders bei Entzündungen eingesetzt. Entzündungen stehen für unterdrückte Potentiale, unterdrückte Kreativität, die sich in Aggression umgewandelt haben. Der Entzündungs-Patient lebt seine Möglichkeiten offensichtlich nicht, sondern staut sie, bis sie sich zu Aggressionspotentialen angesammelt haben. Übertragen bedeutet dies: Schimpfen, Meckern, Nörgeln, Klagen anstatt zu leben, diese Menschen fühlen sich immer durch andere behindert. Solche Entzündungen können sich bis zur Knochennekrose entwickeln. Da der Knochen für die klare, individuelle, feste Struktur des Menschen steht, wird dort das Quecksilber-Prinzip besonders deutlich.

Ein weiteres typisches Symptom ist das nächtliche Hautjucken. Die Persönlichkeit befindet sich im eigenen Nest, in „ihrem individuellen Heim", hält dies nicht aus und möchte möglichst etwas anderes. Es „juckt" sie, etwas zu tun. Ebenso treffend für Mercurius ist die nächtliche Salivation, der Speichelfluss. Im Schlaf, in der Verarbeitungsphase der täglichen Themen und Persönlichkeitsentwicklung, wird die Gier nach „endlich unter individueller Struktur leben" deutlich. Andere Symptome von Mercurius, die auf unterdrückte Möglichkeiten und Potentiale hinweisen, sind „Zittern bei Erregung" und „Zeit vergeht zu langsam".

Symptom	Bedeutung
Profuser Schweiß ohne Linderung des Leidens	Aktivität ändert nichts
Zunge ist geschwollen, schlaff, zeigt die Eindrücke der Zähne	spricht nicht aus, was er braucht und resigniert
Schwarze Verfärbung äußerer Teile	hat einen Teil von sich abgeschnitten und will ihn loswerden
Verlangen nach Brot und Butter	will für sich selbst nur das Nötigste
Phimose der Eichel und Vorhaut	Kreativität ist nicht erlaubt
diktatorisch	wenn ich schon nicht tun darf, was ich möchte, dann die anderen auch nicht
Kopfläuse	lässt über sich hinweg bestimmen
Träume vom Fallen	ist noch nicht im Leben angekommen, möchte einen Neubeginn
Berührt werden, leichte Berührung verschlechtert	handelt gegen sich und versucht, dies möglichst gut zu tarnen
Neigung zum Selbstmord, Furcht vor offenen Fenstern oder Messern	möchte einen Neubeginn unter anderen Bedingungen

Mercurius als homöopathische Arznei ist ganz besonders dann wichtig, wenn ein Mensch beginnt, seine Anpassungsmechanismen wahrzunehmen und seine individuelle Entwicklung zu beginnen. Dies wird im materiellen Sinne auch deutlich, wenn ein Patient seine Amalgam-Füllungen entfernen lässt, denn dann beginnt meist ein deutlicher Entwicklungsschub der Eigenpersönlichkeit.

In den Ausführungen über Quecksilber werden einige Symptome der Quecksilbervergiftung deutlich. Entwickelt ein Patient vorgenannte Symptome, sollte der Homöopath nicht nur an die Amalgamvergiftung denken, sondern außerdem an jene Impfungen, die möglicherweise Thiomersal enthalten bzw. in der Vergangenheit enthielten. Diese sollten dann gleichzeitig ausgeleitet werden.

Allgemein betrachtet bedeutet der Begriff Impfung im Sprachgebrauch, dass jemand in gewisser Weise manipuliert wurde. Die Symbolik der Zähne steht für die Widerstands- und Durchsetzungskraft eines Menschen. Die Zähne symbolisieren aber auch die Art und Weise, wie ein Mensch das Leben in sich aufnimmt und integriert. Sind die Zähne in einem schlechten Zustand, lässt er sich als Persönlichkeit eher beeinflussen, er scheint wehrlos zu sein. Die Persönlichkeit, die starke gesunde Zähne hat, zeigt auch oft im Außen was sie will und ist wenig beeinflussbar. Die Vernetzung zwischen der grundsätzlichen Impfthematik und schlechten, amalgamgefüllten Zähnen ist für viele Menschen ein Lebensthema. Die Zähne zu sanieren, ohne die Impfentgiftung zu berücksichtigen, ist ebenso unvollständig wie eine Impfentgiftung ohne Zahnsanierung, soll eine tiefgehende Heilung erreicht werden.

Weder das Amalgam noch die Impfungen sind, einzeln betrachtet, ausschließlich „schlecht". Manch unbewusste Persönlichkeit sucht den notwendigen geistigen Impuls in materieller Form, damit überhaupt eine Entwicklung in Gang kommt. Der Patient, der seine Zähne mit Amalgamfüllungen versehen lässt, zwingt sich dazu, sich mit den geistigen Themen der Amalgambestandteile: Quecksilber, Silber, Kupfer und Zinn auseinander zusetzen. Treten diese Themen innerhalb seiner Entwicklung in sein Bewusstsein, wird er sich die Amalgamfüllungen entfernen lassen, um die Themen weiter allein auf geistiger Ebene zu bewältigen. Dieses Prinzip gilt ebenso für die Impfungen. Das Kind, welches bewusste Eltern hat und nicht mehr geimpft wird, ist ebenfalls wie die Eltern auf einer speziellen geistigen Entwicklungsstufe.

Die Thiomersal- und Amalgam-Thematik lässt sich weiterhin auf der Ebene des Terrains betrachten. Ein Großteil unserer Vorfahren war sicherlich von der Seuche der Syphilis betroffen. Noch zu Zeiten Hahnemanns wurde versucht, die Syphilis damit zu heilen, dass man die Patienten an den entzündeten Körperteilen mit Quecksilber bestrich. Häufig war unklar, ob die Patienten an der Syphilis oder an der Quecksilbervergiftung starben. Diejenigen, die überlebten und Kinder zeugten oder bekamen, vererbten die Syphilis nebst der Quecksilberbehandlung als geistige wie auch körperliche Thematik. Dadurch gestaltete sich ein Terrain, welches sich in den nächsten Generationen wieder auslöst, um gelöst zu werden. Über die Erbfolge gestalten sich die Verkettungen und Vernetzungen natürlich noch weitaus komplexer.

Im Folgenden sind die einzelnen Impfthemen mit Ihren Terrains dargestellt. Es wurde die alphabetische Reihefolge gewählt um jeglichen Eindruck von Gewichtung zu entkräften. Abhängig vom Entwicklungsstand des Einzelnen stellt sich die eine oder andere Impfung und damit deren Thematik als vordergründig dar. Bis zum Zeitpunkt der Impfentgiftung "trainiert" der Geimpfte Lebenssituationen, die zu seinen von seiner Seele selbst gewählten Impfthemen gehören. Dabei ist er nicht selten gezwungen, Situationen auf die schwierigste Art und Weise, durch die bittere Erfahrung, zu durchleben und viele dieser Erfahrungen, dann in bewerteter Form, zu speichern.

In den Mischimpfungen werden bisher isoliert betrachtete Einzelthemen vernetzt. Weitere tiefgehende „Zwangserfahrungen" werden so möglich. Betrachten wir den Quantensprung in der Entwicklung unseres Kulturkreises innerhalb der letzten 200 Jahre, dann lässt sich hier vermutlich ebenfalls ein Zusammenhang mit den Impfungen ablesen. Einzelerfahrungen wurden vernetzt, Vernetzungen multiplizierten sich zu kollektive Erfahrungen. Ein noch nie da gewesenes, aber immer noch zwanghaftes Bewusstsein entsteht. Diese Zwanghaftigkeit begegnet uns heute in destruktivem und unsozialem Verhalten, dessen Veränderung dringend notwendig wäre.

Die Praxis hat empirisch deutlich gemacht, dass bei jenen Menschen, die impfentgiftet werden, nicht nur einen homöopathische Behandlung wieder erfolgreich ist, sondern das sich diese Menschen aus Zwangs- oder destruktivem Verhalten lösen konnten. Die Lebensfreude erhält wieder die ihr gebührende Stellung.

Die Bedeutung der Impfungen

Cholera

Erreger:	Vibrio cholerae und Vibrio el Tor
Inkubationszeit:	wenige Stunden bis fünf Tage, oral-fäkale Aufnahme
Klassische Behandlung:	Elektrolytzufuhr, Antibiotika

Symptome und Verlauf der Erkrankung

Cholera ist eine schwere bakterielle Infektionskrankheit, hervorgerufen durch eine Erkrankung des Dünndarms.

Bereits zwei bis sieben Tage nach erfolgter Ansteckung setzen ganz plötzlich...

- Übelkeit,
- Erbrechen,
- Leibschmerzen
- und heftiger Durchfall mit Flüssigkeitsausscheidungen bis zu 25 Liter

ein. Die Darmentleerung zeigt sich dünnflüssig und wässrig mit Schleimflocken. so genannte „Reiswasserstühle". Sehr bald nach starkem Brechdurchfall erfolgt eine Austrocknung. Der Patient ist teilnahmslos, hat ein grau-blasses Gesicht, tief liegende Augen und trockene Haut, die abgehobene Falten unverändert stehen lässt.

Muskelkrämpfe, besonders Wadenkrämpfe, kommen genauso hinzu wie beschleunigte Atmung, kaum fühlbarer Puls, niedriger Blutdruck, Untertemperatur von bis zu 33° bis 30° C und stark verminderte Urinausscheidung, der Oligurie.

Komplikationen und Folgewirkungen

Durch den Flüssigkeitsverlust kann das Blut soweit eingedickt werden, dass es zu Gefäßverschlüssen kommt. In extremen Fällen kann der Patient sogar schon innerhalb einer Stunde nach dem Auftreten der ersten Symptome eine extreme Blutdrucksenkung erleben und wenige Stunden später sterben. Unbehandelt erreicht die Cholera eine Letalität von 60%, wobei *Vibrio El Tor* mit 15% bis 30% etwas milder verläuft.

Durch eine rasche Behandlung kann die Sterblichkeit unter 1% gedrückt werden. Im Falle, dass das akute Stadium des Brechdurchfalls nicht in ein bis zwei Tagen zum Tode führt, kann die Krankheit in wenigen Tagen überstanden sein, was jedoch lediglich zu einer kurz anhaltenden Immunität führt.

Bedeutung der Symptome

Symptom	Bedeutung
Übelkeit	das Leben ist übel, in übler Situation sein
Erbrechen	das Leben ist "zum Kotzen"
Leibschmerzen	Lebensthemen können nicht verdaut werden
heftiger Durchfall	große Ängste
dünnflüssiger, wässriger Stuhl mit Schleimflocken	aus großer Angst überfreundlich sein
Austrocknung	Gefühle werden zurückgezogen
Teilnahmslosigkeit	das Leben ignorieren
Gesichtsfarbe grau-blass	Identität und Persönlichkeit verloren haben, sich nicht zeigen wollen
Augen tief liegend	wünscht sich den Tod, wenig Interesse am Leben
Haut trocken	Emotionen sind verdrängt, emotionale Kommunikation wird vermieden
Muskelkrämpfe (Wadenkrämpfe)	hält verkrampft an einem Standpunkt fest, will sich nicht verändern
beschleunigte Atmung	lässt sich weder auf sich selbst noch auf das Leben ein
Puls kaum fühlbar	Lebensimpuls und Lebensinteresse sind fast erloschen
Blutdruck niedrig (Hypotonie)	die lebende Leiche
Untertemperatur	tief frustriert, weicht der Konfrontation mit dem Leben aus
Urinausscheidung stark vermindert	Gefühle werden auf allen Ebenen zurückgehalten

Symptom- und symbolsprachliche Zusammenhänge

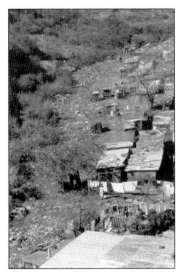

Aus der Deutung der Cholera-Symptome ist abzulesen, dass sich Menschen, die an Cholera erkrankt oder von Cholera geprägt sind, in einer Situation der starken Lebensablehnung befinden. Dies lässt sich sowohl an den Symptomen Übelkeit und Erbrechen als auch an der Pulsfrequenz und der Hypotonie erkennen.

Besonders deutlich wird der unbewusste Todeswunsch an der Untertemperatur. Lebensthemen wurden offensichtlich verweigert oder nicht verarbeitet, Schocksituationen nicht verdaut. Diese Menschen entwickelten massive Ängste, die anderen gegenüber Anpassung, übertriebene Verbindlichkeit oder Unterwürfigkeit ausgelöst haben.

Repertorisierte Symptome

Nr.		R	Kap	Treffer	Symptom
1		SK	M#	273	ÜBELKEIT
2		SK	M#	177	ERBRECHEN; überhaupt; Erbrechen
3		SK	BAS#	222	WEHTUN, dumpfer Schmerz, Bauchschmerz ohne nähere Bezeichnung
4		SK	REC#	215	DIARRHOE
5		SK	STU#	4	(Stuhl) SCHLEIMIG; wässrig
6		SS	ALG#	124	TROCKENHEIT; gewöhnlich feuchter innerer Teile
7		SK	GM#	146	TEILNAHMSLOSIGKEIT, Apathie, Gleichgültigkeit, Indifferenz (v.)
8		SK	G#	23	(Gesicht) FARBE, grau

Nr.		R	Kap	Treffer	Symptom
	8	SK	G#	233	(Gesicht) FARBE; blass
9		SK	A#	96	(Augen) AUSSEHEN; eingesunken (v.)
10		SK	H#	121	(Haut) TROCKEN
11		SK	EX#	120	KRAMPF, Muskelkrämpfe, Orte; Unterschenkel; Wade (v.)
12		SK	ATM#	120	SCHNELL; beschleunigt
13		SS	ALG#	246	PULS; schwacher
14		SS	ALG#	27	HYPOTONIE
	14	SD	LOK#	16	HERZ; Hypotonie
15		SB	NER#	1	ADYNAMIE, allgemeine Schwäche, Entkräftung; Art, Begleitumstände, Ursachen; Diphtherie, Stupor, kalte Glieder, Untertemperatur, rascher, schwacher Puls
	15	Kr	ALG#	1	Malaria - Tropenfieber; mit Zuckungen und Untertemperatur
16		SB	HRO#	37	HARNFLUSS; Unterdrückung - Anurie

Auszug aus der Repertorisationsmatrix

Weitere mögliche Ausleitungsmittel für die Cholera-Impfentgiftung.

Med / Symp	Trf	Wrt	RelA	1	2	3	4	5	6	7	8	9	10	11	12	13	14	15	16
verat	14	33	94	3	3	3	3	.	2	2	3	2	2	2	2	1	3	.	2
lyc	14	31	50	2	2	1	3	.	2	2	3	2	3	3	3	1	1	.	3
ars	13	35	48	3	3	3	3	.	2	2	3	2	3	2	3	3	.	.	3
puls	13	30	47	3	3	3	2	.	2	3	2	3	2	1	2	2	.	.	2
camph	13	28	174	2	2	1	.	.	2	1	3	2	2	2	2	3	3	.	3
bell	13	28	51	3	2	2	2	.	3	2	2	1	3	1	3	1	.	.	3
ant-t	13	28	156	3	3	1	3	.	1	1	3	3	2	1	3	3	1	.	.
acon	13	26	77	2	3	1	2	.	2	2	2	.	2	2	3	1	1	.	3
lach	13	23	60	2	2	1	2	.	1	2	2	1	2	1	.	3	3	1	.
sulf	12	32	34	3	3	2	3	.	3	2	3	2	3	3	3	2	.	.	.
phos	12	31	40	2	3	3	3	.	3	3	2	2	3	2	3	2	.	.	.
sec	12	29	145	2	2	3	3	.	1	2	3	3	3	3	.	2	.	.	2
chin	12	29	67	3	3	2	3	.	1	3	3	3	3	1	2	2	.	.	.
sep	12	28	44	3	2	3	2	.	3	3	3	1	2	2	3	1	.	.	.
sil	12	27	49	3	3	2	3	.	2	2	2	.	3	3	2	1	1	.	.
colch	12	27	144	3	3	3	2	.	1	.	2	2	3	2	2	1	.	.	3
kali-c	12	26	63	3	1	3	2	.	.	2	2	2	3	2	1	2	3	.	.
calc	12	26	45	2	2	2	3	.	3	2	3	1	3	3	1	.	1	.	.
op	12	24	111	1	1	3	1	.	1	3	3	2	3	.	2	1	.	.	3
petr	12	23	99	3	2	2	2	.	2	1	2	1	3	2	1	.	.	.	2
merc	12	23	51	2	2	1	3	.	2	2	2	2	2	1	2	2	.	.	.
arg-n	12	23	114	3	3	1	3	1	1	2	2	1	1	3	2	.	.	.	.
plb	12	22	103	2	3	1	2	.	1	1	3	1	3	3	1	1	.	.	.
nit-ac	12	22	66	2	2	1	3	.	2	2	2	1	2	2	.	1	.	.	2
kali-bi	12	22	116	2	2	1	3	.	2	1	2	.	1	1	2	2	.	.	3
hell	12	22	160	3	2	1	3	.	1	3	2	1	1	.	1	1	.	.	3
zinc	12	21	71	3	2	1	2	.	2	1	3	1	1	2	2	1	.	.	.
nux-v	12	21	45	3	3	2	2	.	1	1	2	1	1	2	2	1	.	.	.
jod	12	21	120	2	2	1	3	2	1	1	2	1	2	.	2	2	.	.	.
verat	14	33	94	3	3	3	3	.	2	2	3	2	2	2	2	1	3	.	.

Charakteristische Arzneien aus der Repertorisation

Arzneimittel	Psychologische Bedeutung
Opium	Grenze zwischen Bewusstem und Unbewusstem
Arsenicum album	Existenzangst, lieber sterben als sich zu verändern
Camphora officinalis	Sich seelisch aus schlimmer Situation herausziehen
Cuprum metallicum	Leibeigenschaft, Anlehnung aus Schwächegefühl
Jatropha curcas	Sich handlungsunfähig fühlen
Secale cornutum	Außenseiter, „schwarzes Schaf" in einer Gemeinschaft
Veratrum album	Der Selbstverrat

Typische Lebenssituationen

Die wirklichen Gefühle werden nicht formuliert, die Cholera-Persönlichkeit zieht ihre Emotionen zurück. Dies ist an der für die Cholera typischen Austrocknung der Haut abzulesen. Sie erwarten den Tod und scheinen sich in einer Situation zu befinden, aus der sie sich nicht mehr befreien zu können glauben. Ihre Sichtweise ist verkrampft und einseitig, ihre Frustration tief, was an der für Cholera typischen Untertemperatur abzulesen ist.

Sie haben ihre Gefühle nicht nur zurückgezogen, sondern sind auch nicht mehr Willens oder in der Lage, diese körperlich über die Urinausscheidung auszuleiten. Die Cholera-Persönlichkeit leidet an massiven Lebensängsten. Es ist zu unterstellen, dass die durch Cholera geprägte Persönlichkeit sich im Leben nicht sonderlich willkommen fühlt, was ein geschwächtes Selbstbewusstsein, Anerkennungswünsche und die Anpassung an andere auslöst.

Verhaltensmuster

Das Verhaltenmuster in der Cholera-Situation ist der Rückzug ins eigene Innere. Dies findet auf allen Ebenen statt. Die Kommunikation erfolgt über die Angst, welche nach außen gezeigt wird. So wird zum Beispiel der Helfertrieb bei anderen aktiviert, was letztlich zu einer Absicherung von außen führt. Eigene Aktivität oder Veränderung sind nicht mehr notwendig.

Basis dieses Verhaltens sind tiefe Ängste und grundsätzlicher Vertrauensmangel, die in einer nicht aufgelösten und sich noch verstärkenden Schocksituation gipfeln. Emotionaler Rückzug, totale Anpassung bis zur Selbstaufgabe, extreme Leidensfähigkeit, wie sie Menschen in realen Kriegssituationen aus der Not bzw. Notwendigkeit zu überleben entwickeln, manifestieren sich.

Es entsteht ein Verhalten, das den jeweiligen Menschen abwesend, „wunderlich" und fast wie gespalten wirken lässt. Typisch, aber nicht pathologisch hierfür ist beispielsweise die Angewohntheit der Kriegsgeneration, an Grundnahrungsmitteln stets einen mehr als ausreichenden Vorrat im Haus zu haben oder gebrauchte Kartons einer Zweitverwendung als Einkaufszettel zuzuführen.

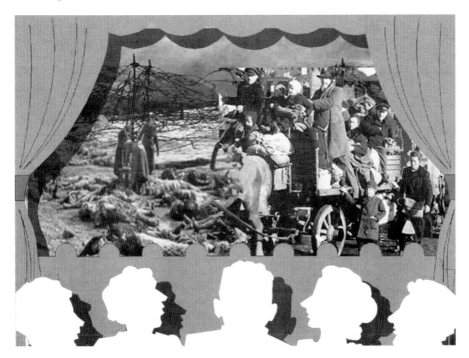

Infolge einer nicht verarbeiteten Cholera-Schock-Situation kann es aber auch zu tief greifenden seelischen Erkrankungsprozessen bis hin zur Persönlichkeitsspaltung wie in der Schizophrenie kommen.

Mögliche Reaktionen auf den Impfstoff

Impfstoff

Eine Schutzimpfung (Impfstoffsuspension und Brausegranulat) mit abgetöteten Bakterien wird nur im Bedarfsfall durchgeführt (für Personal im Entwicklungsdienst etc.). Dabei wird nur eine Schutzrate von max. 60% für eine Dauer von 5-6 Monaten erreicht.

Gebräuchliche Zusatzstoffe

- Zitronensäure
- Formaldehyd
- Himbeeraroma
- Natriumcarbonat
- Natriumchlorid
- Natriumcitrat

- Natriumhydrogencarbonat
- Natriumhydrogenphosphat
- Natriummonohydrogenphosphat
- Saccharin-Natrium
- Wasser

Nach- und Nebenwirkungen

- Atmungsbeschleunigung
- Benommenheit
- Blutdruck (erniedrigt)
- Bluteindickung
- Brechdurchfall
- Brechreiz
- Dünndarmschleimhautabsterben
- Dünndarmschleimhaut
  -entzündung
- Durchfall (wässrig mit
  Schleimflocken)
- Erbrechen
- Frösteln
- Gallebrechanfall
- Gesichtsblässe (gräulich)
- Hauttrockenheit
- Kreislaufschwäche
- Leibschmerzen

- Austrocknung
- Leukozytose (Vermehrung der
  Leukozyten)
- Muskelkrämpfe (schmerzhaft)
- Oligurie (verminderte
  Urinausscheidung)
- Puls (kaum fühlbar)
- Reiswasserstuhl (dünnflüssiger Stuhl
  mit Flocken)
- Schwindel
- Stoffwechselstörungen
- Stuhlveränderungen (Schleimflocken)
- Teilnahmslosigkeit Übelkeit
- Übersäuerung
- Untertemperatur (bis zu ca. 30oC)
- Urin (dunkel; verminderte
  Ausscheidung)
- Verkrampfungen
- Wadenkrämpfe

Impfdeblockierung - Erfahrungen und Hinweise

Sollten sich die genannten Symptome unter Gaben homöopathischer Arzneien nur kurzfristig bessern oder in kurzen Zeiträumen immer wieder auftreten, ist die Wahrscheinlichkeit einer Impfblockade kaum auszuschließen. Diese gilt es aufzulösen. Die Gabe der Impfstoffnosode in Verbindung mit dem oder den zusätzlich notwendigen Einzelmitteln ist in der Regel Erfolg versprechend. Dieser zeigt sich insofern, dass das Symptom oder die Symptomgruppe nunmehr gänzlich geheilt wird und verschwindet.

Gleichgültig, ob es einem Menschen bewusst oder unbewusst ist, fixiert die Cholera-Impfung den Menschen in Angstzuständen. Je ausgeprägter der Krankheitsverlauf der Cholera in einem Menschen fortgeschritten ist, desto deutlicher zeigen sich die Ängste. Wesentlichstes Arzneimittel der Angst ist „Arsenicum album – Existenzangst, lieber sterben, als sich zu verändern". Dieses Arzneimittel ist es, welches zur Ausleitungsempfehlung von Cholera gehört. Dabei ist es auch möglich, dass ein Patient ausschließlich körperliche Symptome produziert, die Bewusstwerdung der Angst bleibt dabei aus.

Diesem Thema sind rezidivierendes Erbrechen und besonders chronischer Durchfall zuzuordnen. Die Entwicklung einer Untertemperatur ist eines der typischen Cholerasymptome, jedoch ist sie weder klassisch-medizinisch und auch homöopathisch kaum ohne die Durchführung einer Cholera-Impfentgiftung zu bewältigen. All diese Themen ‚auch als einzelne Symptomgruppen, können auf einen Cholera-Impfschaden hindeuten.

Im Folgenden aufgeführt die am häufigsten vorkommenden empfohlenen Ausleitungsmittel für die Cholera-Krankheit:

Ausleitungsmittel	Psychologische Bedeutung
Arsenicum album	Existenzangst, lieber sterben, als sich zu verändern
Camphora officinalis	Sich seelisch aus schlimmer Situation herausziehen
Cuprum metallicum	Leibeigenschaft, Anlehnung aus Schwächegefühl
Veratrum album	Der Selbstverrat

Mentale Arzneimittelprüfungen

Cholera aktiv - Proband/in 1 - C 10.000

Ich sehe steinige Landschaftsbilder – wüstenähnlich. Ab und zu ist es ein bisschen grün, aber mehrheitlich ist es öde. Der Himmel ist bewölkt. Da fährt ein Geländewagen über die Steine und es holpert sehr, denn er hat Vollgummireifen. Dann hält das Fahrzeug an und ein Mann steigt aus. Er sieht ziemlich heruntergekommen aus mit Fünf-Tage-Bart, verstrubbelten Haaren, zerrissenen Kleidern, das Hemd hängt aus der Hose, ungepflegt.

Der Geländewagen hat hinten eine Ladefläche. Von dort nimmt der Mann einen weiß-durchsichtigen Kanister, in dem wahrscheinlich Wasser drin ist, und er will davon trinken. Aber da kommen nur noch zwei, drei Tropfen heraus. Kraftlos setzt sich der Mann hin und lehnt sich an den hinteren linken Reifen von seinem Wagen. Er ist völlig ausgepowert. Plötzlich kommt Bewegung ins Bild.

Männern nähern sich, es sieht aus wie ein schwarzer Eingeborenenstamm. Sie tragen nichts als Lendenschürze und Raubtierzahnketten um den Hals. Sie gehen auf den Geländewagen zu und nehmen den Mann gefangen. Dieser wehrt sich nicht und es scheint so, als ob er ohnmächtig ist. Er wird von den Eingeborenen davongetragen. Das Dorf, in das sie ihn schleppen, befindet sich mitten im grünen, durch und durch bewachsenen Dschungel.

Die Eingeborenen versammeln sich auf einem Platz inmitten ihres Dorfes, wo schon ein riesengroßer Topf bereitsteht, unter welchem bereits ein Feuer brennt. Den Mann stecken sie jetzt in diesen Topf hinein, um ihn zu kochen und zu essen. Es werden noch Gemüse und Kräuter mit hineingeschnetzelt. Bei der Hitze, die im Topf entsteht, kommt der Mann wieder zu Bewusstsein und er versucht panisch, aus dem Topf herauszukommen.

Nun bekommt er mit einem harten Gegenstand eins über den Schädel und sackt in sich zusammen. Die eingeborenen Männer führen jetzt einen Tanz auf, rund um den Topf herum. Die Frauen schauen ihnen dabei zu. Das geht eine Weile so, dann wollen sie sich ans Essen machen, aber es kommt nicht dazu, denn das Dorf wird von drei hungrigen Tigern überfallen. Die Frauen flüchten in ihre Hütten, die Männer greifen nach ihren Waffen und versuchen nun, die Tiger zu überwältigen. Mein Magen fühlt sich nun etwas komisch an. Mir wird sehr heiß und ich schwitze an den Händen und am liebsten würde ich jetzt das Bild fallen lassen.

Der Platz ist in einem ziemlichen Durcheinander vom Kampf mit den Tigern. Der Topf liegt auf der Seite, die Suppe ist ausgekippt. Zwei von den Tigern wurden durch Speere getötet, der dritte konnte entkommen. Die Eingeborenen räumen die Tiger auf die Seite, die Frauen häuten sie und legen das Fleisch beiseite. Dann versammeln sie sich wieder alle auf dem Platz und die Männer singen irgendein Siegeslied. Jetzt machen sie sich über den gekochten Mann her, schneiden Fleisch aus seinen Rippen und essen es.

Die Männer essen zuerst davon, dann dürfen die Kinder und zuletzt die Frauen. Aus den abgenagten Knochen machen sie Spiele für die Kinder. Diese beschäftigen sich dann damit. Der Anführer hat sich ein Tigerfell umgebunden und führt sich damit mächtig auf. Er stolziert herum, so wie ein Pfau, übertrieben, mit langen Schritten und die anderen sehen ihm bewundernd zu.

Cholera aktiv - Proband/in 2 - C 10.000

Ich sehe Berge, inmitten einer wüstenartigen, sehr trockenen Landschaft. Die Abendsonne ist noch sichtbar, aber es geht in Richtung Dämmerung. Es ist sehr heiß und sehr trocken. Da läuft ein Mann, der auch gar nicht mehr viel anhat, ziemlich „abgewrackt" und längst am Verdursten ist. Er überlegt sich, ob es sich noch lohnt, weiter zu gehen, denn es ist weit und breit niemand da und er bräuchte dringend etwas zu trinken. Es schien eine Bestrafung für ihn zu sein, man hatte ihn ausgesetzt, ohne Kopftuch und einfach nur einen Lendenschurz um. Er hatte die Wahl, gesteinigt oder in der Wüste ausgesetzt zu werden. Jetzt kommt eine Schlange, kriecht über den Boden, und er redet mit ihr, ob sie ihm nicht helfen kann, schneller zu sterben. Und sie sagt einfach nur "Komm mit, folge mir nach". Und er läuft oder besser schleppt sich hinter dieser Schlange her.

Die Schlange kriecht in ein Loch und sagt ihm, er solle ein bisschen graben, um den Eingang des Loches etwas größer zu machen. Mit letzter Kraft schafft er es, den Eingang zu vergrößern. Er kriecht jetzt in eine Höhle, die sehr groß und kühl ist. Es wimmelt aber dort von Schlangen: kleine, große, grünblaue Schlangen, Kobras sind auch da. Jene Schlange, die ihn mitgebracht hat, teilt den anderen mit, dass er etwas zu trinken bekommen soll. Sie zeigen ihm in einer Ecke ein kleines, dürftig fließendes Rinnsal. Es ist wenig, aber es ist Wasser da.

Er beugt sich zur Wand, schlabbert förmlich sie ab und fällt in einen ohnmachtähnlichen Schlaf. Die Schlange, die ihn mitgebracht hat, verbietet den andern, ihn anzurühren. Er darf nicht gebissen werden. Das wird auch respektiert. Nachdem er mehrere Stunden geschlafen hat, wacht er auf und trinkt noch mehr, holt sich noch mehr von dem Rinnsal. Er kommt in ein Bewusstsein, in welchem er Angst bekommt vor all den Schlangen.

Die Schlange, die ihn mitgebracht hat sagt zu ihm: "Komm, habe keine Angst, du bist mir gefolgt und du wolltest sogar, dass ich dir helfe, dich zu töten. Hab keine Angst, es ist in Ordnung so.".

Eine der Schlangen hat jetzt auch ein Gefäß im Maul und bringt es ihm, damit er sich etwas Wasser mitnehmen kann. Der Mann ist extrem erschrocken, weil er nicht wusste, dass es Schlangen gibt, die nett zu ihm sind. Die Oberschlange sagt dann: "Du bekommst alles, was du willst, du musst es nur wollen.". Der Mann ist durch das Wasser wieder gut zu Kräften gekommen. Erstaunlicherweise fühlt er sich nun so stark als ob er etwas gegessen hätte. Er nimmt das Gefäß ganz vorsichtig und kriecht aus dieser Höhle wieder heraus. Als er draußen ist, schließt sich die Höhle. Er ist völlig irritiert und weiß jetzt nicht, ob er das Ganze nur geträumt hat oder ob es real war. Das einzige, was geblieben ist, ist seine Kraft. Er kann sich aber an den Spruch der Schlange erinnern, und er wünscht sich jetzt, Menschen zu treffen. Er glaubt jetzt fest daran, Menschen zu treffen. Ein Stückchen weiter, es ist schon Tagesanbruch, sieht er eine Karawane ziehen.

Er sammelt seine letzten Kräfte und kriecht der Karawane entgegen. Die Karawane war schon fast vorüber, erst die letzten Mitglieder der Karawane entdecken ihn endlich noch. Damit ist er gerettet. Sie nehmen ihn auf, geben ihm etwas zu essen und zu trinken und er darf mit ihnen gehen. In der Wüste gilt das Gesetz, wenn er sich selbst rettet, wird er nicht mehr bestraft.

Cholera aktiv - Proband/in 3 - C 10.000

Ich habe das Gefühl, dass es hinten dunkel wird, in mir zieht Kälte hoch. Ich stehe auf einem Felsen und fliege auf einem Fabelwesen, mit dem Wind getragen. Der Wind ist kalt. Ich lande auf einem Planeten, der Himmel ist dunkel. Der Windstoß trägt mich nun von einem Planeten zum anderen. Ich sehe dabei aus wie ein Rabe aus der Sage. Vier oder fünf Raben sind mit mir gelandet. Auf dem Planeten sind viele, immer mehr Leute. Ein kleines Mädchen läuft mit Eis dadurch und schmiert ihren Umhang mit Eis voll. Sie merkt es und rennt zu ihrer Mutter. Keiner der Anwesenden hat ein Gesicht. Alle stehen hilflos herum. Es ist Tag, es wirkt alles lieblich, eine Gebirgslandschaft. Wir sind etwas größer als die anderen Menschen, die alle blond sind. Sehe die anderen nicht. Ich spüre einen Druck im Magen und den Impuls, wegzufliegen. Ich werde zur riesigen, durchsichtigen Schwalbe.

Hinter mir ist alles dunkel. Aus dem Magen heraus fühle ich mich aufgewühlt. Wenn ich versuche, flach zu atmen, kann ich jetzt am normalen Leben teilnehmen. Ich versuche, ruhiger zu werden. Die anderen Artgenossen versuchen es auch. Es zieht mich nach oben, aber dorthin wollen wir alle nicht. Wenn ich etwas Einfaches, Alltägliches tue, einen Apfel esse zum Beispiel, komme ich herunter. Jedoch zieht es mich immer wieder am Nacken nach oben und ich muss die Arme senken, um unten zu bleiben.

Ich glaube, wenn ich in einen Pulk Menschen hineingehe und kommuniziere, dann kann ich dort bleiben. Von innen heraus zieht es mich weiter nach oben. Das jedoch will ich nicht und deshalb suche ich den Blickkontakt zu anderen. Die Artgenossen versuchen etwas Ähnliches mit mehr oder weniger Erfolg. Das Gefühl des Fliegenwollens kommt aus dem Solarplexus.

Ich will mich unbedingt einer Gruppe anschließen und fühle mich trotz Artgenossen einsam. Im Augenwinkel blitzt noch ein rot flammender Himmel auf. Endlich finde ich eine Frau, mit der ich sprechen kann. Über Banales, aber das ist besser als nichts. Wir gehen gemeinsam in ein Museum. Noch immer verspüre ich einen Druck auf dem Magen. Aber etwas Zugehörigkeit habe ich doch gefunden.

Deutung der Mentalen Arzneimittelprüfungen

Das Signifikante in der ersten Arzneimittelprüfung von Cholera erscheint zunächst darin, dass ein modern erscheinender Mann, der allerdings völlig heruntergekommen ist, dass Bedürfnis zu trinken, aber leider kein Wasser zur Verfügung hat. Wasser symbolisiert die Gefühlswelt und das Gefühl ist ein wesentliches Wahrnehmungsorgan für uns selbst und unsere Umwelt.

Ohne Wasser hat er somit keine Möglichkeit, seine Umgebung zu erfassen. Nun erscheinen Eingeborene, die den Mann, der im Vergleich zu ihnen erheblich weiter entwickelt zu sein scheint, trotz aller Entwicklung gefangen nehmen und ihn als Nahrung, als lebenserhaltendes Element für sich selbst nutzen wollen. Er wehrt sich zwar erheblich, muss sich dann aber seinem Schicksal ergeben.

Das Festmahl wird zunächst einmal durch drei Tiger gestört, welche den Stamm angreifen. Die Kraft der Tiere, besonders die der Raubtiere, symbolisiert die Vitalkraft. Somit können wir die Tiger als Vitalkraft des Mannes verstehen, der den Bezug zu seinen Gefühlen und zu sich selbst aufgegeben hat. Auch die Vitalkraft wird überwunden und besiegt, integriert und adaptiert und dazu benutzt, sich selbst zu stärken.

Als Ergebnis dieser Arzneimittelprüfung kann man formulieren, dass derjenige, der weder die Kraft, noch den Willen hat, sich mit dem Irdischen auseinander zu setzen, gefressen und adaptiert wird.

Auch in der zweiten Arzneimittelprüfung geht es um Durst und Gefühle, die genutzt werden sollten.

Jener Mann, der durch die Wüste läuft, hat die Herausforderung angenommen. Er hatte die Wahl, sich sofort umbringen zu lassen oder auf sich zu vertrauen und damit einen Überlebenschance zu haben. Sich auf sein eigenes Gefühl zu verlassen, war offensichtlich eine Fehlentscheidung oder letztlich eine Mutlosigkeit, denn er bittet die Schlange, ihn doch zu töten. Eine Schlange symbolisiert stetige Veränderung und Transformation. Dies zeigt sich im Häuten der Schlange, allerdings ohne die Kraft, sich aufzurichten und individualisieren zu können. Somit gibt sich der Mann seiner Transformation und Veränderung hin und die Schlange kann ihn mitnehmen und ihm Wasser geben. Er fällt sofort in einen „Einweihungsschlaf".

Über das Unbewusste erhält er Informationen für die notwendigen Veränderungen, um überleben zu können. Dass sein Lebenswille wieder stark genug geworden ist, zeigt sich darin, dass er aus dem Schlaf erwachend Ängste bekommt. Mit dem Wasser, dem neuen Gefühl und der neuen Wahrnehmung macht er sich nun auf den Weg. Bei der Einweihung hatte er gelernt: „Du wirst das erreichen, was du erreichen willst.". Dies ist als Aufforderung zum Aufrichtungsprozess zu deuten.

Daran kann er sich jetzt gut erinnern. Er konzentriert seinen Willen und seine Mentalkraft so, dass er von einer Karawane gefunden wird. Er hat die Herausforderung und die Prüfung in seinem Leben und für sein Leben bewältigt.

In der dritten Arzneimittelprüfung geht es offensichtlich darum, dass Wesen aus einer anderen Dimension, einer anderen Lebensart sich auf einen anderen Planeten begeben, um eine Aufgabe zu erfüllen oder um einfach nur zu kommunizieren. Die Fremdartigkeit löst einen Fluchtimpuls aus, der allerdings so stark ist, dass es einige Überwindung braucht, die gestellte Aufgabe erfüllen zu können. Der entstehende Magendruck symbolisiert das Gefühl von Heimatlosigkeit und fehlendem Dazugehören. Mit Anpassung und Überwindung von Erwartungsangst gelingt es, die Kommunikation zu führen.

Das Gefühl von Einsamkeit und fehlender Zugehörigkeit bleibt, doch das Ziel besteht vermutlich darin, sich mit einer Andersartigkeit zu verbinden, sie kennen zu lernen, eine andere Qualität von Leben wahrzunehmen. Dieses Ziel kann nun in Angriff genommen werden.

In allen drei Arzneimittelprüfungen scheint die Aufgabe darin zu bestehen, die Andersartigkeit zu überwinden, die sich in der ersten Arzneimittelprüfung in dem modernen Mann, in der zweiten Prüfung in der Bestrafung einer Person und in der dritten Arzneimittelprüfung in der Symbolik des Fabelwesens wieder findet.

Diese Andersartigkeit mit allen daraus entstehenden Ängsten gilt es zu überwinden und sich auf etwas einzulassen, was zunächst einmal fremd und ungewohnt ist.

Um Neues zu lernen und wahrzunehmen ist ein funktionierendes Gefühl, im Sinne eines „Wahrnehmungsorgans", wichtig und wesentlich. Flüssigkeitsverluste symbolisieren einen gravierenden Verlust dieser Gefühlsfähigkeit. Die Erkrankung kann in dem Augenblick überwunden werden, in dem die Bereitschaft entsteht, sich auf Fremdartiges einzulassen. Die Choleraimpfung bringt einen Menschen dazu, seine Ängste und seine Andersartigkeit voll anzuerkennen und auszuleben, durch die Bedrohungen hindurchzugehen und sich auf das Neue einlassen zu können.

Psychologische Bedeutung

- Bodenlose Angst,
Gefühl, keine Lebensberechtigung zu haben -

Diphtherie

Erreger:	Corynebacterium diphtheriae
Inkubationszeit:	3 bis 5 Tage, Tröpfcheninfektion, gelegentlich Schmierinfektion von erkrankten Hautarealen
Klassische Behandlung:	Injektionen eines heterologen, antitoxischen, speziellen Diphtherie-Immunglobulin, das als Fermoserum von Pferden gewonnen wird. Zusätzlich Antibiotikatherapie und strikte Bettruhe.

Symptome und Verlauf der Erkrankung

Die Diphtherie ist eine bakterielle Infektionskrankheit, die am häufigsten im Kindesalter auftritt. Sie führt zu einer Entzündung mit häutigen Belägen besonders im Rachen, Kehlkopf oder auf der Nasenschleimhaut Durch bakterielle Gifte können Schäden am Herzen, am Kreislauf und an den Nerven verursacht werden, die auf Fernwirkung zurückzuführen sind.

Wir unterscheiden vorwiegend drei Arten der Diphtherie:
- die begrenzte Diphtherie (lokalisierte)
- die fortschreitende Diphtherie (progrediente)
- die bösartige oder giftige Diphtherie (maligne oder toxische)

Die begrenzte Diphtherie

Diese Art nennt man auch Rachen-Diphtherie. Sie tritt ungefähr drei bis fünf Tage nach der Ansteckung auf. Sie meldet sich mit mäßigem Fieber, allgemeiner Abgeschlagenheit und Hals- bzw. Schluckbeschwerden. Im Anfangsstadium kann man eine Rötung und leichte Schwellung der Gaumenmandeln beobachten, auf denen mehrere weiße Stippchen zu sehen sind, die zusehends zum einheitlichen, grauweißen Belag werden, den wir „häutig" nennen, der sich dann über eine oder zwei Mandeln, das Zäpfchen und den weichen Gaumen ausbreitet.

Jetzt kann der widerlich-süßliche Mundgeruch wahrgenommen werden, der charakteristisch für die Diphtherie ist. Die Lymphknoten am Unterkiefer sind vergrößert und druckempfindlich. Gewöhnlich ist auch die Milz vergrößert. Das Fieber schwankt zwischen 38°C und 39°C. Nach ca. vier bis fünf Tagen erscheint eine Rötung um den Belag, der dann dünner wird und sich allmählich auflöst.

Zur selben Zeit nehmen auch die übrigen Symptome ab, so dass die Krankheitserscheinungen ungefähr in zehn Tagen beendet sind. Nach etwa zwei bis sieben Wochen können die so genannten postdiphtherischen Krankheitserscheinungen auftreten. Siehe auch unter Komplikationen.

Nasen-Diphtherie Säuglinge leiden häufig unter dieser Diphtherie. Bei ihnen wird bald ein blutig-seröses Nasensekret und eine Entzündung am Naseneingang beobachtet.

Kehlkopf-Diphtherie Durch die oben beschriebenen Beläge kommt es hier zu einer mechanischen Atembehinderung, die auch „Krupp" genannt wird. Die Kinder sitzen mit zurückgelegtem Kopf, um so alle Hilfsmuskeln für die Atmung zu benutzen. Atemnot führt zu Unruhe und Todesangst. Verkrampfungen im Kehlkopf steigern den quälenden Husten zu plötzlichen Erstickungsanfällen.

Augenbindehaut-Diphtherie Erkennung durch die starke Schwellung der Augenbindehaut, die ein Öffnen der Augen verhindern kann. Die charakteristischen häutigen Beläge und ein blutig-eitriges Sekret zeigen sich an den dunkelroten Augenbindehäuten.

Haut- und Wund-Diphtherie Erkennbar an den grauweißen bis zu schmutzigen Belägen, die in Borken umgewandelt werden.

Die fortschreitende Diphtherie

Eine zunächst begrenzte Diphtherie greift hier auf die Nachbarschaft über, z. B. wird aus der Rachen-Diphtherie wird eine Nasen-Diphtherie, diese wiederum wird zur Kehlkopf-Diphtherie, die dann die Luftröhre und den Bronchialbaum befallen kann. Die Luftröhre kann durch die Beläge stark verengt werden, wodurch akute Atemnot auftreten kann. Sofortiges Eingreifen ist erforderlich, damit nicht der Tod durch Erstickung eintritt.

Die bösartige oder giftige Diphtherie

Der Patient wirkt teilnahmslos, wirft sich unruhig im Bett hin und her, das Gesicht ist blass oder bläulich verfärbt (cyanotisch), die Beläge im Rachen sind bräunlich oder schmutzig-schmierig, der ganze Hals ist bereits kurze Zeit nach der Ansteckung ödematös geschwollen. Erhöhte oder erniedrigte Temperaturen kommen hinzu, ein erniedrigter Blutdruck und ein stark beschleunigter, manchmal unruhiger Puls ergänzen das Krankheitsbild. Haut- und Schleimhautblutungen sowie Erbrechen sind weitere, ernstere Krankheitszeichen. Durch giftbedingtes Herz- und Kreislaufversagen kann nach zwei bis zehn Tagen der Tod eintreten. Eine überstandene Diphtherie führt normalerweise zu einer lang anhaltenden Immunität, erneute Erkrankungen sind jedoch möglich.

Komplikationen und Folgewirkungen

- Herz-Kreislaufschädigungen, verursacht durch Bakteriengift
- Lähmungen: Frühlähmungen in der ersten bis zweiten Krankheitswoche, häufig Gaumensegellähmung und Lähmung der Akkomodationsmuskeln des Auges.
- Spätlähmungen in der vierten bis achten Krankheitswoche,
- häufiger an den Beinen als an den Armen, auch an der Rumpfmuskulatur.
- Die Lähmung der Atem- und Schluckmuskulatur ist besonders gefährlich. Alle Lähmungen bilden sich allmählich zurück.
- Nierenerkrankungen, die normalerweise ohne Folgen ausheilen.

Bedeutung der Symptome

Symptom	Bedeutung
Abgeschlagenheit	der Lebenskampf hat müde gemacht
Halsbeschwerden und Schluckbeschwerden	Zorn über das, was er schlucken soll
Rötung und Schwellung der Gaumenmandeln mit weißem, später grauweißem Belag	will sich vor weiteren Konflikten und Streitigkeiten schützen
Ausbreitung des Belages über Mandeln, Zäpfchen und weichen Gaumen	die Resignation über die Tatsache, dass man mit dem Außen nicht einig wird, breitet sich aus
widerlich-süßer Mundgeruch	ist überfreundlich, hält die eigene Meinung zurück
Lymphknoten am Unterkiefer druckempfindlich oder vergrößert	die eigene Durchsetzungskraft wurde nicht wahrgenommen, dadurch ist der Energiefluss gestört
Milz vergrößert	hält stur an Abhängigkeit und Verpflichtung fest
Rötung um Belag auf dem Gaumen	will zornig das Leben nicht mehr wahrnehmen

Symptom	Bedeutung
blutig-seröses Nasensekret	die Persönlichkeit wurde so missachtet, dass die Lebensfreude verloren geht
Entzündung am Naseneingang	wütend, weil seine Persönlichkeit nicht geachtet wird
Atembehinderung („Krupp")	traut sich kaum, etwas für sich zu fordern, passt sich lieber an
bräunliche – schmutzig-schmierige Beläge im Rachen	weigert sich, sein Leid und seine Konflikte auszudrücken oder sich generell mit dem Außen zu verbinden
Atemnot	Geben und Nehmen stimmen nicht, will sich vom Außen abgrenzen
Unruhe bis zur Todesangst	fehlende Gelassenheit, chronische Erwartungsangst
Verkrampfungen im Kehlkopf	will sich nicht mehr formulieren
quälender Husten	bettelt um Anerkennung seiner Persönlichkeit
plötzlicher Erstickungsanfall	will vom Leben nichts mehr haben
Öffnen der Augen erschwert	will das Leben nicht mehr sehen
blutig-eitriges Sekret an Augenbindehaut, dunkelrote Augenbindehaut	das, was er sieht, vergällt ihm die Lebensfreude
Teilnahmslosigkeit	Ablehnung des Lebens
hin- und her werfen im Bett	jegliche Geborgenheit fehlt
Gesicht blass – bläulich verfärbt	weigert sich, sich als Persönlichkeit zu zeigen
ödematös geschwollener Hals	jeglicher Ausdruck eigener Gefühle wird zurückgehalten
erniedrigter Blutdruck	die Lebensdynamik, der Lebensimpuls ist zurückgenommen

Symptom	Bedeutung
stark beschleunigter unruhiger Puls	hat zu wenig Vertrauen in sich, um der Dynamik des Lebens zu folgen
Haut- und Schleimhautblutungen	fehlender positiver Kontakt zu Anderen führt zum Verlust der Lebensfreude
Erbrechen	das Leben ist „zum Kotzen"
Herz- und Kreislaufschädigung bis zum Versagen	resigniert am Leben, nimmt Eigendynamik weitgehend oder gänzlich zurück
Lähmung des Gaumensegels	verweigert Austausch und Integration des Lebens
Lähmung der Akkomodationsmuskeln des Auges	möchte lieber seine Gewohnheiten leben und seine Sichtweise behalten, anstelle der Dynamik des Lebens zu folgen
Lähmung an Armen und Beinen	die Möglichkeiten des eigene Lebenswegs und einer eigenen Handlungsweise werden nicht genutzt
Lähmung der Atemmuskulatur	Geben und Nehmen lohnen sich nicht mehr
Lähmung der Schluckmuskulatur	resigniert an dem, was er aus Schutzbedürfnis geschluckt hat

Symptom- und symbolsprachliche Zusammenhänge

Aus der Deutung der Diphtheriesymptome ist abzulesen, dass Menschen, die an Diphtherie erkrankt sind, im Wesentlichen an grundsätzlichen Kommunikationsproblemen leiden. Sie befinden sich in einer Situation, in der sie das von anderen Präsentierte nicht mehr schlucken wollen, wütend über die Anforderungen anderer sind, sich dagegen aber nicht wehren können. Sie entwickeln einen süßlichen Mundgeruch, der aussagt, dass sie überfreundlich auf die Forderungen der anderen reagieren, obwohl ihre Interessen dabei völlig vernachlässigt werden. Sie passen sich an, bleiben stur bei dieser Abhängigkeit und trauen sich kaum, etwas für sich zu fordern.

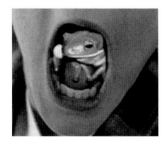

Die diphtherietypischen Beläge symbolisieren eine Abgrenzung zwischen dem, was sie für sich selber nach außen bringen möchten und dem, was andere von ihnen fordern. Sie verschließen sich und sind verkrampft in ihrer Haltung. Sie wünschen sich, als Eigenpersönlichkeit akzeptiert und geliebt zu werden, wissen aber, dass dieser Wunsch nicht erfüllt wird.

Sie betrachten ihre Lebenssituation nur ungern und fallen über kurz oder lang in eine Resignation, die nicht weit von der Todessehnsucht entfernt ist. Gerade in den Komplikationssymptomen der Diphtherie zeigt sich, wie stark die Resignation oder die Todessehnsucht ist. Der Mensch lähmt sich selbst in seinen typischen Lebensaktivitäten. Der Mut, zur eigenen Individualität zu stehen, ist nicht gegeben, Anpassungs- und Zugehörigkeitsmuster sind noch stärker als der individuelle Impuls. Damit wird die Eigenpersönlichkeit vernachlässigt, jedoch ist auch keine Zugehörigkeit zu anderen lebbar.

Es besteht ein massives Kommunikationsproblem. Der Mensch traut sich nicht, seine Bedürfnisse anderen gegenüber zu formulieren oder sich mit Impulsen von außen zu konfrontieren. Der für die Diphtherie typische süßliche Mundgeruch deutet auf schleimig freundliche Kommunikation hin, auf ein süßliches Verbalisieren. Die individuelle Unzufriedenheit wird aber nicht formuliert. Der Mensch hat es aufgegeben, etwas ihn tief Bewegendes zu äußern oder Tiefgehendes von anderen integrieren wollen. Es findet meist nur oberflächliche Kommunikation statt.

Repertorisierte Symptome

Nr.		R	Kap	Treffer	Symptom
1	SD		KON#	51	KONSTITUTION; Empfindungen; ABGESCHLAGENHEIT
2	SK		HS#	119	(Hals) SCHMERZ
3	SK		HS#	138	(Halsschmerz) SCHLUCKEN; beim
4	SB		IH#	10	TONSILLEN; Entzündung, Tonsillitis; Rötung, dunkle
5	SK		IH#	82	SCHWELLUNG; Orte; Tonsillen
6	Kr		ALG#	1	Mandelentzündung; mit weißen oder grauen Flecken darauf
	6	Kr	ALG#	1	Mandelentzündung; mit weißen oder grauen Flecken darauf
	6	SK	IH#	56	BELAG; Exsudat, Diphtherie usw.
7	SK		MU#	4	(Mund) GERUCH; süßlich
	7	Kr	ALG#	1	Mundgeruch - Mundgestank; süßlich, faul oder sauer
8	SB		ALG#	28	DRÜSEN; Lokalisation; Unterkieferdrüse
9	SK		ABD#	42	MILZ; Vergrößerung
10	SK		SH#	114	(Schnupfen) ABSONDERUNG; blutig
11	SK		N#	1	ÄUSSERE NASE; rot; innen; blutig
12	SK		KT#	41	ENTZÜNDUNG; Diphtherie, Krupp
	12	SD	LOK#	15	KEHLKOPF; Croup
13	SK		IH#	1	(Hals) BELAG; Exsudat, Diphtherie usw.; bräunlich

Nr.		R	Kap	Treffer	Symptom
14	SK		ATM#	259	ATEMNOT, Dyspnoe
15	SK		EX#	63	(Extremitäten) UNRUHE
16	FI		FIB#	4	(Fieber) Geist, Gemüt; Todesangst
17	SK		IH#	35	(Hals) KRAMPF; Spasmen, Konvulsionen, Zusammenziehen
18	SK		HU#	65	(Husten) QUÄLEND; folternd
19	SK		HU#	1	(Husten) ANFÄLLE; anfallsweise; Erstickungsanfall plötzlich beim Schlucken, mit
20	SK		A#	68	EMPFINDUNGEN; Schwere; Orte; Lider
21	SB		A#	26	KONJUNKTIVA; Entzündung, Konjunktivitis; akute und subakute katarrhalische
22	SB		A#	8	KONJUNKTIVA; eitrige
23	SK		A#	162	(Augen) FARBE; rot
24	SK		GM#	146	TEILNAHMSLOSIGKEIT, Apathie, Gleichgültigkeit, Indifferenz
25	SS		GM#	119	RUHELOS. A - D; Bett; sich herumwerfen im
26	SK		G#	233	(Gesicht) FARBE; blass
27	SK		G#	10	(Gesicht) FARBE; cyanotisch
28	SK		IH#	11	(Hals) SCHWELLUNG; ödematös
29	SS		ALG#	27	HYPOTONIE
	29	SD	LOK#	16	HERZ; Hypotonie
30	SK		ALG#	158	PULS; schnell, frequent, jagend, unzählbar
31	SB		H#	17	EKCHYMOSE, Hautblutung
32	SS		ALG#	75	SCHLEIMHAUTABSONDERUNGEN; blutige

Nr.		R	Kap	Treffer	Symptom
33	SK		M#	177	ERBRECHEN; überhaupt; Erbrechen
34	SB		KR#	22	HERZ; Schwäche; muskuläres Herzversagen (Kochsalzinfusion, Oxygeninhalation)
35	SK		GAU#	9	SCHLEIMHAUT; Belag; Orte, Gaumensegel
36	SK		SEH#	11	SEHFEHLER; Akkommodation fehlerhaft
	36	SB	A#	2	ZILIARMUSKEL; Akkommodation gestört
37	SK		EX#	29	EMPFINDUNGEN; Lähmungsgefühl
	37	SK	EX#	87	LÄHMUNG; Muskellähmung
38	SK		B#	8	LUNGEN; Lähmung; Zwerchfell
39	SK		IH#	30	LÄHMUNG; verschlucken; Flüssigkeiten laufen aus der Nase beim Versuch zu schlucken
	39	SK	IH#	20	(Hals) SCHLUCKEN; unmöglich; Lähmung, durch
	39	SD	LOK#	15	SCHLUCKEN; Lähmung
40	SB		IH#	39	DIPHTERIE; allgemeine Mittel

Auszug aus der Repertorisationsmatrix

Weitere mögliche Ausleitungsmittel für die Diphtherie-Impfentgiftung.

Med / Symp	Trf	Wrt	RelA	1	2	3	4	5	6	7	8	9	10	11	12	13	14	15	16	17	18
lach	24	57	112	3	3	2	3	3	3	.	.	2	2	.	2	.	3	.	.	2	2
ars	24	57	89	.	1	3	.	.	3	.	.	2	3	.	2	.	3	3	1	1	3
rhus-t	24	51	103	3	3	2	.	.	3	.	3	.	1	.	.	.	2	3	.	.	1
bell	23	50	90	.	3	3	.	3	1	.	.	.	3	.	2	.	2	1	.	2	3
nat-m	23	49	96	3	2	1	.	.	2	.	2	2	2	.	2	.	2	2	.	.	2
nit-ac	23	45	127	.	2	3	.	3	2	1	.	2	3	.	2	.	2	2	.	.	1
sulf	22	49	62	.	2	2	.	3	2	1	2	2	2	.	.	.	3	.	.	2	2
phos	22	48	73	.	2	2	.	3	3	.	.	2	2	.	3	.	3	.	2	.	2
lyc	22	47	80	.	2	3	.	3	3	.	2	.	2	.	1	.	3	3	.	.	.
merc	22	43	94	1	2	3	2	2	2	2	.	.	3	.	.	.	2	1	.	.	1
sil	21	45	87	3	3	2	.	3	.	.	2	.	2	.	.	.	3	3	.	.	.
acon	21	42	125	3	1	1	.	1	.	.	.	.	1	.	3	.	2	1	3	1	.
apis	20	45	175	3	2	2	.	2	3	.	.	.	2	.	.	.	3	.	.	.	.
nux-v	19	39	72	.	1	2	.	1	.	.	.	2	2	.	.	.	2	3	.	2	2
calc	19	38	71	.	2	2	.	3	.	.	2	2	2	.	2	.	2	.	.	2	2
arg-n	19	38	180	.	3	1	.	.	1	.	.	.	1	.	.	.	2	.	.	2	1
phyt	18	37	306	3	2	2	3	3	3	.	2	.	1	.	.	.	2	2	.	.	1
cupr	18	36	208	.	2	.	.	.	.	.	.	.	1	.	2	.	3	2	.	2	2
caust	18	36	90	3	2	1	.	.	.	.	.	.	2	.	1	.	3	2	.	.	3
sep	18	34	67	2	2	1	.	1	.	.	.	.	2	.	.	.	2	1	.	.	1
zinc	18	31	107	1	2	1	.	1	.	.	.	.	1	.	.	.	2	3	.	2	.
op	18	29	166	.	.	1	.	.	.	.	.	1	1	.	.	.	3	1	.	1	1
kali-bi	17	34	165	.	2	2	.	2	3	.	3	.	2	.	3	.	2	.	.	.	.
con	17	32	103	.	2	1	.	.	2	.	.	2	2	.	.	.	2	.	.	2	2
jod	17	30	170	.	1	.	.	2	2	.	2	3	1	.	2	1	2	2	.	.	.
brom	17	28	383	.	1	1	2	1	3	.	2	.	.	.	3	.	2	.	.	1	1
sulf-ac	17	24	204	1	1	2	.	.	2	.	.	2	1	.	.	.	1	.	.	1	.
chin	16	37	90	2	.	3	.	.	.	.	.	3	3	.	1	.	3	3	.	.	1
gels	16	33	177	3	.	1	.	2	.	.	.	.	1	.	1	.	2	.	2	.	.
merc-c	16	32	341	.	2	2	.	2	2	.	.	.	.	.	.	.	3	.	.	.	1

Charakteristische Arzneien

Arzneimittel	Psychologische Bedeutung
Ailanthus glandulosa	Wagt es nicht, sich aufzulehnen, leidet lieber
Apis mellifica	Pflichterfüllung, Funktionieren müssen ohne Aggression
Cantharis	Aktiv gegen die eigenen Interessen handeln
Lac caninum	Manipulierende Versorgungs- und Mutterbeziehung
Lachesis muta	Unterdrückte Individualität
Mercurius solubilis	Die eigene Lebenskraft findet keine Form und wird der Lebenskraft eines anderen geopfert
Spongia tosta	Wunsch, sich durch Anpassung Schutz zu verschaffen

Typische Lebenssituationen

Sich unverstanden fühlen. Will nichts mehr schlucken müssen, aber auch nichts von sich preisgeben. Unfähigkeit, die Bedürfnisse und die eigenen persönlichen Wünsche ausdrücken zu können. Es besteht ein massives Problem in der Kommunikation mit der Umgebung, da der Mensch sich nicht traut, seine Bedürfnisse gegenüber anderen überhaupt zu formulieren.

Bisher waren Absicherung, Anpassung und Freundlichkeit gegenüber anderen wichtiger als die Formulierung persönlicher Freiräume. Die Diphtherieimpfung bewirkt sich ständig wiederholende Lebenssituationen, in denen die Resignation in der Kommunikation mit anderen bewältigt werden muss.

Verhaltensmuster

Auf der Basis von Enttäuschung und Frustration und dem Gefühl, dass seine Person nichts gelte, entwickelt der Mensch ein resigniertes und gleichzeitig verschlossen-geheimnisvolles Verhalten. Da sich die Frequenz zum Beispiel mit den Eltern oder zumindest einem Elternteil bzw. der Umgebung nachhaltig als nicht stimmig erwiesen hat, macht die Persönlichkeit „dicht" und zieht sich in ein fast arrogantes Schweigen zurück, um nicht, wie er meint, noch weiter enttäuscht zu werden.

Dabei gerät er oft in Widerspruch mit seinen tatsächlichen Bedürfnissen oder Eigenschaften, da ihm nun bestimmte Bedürfnisse und Fähigkeiten unterstellt werden, die häufig überhaupt nicht zutreffen.

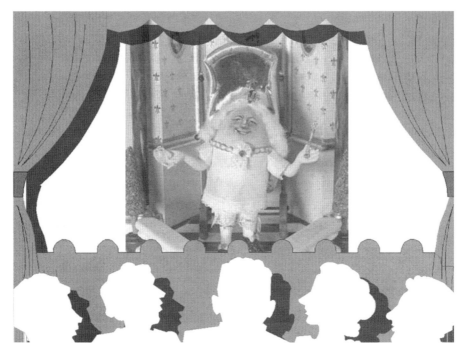

Da er aber zu ignorant oder zu arrogant oder zu stolz ist, sich zu äußern, entwickelt er eine Oberflächlichkeit und gleichzeitig tiefe Unfähigkeit zu substanzieller Kommunikation, die in eine fast schon pathologische seelische Erstarrung führt. So ist die äußere Darstellung der eigenen Person dem inneren Lebensgefühl fast diametral entgegengesetzt.

Mögliche Reaktionen auf den Impfstoff

Impfstoffe

Als Impfstoff verwendet man Diphtherie-Adsorbat-Impfstoff, einen Toxoid-Impfstoff, der ein mit Formol „entgiftetes" Toxin enthält. Er wird in stark reduzierten Dosen (2-5 I.E.) subcutan verabreicht und erreicht einen Schutz für ca. sieben bis zehn Jahre. Neben dieser Aktivimpfung wird auch die passive Immunisierung durch Verabreichung des Diphtherieheilserums durchgeführt. Hier werden 500 bis 1000 Antitoxineinheiten Rinder- oder Hammelserum genommen. Es handelt sich dabei um antitoxische Globuline mit der Eigenschaft, das von Corynebacterium diphtheriae gebildete Toxin spezifisch zu neutralisieren. Die aktive Impfung wird meist als feste Kombination mit den entsprechenden Impfstoffen gegen Tetanus und Pertussis oder Polio durchgeführt.

Der Zusatz von Aluminiumhydroxid hat nicht näher erklärbare, aber trotzdem die Wirkung steigernde Effekte. Aus der Schilderung der Genese wird deutlich, dass bei der Diphtherie nicht der Erreger, sondern ein von ihm gebildetes Stoffwechselprodukt die schädigende Substanz ist. Das entsprechende Bakterientoxin ist extrem giftig (0,1 µg sind bereits tödlich). Die Gabe des Antitoxins als Behandlung kann nur im Blut kreisende Toxine binden, wozu 25 bis 10.000 Antitoxineinheiten pro Kilogramm Körpergewicht notwendig sind. Es ist also eine Immunisierung auf zwei unterschiedlichen Wegen möglich: Der Körper lernt in der *aktiven* Immunisierung die speziellen Antigene der Corynebakterien kennen und baut die passenden Antikörper auf. Bei einer Infektion können diese dann das eindringende Bakterium zerstören, bevor es Toxine freisetzt und die Zellen schädigt. Dabei wird aber auch gleichzeitig eine *passive* Immunisierung durchgeführt, wie sie die Impfung mit dem Antitoxinserum erreicht: Bei der Infektion bilden einige Bakterien auch ihr schädigendes Toxin.

Problematisch ist die Erzeugung der Sera durch die tierischen Produzenten der Antitoxine (Pferd, Rind und Hammel) oder durch die Aluminiumzusätze beim Bakterienimpfstoff. Hier muss darauf hingewiesen werden, dass der menschliche Körper gegen Gifte nur eine Toleranz, aber keine Immunität entwickeln kann.

Ansonsten wäre der Mensch gegen alle Gifte, die wir täglich mit der Nahrung zu uns nehmen immun und würde selbst hohe Dosen von Schwermetallen immunologisch abwehren. Dies trifft jedoch nicht zu. Da es sich beim Diphtherietoxin auch um ein Gift handelt, ist die Bildung von Antikörpern, die den Körper vor der "Vergiftung" schützen sollen, deshalb mehr als fraglich. Wirksamkeitsstudien zur Diphtherieimpfung wurden übrigens bisher nicht durchgeführt (*Plotkin Orenstein, Vaccines, Saunders Press, 3rd ed 1999; Kollaritsch H., Leitfaden für Schutzimpfungen, Springer 2000*). Die Wirksamkeit wird damit begründet, dass seit Einführung der Impfung die Erkrankungsfälle stark zurückgegangen sind. Die Erkrankungsfälle waren aber bereits vor Einführung der Impfung im Rückzug begriffen.

Der Impfstoff schützt nicht vor einem Befall mit dem Diphtheriebakterium, sondern soll nur gegen das von den Bakterien gebildete Toxin schützen. Geimpfte Personen können deshalb Träger des Diphtheriebakteriums sein. Die Wirksamkeit des Impfstoffes ist aber umstritten. Es traten nämlich immer wieder Diphtherieepidemien bei gut durch geimpften Populationen auf. Ein hoher Antikörper-Titer kann nicht als Nachweis für einen hohen Schutz herangezogen werden

Gebräuchliche Zusatzstoffe

- Aluminiumhydroxid
- Formaldehyd
- Natriumperforat
- Salze
- Wasser

Symptome, Neben- und Nachwirkungen

- Abgeschlagenheit (allgemein)
- Akkomodationsmuskellähmung (keine Scharfeinstellung des Auges)
- Armlähmung
- Atembeschwerden
- Atemlähmung
- Atemnot
- Atemwegsbelag (bräunlich häutig)
- Atemwegsentzündung
- Atmung erschwert
- Augenbindehautentzündung
- Augenbindehautrötung (dunkelrot)
- Augenbindehautschwellung
- Augenbindehautsekret (blutig häutig)
- Augenlähmung
- Augenverschluss
- Beinlähmung
- Blutbild (vermehrt Leukozyten vermindert Eosinophile)
- Blutdrucksenkung
- Brechreiz
- Bronchialbaumbeläge
- Bronchialbaumentzündung

- Bronchialbaumrötung
- Bronchialbaumschwellung
- Eosinopenie
- Erbrechen
- Erstickungsanfälle
- Fieber (mäßig)
- Gaumenbelag (grau weiß)
- Gaumenmandelentzündung
- Gaumenmandelrötung
- Gaumenmandelschwellung
- Gaumensegellähmung
- Gaumenzäpfchenbelag
- Gesichtsfarbe (blass bläulich)
- Halsbeschwerden
- Halsentzündung
- Halsrötung
- Halsschmerzen
- Halsschwellung
- Hautbeläge (grau weiß schmutzig)
- Hautblutung
- Herz-Kreislauf-Beschwerden
- Herzschwäche
- Husten (heiser bellend quälend)

- Kehlkopfbelag
- Kehlkopfentzündung
- Kehlkopfverkrampfung
- Kopfhaltung zurückgelegt
- Kreislaufschwäche
- Lähmungen
- Leukozytose (Vermehrung der Leukozytenzahl im Blut bei akuten Entzündungen)
- Luftröhrenbeläge
- Luftröhrenentzündung
- Luftröhrenrötung
- Luftröhrenschwellung
- Luftwegverengung
- Lymphknoten druckempfindlich
- Lymphknotenentzündung
- Mandelbelag (häutig)
- Mandelentzündung
- Milzvergrößerung
- Mundgeruch (extrem süßlich)
- Näseln
- Nasenbeläge (häutig)
- Naseneingangentzündung
- Nasenentzündung
- Nasenrötung
- Nasenschleimhautbelag
- Nasenschleimhautentzündung
- Nasenschwellung
- Nasensekret (blutig)
- Nervenschwäche
- Niedertemperatur
- Nierenbeschwerden
- Oberbaucheinziehung
- Puls (unregelmäßig beschleunigt)
- Rachenbeläge (bräunlich häutig)
- Rachenbeschwerden
- Rachenentzündung
- Rachenrötung
- Rachenschmerzen
- Rumpfmuskulaturlähmung
- Schleimhautbelag (bräunlich häutig)
- Schleimhautblutung
- Schleimhautentzündung
- Schluckbeschwerden
- Schluckmuskulaturlähmung
- Schluckschmerzen
- Schluckstörung
- Schlüsselbeingrubeneinziehung
- Schockzustand

Sollten sich die genannten Symptome unter Gaben homöopathischer Arzneien nur kurzfristig bessern oder in kurzen Zeiträumen immer wieder auftreten, ist die Wahrscheinlichkeit einer Impfblockade kaum auszuschließen. Die Gabe der Impfstoffnosode in Verbindung mit dem oder den zusätzlich notwendigen Einzelmitteln ist in der Regel als Impfdeblockierung Erfolg versprechend.

Impfdeblockierung - Erfahrungen und Hinweise

Die immer wiederkehrende, ganz typische Impffolgesymptomatik von Diphtherie sind die Halsschmerzen, welche von unterschiedlichster Intensität sind und immer wieder auftreten. Zu Anfang lindert das gut gewählte homöopathische Mittel den Schmerz, in Folge reagiert der Patient allerdings kaum noch. Dabei entwickelt sich häufig eine so genannte Scharlachangina.

Die Arznei „Ailanthus glandulosa - wagt es nicht sich aufzulehnen, leidet lieber", ist ebenso ein wesentliches Ausleitungsmittel für den Diphtherieimpfschaden, wie auch eine Arznei für die mit der Diphtherie vergesellschafteten Scharlacherkrankung. Gerade als Folge der Diphtherieimpfung, wie auch anderer, besonders Hautausschlag unterdrückender, Impfungen wie Masern, Röteln etc, tritt Scharlach heutzutage selten in einem voll entwickelten Krankheitsbild zu Tage. Es scheint so, als würde die Diphtherieerkrankung oder der Diphtherieimpfschaden die Entwicklung der Scharlachsymptome unterdrücken, welches wiederum zur Folge hat, dass die rudimentäre Scharlacherkrankung immer wieder bei Kindern auftritt, ohne sich gänzlich zu entfalten.

In der Diphtherie-Impfdeblockierung (Impfentgiftung) zeigt sich, dass sich eine oft vergesellschaftete Scharlacherkrankung bei einem Patienten nicht deutlich entwickelt und gezeigt hatte. Jedoch nach der Impfentgiftung entfalten sich oft kurzzeitig die Symptome von Scharlach als „Verschlimmerungsphase". Allerdings ist diese Form von Scharlach nicht infektiös. Die Symptome von Scharlach treten kurzfristig auf, lösen sich allerdings auch bald.

Weitere Symptomfixierungen nach einer Diphtherieimpfung sind immer wiederkehrende Kreislaufprobleme und diverse Arten von, meist kurz andauernden Lähmungen, häufig sind auch Bindehautentzündungen zu beobachten. Ein weiteres Symptom, ebenfalls eine typische Impffolge, ist der fast regelmäßig auftretende so genannte Krupphusten. Dieser löst sich meist elegant, oft auch sofort, wenn die Diphtherie-Impfstoffnosode, zudem Lachesis muta - „Unterdrückte Individualität" und/oder Spongia tosta - „Wunsch, sich durch Anpassung Schutz zu verschaffen" verabreicht wird. Bei Mischimpfungen achten Sie bitte auf die im Kapitel „Mischimpfungen" vorgeschlagene Vorgehensweise.

Es ist wichtig zu kontrollieren, ob der zu behandelnde Patient eine Zweifach-, Dreifach-, Vierfach-, Fünffach- oder Sechsfachimpfung erhalten hat, in der die Diphtherie vorhanden ist.

Im Folgenden aufgeführt die am häufigsten vorkommenden, empfohlenen Ausleitungsmittel für die Diphtherie-Erkrankung:

Ausleitungsmittel	Psychologische Bedeutung
Ailanthus glandulosa	Wagt es nicht sich aufzulehnen, leidet lieber
Lachesis muta	Unterdrückte Individualität
Spongia tosta	Wunsch, sich durch Anpassung Schutz zu verschaffen

Mentale Arzneimittelprüfungen

Diphtherie - Proband/in 1 - C 10.000

Das Mittel habe ich links. Ich bekomme Halsschmerzen und sehe einen schwarzen Gang, in den am anderen Ende die Sonne herein scheint. Ich laufe entlang Richtung Sonne. Am Ende des Ganges, wo ich dann auch mitten in der Sonne stehe, geht es ganz steil bergab. Ich stehe inmitten einer Felslandschaft. Unten muss einmal ein See gewesen sein.

Alles ist so steil, dass ich nicht herunter komme. Früher muss hier Wasser geflossen sein. Ich befürchte, dass das Wasser wieder kommt. Es scheint aber nicht so, es ist alles sehr trocken. Plötzlich passiert es, eine Wasserfontäne nimmt mich mit und ich stürze nach unten. Ich kann mich nicht entscheiden, ob ich Angst haben soll, oder nicht. Ich falle und falle und bin von Wasser umschlossen. Ich habe das Gefühl, dass mir nichts passieren kann. Ohne Wasser hätte ich längst aufschlagen müssen, aber ich bin in einer Art Krater, wie ein Bergsee, der eiskalt ist. Ich schwimme ans Ufer und werde von Kobolden, lustigen schrumpeligen Männlein begrüßt. Manche haben komische Haare oder Mützen. Der eine fragt, ob ich den Weg nun gefunden hätte. Ich wundere mich, dass sie mich kennen, aber es stört mich nicht, ich finde sie lustig und nett.

Es kommt eine hintergründige Felslandschaft, wir gehen weiter auf diesem Weg, der in einen großen Saal mit einer riesigen, lang gedeckten Tafel führt. Am Kopfende sitzt eine riesengroße Frau mit Pausbäckchen. Als wir da vorn ankommen, haut sie mit der Faust auf den Tisch, lacht und freut sich, dass ich wieder da bin. Ich frage mich, wohin mich hier verlaufen habe. Die Kobolde sind klein, sie gehen ihr nur etwa bis zur Hälfte der Wade. Das macht aber nichts, sie sind alle von der gleichen Art und passen zusammen. Diese Frau ist sehr „bauerntrampelig", verhält sich derb, aber das ist alles in Ordnung so. Ich bin größer als die Kobolde, aber kleiner als sie. Bei dem Wunsch, ebenbürtig zu sein, merke ich, dass ich mich ausdehnen kann. Ich erhalte den Platz ihr gegenüber und wachse und wachse und bin auf einmal ihr Mann und ihr ebenbürtig. Sie fragt mich nach meinen Erlebnissen und Abenteuern. Ich fange an, ebenfalls derb im Essen herumzustochern und lauthals meine Geschichten zu erzählen. Früher fand ich das komisch, aber jetzt ist es normal. Die Kobolde sitzen herum und zeigen, dass sie nun auch ihre Größe verändern können. Es ist eine lustige Gesellschaft, Alle Gefühle, jede Form von Trauer, Leid usw. wird sofort umgewandelt in Witze und Lachen. Ich erzähle und erzähle und erzähle...

Diphtherie - Proband/in 2 - C 10.000

Meine rechte Hand, in der ich das Mittel halte, wird schwach und flatterig, ich zittere. Ich sehe einen dunklen Wald aus der Vogelperspektive. Es zieht mich in diesen Wald, ins Dickicht hinein. Ich beobachte die Gänge von Hasen und Rehen. Es geht quer durch den Wald hindurch, allerdings weiß ich nicht genau, was ich bin. Ich fühle mich, als wäre ich ein Dachs mit weißen Streifen. Ich bewege mich in einem relativ schnellen Tempo durch unterirdische Bauten, es riecht so muffig... wie abgestorbenes Laub mit alten Tierausdünstungen, ich kann es nicht genau definieren. Ich selbst als Dachs komme an einen Abgrund, in den ich hinein falle. Es geht ewig tief nach unten, der Spalt endet erst am Erdkern. Dort löst sich das Tiergeprägte und das Muffige ebenfalls in der Hitze auf. Dies erlebe ich wie eine Explosion, es schleudert die heiße Masse nach allen Seiten, bis sich in der Luft alles abkühlt und Gesteinsklumpen herunterfallen. Nun bin ich ein Lavaklumpen. Ein rauer, grauer, poröser Stein, mit gelblichen Streifen. Wie Eiter in fester Form fühlt sich der Streifen an, wie ein Hochofenschlacke.

Meine Energie ist im Halsbereich. Der Hals fühlt sich so ähnlich an wie der speckige Stein. Dieser steckt im Hals, es geht nichts mehr, weder nach oben noch nach unten. Jetzt baut sich von unten ein Druck auf, so dass der Pfropf nach oben weggeschleudert wird. Der Hals ist rot. Er fühlt sich fiebrig an, das Fieber hat etwas ganz Positives, es ist so, als ob etwas Gammeliges verbrennt, wie das Tier, das sich auflöste. Der Hals ist frei. Es sind noch ein paar dunkle Schlieren da. Als ob ein loderndes Feuer abgebrannt ist. Wie eine Glut, die nach und nach verglimmt. Das Gefühl geht zurück, alles fühlt sich energiegeladen an. Wie die Restwärme einer Wand vor der ein Feuer brannte. Wie die Erinnerung an ein mächtigen Geschehens.

Diphtherie - Proband/in 3 - C 10.000

Meine Hände kribbeln und meine Arme fangen an zu vibrieren. Links spüre ich das Vibrieren etwas stärker als in der rechten Hand. Ich sehe Schützengräben, in denen Passanten und Soldaten liegen. Die Schützen sind aus Plastik und relativ klein. Ein Kind mit riesigem Kopf kommt und wirft sie völlig wütend durch die Gegend. Sie tun mir leid, aber das ist ja Unsinn. Sie sind ja aus Plastik. Das Kind mit den semmelblonden Haaren stapft wie ein Riese über ein Feld und macht alles kaputt, was ihm in den Weg kommt. Bei jedem Schritt fliegt etwas in die Luft. Wie ein Riesenbaby, das durch alles hindurch stampft.

Das Kind wird jetzt immer kleiner. Mir ist warm in der Brust. Ich schaue, wo das Kind geblieben ist. Es sitzt angelehnt an einen Baum, ist aber plötzlich schon groß, klein bin auf einmal nur ich. Das Kind zieht ein Gesicht, das mir trotzig vorwirft, ich hätte alles kaputt gemacht. Ich sage dem Kind, es soll aufstehen. Es streckt mir die Zunge heraus, die aber aus Schlangen besteht. Daraufhin will ich es wegschicken. Ein hässliches Kind mit Schlangen im Mund ist eklig. Ich gehe weiter, klein wie ich bin. Der Weg ist schwierig, da der Boden von Rinnen übersät ist. Die großen Rinnen wechseln ständig die Richtung. Ich will eine Straße finden. Habe plötzlich Nackenschmerzen. Ich finde die Straße, habe aber keinen Plan, wie ich hinkommen soll. Wenn ich hinkommen will, wird alles riesengroß du zum Hindernis. Nun suche ich ernsthaft einen Weg aus dem Feld.

Nach links geht es nicht, da die Gräser zu hoch sind. Ich drehe mich um zum Zaun, vielleicht war an dieser Stelle etwas nicht in Ordnung. Am Zaun sitzt noch das verkleinerte Riesenbaby, plötzlich geht es in eine andere Richtung weg. Ich muss einen neuen Weg finden. Ich muss ganz einfach nach oben. Gerade bläht sich das Kind wieder auf, um zum Riesenbaby zu werden. Als mir das klar wird, ergreife ich schnell noch die Oberkante seines Ohres und hänge mich daran. Geschafft. Nun bin ich oben vor einer Wiese mit einem Apfelbaum. Ich springe vor den Apfelbaum, der wie gemalt in der Landschaft steht. Ich klappe das Bilderbuch zu, in dem ich mich befand und aus dem ich herausgesprungen bin.

Deutung der Mentalen Arzneimittelprüfungen

In der ersten Arzneimittelprüfung der Diphtherie-Impfstoffnosode entsteht ein für die Diphtherieimpffolge typisches Symptom, der Halsschmerz. Die Bedeutung des Halsschmerzes ist „ich will nicht mehr schlucken, ich will mich nicht mehr dominieren lassen, ich will Veränderung". Nun läuft die Probandin durch einen Gang, welcher, ähnlich wie der Geburtskanal, einen Weg zur Veränderung symbolisiert. Am Ende des Gangs findet sie sich inmitten einer trockenen Felslandschaft wieder, in der früher einmal Wasser gewesen sein muss.

Da Wasser für Gefühle steht, symbolisiert dieses Bild eine Lebenssituation, in der die Gefühle zurückgenommen wurden. Folglich wird durch die Diphtherieimpfung der Rückzug von Gefühlen initiiert. Plötzlich, im Heilungsprozess kommt das Wasser in intensiver Form zurück und nimmt die Probandin mit. Achtsam folgt sie dem Wasser bzw. Gefühlsfluss und trifft auf ursprüngliche, individuelle Lebewesen, die Kobolde, die das Leben in Spaß und Freude genießen. Die riesengroße „Gnomfrau" symbolisiert ebenfalls das Einfache, das Ursprüngliche.

Nun gewinnt die Probandin die Fähigkeit zur Veränderung zurück. Sie kann wachsen und sich verändern wie sie will, „der Ernst des Lebens scheint bewältigt und wird mit Humor genommen, das Leben wird zum Spiel".

In der zweiten Arzneimittelprüfung gerät die Probandin in der Gestalt eines Dachses in eine alte Gewohnheitsstruktur, symbolisiert im Muffigem und Abgestorbenem. Als dieser Dachs stürzt sie in den Erdkern und durchlebt einen Transformationsprozess, symbolisiert durch die Hitze der Verbrennung, Danach zeigt sich der Transformationsprozess im Hals, wie von einem Steingefühl. Stück für Stück scheint die Transformation zu wirken, es entsteht ein Druck und plötzlich fliegt der Stein, das Steingefühl, die innere Versteinerung, weg. Es entsteht etwas Neues, etwas Befreites.

In der dritten Arzneimittelprüfung zeigt sich eine Kriegssituation, die sich aber als Spiel mit Plastikfiguren entpuppt. Ein Kind, ebenfalls groß und ursprünglich, ist damit unzufrieden und stört das Spiel. Alles wirkt dann unzufrieden und traurig und erinnert an einen depressiven Traum. Die Probandin, die sich über das Mitgefühl mit dem Kind identifiziert, landet ebenfalls im tristen Spielfeld des Kindes. Dieses Spielfeld ist tief verworren und es scheint weder Ausgang noch Entkommen zu geben, obwohl eine Straße, die in die Freiheit führt, sichtbar ist.

Fähigkeit zur Veränderung entdeckend und sich aufblähend kommt der Probandin die Idee, einen Ausweg nach oben, im spirituellen Bereich zu suchen. Sie wächst mit dem Kind, möchte sich hinauftransportieren lassen und gelangt in eine kitschige Landschaft mit einem Apfelbaum, der sich allerdings frei zu „fühlen" scheint. Nun entpuppt sich diese Landschaft als gemalt, sie klappt ein Bilderbuch zu und kehrt in die Realität zurück. Sie hat sich in Vorstellungswelten befunden, die sie nun verlassen kann.

Vergleichen wir nun die Arzneimittelprüfungen, so scheint die Diphtherieimpfung Menschen in Gewohnheitsstrukturen zu fixieren, die wirkliche Flexibilität vermissen lassen. Ein bestimmtes Muster, eine bestimmte Rolle wurde vermutlich so oft gespielt, dass weder Interesse noch Freude an diesem Spiel übrig geblieben sind. Das Erkennen der eigenen Bedürfnisse scheint verloren gegangen zu sein. Die Flexibilität, das Interesse am eigenen Leben müssen neu entdeckt werden. Somit bewirkt die Diphtherie-Impfentgiftung, dass alte, festgefahrene Strukturen in Frage gestellt werden können und neue Impulse des Wachstums in der Persönlichkeitsentwicklung wieder gewonnen werden.

Psychologische Bedeutung

- Unfähigkeit, die Bedürfnisse
und die eigenen Wünsche auszudrücken -

FSME

Erreger:	Flaviviren der Gruppe Togaviridae
Inkubationszeit:	7 bis 14 (28) Tage Übertragung mit dem Speichel von Zecken
Klassische Behandlung:	symptomatisch, Immunglobuline

Symptome und Verlauf der Erkrankung

Die Frühsommer-Meningo-Enzephalitis (FSME) ist eine entzündliche Erkrankung des Gehirns oder der Hirnhäute, die durch das FSME-Virus ausgelöst wird. Das Virus wird durch Zeckenstiche übertragen. Zecken sind Parasiten, die sich vom Blut eines Wirtes ernähren. Außerdem ist in seltenen Fällen eine Infizierung über verseuchte Rohmilchprodukte, zum Beispiel Käse möglich.

Eine FSME ist im typischen Fall durch einen zweiphasigen Krankheitsverlauf gekennzeichnet. Die ersten Anzeichen zeigen sich vier Tage bis vier Wochen nach dem Stich und dauern etwa eine Woche. Der Betroffene verspürt dabei grippeartige Beschwerden:

- Fieber und allgemeine Abgeschlagenheit
- Kopfschmerzen und Muskelschmerzen

In einigen Fällen auch mit

- Appetitlosigkeit
- Übelkeit
- Bauchschmerzen
- Durchfall

Nach einer durchstandenen FSME hält die Immunität nach bisherigen Erkenntnissen lebenslang an.

Komplikationen und Folgewirkungen

Bei etwa 10% der infizierten Personen kommt es nach einem kurzen, symptomfreien Intervall zum Übergang in die zweite Krankheitsphase mit neurologischer Symptomatik. Ein erneuter Fieberanstieg, heftige Kopf- und Gliederschmerzen mit starkem Krankheitsgefühl sind zu beobachten.

Etwa die Hälfte der Patienten bekommt eine Hirnhautentzündung (Meningitis). Diese äußert sich mit heftigen Kopfschmerzen, Lichtempfindlichkeit, Schwindel, Übelkeit und Nackensteife. Im Allgemeinen klingen die Beschwerden nach ein bis zwei Wochen wieder folgenlos ab.

Etwa 40% bekommen zusätzlich eine Infektion des Gehirns (Meningoenzephalitis). Neben denselben Anzeichen wie bei der Hirnhautentzündung treten Lähmungen, aber auch Zittern und Bewusstseinstörungen bis hin zum Koma auf. Krampfanfälle sowie Bewegungsstörungen insbesondere der Gesichtsmuskulatur dominieren für ein bis drei Wochen. Wenn bisher die Infektion noch nicht gestoppt werden konnte, erfolgen jetzt schlaffe Lähmungen des Schultergürtels, der Arme und Beine, ähnlich der Poliomyelitis. Diese Lähmungen können sowohl plötzlich auftreten als sich auch über Tage langsam entwickeln. Diese Phase kann bis zu zwei Monate andauern

Selten kommt es zu einer Entzündung des Hirn- und Rückenmarkgewebes (Meningoenzephalomyelitis, Meningoradikulitis). Hierbei kann zusätzlich noch die Atmung eingeschränkt sein. Kinder erkranken seltener an FSME.

Im Vergleich zum Erwachsenen verläuft die Krankheit wesentlich leichter und heilt fast immer ohne Folgeschäden aus. Die Erkrankung ist nicht ansteckend, da eine Übertragung von Mensch zu Mensch nicht möglich ist.

Die Folgewirkungen betreffen fast ausschließlich Fälle der zweiten Phase. In rund 10% der Infektionen bleiben hier Folgeschäden zurück, die meist bei den Patienten mit Meningo-Enzephalo-Myelitis auftreten. Es handelt sich dann um neurologische Störungen, ähnlich der Epilepsie, des Parkinson oder sonstiger Lähmungen, aber auch um psychische Störungen. Die Komplikationsrate liegt bei Kindern wesentlich höher, explizit sogar bis zu 70% bei einer Meningo-Enzephalo-Myelitis im Kleinkindalter.

Bedeutung der Symptome

Symptom	Bedeutung
Grippeartige Beschwerden	sich abhängig fühlen und leiden wollen
Fieber	unterdrückte Wut
Abgeschlagenheit	der Lebenskampf hat müde gemacht
Kopfschmerzen	emotionale Probleme sollen rational gelöst werden
Muskelschmerzen	jegliche Dynamik scheint schmerzhaft und sinnlos
Appetitlosigkeit	Ablehnung des Lebens
Übelkeit	das Leben ist übel, in übler Situation sein
Bauchschmerzen	wichtige Lebensthemen nicht verarbeiten wollen
Durchfall	Angst vor dem Leben
Gliederschmerzen	sich handlungs- und entwicklungsunfähig fühlen
Hirnhautentzündung	will kindliches „Versorgt sein" erzwingen, verweigert die Entwicklung zur Individualität
Lichtempfindlichkeit	Erkenntnisprozesse sind mangelhaft
Schwindel	sich selbst und anderen etwas vorlügen
Nackensteife	hartnäckig kopfbetonte Ziele verfolgen
Lähmungen	sich lebensunfähig fühlen
Zittern	unterdrückte Gefühle machen sich bemerkbar
Bewusstseinsstörungen	will dem Leben und seiner Lebenssituation ausweichen
Koma	sich dem Leben entziehen
Krampfanfälle	will spezielle, kopfbetonte Ziele unbedingt verfolgen

Symptom	Bedeutung
Bewegungsstörungen der Gesichtmuskulatur	spielt Rollenspiele, zeigt nicht das wahre Gesicht
Lähmung des Schultergürtels	Ablehnung von Verantwortung
Lähmung der Arme	will nicht mehr handeln
Lähmung der Beine	will seinen Weg nicht gehen
Atemlähmung	Ablehnung des Lebens

Symptom- und symbolsprachliche Zusammenhänge

Aus der Deutung der FSME-Symptome lässt sich ableiten, dass der Erkrankte das Thema des „Ausgenutzt und ausgenommen Werdens" weder wahrnehmen noch ertragen kann. Die Zecke als Blutsauger symbolisiert den Energieverlust desjenigen, der sich zu hilfsbereit und zu willig um andere kümmert. Die daraus entstehende FSME-Erkrankung macht deutlich, dass zwar, wie über die Grippebeschwerden oder das Fieber sichtbar wird, der Wunsch nach Veränderung und Loslösung vorhanden ist, jedoch die Kraft fehlt, sich zur Wehr zu setzen.

Diese Kraftlosigkeit zeigt sich in den Muskelschmerzen und der allgemeinen Abgeschlagenheit. Die Kraft, sich zu wehren und sich auseinanderzusetzen, scheint zu fehlen, so dass die Energien in die Flucht, in eine Lebensablehnung gelenkt werden. Lebensangst, erkennbar an Durchfällen und Hirnhautentzündung, die Schutz und Sicherheit beansprucht und Erwartungsängste, die sich in Nackensteifigkeit und Lähmung zeigen, charakterisieren den Krankheitsverlauf.

Die Situation kann nur schwer verändert werden, darauf verweisen zunächst einmal die Krampfanfälle, die in Lähmungen enden. Bis hin zur Atemlähmung, die eine völlige Resignation und Ablehnung des Lebens deutlich macht. Die Überwindung der Krankheit FSME hätte zur Folge, dass der Kranke seine Schwäche, seine Ängste und Hilflosigkeit überwindet, sich gerade macht und sich der Kommunikation und auch den notwendigen Auseinandersetzungen stellt.

Repertorisierte Symptome

Nr.		R	Kap	Treffer	Symptom
1	Kr		ALG#	43	Grippe (Influenza gripposus)
2	SK		FI#	33	ENTZÜNDUNGSFIEBER
3	SD		KON#	51	KONSTITUTION; Empfindungen; ABGESCHLAGENHEIT
4	SK		KS#	258	(Kopf)SCHMERZ
5	SB		ALG#	28	MUSKELN; Muskelschmerz, Myalgie
6	SK		M#	203	APPETIT; fehlt (Appetitlosigkeit)
7	SK		M#	273	ÜBELKEIT
8	SK		BAS#	222	WEHTUN, dumpfer Schmerz, Bauchschmerz ohne nähere Bezeichnung
9	SK		REC#	215	DIARRHOE
10	SK		GLS#	168	(Glieder)SCHMERZ
11	SD		KON#	8	KONSTITUTION; Durchfall; mit Hirnhautreizung
	11	SD	LOK#	9	LOKALISATION; Nacken; MUSKELKRAMPF von Hirnhautreizung
12	SS		GM#	13	EMPFINDLICH, überempfindlich; Licht, gegen
13	SK		SWI#	283	SCHWINDEL
14	SB		BEW#	46	NACKEN; Steifheit
15	BN		EMP#	90	ÄUSSERE UND INNERE KÖRPERTEILE IM ALLGEMEINEN; Lähmungen; der Glieder
	15	BN	EMP#	108	ÄUSSERE UND INNERE KÖRPERTEILE IM ALLGEMEINEN; Lähmungen; der Organe

Nr.		R	Kap	Treffer	Symptom
16	SK		K#	70	(Kopf)WACKELN, Erschütterung, Zittern, Gefühl von
17	SK		EX#	4	EMPFINDUNGEN; Bewusstsein erloschen; fühlt die Glieder nicht
18	SS		SLA#	128	KOMATÖSER Schlaf
19	SK		EX#	61	(Extremitäten) KRAMPF; Muskelkrämpfe, schmerzhaft
20	BN		ÄND#	4	ÄNDERUNG DES BEFINDENS; Verschlimmerung nach Lage und Umständen; Gesichtsmuskelnverziehen, von
	20	Kr	ALG#	1	Zuckungen; der Gesichtsmuskel, bei Nerven- und Gehirnschwäche
	20	Kr	ALG#	2	Zuckungen; rein nervöse der Gesichtsmuskel
21	SK		EX#	21	LÄHMUNG; Lähmigkeit, lähmungsartige Schwäche; Orte; Schulter
22	SK		GLS#	26	(Gliederschmerz) SCHULTER; lähmungsartig
23	SK		EX#	69	EMPFINDUNGEN; Lähmungsgefühl; Orte; Arme
	23	SK	EX#	59	LÄHMUNG; Muskellähmung; Orte; Arme
24	SK		EX#	15	EMPFINDUNGEN; Lähmungsgefühl; Orte; Beine
	24	SK	EX#	80	LÄHMUNG; Muskellähmung; Orte; Beine
25	SK		B#	22	LUNGEN; Lähmung; Lunge
	25	SK	B#	8	LUNGEN; Lähmung; Zwerchfell

Auszug aus der Repertorisationsmatrix

Weitere mögliche Ausleitungsmittel für die FSME-Impfdeblockierung.

Med / Symp	Trf	Wrt	RelA	1	2	3	4	5	6	7	8	9	10	11	12	13	14	15	16	17	18
bell	20	46	78	1	3	.	3	2	1	3	2	2	3	3	3	3	2	3	1	.	3
rhus-t	19	44	81	1	3	3	2	3	3	3	2	1	3	1	.	3	.	3	.	.	2
phos	19	41	63	1	2	.	3	.	3	2	3	3	2	.	3	3	2	3	1	.	2
nux-v	19	40	72	1	1	.	3	2	3	3	2	2	3	.	3	3	2	3	1	.	1
bry	18	42	88	1	3	3	3	3	2	2	3	3	3	.	.	3	3	3	.	.	2
ars	18	41	66	1	1	.	3	2	3	3	3	3	3	.	2	2	.	2	2	.	2
gels	18	35	199	1	2	3	3	3	1	2	1	1	2	.	.	3	2	2	.	.	2
acon	18	35	107	1	2	3	1	3	2	2	1	2	2	.	2	3	3	3	1	.	1
merc	18	34	77	1	3	1	3	2	2	2	1	3	3	1	.	2	.	2	1	.	1
lyc	17	37	61	.	1	.	2	.	3	2	1	3	3	.	.	3	2	3	2	.	2
caust	17	36	85	1	.	3	2	2	2	2	1	2	3	.	.	2	3	3	1	.	2
sep	17	34	63	.	1	2	3	.	3	3	3	2	1	.	.	2	2	3	1	.	1
verat	16	34	108	1	1	.	1	3	1	3	3	3	3	.	.	2	.	3	1	.	3
colch	16	32	192	.	2	.	1	2	2	3	3	2	3	.	2	1	2	2	.	.	2
lach	16	31	74	1	2	3	3	.	1	2	1	2	1	.	.	2	.	2	.	.	2
zinc	16	27	95	1	.	1	2	.	1	3	1	2	1	2	.	2	.	3	1	.	2
sulf	15	37	42	.	2	.	3	.	3	3	2	3	3	.	.	3	2	3	1	.	2
dulc	15	35	164	.	1	2	2	3	1	3	3	3	2	.	.	3	3	3	.	.	.
calc	15	35	56	.	.	.	3	.	3	2	2	3	2	.	.	3	2	3	2	.	2
sil	15	34	62	.	1	3	3	.	3	3	2	3	1	.	.	3	.	3	2	.	.
nat-m	15	33	63	.	.	3	3	.	3	3	2	3	1	.	.	3	.	3	.	.	2
cocc	15	33	125	1	.	.	3	.	3	3	3	2	1	.	.	3	2	3	1	.	1
kali-c	15	28	78	.	1	.	2	.	1	3	3	2	2	.	.	2	2	2	1	.	1
arn	15	26	109	.	1	3	2	3	2	1	1	2	2	.	.	2	.	2	1	.	2
ant-t	15	26	180	1	.	.	1	2	1	3	1	3	1	.	.	1	2	2	1	.	3
chin	14	31	79	1	1	2	3	.	3	3	2	3	2	.	.	2	.	2	.	.	2
chel	14	27	133	.	.	1	1	.	3	2	2	1	3	.	.	3	2	3	1	.	.
apis	14	27	123	1	1	3	3	.	1	1	2	3	2	2	.	3	.	.	.	.	2
nit-ac	14	26	77	.	1	.	3	.	1	2	1	3	2	.	.	2	2	3	1	.	1
con	14	25	85	.	1	.	1	.	2	2	1	2	1	.	1	3	.	3	.	.	2

Charakteristische Arzneien

Arzneimittel	Psychologische Bedeutung
Absinthium	Druck erzeugt Gegendruck, Rache für erlebtes Leid
Arsenicum album	Existenzangst, lieber sterben, als sich verändern
Ledum palustre	Vernagelt und stur sein
Natrium muriaticum	Festhalten an dem, was bewährt und bekannt ist
Rhus toxicodendron	Fühlt sich festgelegt und eingeengt, möchte fliehen

Typische Lebenssituationen

Aufgrund von zu großer Selbstkritik lässt sich die Person aussaugen ohne sich zu wehren. Eine Lösung, um der bestehenden Leidenssituation zu entkommen, ohne sich wehren oder aggressiv werden zu müssen, scheint es nicht zu geben. Man wartet ohne Erfolg auf den Gegenwert für die ausgenutzte Energie bis hin zur Hilflosigkeit und Lähmung.

Dabei hält sich der Mensch stur an der scheinbar unabänderlichen Leidenssituation fest, von welcher er sich dennoch extrem belastet fühlt. Dem Bedürfnis, sich der Situation zu entziehen, wird aber nicht nachgegeben. Stattdessen begibt er sich in die Position des bemitleidenswerten Opfers.

Die Impfung prägt und fixiert diese beschriebene Thematik. Der Mensch setzt sich nun, fast zwanghaft, mit dem Thema auseinander. In diversen Erlebnissen wird er obigem Thema begegnen, bis es als körperliche Störung in Form von Symptomen in das Bewusstsein kommt.

Verhaltensmuster

Auf der Basis der selbst gewählten Unterwerfung der Masernsymptomatik (siehe dort) und der darauf folgenden Erkenntnis manipulierender Dominanz anderer wird ein Verhaltensmuster entwickelt, das von einer trotzigen Hilflosigkeit geprägt ist und Krankheit wird zum Kommunikationsmedium. Sehr deutlich ist dies bei Mobbingopfern zu erkennen. Eine klare, offene Kommunikation ist nachhaltig blockiert bzw. verdrängt.

Die Unfähigkeit, sich sachlich, kühl und wertfrei Angriffen gegenüberzustellen, mündet in die typischen psychosomatischen, seelischen oder körperlichen Beschwerden wie Magenprobleme, Darmerkrankungen, unklare Rückenschmerzen, Schweißausbrüche und Nervenzusammenbrüche mit Zitteranfällen und Angstattacken. Emotionale Bindung wird möglichst vermieden, um nicht in seinem Bedürfnis nach Nähe verletzt zu werden. Über dem selbst gewählten „Dienen" als Lebensinhalt, der Orientierung an Aufgaben, wurde vergessen, einen eigenen Lebensinhalt zu wählen oder das Existieren eines solchen überhaupt in Betracht zu ziehen. Mit großer Perfektion hat sich die Persönlichkeit für andere verausgabt und fühlt sich nun als Opfer.

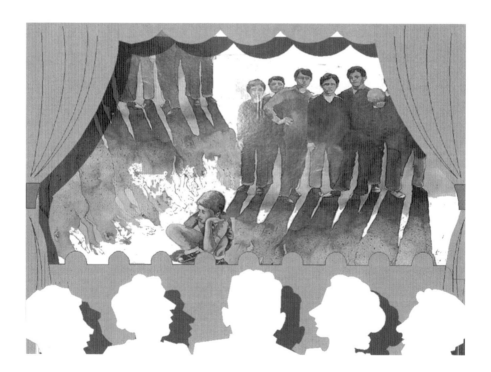

Mögliche Reaktionen auf den Impfstoff

Impfstoffe

Als Impfstoffe werden abgetötete Zeckenviren, die auf Hühnerembryos gezüchtet wurden, verwendet.

Gebräuchliche Zusatzstoffe

- Aluminiumhydroxid
- Chlortetracyclin
- Formaldehyd
- Gentamycin
- Humanalbumin
- Kaliumhydrogenphosphat
- Natriumhydrogenphosphat
- Neomycin
- Protaminsulfat
- Saccharose
- Salze

Symptome, Neben- und Nachwirkungen

- Abgeschlagenheit
- Abmagerung
- Anisokorie (ungleiche Weite der Pupillen)
- Athetose (bizarre Bewegungen der Hände und Füße)
- Augenbeschwerden
- Augenmuskellähmung
- Augenstörungen
- Augenzittern
- Bewegungsarmut
- Bewegungshemmung
- Bewegungsstarre
- Bewegungsstörungen
- Bewegungsunruhe
- Erweckbarkeit (sehr leicht)
- Fieber
- Fußzuckungen
- Gehirnentzündung
- Gesichtsmuskellähmungen
- Handzuckungen
- Hirnnervenlähmung
- Katarrh (Vorläuferstadium)
- Klopfempfindlichkeit der Kopfschwarte
- Konvergenzreaktion (ungenügende gleichsinnige Augenbewegung nach innen)
- Kopfschmerzen
- Lethargie
- Liegestellung (unbequem; trotzdem bewegungslos)
- Maskengesicht (starr)
- Muskelspannungserhöhung
- Muskelzuckungen (nervös)
- Nachtschlafstörungen (bis zur Unmöglichkeit)
- Nackensteifigkeit
- Nahrungsaufnahme (erschwert)
- Nervenschmerzen
- Nystagmus (Augenzittern)
- Oberlidstörungen (herabsinkend)
- Parkinsonismus (Bewegungsarmut; Steifheit)
- Ptose (herabsinkendes Oberlid)

- Pupillenstörungen (auf Licht ungenügend)
- Pupillenweitenungleichheit
- Rachenentzündung
- Ruhelosigkeit (vor allem nachts)
- Salbengesicht (erhöhte Talgproduktion)
- Schlaflosigkeit
- Schlafsucht (unüberwindlich)
- Schluckauf
- Schluckbeschwerden
- Schluckstörungen
- Schmerzen
- Schnupfen
- Schüttelkrämpfe
- Schüttellähmung

- Schweißproduktion (gesteigert)
- Seelische Veränderungen
- Sehstörungen (unscharf, doppelt, richtungseingeschränkt)
- Siechtum
- Singultus (lange andauernder Schluckauf)
- Speichelfluss (bei halbgeöffnetem Mund)
- Steifigkeit
- Talgsekretionserhöhung
- Teilnahmslosigkeit
- Überschussbewegungen
- Unruhe
- Verstopfung

Wenn von diesen Symptomen eines oder eine Symptomgruppe chronisch vorhanden ist oder sich immer wieder abbildet, ist eine Impfentgiftung mit der jeweiligen Impfstoffnosode und den repertorisierten Arzneien anzuraten.

Impfdeblockierung - Erfahrungen und Hinweise

Die Symptomatik, welche im Zusammenhang mit der FSME-Impfung am häufigsten zu finden ist, sind die Muskelschmerzen, die sich manchmal zur Diagnose Fibromyalgie ausweiten. Somit ist diese Impfung ein wesentliches Element der Fibromyalgie und sollte, falls diese Impfung vorhanden ist, bei diesen Patienten unbedingt entgiftet werden. Auch gelegentliche Schwäche- und Ohnmachtsanfälle werden durch die FSME-Impfung fixiert; bei Kindern ist der Bauchschmerz oberhalb des Bauchnabels als FSME-Impffolge typisch. Auf der emotionalen Ebene finden wir ein hilfsbereites, fast devotes Verhalten, das sich allerdings darin auszeichnet, dass der Geimpfte zwar still und heimlich hohe Ansprüche hat, die er aber nicht einfordert, da er dazu zu feige ist bzw. sich hierfür zu schwach fühlt.

Nach der FSME-Impfentgiftung wird der reale Anspruch des Patienten deutlich, er wird selbstbewusster, direkter und auch anspruchsvoller. Auch andere typische Symptome von FSME wie zum Beispiel die Übelkeit, die Lichtempfindlichkeit sowie Krampfanfälle und Lähmungen, können wertvolle Hinweise auf die FSME-Impfung sein. Treten diese Symptome bei einem Patienten auf, ist es wichtig zu eruieren, ob eine FSME-Impfung stattgefunden hat. Diese sollte dann umgehend entgiftet werden, damit die Symptome endgültig geheilt werden können. Gelegentlich stammen die FSME-Symptome auch aus der Vorgeneration. In diesem Fall muss die übliche Impfentgiftung außerdem mit der homöopathischen Arznei DANN ergänzt werden.

Aus dem nicht gezeigten Anspruch des FSME-Geimpften entsteht gelegentlich eine Rachsucht, die über das Arzneimittel Absinth - „Druck erzeugt Gegendruck" ausgeglichen werden kann. Hat der FSME-Geimpfte sein Trainingsprogramm schon intensiv durchgeführt, dann zeigt er sich in dem Arzneimittel Rhus toxicodendron - „fühlt sich festgelegt und eingeengt, möchte fliehen". In seinem Verhalten lässt sich erkennen, dass er den Kontakt zu anderen vermeiden möchte, so dass ein devotes Verhalten nicht mehr unbedingt notwendig ist. Die Gabe der Impfstoffnosode in Verbindung mit dem oder den zusätzlich notwendigen Einzelmitteln ist in der Regel Erfolg versprechend. Dieser zeigt sich insofern, dass das Symptom oder die Symptomgruppe nunmehr gänzlich geheilt wird und verschwindet.

Im Folgenden aufgeführt die am häufigsten vorkommenden, empfohlenen Ausleitungsmittel für die FSME:

Ausleitungsmittel	Psychologische Bedeutung
Absinthium	Druck erzeugt Gegendruck; Rache für erlebtes Leid
Rhus toxicodendron	Fühlt sich festgelegt und eingeengt, möchte fliehen

Mentale Arzneimittelprüfungen

FSME aktiv - Proband/in 1 - C 10.000

Ich befinde mich auf einem ziemlich verstaubten Dachboden. Es stehen viele Kisten und Zeugs rum und ich fange an, darin zu wühlen. Es hat Truhen, einige sind verschlossen, aber es hat auch welche, die man öffnen kann. In einer solchen Truhe befinden sich Tücher, verschiedene Stoffe, ich finde sogar einen Totenkopf. Ein Murmelspiel für Kinder kann ich auch darin finden. Alles ist verstaubt, ich lege die Dinge wieder zurück. Mir gegenüber sehe ich ein Wandregal, auf dem nebst Büchern eine halbmondförmige Glaskugel steht. Wenn man sie schüttelt, schneit es kleine Flocken, die sich langsam wieder legen. Ich schaue eine Weile den Flocken zu. Nachdem sich der Schnee gelegt hat, erkenne ich plötzlich Bilder darin. Ich schaue etwas genauer hin und sehe, wie sich etwas darin bewegt. Es entsteht das Gefühl, als ob es mich kopfüber in eine Szene hineinzieht. Ich bin plötzlich mitten im Geschehen drin.

Da sitzt eine Familie an einem Tisch und isst Abendbrot. Die sind ziemlich arm, alles was es gibt ist Suppe und trockenes Brot. Sie sehen ausgemergelt aus. Der Vater scheint ziemlich dominant zu sein. So wie das Kind etwas erzählen will, schreit er es an, es solle ruhig sein. Auch die Mutter wird die ganze Zeit angeschrieen und herumkommandiert. Die Leute schauen zwar in meine Richtung, aber sie sehen mich nicht. Ich bin für sie unsichtbar. Die Atmosphäre da drin ist ziemlich kühl und von Angst erfüllt. Vor allem beim Kind und bei der Mutter. Sie zittern richtig, wenn der Vater etwas sagt.

Nach einer Weile ziehe ich mich wieder aus dem Bild heraus und sitze wieder vor meiner Kugel. Ich schüttle sie nochmals, um zu sehen, ob das ein zweites Mal funktioniert. Der Schnee senkt sich und wieder tauche ich in ein Bild ein. Ich sitze in einer Schulklasse. Der Lehrer versucht den Schülern gerade Geschichte einzutrichten. Die Schüler sind zwar nicht sonderlich daran interessiert, aber der Lehrer ist sehr streng und er beharrt darauf, dass mitgemacht wird. Ein Junge hat nur Blödsinn im Kopf. Er bekommt auch gleich eine Strafe aufgebrummt und muss 100x einen Satz abschreiben. „Ich soll den Unterricht nicht stören". Ich beobachte die Szene eine Weile, dann wird es mir zu langweilig und ich ziehe mich wieder raus. Nochmals schüttle ich die Kugel.

Diesmal wird es feurig rot. Ich lasse mich wieder reinfallen. Ich befinde mich in einer Folterkammer. Da ist ein Tisch, es liegt ein Mensch an Händen und Füssen gefesselt darauf. Dem werden gerade spitzige Nägel in die Haut reingebohrt. Er schreit vor Schmerzen und das Blut läuft ihm am Körper runter.

Das ist nicht mein Ding, denke ich, und ziehe mich sofort wieder zurück. Ich schüttle die Kugel nochmals und lasse mich reinfallen. Diesmal falle ich ins Leere. Da ist nichts. Ich schwebe irgendwo in der Atmosphäre. Ich sehe Sterne und Planeten weit weg um mich kreisen. Ich lasse mich ein wenig treiben und genieße den schwerelosen Zustand. Nach einer Weile zieht es mich von selbst wieder zurück auf den Dachboden.

FSME aktiv - Proband/in 2 - C 10.000

Ich sehe einen Wasserfall von der Seite, der in einzelne Abschnitte aufgefächert ist, wie Stufen. Aber die sieht man erst, wenn man genau von der Seite hinschaut. Ich mache mir eine Freude, einfach den Wasserfall herunterzurutschen. Unten angekommen platsche ich richtig auf den Grund, und das tut weh. Also muss ich nochmals hinauf und üben, da ganz elegant herunterzukommen, ohne dass ich mich verletze. Ich klettere wieder hoch, wobei das Hochklettern ziemlich mühsam ist. Dann stehe ich wieder davor. Der Wasserfall entsteht aus einem See, der sehr groß und sehr flach ist und ich lasse mich da schön ins Wasser gleiten, und dann geht's *sssss* wieder runter. Diesmal war es schon besser. Das macht richtig Spaß. Jetzt kommt von oben eine ganze Kinderschar, die alle runterrutschen.

Die meisten haben auch Freude und können das ganz gut. Aber so zwei oder drei tun sich so richtig weh. Ich überlege, ob ich helfen soll, mache mich aber aus dem Staub.

Jetzt wandere ich am Ufer entlang. Da parkt ein Auto, und oben auf dessen Dach ist ein Hubschrauber. Neben dem Parkplatz ist eine Toilette, die ich kurzfristig benutze. Dann ist weit und breit immer noch alles leer. Dieser Hubschrauber der juckt mich ganz gehörig. Der hat sogar Kufen, der könnte also auf dem Wasser landen. Nach einigem Zögern entschließe ich mich, da die Halterungen loszumachen. Ich klettere in den Hubschrauber, der nicht verschlossen ist und auch der Schlüssel steckt. Ich werfe ihn an und steige auf. Dann fliege ich über den See und lasse mich so richtig schön übers Wasser gleiten. Es ist immer noch eine Horde Kinder da und ich mache mir jetzt einen Spaß daraus, sie zu erschrecken. Ein Kind winkt mir und will mitfliegen. Es ist ein kleiner Junge, der ziemlich clever aussieht und den hole ich auf den Copiloten-Sitz. Dann machen wir ein bisschen Blödsinn und tanzen mit dem Hubschrauber auf dem Wasser herum. Der Kleine hat richtig Spaß. Dann packt mich eine verrückte Idee und ich rutsche mit dem Hubschrauber den Wasserfall runter. Irgendwie war das nicht gut. Unten auf dem Boden kippe ich über, ich hätte einfach sofort wegfliegen müssen. Das habe ich aber verpasst und jetzt ist der eine Rotor angebrochen. Das gibt Ärger.

Gott sei Dank ist das Wasser nicht so tief, dass irgendwas Schlimmeres passiert. Jetzt über-lege ich mir, wie ich den Rotor wieder in Ordnung kriege. Der Kleine flüstert mir was ins Ohr, ich gehe raus, halte die rechte Hand oberhalb des Rotors, die linke darunter und damit kann ich ein neues Rotorblatt produzieren. Ich sage zu dem kleinen Jungen "vielen Dank, hab ich echt vergessen gehabt, dass das geht", und dann können wir weiterfliegen. So ver-rückt, wie wir sind, probieren wir das noch so zwei-, dreimal bis es ganz elegant klappt. Dann kommt ein Mann in unsere Nähe, lamentiert ganz laut und will seinen Hubschrauber wieder haben. Wir könnten das schaffen, wenn wir den Hubschrauber wieder auf dem Auto parken und abhauen, dann dürfte er uns nicht erwischen. Ich fliege noch ein bisschen in Richtung Wasserfall und See und der läuft uns doch tatsächlich hinterher. Ich mach dann die Kurve, fliege zu dem Auto zurück, parke da.

Wir zwei verschwinden bestgelaunt, weil wir viel Spaß hatten. Eigentlich müssten wir ein schlechtes Gewissen haben, haben wir aber nicht. Dann sehen wir auf dem Parkplatz ein Auto mit einem Schiff hintendran. Hübsche blau-weiße Yacht. Wir schauen uns an, denken beide das Gleiche, klauen das Auto und fahren es oben an den See. Jetzt schieben wir das Schiff ins Wasser und fahren ein bisschen mit dem Boot. Irgendwann packt uns der Wahn-sinn und wir fahren mit dem Boot den Wasserfall runter. Ich habe mich zwar etwas quer gestellt, aber nicht quer genug, so dass vorne etwas anbricht.

Das Schiff hat ein Leck und läuft voll Wasser. Ich sehe den Jungen an, der flüstert mir wie-der etwas ins Ohr. Ich bohre mit dem Finger ein Loch in die Holzwand und sag dem Wasser, dass es da ablaufen soll. Ich kann mit meinen Händen die Holzbohlen wieder zusammen-bringen, damit ist das Schiff repariert. Ich bedanke mich bei dem Zwerg, dass er mich daran erinnert hat und wir wollen gerne nochmals hoch. Allerdings ist das etwas beschwerlich, denn wir müssen erst das Auto holen, das Schiff auf den Anhänger laden und irgendwann kommen wir auf die Idee, dass das ja auch ganz schwerelos gehen kann. So macht es mehr Spaß. Mit der Zeit haben wir den Bogen raus, dass wir auch mental den Wagen mit dem Anhänger nach unten transportieren können und nicht mehr so viel Arbeit haben. Irgend-wann schaffen wir es auch mental, das Schiff nach oben zu befördern und brauchen den Anhänger mit dem Wagen überhaupt nicht mehr.

Eine klasse Idee, funktioniert gut, und nachdem wir drei Mal völlig unversehrt da hinunter gefahren sind, ist es uns langweilig. Wir bringen den Wagen mit dem Anhänger wieder da-hin, wo wir ihn hergeholt haben und merken auch, dass es langsam dunkel wird. Wir verab-schieden uns und jeder geht seiner Wege.

FSME aktiv - Proband/in 3 - C 10.000

Eine starke Energie zieht über den linken Arm (Mittel befindet sich in der linken Hand) hoch in den Nacken und dann in den Hinterkopf. Es zieht zum Sternum mit einem Anflug von Übelkeit. Ich spüre die rechte Handinnenfläche. Im Handteller fühlt es sich an, als ob ich eine Kugel aus Licht halte. Intensiv strahlendes Licht. Die linke Hand, in der sich das Mittel befindet, ist jetzt ruhig. Ich weiß nicht, was ich mit dieser Lichtkugel machen soll. Ich stehe in einer Zirkusmanege in der weiblichen Rolle der Pierrot, mit schwarzweißen Strumpfhosen und Bommeln und vollbringe am Boden akrobatische Kunststückchen mit dieser goldenen Kugel. Das Ende der Nummer ist: Ich werfe die Kugel hoch, oben explodiert sie wie gleißendes Licht, von dem die Zuschauer geblendet sind. Dann folgt tobender Applaus. Ich fühle mich als verkleidete Magierin, die Einfluss auf die Zuschauer nehmen kann.

Durch das gleißende Licht passiert etwas in den Köpfen der Menschen, ohne dass sie sich dessen bewusst werden. Das Gefühl, die Kugel noch in der rechten Hand zu haben, ist immer noch da; die Möglichkeit die Manipulation anderer in der Hand zu haben, besteht noch, ohne das ich weiß, wie ich sie einsetzten soll. Die Kugel in der rechten Hand fängt an zu brennen. Ich kann sie jedoch nicht loswerden, sondern fühle mich gezwungen, etwas damit zu machen. Ich stelle mir vor, einen Handschuh zu haben und ziehe ihn mitsamt der Kugel aus. Dieses Brennen hört nicht auf. Abwaschen, wegschleudern, alles hilft nicht, ich will mir die Hand abhacken, um die die Kugel loszuwerden.

Bisher war ich Täter, jetzt bin ich Opfer. Irgendetwas, was wunderschön aussieht, mit dem ich manipulieren kann, davon bin ich selbst abhängig geworden. Die Fingerspitzen schmerzen jetzt. Ich werde jetzt selbst zu der goldenen Kugel, um die Situation zu prüfen. Alles wird hell in diesem gleißendem Licht. Ich kann mich groß oder klein machen, kann alles hören, alles sehen. Ich kann bewirken, dass ich verschluckt werde, um innere Welten auszukundschaften. Ich versuche herauszufinden, was der Sinn dieser Kugel ist.

Ich überlege, ob ich die Kugel auch für Positives verwenden kann. Ich kann Diagnosen mit dieser Kugel machen und sehe Stoffwechselstörungen, kann den Verlauf von Hormonen, von Neuroverbindungen etc, und die Gedanken der Menschen sehen, all die verschiedenen Ebenen, auf denen diese wahrnehmen. Die Kugel ist sehr vielseitig einsetzbar. Es ist wie eine Energie, die von mir geführt werden will. Deshalb brennt sie jetzt nicht mehr auf der Hand.

Die Fingerspitzen sind auch frei. Die Kugel zwingt mich in ein aktives Tun. Ich muss mit ihr arbeiten. Wenn ich mich passiv verhalte, würde die Kugel mich zerstören, würde mir die Hand verätzen. Wenn ich sie aktiv nutze, öffnen sich neue Möglichkeiten. Der Eindruck entsteht, dass die Kugel das verstärkt, was ich will. Wenn ich nicht weiß, was ich will, zerstört sie mich. Loswerden kann ich sie nicht, nur der aktive Umgang damit gibt mir eine Chance. Wenn ich aktiv arbeitete, kann ich Vieles bewirken, was heute noch nicht möglich scheint. In der Medizin, in der Politik, über Gesprächsführung, Es kommt der Impuls: wacht auf, werdet bewusst oder ihr werdet zerstört.

Deutung der Mentalen Arzneimittelprüfungen

In der ersten Arzneimittelprüfung der FSME-Impfstoffnosode werden Passivität und Leid überdeutlich. Opfer lassen sich von Dominanzen unterdrücken und bestrafen, bis hin zur Folterung ohne Gegenwehr. Passivität und Wehrlosigkeit werden zum Schicksal. Die eigene Lebensenergie wird geopfert und von anderen genutzt.

Auch in der zweiten FSME-Arzneimittelprüfung entstehen Schmerzen. Dabei wird allerdings der Schmerz nicht einfach ausgehalten, sondern mit Disziplin und Übung. Daraus entsteht die Aktivität, die schließlich den Schmerz überwindet. Er transformiert sich in Freude und Spaß. Je größer die Freude wird, desto größer wird auch die Aktivität und das Nutzen von Möglichkeiten. Irgendwann scheint es auch für die Spiritualität keine Grenzen mehr zu geben. Das Leben wird generell spielerisch, freudig und aktiv. Es scheint dem Abenteuer nichts mehr im Wege zu stehen.

In der dritten Arzneimittelprüfung wird der Lebensenergie in Form einer Kugel direkt Ausdruck verliehen. Wird die Lebenskraft nicht genutzt, findet keine Kommunikation statt, dann richtet sich die Kraft gegen die Persönlichkeit selbst. Über diese ungenutzte und dadurch „sinnlose" Energie scheint die Persönlichkeit sich selbst zu vernichten. Erst als das Leben aktiv angenommen wird, kann die Lebenskraft positiv, konstruktiv und vielleicht sogar grenzenlos genutzt werden.

Zunächst scheint die FSME-Impfung einen Menschen in eine untertänige, leidvolle Lebenssituation zu bringen, bzw. ihn darin zu fixieren. Vermutlich hat er die Aufgabe, diese Leidensenergie zu sammeln bis so viel Kraft vorhanden ist, dass er sich dem Leiden entgegensetzen kann. Die FSME-Impfausleitung scheint zu bewirken, dass der Mensch nun vor die Entscheidung gestellt wird, ob er weiterhin Opfer bleiben will oder zum aktiven „Täter" seines eigenen Lebens werden möchte. Wer diese Chance nutzt, hat die Möglichkeit, aus langen Leidensituationen in eine aktive, kreative Lebenssituation hineinzuwachsen. Die Lebenskraft ist dazu da, um mit ihr konstruktiv und aktiv umzugehen.

Psychologische Bedeutung

- Die gutmütige, wehrlose Persönlichkeit -

Gelbfieber

Erreger:	Charon evagatus
Inkubationszeit:	3 - 6 Tage Übertragung durch Mücken der Gattung Aedes
Klassische Behandlung:	symptomatisch

Symptome und Verlauf der Erkrankung

Gelbfieber ist eine ernste tropische Krankheit, die von Gelbsucht, Nierenerkrankungen und Schleimhautblutungen begleitet wird. Die Inkubationszeit ist mit drei bis sechs Tagen kurz, der Krankheitsausbruch heftig: Innerhalb kurzer Zeit steigt das Fieber auf 40 °C und es entwickelt sich ein schweres Krankheitsgefühl mit Allgemeinsymptomen wie Kopf- und Gliederschmerzen, Übelkeit und Erbrechen:

- Fieberanstieg auf 39 bis 41°C,
- Schüttelfrost,
- Abgeschlagenheit
- Kopf- und Lendenschmerzen
- Druckschmerzen im Oberbauch
- Übelkeit
- galliges Erbrechen

Im Gesicht tritt eine Rötung und Schwellung ein. Am dritten oder vierten Tag sinkt das Fieber und die Krankheit kann zur Ausheilung kommen.

Komplikationen und Folgewirkungen

Bei günstigerem Verlauf fällt das Fieber nach etwa einer Woche allmählich ab.

Bei schwererem Verlauf beginnt mit erneutem Fieberanstieg das **Stadium der Organschädigung**. Ab dem vierten Tag zeigt sich eine Leberschwellung mit Ikterus und eine Beteiligung der Nieren.

Es folgt eine Gelbsucht mit druckempfindlicher Lebervergrößerung, Schleimhautblutungen und Bluterbrechen, zudem Kreislaufstörungen und Anzeichen einer Nierenschädigung wie Eiweißausscheidung (Albuminurie) und stark herabgesetzte oder fehlende Harnausscheidung (Oligurie oder Anurie). Kreislaufkollaps und toxische Gefäßschädigungen, die zu Bluterbrechen oder Darmblutungen führen, sind häufige Komplikationen.

Bei einem ungünstigen Verlauf führt die Infektion in der zweiten Woche zum Tode (ca. 10 - 50 %), bei einem günstigeren Verlauf erfolgt nach kurzer Rekonvaleszenz eine völlige Ausheilung. Hat man die Erkrankung überstanden, verbleibt eine lebenslange Immunität gegen das Virus.

Bedeutung der Symptome

Symptom	Bedeutung
ansteigendes Fieber	zurückgehaltener Zorn wird deutlich
Schüttelfrost	hat sich resigniert unterworfen
Abgeschlagenheit	der Lebenskampf hat müde gemacht
Kopfschmerzen	will Emotionales rational lösen
Druckschmerzen im Oberbauch	die innere Sicherheit fehlt, Konflikte werden deshalb nicht bewältigt und ignoriert
Übelkeit	das Leben ist übel, in übler Situation sein
galliges Erbrechen	nicht gezeigter Zorn vergällt das Leben
Rötung und Schwellung im Gesicht	hat bisher seine Gefühle wie Zorn und Scham willentlich zurückgehalten

Symptom	Bedeutung
Lebervergrößerung, druckempfindlich	fehlendes Auftreten und Darstellen der Persönlichkeit, Verzicht auf Aggression und Durchsetzung
Schleimhautblutung	durch unehrliche „Verbindlichkeit" geht die Lebensaufgabe verloren
Bluterbrechen	ein Leben ohne Lebensfreude ist sinnlos
Kreislaufstörungen	hat resigniert, möchte sich entziehen
Nierenschädigung	ist an Konflikten mit engen Freunden und Partnern zerbrochen, konnte oder wollte sich nicht durchsetzen
Eiweißausscheidung	die Individualität wurde verweigert
Stark herabgesetzte oder fehlende Harnausscheidung	Gefühle in jeglicher Form werden verweigert
Leberversagen	hat auf die Durchsetzung von Selbstwert und Persönlichkeit verzichtet
Nierenversagen	ist an Konflikten in engen Beziehungen zerbrochen

Symptom- und symbolsprachliche Zusammenhänge

Aus der Deutung der Gelbfiebersymptome ist abzuleiten, dass Menschen, die an Gelbfieber erkrankt sind, ihre Form von Kommunikation, Ethik und Individualität nicht umsetzen können. Sie sind oft wütend, glauben aber, keine Basis oder keinen Anspruch zu haben, um ihrer Wut Ausdruck zu verleihen. Deshalb bleibt die Wut auf der körperlichen Ebene stecken. Das Zusammentreffen mit den Werten und Erfahrungen anderer führt dazu, dass einige Probleme nicht bewältigt werden können. Gefühle werden nicht ausgedrückt, bis die Resignation dazu führt, dass die wichtigsten Entgiftungsorgane wie Leber und Niere gänzlich versagen.

Eine für alle Beteiligten konstruktive und positive Lösung in der Kommunikation scheint es nicht zu geben.

Repertorisierte Symptome

Nr.		R	Kap	Treffer	Symptom
1		SK	FI#	19	REIZFIEBER; allmählich ansteigendes (v.)
2		SK	FR#	150	SCHÜTTELFROST
3		SD	KON#	51	KONSTITUTION; Empfindungen; ABGESCHLAGENHEIT
4		SK	KS#	258	(Kopf) SCHMERZ
5		SK	BAS#	72	DRÜCKENDER, Orte; Hypogastrium
6		SK	M#	273	ÜBELKEIT
7		SK	M#	132	ERBRECHEN; Art; Galle
8		SK	G#	142	(Gesicht) SCHWELLUNG
9		SK	G#	219	FARBE; rot
10		SK	ABD#	54	LEBER; Vergrößerung (v.)
11		SK	MU#	41	(Mund) SCHLEIMHAUT; Blutung
12		SK	M#	107	ERBRECHEN; Art; Blut
13		SK	SWI#	283	SCHWINDEL
14		SK	URI#	109	(Urin)BEIMENGUNGEN; Eiweiß (v.)
15		SB	HRO#	37	HARNFLUSS; Unterdrückung - Anurie
16		SK	ABD#	102	LEBER; Krankheiten der Leber und der Leberregion
17		BN	KÖR#	65	HARNORGANE; Nieren
18		SK	FI#	26	GELBFIEBER
	18	SB	IND#	3	G; Gelbfieber

Auszug aus der Repertorisationsmatrix

Weitere mögliche Ausleitungsmittel für die FSME-Impfdeblockierung.

Med / Symp	Trf	Wrt	RelA	1	2	3	4	5	6	7	8	9	10	11	12	13	14	15	16	17	18
chin	17	40	95	2	3	2	3	1	3	2	2	3	3	3	3	2	2	.	2	2	2
ars	16	42	59	3	3	.	3	.	3	3	3	2	2	2	2	2	3	3	2	3	3
phos	16	40	53	2	3	.	3	2	2	3	2	3	2	3	3	3	2	.	3	2	2
lyc	15	36	54	2	3	.	2	3	2	2	3	2	3	1	1	3	3	3	3	.	.
bry	15	36	73	2	2	3	3	1	2	3	3	3	2	.	2	3	.	2	3	.	2
acon	15	32	89	.	1	3	1	.	2	2	3	3	.	2	2	3	1	3	3	2	1
merc	15	31	64	.	2	1	3	1	2	3	3	2	2	2	1	2	2	.	3	2	.
lach	15	31	70	1	2	3	3	.	2	2	2	3	1	2	2	2	2	.	3	.	1
canth	15	28	147	1	2	.	1	1	2	1	2	2	.	1	2	2	2	3	.	3	3
sec	15	27	182	2	2	.	1	2	2	2	1	1	1	2	2	3	2	2	.	2	.
nux-v	14	39	53	.	3	.	3	3	3	3	2	3	3	2	2	3	.	.	3	3	3
bell	14	35	54	.	2	.	3	3	3	2	3	3	.	2	1	3	.	3	3	3	1
sulf	14	32	39	1	3	.	3	2	3	2	1	2	2	.	2	3	2	.	3	3	.
rhus-t	14	31	60	.	3	3	2	.	3	1	3	3	.	2	1	3	3	.	1	2	1
hep	14	30	89	.	3	.	2	.	3	1	3	2	2	3	1	2	2	.	2	3	1
chel	14	29	133	.	3	1	1	1	2	3	1	3	2	2	.	3	1	.	3	3	.
carb-v	14	27	84	.	2	.	2	1	2	1	2	1	2	2	3	2	2	.	2	.	3
nat-m	13	31	54	.	3	3	3	2	3	2	3	2	2	.	1	3	2	.	2	.	.
puls	13	29	47	.	3	.	3	3	3	3	1	2	.	.	2	3	1	2	1	2	.
calc	13	28	48	.	2	.	3	2	2	3	1	2	.	2	3	2	.	3	.	.	1
ter	13	26	480	.	1	.	2	.	2	2	1	2	.	1	2	2	3	3	.	3	2
merc-c	13	26	277	.	1	.	1	.	1	3	2	2	.	2	2	2	3	3	1	3	.
nit-ac	13	25	72	.	1	.	3	.	2	1	2	1	2	.	2	2	2	2	3	2	.
dig	13	25	142	.	1	.	2	.	3	2	1	2	2	.	1	3	2	2	1	3	.
plb	13	23	111	1	1	.	2	.	2	2	1	2	1	.	2	1	3	.	2	3	.
camph	13	23	174	2	3	.	1	.	2	1	2	2	.	.	1	2	.	3	1	2	1
apis	12	31	105	.	2	3	3	2	1	2	3	3	.	.	.	3	3	3	.	3	.
ferr	12	27	113	.	3	.	2	.	2	.	3	3	2	2	3	2	2	.	1	2	.
colch	12	26	144	.	3	.	1	2	3	3	2	.	.	1	1	2	.	3	2	3	.
crot-h	12	25	240	.	.	1	2	.	2	2	2	2	.	3	3	1	2	.	2	.	3

Charakteristische Arzneien

Arzneimittel	Psychologische Bedeutung
Arsenicum album	Existenzangst, lieber sterben, als sich verändern
Cadmium metallicum	Anpassung endet in Resignation
Carbo vegetabilis	Lebenskraft wird nicht für gesundes Eigeninteresse genutzt
Crotalus horridus	In eingeredeter infiltrierter Verpflichtung gefangen
Daphne indica	Aus traditionellem Rollenspiel zur persönlichen Freiheit
Terebinthina	Entweder Gefühl oder Verstand, auf einer Seite der Polarität fixiert sein

Typische Lebenssituationen

Das irdische Leben wird als unabänderlich, freudlos und grausam angesehen. Glaubt, hohe spirituelle Ideale unter den gegebenen Bedingungen nicht ins Leben umsetzen zu können. Fehlende innere Sicherheit, so dass spirituelle Fähigkeiten aus eigenem Impuls nicht umsetzbar erscheinen.

Die Impfung prägt und fixiert die beschriebene Thematik. Der Mensch setzt sich nun, fast zwanghaft, mit dem Thema auseinander. In diversen Erlebnissen wird er diesem Thema immer wieder begegnen, bis es als körperliche Störung in Form von Symptomen in das Bewusstsein kommt.

Verhaltensmuster

Auf der Basis einer Art von Leidensverpflichtung wird übergroße Zugehörigkeit zur Familie, zu den Vorgenerationen bzw. zum „Schicksal" derselben in allen Handlungen und Denkweisen postuliert und gelebt. Diese Schicksalsergebenheit bezieht sich insbesondere auf die Position der Familie innerhalb der Gesellschaft. Diese Art von Kastendenken wird gleichzeitig als freudlose Situation ohne Änderungsmöglichkeit empfunden – so als wäre es nicht erlaubt, dass es einem Familienmitglied, zum Beispiel einem Kind, „besser" ginge als den Eltern.

Dabei wird das Postulat „das war bei uns schon immer so" gern benutzt, um die eigenen Möglichkeiten und die eigene Kreativität zu verleugnen. Stattdessen wird die eigene Persönlichkeit aus Bequemlichkeit und selbstbetrügerischer Genügsamkeit geopfert, um den Schutz und die Akzeptanz der Gemeinschaft oder Gruppe nicht zu verlieren. Auf der anderen Seite kann eine unbändige, neidvolle, unterdrückte Wut jenen gegenüber stehen, die Kreativität und Individualität zu leben wagen.

In diesem inneren Konflikt entwickelt die Persönlichkeit teilweise Verhaltensweisen, die sich beispielsweise in neidischen und missgünstigen Äußerungen oder in außerordentlich scharfen, abweisenden Wertungen, anderen Lebenssituationen oder Lebensweisen gegenüber niederschlagen. Es erfolgt häufig eine bewusste Ausgrenzung anderer, die nicht der eigenen Gruppe zugehörig scheinen.

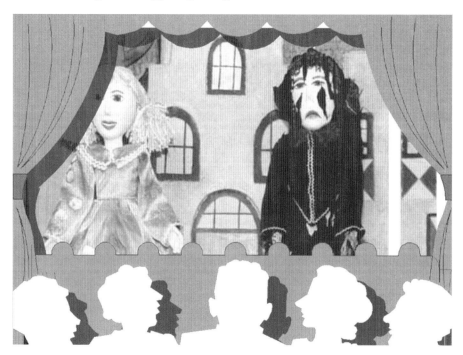

Mögliche Reaktionen auf den Impfstoff

Impfstoffe

Die Prophylaxe erfolgt durch eine Impfung mit abgeschwächten Gelbfieberviren. Deren Herstellung wird durch die WHO kontrolliert und der Impfstoff ist nicht frei erhältlich. Die obersten Gesundheitsbehörden der Bundesländer geben diesen in Deutschland im Bedarfsfall für lizenzierte Impfärzte frei. Der Grund dafür ist die hochgradige Empfindlichkeit des Impfstoffes auf Licht- und Temperatureinflüsse sowie die zwingend notwendige Einhaltung aseptischer Bedingungen bei der Resuspension. Diese Form der Behandlung ist nur dann sinnvoll, wenn man sich in einem Endemiegebiet aufhalten muss und eine nahezu 100%ige Wahrscheinlichkeit besteht, sich dort anzustecken, zum Beispiel als Klinikpersonal bei Einsätzen in Seuchengebieten, oder auf Verlangen einiger Staaten bei der Reise in oder aus Gelbfieber-Endemiegebieten.

Beachtenswert ist hierbei, dass zwar abgeschwächte, jedoch lebende Viren zur Impfung eingesetzt werden. Verwendet wird der *17D-Stamm* des Gelbfiebervirus, der auf befruchtete Hühnereier gebracht und dort vermehrt wird.

Gebräuchliche Zusatzstoffe

- Aluminiumhydroxid
- Natriumborat
- Natriumchlorid
- Wasser für Injektionszwecke
- Spuren von Formaldehyd
- Neomycin

Symptome, Neben- und Nachwirkungen

- Abgeschlagenheit
- Abneigung gegen Alkohol
- Abneigung gegen Fett
- Abneigung gegen Nikotin
- Appetitlosigkeit
- Augen (Gelbfärbung der Lederhaut, Skleren)
- Blähungen
- Darmkatarrh
- Durchfall
- Erbrechen
- Fieber (kurzfristig)
- Fieber (leicht)
- Gelbsucht (Ikterus)
- Gelenkschmerzen
- Geruchsstörungen
- Geschmacksstörungen
- Gesicht (Ausschlag, Spinnennävus)
- Gewichtsverlust (leicht)

- Halslymphknotenschwellung
- Halsschmerzen
- Haut (Gelbfärbung)
- Hautrötung
- Herzschlag verlangsamt
- Husten
- Juckreiz (quälend, Pruritus)
- Kopfschmerzen
- Leber (druckschmerzhaft)
- Leberentzündung
- Leberentzündung (chronisch)
- Leberschrumpfung (narbig, Leberzirrhose)
- Lebervergrößerung
- Lichtempfindlichkeit
- Magenverstimmung
- Milzvergrößerung
- Müdigkeit

Impfdeblockierung - Erfahrungen und Hinweise

Sollten sich oben genannte Symptome unter Gaben homöopathischer Arzneien nur kurzfristig bessern oder in kurzen Zeiträumen immer wieder auftreten, ist die Wahrscheinlichkeit einer Impfblockade kaum auszuschließen. Diese gilt es aufzulösen.

Liegt die Symptomatik von unerklärlichen Oberbauchschmerzen vor, sollte unbedingt an die Gelbfieber-Impfdeblockierung gedacht werden. Dies gilt zusätzlich für Nierenschädigungen oder für immer wieder kehrende Eiweißausscheidungen im Urin. Auch bei homöopathisch scheinbar unbehandelbaren Seiten- oder Schläfenkopfschmerzen sollte die Gelbfieberimpfung beachtet werden und die Impfdeblockierung mit dem Gelbfieberimpfstoff in Verbindung mit Crotalus horridus - „In eingeredeter, infiltrierter Verpflichtung gefangen" und/oder Carbo vegetabilis - „Lebenskraft wird nicht für gesundes Eigeninteresse genutzt" in Betracht gezogen werden.

Gerade bei Kindern wird anhand der Symptome häufig feststellt, dass die Gelbfieberimpfung von den Eltern genetisch übertragen worden sein muss. Wegen dieser möglichen Übertragung aus Vorgenerationen gibt man noch „DNA/RNA" als homöopathische Arzneien zur Gelbfieber-Impfentgiftung hinzu. Dies wird die Kopfschmerzthematik der Kinder auflösen können.

Im Folgenden aufgeführt die am häufigsten vorkommenden empfohlenen Ausleitungsmittel für Gelbfieber:

Ausleitungsmittel	Psychologische Bedeutung
Crotalus horridus	In eingeredeter, infiltrierter Verpflichtung gefangen
Carbo vegetabilis	Lebenskraft wird nicht für gesundes Eigeninteresse genutzt

Mentale Arzneimittelprüfungen

Gelbfieber - Proband/in 1 - C 10.000

Ich nehme alles viel deutlicher wahr, einschließlich des Hinterkopfschmerzes, den ich seit heute morgen habe. In meinem Darm brodelt es, die oberen Zähne tun mir weh, rechts wie links. Ich habe das Gefühl, dass ich durch meine geschlossenen Augen hindurch sehen kann. Ich hatte einen großen Druck auf den Schultern, der langsam nachlässt. Ich versuche innere Bilder zu bekommen, viele Bäume erscheinen mir, vielleicht sind es die Bäume, die uns umgeben. Jetzt taucht ein Bild von einem Friedhof auf, auf dem eine leuchtende Figur steht. Sie sieht aus wie ein Bischof, der seine Tiara wie eine Krone auf einem Kissen vor sich hinträgt. Unter der Tiara ist auch sein Kopf. Er leuchtet, als sei er etwas Heiliges und schwebt dabei über den Friedhof. Um ihn herum befindet sich eine Menschenmenge, die sich auf die Wiese zu Boden wirft. Ich schaue mir das Ganze einfach nur an.

Es ist sehr spannend: an den Plätzen, an denen der Bischof vorbeiläuft, löst sich das Friedhoferscheinungsbild auf. Ich versuche herauszufinden, was er hinter sich gelassen hat, allerdings ist es sehr dunkel. Es könnte eine Wiese oder ein Acker sein, auf jeden Fall ist der gesamte Friedhof mit samt den Grabsteinen verschwunden. Jetzt geht die Sonne auf und ich sehe eine grüne Meeresbucht und einen Berg, der mit Kiefern oder ähnlichen Bäumen, die hier wachsen, übersät ist. Bis hinunter zum Meer ist alles sattgrün. Ich sehe auf einmal zwei Bilder, der Bischof ist wieder aufgetaucht, er steht in dieser schönen Landschaft und um ihn herum knien die Menschen. Ich versuche den Bischof zu finden, doch er leuchtet nur in der Nacht. Ich sehe ihn, er hat die Tiara wieder auf dem Kopf, leider sehe ich ihn nur von hinten. Ich lasse mir also Flügel wachsen und fliege nach oben. Ich schaue mir alles von oben an, ich sehe, wie unterschiedliche Fotografien stückweise nebeneinander stehen. Das erinnert mich daran, dass im Leben alles gleichzeitig abläuft. Einzelne Szenen sind scheinbar voneinander getrennt. Ich fliege in mein Wolkenhaus, das steht eine Karaffe mit Flüssigkeit, ich hole sie und schütte ein Tröpfchen über dem Bild aus.

Sofort entsteht aus der erstarrten Situation eine lebendige. Es liegt ein Gefühl in der Luft, als hätte alles wieder seinen Frieden. Diese Fotografie war aber ein Lehrobjekt, gleichzeitig beweglich und statisch. Es war eine Hilfe für die Vorstellungskraft. Ich besitze die Dynamik, um Menschen darauf aufmerksam zu machen. Ich versuche mich an den Inhalt der Karaffe zu erinnern. Um beide Welten liegt eine graue Nebelwand, oben habe ich vergessen was unten war, unten habe ich vergessen was oben war. Ich kann aber noch nicht nach Hause, nach oben, ich habe hier eine Aufgabe. Ich bringe die Karaffe nach oben und wieder nach unten. Der Bischof, der Friedhof... alles läuft wieder normal.

Gelbfieber - Proband/in 2 - C 10.000

Die Arme werden schwerer und immer länger und hängen jetzt klebend auf dem Fußboden. Ich werde immer länger und sehe aus wie ein komischer Affe. Ich laufe grinsend durch die Gegend wie in einem Trickfilm. Jetzt wird es grün und blau. Die Bilder sind noch unwirklich. Ich will dort heraus, es gefällt mir nicht, aber ich laufe gegen durchsichtige Gummiwände. Ich beschließe, klein zu werden. Aus dem Affen wird Pinocchio. Ich laufe über einen Acker in den Wald. Links ist ein Bach mit klarem Wasser, ich trinke etwas und sehe erst jetzt bewusst, dass ich wirklich wie Pinocchio aussehe. Ein Fisch winkt mir zu. Der Fisch sieht aus wie aus dem Zeichentrick. Das gefällt mir wieder nicht, obwohl die Gegend schön ist. Ich gehe ziellos so weiter, bewege mich, komme aber nicht weiter - wie eine Marionette.

Damit sich das Bild ändert, müsste ich mich wieder herumdrehen. Doch in der anderen Richtung ist es kalt. Ich vermute, dort werden wieder mystische Figuren sein. Aber ich will auch nicht in einem Märchen landen. Ich trete auf der Stelle, bin nicht mehr aus Holz. Mir fällt ein, dass ich zu meiner Mutter in die Stadt gehen könnte. Es ist draußen kalt, es regnet und ich wünsche mir eine Jacke. Zuerst bin ich ein kleines, dann ein größeres Mädchen. Ich stelle mich wegen des Regens unter und wundere mich, dass nirgendwo Menschen sind.

In weiter Ferne ist ein Ort mit großen Kirchturm und hohen Silos. Ich laufe los und am Ortseingangsschild sitze ich in einer Kutsche. Dort war ich schon einmal. Diesen Bahnhof kenne ich. Es ist Thüringen an einem heißen Sommertag. Straßen sind aufgerissen und werden erneuert. Ich stehe da und denke nach, ob ich in den Bahnhof oder in den Biergarten gehe. Er ist sehr real.

Gelbfieber - Proband/in 3 - C 10.000

Ich empfinde leichten Druck unterm Brustbein. Mir wird wärmer. Ich komme mir vor wie im Urlaub am Strand, da liegt weißer Sand. Es fahren Schiffe, es sind nicht viele Menschen da. Sie liegt in der Sonne und ruht sich aus. Nebenan ist ein Steg um zu fischen. Pelikane versuchen die Fische zu fangen. Das habe ich mal erlebt, das habe ich erlebt, als ich in der USA im Urlaub war. Jetzt sieht es aus, als ob es ein Bild wäre, ein Strand.

Es ist, also ob ich in einem Museum wäre und ein Bild anschaue. Jetzt wechseln Realität und Bild. Es entsteht Kopfschmerz in der linken Kopfseite und im Gesicht. Ich kann nicht feststellen, wo der Schmerz wirklich herkommt. Es muss ein Bild sein, sonst würde sich meine Perspektive verändern. Das ist ein Bild. Ich bin in einem Raum und alle Wände sind so bemalt. In diesem Haus gehe ich in einen anderen Raum mit Bergen und Sonnenuntergang. Aber das ist wieder ein Bild.

Die Kopfschmerzen sind jetzt wieder weg. Alle Erinnerungen an Urlaube kommen hoch. Von jedem Jahr ein Bild. Je eine Szene füllt ein Zimmer aus. Es ist alles bekannt, da ich ja alles erlebt habe. Ich verlasse das Haus und gelange in einen Park. Das war überhaupt kein Museum, sondern ein Privathaus. Es ist aber nicht mein Haus, ich wohne dort nicht. Ich gehe weg von dort, laufe die Straße entlang, um zu schauen, wo ich eigentlich bin. Die Stadt ist mir aber unbekannt. Letztlich gehe ich jetzt nach Hause, in eine kleine Wohnung. Alle erlebten Bilder hängen als Miniaturen in dieser Wohnung. Es passiert irgendwie fast nichts.

Deutung der Mentalen Arzneimittelprüfungen

In der ersten Arzneimittelprüfung Gelbfieber-Impfstoffnosode zeigt sich etwas Würdiges aber Starres. Der geköpfte Bischof trägt in Würde leuchtend seinen Kopf und seine Tiara vor sich her und dies alles auf einem Friedhof. Die Landschaftsbilder verändern sich und irgendwann taucht der Bischof, offensichtlich wieder auferstanden, dort auf und hat den Kopf wieder auf den Schultern. Das Bild ist zwar schöner, aber weiterhin starr. Jetzt scheint es, als würden fixierte Bilder ohne jegliche Lebendigkeit oder Verbundenheit nebeneinander stehen.

Auch in der zweiten Arzneimittelprüfung geht es um einzelne Bilder die sogar wie ein Trickfilm wahrgenommen werden. Bilder und Intensitäten wechseln, aber eine wirkliche Veränderung gibt es noch nicht. Die Probandin erlebt sich selbst erst jünger und dann älter. Die Bilder haben aber wenig direkten Zusammenhang. Sie erinnert sich ohne Dynamik an alte Erlebnisse. Alle Bilder scheinen zusammenhanglos aneinander gereiht, Lebendigkeit und Zusammenhänge fehlen.

Auch die dritte Arzneimittelprüfung beginnt mit der Reproduktion eines alten Urlaubserlebnisses. Diese Erinnerung ist starr wie ein Bild. Weitere Bilder aus anderen Urlaubsreisen kommen in Erinnerung. Die einzelnen Bilder finden sich auch hier zusammenhanglos aufgereiht in der Wohnung der Probandin wieder. Sie konfrontiert sich offensichtlich mit den einzelnen Lebensbildern, die aber Zusammenhanglos nebeneinander stehen.

Die Gelbfieber-Impfung scheint einen Menschen in eine Starre zu versetzen, ihn darin festzuhalten. Die Bilder, das Erlebte stehen nebeneinander und können auf dieser Ebene nicht verbunden werden. Damit wird aus dem Leben etwas Abstraktes, Analytisches und Fixiertes. Allen Bildern ist einen gewisse Gleichförmigkeit, sogar Gleichgültigkeit eigen. Der Proband befindet sich in einer scheinbar neutralen, beobachtenden Situation, Erlebnisse, Eindrücke oder deren Spiegelungen und Bilder werden rein verstandesgemäß wiedergegeben und sind von Emotionen komplett getrennt.

Die Gelbfieber-Impfentgiftung scheint zu bewirken, dass die Spiritualität eines einzelnen Menschen wieder geweckt wird und dieser die einzelnen statischen oder traumatisierten Bilder wieder verbindet. Das Leben ist damit nicht mehr hölzern oder marionettenhaft, sondern es kann wieder zu einer Lebendigkeit kommen. Die traumatischen Situationen des Lebens können nur überwunden werden, wenn der Zugang zu den Gefühlen möglich ist.

Psychologische Bedeutung

- Das irdische Leben wird als unabänderlich, freudlos und grausam angesehen. -

Grippe (Influenza)

Erreger:	Influenza-Viren der Typen A, B und C (Myxovirus)
Inkubationszeit:	wenige Stunden bis 3 Tage, Tröpfcheninfektion
Klassische Behandlung:	Neuraminidase-Hemmer

Symptome und Verlauf der Erkrankung

Die Grippe (Influenza) ist eine akute fieberhafte Viruskrankheit, die hauptsächlich zur Erkrankung der Atemwege führt und in Epidemien und Pandemien auftritt.

Innerhalb von ein bis drei Tagen nach der Ansteckung treten plötzlich folgende Symptome auf:

- schneller hoher Fieberanstieg
- Schüttelfrost
- ausgeprägtes Krankheitsgefühl
- Kopf-, Glieder- und Kreuzschmerzen

Die Übertragung durch Tröpfcheninfektion führt zu einer Erstbesiedelung der Schleimhäute der oberen Atemwege, wobei sich die Viren in den Schleimhautzellen vermehren und diese dadurch schädigen.

Es kommt zum katarrhalischen Syndrom mit schmerzhaftem Reizhusten, Heiserkeit, Halsschmerzen, Wundgefühl hinter dem Brustbein als Folge einer Entzündung der Luftröhre und des Kehlkopfes. Häufig ist ein Schnupfen oder eine Augenbindehautentzündung, geröteter Rachen und weißer Gaumen zu beobachten; seltener ein flüchtiger masern- oder scharlachartiger Hautausschlag und ein im Verhältnis zur Fieberhöhe zu langsamer Herzschlag.

Das Fieber sowie die Krankheitszeichen und Beschwerden verschwinden bei üblichem Krankheitsverlauf nach zwei bis vier Tagen. Zurück bleibt ein Krankheitsgefühl mit allgemeiner Mattigkeit, schneller Ermüdung und Neigung zu Schweiß. Es kann aber auch nach zwei Tagen erneut zum Ansteigen des Fiebers kommen, das ohne neue Krankheitszeichen schnell wieder verschwindet oder aber Komplikationen einleitet.

Komplikationen und Folgewirkungen

In der Folge ergeben sich Sekundärinfektionen durch Bakterien, die so genannten Superinfektionen, die zu Komplikationen führen.

Lungenentzündung, Mittelohrerkrankungen und Entzündungen des Herzmuskels sind keine direkte Folge der Grippe, sondern der Superinfektion. Diese bakteriellen Infektionen können Meningitiden auslösen. Auch können in der eigentlichen Grippephase, wenn das Immunsystem des Körpers massiv belastet ist, alte Infektionen wieder aufflammen, die zwischenzeitlich stumme Herde gebildet hatten. Die beobachtete Letalität der Virusgrippe beruht also nicht auf der Grippe selbst, sondern nahezu ausschließlich auf den Superinfektionen.

Selten kommt es zu einem blitzartigen (fulminanten) oder giftigen (toxischen) Verlauf, der unter Erbrechen und Benommenheit in ein bis drei Tagen zum Tod führt.

Bedeutung der Symptome

Symptom	Bedeutung
Fieber hoch	starke innere, aber nicht geäußerte Aggressivität
Schüttelfrost	hat sich resigniert unterworfen
Allgemeines Krankheitsgefühl	unklare Bedrohungen empfinden
Kopfschmerzen	emotionale Probleme sollen rational gelöst werden
Gliederschmerzen	erlaubt sich nicht, so zu handeln und den eigenen Weg zu gehen, wie es für sich selbst notwendig wäre
Kreuzschmerzen	alte familiäre Erfahrungen behindern die Fähigkeit, aufrecht zu sein, sich auch gegen Widerstände gerade zu machen
katarrhalisches Syndrom	einer Lebenssituation überdrüssig sein
Reizhusten	als Eigenpersönlichkeit anerkannt werden wollen
Heiserkeit	steht nicht zu dem, was er eigentlich sagen will

Symptom	Bedeutung
Halsschmerzen	sollte sich äußern, will nicht mehr alles schlucken
Wundgefühl unter dem Brustbein	Verletzungen der Persönlichkeit sind nicht bewältigt
Entzündung der Luftröhre und des Kehlkopfes	nimmt für sich Unpassendes an, ist wütend darüber, will endlich zu sich selbst stehen
Schnupfen	die Nase voll haben, eine Situation nicht mehr ertragen wollen
Bindehautentzündung	zornig über das, was er im Außen sieht
Rachen gerötet	der Wunsch zu Schreien wurde diszipliniert
Röte des weichen Gaumens	Zorn überdeckt die Wahrnehmung des Lebensgenusses
masernartiger Hautausschlag	Schuldgefühle und Leid breiten sich aus
scharlachartiger Hautausschlag	zeigt seine Leidenssituation
Mattigkeit	der Lebenskampf hat müde gemacht
Schweißneigung	es ist anstrengend bisherige Grenzen zu überschreiten
Lungenentzündung (Pneumonie)	fühlt sich missachtet und ist zornig über den fehlenden Ausgleich von Geben und Nehmen
Mittelohrentzündung (Otitis media)	Divergenz zwischen dem, was von außen an ihn herangetragen wird und dem, was die innere Stimme sagt
Herzmuskelentzündung	Zorn, sich selbst nicht geachtet zu haben

Symptom- und symbolsprachliche Zusammenhänge

Aus der Deutung der Influenzasymptome ist abzulesen, dass der Mensch, der an der Grippe erkrankt ist, sich geschlagen und unterdrückt fühlt. Er hat die Rolle des Opfers und leidet. Eine Forderung nach Anerkennung (Reizhusten) und der Zorn, dass diese nicht erfüllt wird (Entzündung der Luftröhre und des Kehlkopfes), schwächen das Selbstwertgefühl (Wundheitsgefühl hinter dem Brustbein).

Er leidet weiter, passt sich an und bleibt in der Opferposition, ohne sich dagegen zu wehren. Es wird ein Gefühl der Resignation deutlich, in Einklang sind. Die Entzündung des Herzmuskels ist der Zorn, für sich selber nichts getan zu haben. Tritt eine Superinfektion auf, ist die deutliche Demonstration der bisherigen Schwäche, sich auseinanderzusetzen, sichtbar.

Die Symptomatik der Grippe ist eine deutliche Darstellung der Leidens- und Opfersituation in unserem Kulturkreis. Die Grippe ist eine akutere, häufig auftretende Form des Scharlachs, der die Bedeutung hat: „Ich will leiden.". Es scheint bei uns wesentlich einfacher zu sein, sich angepasst zu verhalten, als sich als Persönlichkeit gerade zu machen.

Repertorisierte Symptome

Nr.	R	Kap	Treffer	Symptom
1	SK	FI#	5	CONTINUA; nachts; Temperatur steigt sehr hoch
2	SK	FR#	150	SCHÜTTELFROST
3	BN	EMP#	81	ÄUSSERE UND INNERE KÖRPERTEILE IM ALLGEMEINEN; Anfälle von Unwohlsein (Vgl. Krankheitsgefühl)
4	SK	KS#	258	(Kopf) SCHMERZ
5	SK	GLS#	168	(Glieder) SCHMERZ
6	SK	RS#	213	(Rückenschmerz) LUMBALREGION
7	SK	SH#	171	(Schnupfen) KATARRH (v.)

Nr.		R	Kap	Treffer	Symptom
8		Kr	ALG#	1	Rachenkatarrh; mit Kitzel und Brennschmerz, Reizhusten
	8	SK	HU#	18	HÜSTELN von stetem Reize
9		BN	KÖR#	120	LUFTWEGE; Stimme; heiser (Heiserkeit)
10		SK	HS#	119	(Hals) SCHMERZ
11		SK	BS#	8	WUNDER, wie zerschlagen; Orte; Brustbein, im; unter dem; Husten, beim
12		SK	KT#	91	ENTZÜNDUNG; Reizung der Luftwege; Orte; Trachea
13		SK	SH#	197	SCHNUPFEN
14		SD	LOK#	60	LOKALISATION; Bindehaut; ENTZÜNDUNG
15		SK	IH#	26	FARBE; rot; Orte; Rachen
16		SK	GAU#	31	(Gaumen) FARBE; rot
17		BN	EMP#	29	HAUT UND ÄUSSERES; Ausschlag; masernartiger (Masern)
18		SK	HAS#	23	FLÜCHTIGES EXANTHEM; scharlachartig (v.)
19		SB	KR#	31	HERZ; Puls; langsam, Bradykardie (v.)
20		SK	ALG#	139	MATTIGKEIT (v.)
21		SK	SW#	190	SCHWEISS
22		SK	B#	93	(Brust) ENTZÜNDUNG; Lungen (v.)
23		SK	OHR#	34	ENTZÜNDUNG; Orte; Mittelohr
24		SK	B#	26	ENTZÜNDUNG; Herz (v.)
25		KI	KIN#	71	MENINGITIS
26		SB	FI#	74	INFLUENZA, Grippe

Auszug aus der Repertorisationsmatrix

Weitere mögliche Ausleitungsmittel für die Grippe-Impfdeblockierung.

Med / Symp	Trf	Wrt	RelA	1	2	3	4	5	6	7	8	9	10	11	12	13	14	15	16	17	18
bell	22	53	86	3	2	3	3	3	1	3	.	3	3	.	1	3	3	1	1	3	3
rhus-t	22	51	94	1	3	2	2	3	3	3	.	3	3	.	2	3	3	.	.	3	1
bry	22	49	108	2	2	2	3	3	3	1	.	2	1	3	2	2	3	1	.	3	3
acon	21	45	125	.	1	3	1	2	1	2	.	3	1	.	1	2	3	2	3	3	3
sulf	20	50	56	.	3	3	3	3	3	3	.	3	2	.	3	3	3	.	.	2	1
phos	20	46	67	.	3	2	3	2	3	2	1	3	2	.	3	3	.	1	.	2	1
ars	20	45	74	.	3	3	3	1	3	.	3	1	.		3	3	3	1	.	2	1
merc	19	46	81	.	2	3	3	3	1	3	.	3	2	.	.	3	3	2	2	2	2
calc	19	46	71	.	2	3	3	2	3	3	.	3	2	.	2	2	3	.	.	2	1
caust	19	40	95	.	3	3	2	3	2	1	.	3	2	.	2	2	3	.	2	.	1
puls	18	44	65	.	3	2	3	3	3	3	.	3	.	.	2	3	3	.	1	3	.
kali-c	18	36	94	.	2	3	2	2	2	1	2	.	2	.	3	2	1	.	.	.	.
lach	18	35	84	.	2	.	3	1	2	2	1	3	3	.	.	2	1	.	2	.	1
nat-m	17	38	71	.	3	3	1	2	3	.	3	2	.	2	2	1	2	.	.	.	.
apis	17	37	149	.	2	.	3	2	2	.	2	2	.	.	1	3	3	3	.	.	.
carb-v	17	36	102	.	2	2	1	2	3	.	3	1	.		3	3	.	.	.	2	1
jod	17	28	170	.	2	.	2	.	1	2	.	3	1	1	2	2	.	1	.	2	1
sil	16	42	66	.	2	3	3	1	2	3	.	3	3	.	3	3	3	.	.	.	.
lyc	16	40	58	.	3	3	2	3	1	3	.	2	2	.	3	2	3	.	.	.	.
kali-bi	16	35	155	.	.	.	2	2	2	3	.	3	2	.	3	2	2	.	2	2	2
chin	16	34	90	.	3	2	3	2	3	1	.	3	.	.	1	2	1	.	2	.	.
kali-j	16	32	271	.	2	.	3	2	2	2	.	.	2	.	2	3	3	.	2	.	.
psor	16	31	214	.	3	.	3	1	2	3	.	.	1	1	1	1	2	.	.	.	.
cham	16	29	113	.	1	2	2	2	1	.	3	1	.		2	2	1	.	3	2	.
zinc	16	28	95	.	1	2	2	1	2	1	.	3	2	.	1	1	3	.	.	.	1
verat	16	26	108	.	1	2	1	3	1	1	.	3	1	.	1	1	.	1	.	.	.
nux-v	15	40	57	.	3	3	3	3	3	3	.	3	1	.	3	3	.	.	.	2	.
hep	15	37	96	.	3	3	2	1	2	3	.	3	2	.	1	3	3	.	.	.	.
gels	15	33	166	.	2	.	3	2	2	1	.	.	.	.	.	2	3	.	.	2	.
ip	15	30	190	.	2	2	1	2	2	.	.	.	.	.	3	1	3	.	.	3	2

Charakteristische Arzneien

Arzneimittel	Psychologische Bedeutung
Bryonia alba	Festhalten an Normen und Traditionen, da die Individualität noch nicht entfaltet ist
Camphora	Sich seelisch aus schlimmer Situation herausziehen
Chininum sulfuricum	Abhängigkeit soll nicht realisiert werden
Dulcamara	Dominanzen dürfen nicht hinterfragt werden
Eupatorium perfoliatum	Verlust der Persönlichkeitsstruktur durch fehlende Selbstverantwortung
Ferrum phosphoricum	Fortwährender Lebenskampf wiederholt sich in gleicher Weise
Gelsemium sempervirens	Erwartungsangst aus zurückgehaltener Emotion
Magnesium phosphoricum	Der ewige, stille Krieg
Sabadilla officinalis	Sich wie der letzte Dreck fühlen

Typische Lebenssituationen

Fühlt sich gefoltert, geschlagen und abhängig. Selbstverantwortung und Kreativität im Leben werden nicht übernommen und diese möglichst an lebende oder imaginäre Dominanzen übergeben. Diese sollen die Führung im Leben übernehmen. Verbleibt in Leid, Anbetung und Schwäche. Auch eine vermeintlich machtvolle Position kann „leidig" und belastend sein. Wird keine Selbstverantwortung übernommen, kann eine Zwangssituation entstehen, in der sich die Persönlichkeit trotz scheinbar unendlicher Möglichkeiten nicht entfaltet, sondern sich den Gegebenheiten pflichterfüllt oder imagetreu anpasst. Der innere Konflikt zwischen selbst auferlegter Verpflichtung und Individualisierungswunsch wird zur Qual.

Verhaltensmuster

Basierend auf der Gewaltbühne der Pocken inszeniert sich mit der Grippe eine Gruppenthematik um den Kerngedanken „kollektiven Leidens" immer wieder neu. Das Leben wird zur fast schon lustvollen Hingabe an das Leid. Leid bzw. Leidensfähigkeit wird zum Image. Gegen Macht und deren Einflussnahme wird nicht offen revoltiert, vielmehr wird diese scheinbar akzeptiert und doch bewusst oder unbewusst unterwandert. Leid zu ertragen berechtigt zum Empfang von Mitleid und führt in einer vermeintlichen Situation der lieblosen Austauschbarkeit zu Zuwendung ohne dass man sich in den „Verdacht von Individualität" oder gar des „für sich selbst Forderns" stellen müsste. Dieses Verhaltensmuster scheint kurzfristig Erfolg versprechend und schafft einige andernfalls nur mühselig zu erkämpfenden Freiräume.

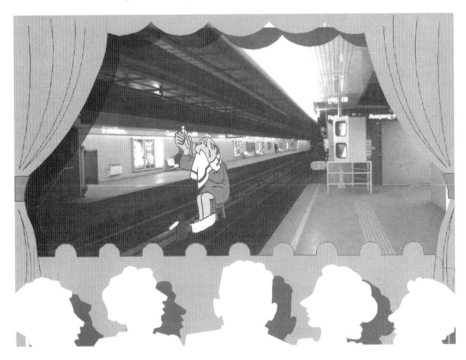

So wird erlebtes Leid durch Wiederholung nicht entwertet, sondern zum Instrument, welches man bei Bedarf benutzt. So hat so mancher jeden Herbst „seine Grippe" und begibt sich auf das Krankenlager, anstatt den gesamten gewonnenen Freiraum lebenslustig zu genießen. Der „Gripppefreiraum" wiederum kann sich manifestieren und in chronisches rheumatisches Geschehen umgewandelt werden. Damit ist das Leid lebenslang als Steuerungspotential manifestiert.

Mögliche Reaktionen auf den Impfstoff

Impfstoff

Derzeit besteht die Behandlung der jährlichen Grippewelle meist in einer Prophylaxe vor Ausbruch der „Saison". Die aktiven Viren des Typ A neigen zu hoher Variabilität, sodass praktisch in jeder Saison neue Viren auftreten, gegen die es anfänglich noch keinen Impfstoff gibt. Da in den letzten Jahrzehnten alle Grippen vom asiatischen Raum ausgingen, sammelt man dort im Frühjahr die „aktuellen Viren" und beginnt daraus in Europa einen Impfstoff herzustellen, der dann im Herbst als Vorbeugung gegen die winterliche Grippe eingesetzt wird. Dabei werden entweder *Vollimpfstoffe*, das heißt inaktive Viren, oder *Spaltimpfstoffe* verwendet; hier wurde den Viren das Lipoprotein entfernt, mit dessen Hilfe sie in die Zellen gelangen können. Dieses Verfahren setzt aber voraus, dass die Virusgrippe unverändert von Asien nach Europa gelangt und sich dabei auch rund ein halbes Jahr Zeit lässt.

Gebräuchliche Zusatzstoffe

- Natriumchlorid
- Kaliumchlorid
- Kalium-Dihydrogenphoasphat
- Polysorbat 80
- Formaldehyd
- Magnesiumchlorid
- Kalziumchlorid
- Sucrose

In Spuren:

- Kanamycinsulfat
- Neomycinsulfat
- Cetyltrimethylammoniumbromid

Symptome, Neben- und Nachwirkungen

- Abgeschlagenheit
- Appetitlosigkeit
- Atemnot
- Atemwegserkrankung
- Atmung beschleunigt
- Atmung erschwert
- Atmung mit Rasselgeräuschen
- Augen (Bewegungsschmerzen)
- Augenbindehautentzündung
- Augenbrennen
- Bewusstseinsstörungen
- Brustbeinbeschwerden
- Delirium
- Erbrechen
- Fieber
- Fieber (hoch)
- Fieber (schnell ansteigend)
- Frösteln
- Gaumen gerötet
- Gehirnerkrankung (entzündlich)
- Gelenkschmerzen
- Halslymphknotenvergrößerung
- Halsschmerzen
- Haut (gerötet)
- Haut (heiß)
- Haut (trocken)
- Hautausschlag
- Hautausschlag (masern-scharlachartig, flüchtig)
- Hautflecken an den Extremitäten
- Heiserkeit
- Herzschlag (verlangsamt)
- Husten
- Husten mit Auswurf (blutig)
- Husten mit Auswurf (eitrig)
- Husten mit Auswurf (spärlich)
- Husten schmerzhaft
- Kehlkopfentzündung
- Koma
- Kopfschmerzen
- Krämpfe
- Leberentzündung
- Lebervergrößerung
- Lethargie
- Lichtempfindlichkeit
- Luftröhrenentzündung
- Lungenbelüftungsstörung (Ventilationsstörung)
- Lungenentzündung
- Lungenfunktionsstörungen
- Mattigkeit
- Muskelschmerzen
- Muskelschmerzen (am ganzen Körper)
- Muskelschmerzen (an den Beinen)
- Muskelschmerzen (Lumbosakralregion)
- Rachen gerötet
- Schnelle Ermüdung
- Schweißneigung
- Unwohlsein
- Zentralnervensystementzündungen
- Zentralnervöse Störungen
- Zyanose (bläuliche Gesichtsfarbe)

Impfdeblockierung - Erfahrungen und Hinweise

Sollten sich oben genannte Symptome unter Gaben homöopathischer Arzneien nur kurzfristig bessern oder in kurzen Zeiträumen immer wieder auftreten, ist die Wahrscheinlichkeit einer Impfblockade kaum auszuschließen. Diese gilt es aufzulösen. Die Gabe der Impfstoffnosode in Verbindung mit dem oder den zusätzlich notwendigen Einzelmitteln ist in der Regel Erfolg versprechend.

Typisch für das Grippeterrain sind Schüttelfrost und Geschlagenheitsgefühl. Bei Muskelschmerzen und den dazugehörigen Wundheitsgefühlen sollte man ebenfalls an die Grippeimpfung denken. Der typische Influenza-Patient leidet und „jammert", ohne sich in eine konstruktive Aktivität zu begeben. Weitere Symptome der Grippethematik sind Unwohlsein und Schmerzen im unteren Brustbereich. Das Brustbein symbolisiert das Selbstwertgefühl, welches bei Influenzapatienten verdrängt wird oder verdrängt werden muss, damit die Rolle des Leidenden überhaupt glaubwürdig gelebt oder gespielt werden kann. Treten bei einem Patienten immer wieder Herzrhythmusstörungen oder gar Herzentzündung auf, kann die Influenzaimpfung ebenfalls einer der wesentlichen Hintergründe sein.

In diesem Falle wird das Mittel Gelsemium sempervirens – „Erwartungsangst aus zurückgehaltener Emotion" und für die Herzproblematik Bryonia alba – „Festhalten an Normen und Traditionen, da die Individualität noch nicht entfaltet ist" in Verbindung mit der Impfstoffnosode der jeweiligen Saison Erleichterung oder sogar Heilung bringen. Der Grippe verwandt sind der Scharlach und das Rheuma, die ebenfalls auf der Basis der Pocken agieren. Sollten die Ausleitungsmittel der Grippe mit der Impfstoffnosode nicht komplett ausreichen, wäre es sinnvoll, die Pockenimpfentgiftung mit einzusetzen.

Reicht dies noch nicht aus, ist eine homöopathische Behandlung des Scharlachs und/oder des Rheumas anzuraten. Im Folgenden aufgeführt die am häufigsten vorkommenden empfohlenen Ausleitungsmittel für die Grippe:

Ausleitungsmittel	Psychologische Bedeutung
Gelsemium sempervirens	Erwartungsangst aus zurückgehaltener Emotion
Bryonia alba	Festhalten an Normen und Traditionen, da die Individualität noch nicht entfaltet ist

Mentale Arzneimittelprüfungen

Grippe 2000 - Proband/in 1 - C 10.000

Mein Herzschlag wird intensiver, drängender und tiefer, aber nicht schneller. Er breitet sich überall aus, wie eine Welle bebt er durch meinen Körper. Nicht nur durch meinen Körper, auch durch den der anderen drängt er, wie ein Tentakel. Ich habe das Gefühl, ein Tentakel zu sein, das an alles andocken kann. Der intensive Herzschlag zieht alles andere mit sich. Er begrenzt sich nicht auf diesen Raum, sondern wirkt selbst auf die Verkäuferin im Gebäude nebenan und breitet sich immer weiter aus.

Ich genieße diese Macht, die ich als Chef aller habe. Es ist aber langweilig, da alle auf meinen Impuls hin das Gleiche tun. Es ist erst positiv. den eigenen Willen durch zusetzen, aber auf Dauer langweilig. Alle anderen sind Marionetten. Es langweilt mich immer mehr. Es wäre vielleicht lustiger, ein Tentakel abzuschneiden und zu beobachten, ob dieses einzelne dann etwas anderes tut. Mein Herzschlag wird härter. „Nichts abschneiden". Aber man könnte doch einmal versuchen, etwas abzureißen. Es wird als Zufall getarnt. Ich tu es ja nicht absichtlich. Es sieht so aus, als ob es überhaupt nichts geschieht. Doch dann fängt das kleine, abgetrennte Teil an sich zu bewegen, es zuckt wie in den letzten Zügen und robbt in Richtung Wasser. Es geht jetzt ins Wasser, ich kann es nicht mehr gut erkennen geschweige denn kontrollieren. Ich stelle mich jetzt auf, um zu beobachten, was das kleine Tentakelteilchen macht. Ich will sehen, ob es überlebt. Es sieht aus, als ob es ihm gut gefällt. Es nimmt sich ein Holzstück zum Surfen und einen Fisch zum Tauchen. Er wird immer lebendiger, entfernt sich und noch bleibt immer weniger unter meiner Kontrolle. Mein Herzschlag wird wieder intensiv, alle machen wieder das Gleiche. Nun kommt mir die Idee, dass man jedes einzelne Tentakel gehen lassen könnte. Aber nicht in das Wasser, das wären zu viele.

Dieser abgetrennte Teil hat zu viele eigene Ideen. Alle sollten über Antennen verbunden sein, und auf meinen Wunsch hin dann doch das Gleiche tun. Wenn ich jetzt alle Tentakel ausreißen würde, bliebe nur noch mein Kopf übrig. Gesagt, getan. Der Kopf wird quallenähnlich und trocknet aus in der Sonne. Innerlich fühlt es sich total ruhig an, als wäre ich erlöst. Ich muss keinem mehr sagen etwas zu tun ist. Es ist sehr anstrengend, so viele mitziehen zu müssen. Ich wird innerlich immer ruhiger, leichter und konzentrierter. Nun krabbelt ein kleiner Käfer aus der Qualle, als Rest von diesem Monster. Der Käfer, der ich nun bin, kann fliegen und ich fliege überall herum, ich bin frei.

Grippe 2000 - Proband/in 2 - C 10.000

Ich fühle einen subtilen Widerstand in der Art „nein, ich will das nicht". Alles ist schwarz, ich habe keine Bilder vor Augen. Ich habe das Gefühl, dass sich ein undefinierbarer Machtanspruch breit macht, der nicht fassbar ist. Mir sträuben sich die Haare! Die Finger der Hand, in der das Röhrchen ist, sind kalt. Am liebsten würde ich das Röhrchen wegwerfen. Ich habe das Gefühl, dass der undefinierbare Machtanspruch überall einsickern würde. Ich habe das Gefühl von sanfter, körperlicher Aktivierung. Ich spüre Kraft und einen Impuls; ich weiß aber nicht, wohin mit meiner Kraft. Ein unangenehmer Zustand.

Ich fühle mich wie ein Rennpferd, das in der Box steht, aber nicht loslaufen darf. Ich fühle eine Konzentration auf das Mittel, außerdem eine unangenehme Steifigkeit. Als ob mir das Atmen schwer fällt. Es wird sehr heiß. Der Kopf ist angestrengt, aber es kommt nichts mehr heraus. Ich habe keine Ideen, da ich mich paralysiert, angestrebt und blockiert fühle. Ich spüre im Schulterbereich eine Verhärtung und Nackensteifigkeit. Diese Symptome sind mit subtiler Angst verbunden, einer Bedrohung. Ich habe eine Ahnung, als ob sich etwas meiner bemächtigen will. Ich probiere aus, ob ich meinen Kopf noch bewegen kann. Das Atmen ist immer noch eingeengt und nicht frei. Ein ohnmächtiges Gefühl des Ausgeliefertseins macht sich breit. Ich habe keine Atmung, obwohl ich mit ihr ansetzen müsste, um wieder in eine Selbstbestimmung zu gelangen.

Ich habe immer noch keine Bilder vor mir. Aus der Schwärze ist ein Grau geworden. Es ist gleichzeitig angenehm, weil weniger Spannung da ist, aber auch unangenehm. Beim Atmen spüre ich noch dieses Beklemmungsgefühl. Ich habe außerdem kalte Füße. Das Graue hat etwas Aussichtsloses. Es gibt keinen Ansatzpunkt, wie ich zu Bewegung, Freude oder Aktion kommen könnte. Es ist, als ob meine Eigeninitiative amputiert wird. Ich komme mir vor wie ein willenloses Wesen, dass darauf wartet, was nun geschieht. Ich habe das Gefühl, in der Passivität stecken zu bleiben. Alles ist grau in grau. Ich spüre über meine Mittelachse eine Dynamik als wenn ein Pflänzchen aus dem Boden kommt.

Das Pflänzchen hat die Kraft, das Grau weg zu schieben. Es ist jetzt auch Sonne vorhanden, das Pflänzchen streckt sich ihr entgegen. Die Aussichtslosigkeit und das Graue sind weg. Ich sehe nun viele andere Pflänzchen in einer schönen Landschaft. Alles ist viel angenehmer als vorher. Ich könnte mir noch mehr Bewegung vorstellen, die sich im gleichen Maße weiterentwickelt wie meine frisch geweckte Selbstbestimmung.

Grippe 2000 - Proband/in 3 - C 10.000

Der Arm, in dessen Hand ich das Röhrchen halte, wird lahm und sehr schwer. Ich sehe eine Galeere, die von etwa 40 Ruderern bewegt wird. Vorne sitzt jemand und schlägt den Takt. Die Ruderer müssen Sklaven sein, denn es befindet sich eine Art Käfig, in der einige Ersatzruderer gefangen gehalten werden, auf dem Schiff. Ein Wächter geht mit der Peitsche auf und ab. Ich kann beobachten, wie ein soeben geschlagener Ruderer zusammenbricht und einfach ersetzt wird. Der zusammengebrochene Ruderer kommt jetzt austauschsweise in diesen Käfig. Der Ersatzruderer wird eingespannt und rudert nun im gleichen Takt.

Es wird gemeldet, dass jemand zusammengebrochenen ist. Daraufhin nähert sich eine Person, vielleicht ein Arzt, kommt hinunter und besichtigt den Zusammengebrochenen. Dieser befindet sich fast an der Grenze seiner Kräfte, es wird die Entscheidung getroffen, ihn über Bord zu werfen. Dies geschieht auch, er wird aber gnädigerweise an der Seite über Bord geworfen, auf der das Land sichtbar wird. Die Schiffsbesatzung, die dies ausführen muss, empfindet Mitleid für die Person. Sie stecken ihm ein Stück Brot zu und geben ihm etwas Schnaps mit, außerdem werfen sie ein Brett hinter ihm her. Das Schiff verschwindet am Horizont, mit letzten Kräften kann der Ruderer das Brett erreichen. Er schafft es gerade noch, sich darauf zu ziehen, nun lässt er sich treiben. Die See ist recht ruhig und er bewegt sich in Richtung Festland. Trotz der lebensbedrohlichen Situation ist der Ruderer erleichtert über die Tatsache, endlich frei zu sein. Im Grunde genommen ist es ihm völlig gleich, was mit ihm geschieht. Dieses Gefühl der Freiheit ist das Wichtigste, was er je empfunden hat.

Irgendwann spüre ich, dass ich selbst der Ruderer bin. Sofort komme ich dank dieser Erkenntnis zu Kräften und bemühe mich nun, an Land zu kommen. Meine Motivation ist sehr groß, ich strande ganz in der Nähe eines kleinen Hafens. Eine Frau mit ihrem Kind findet mich und lädt mich ein, mit ihr zu kommen. Leider reichen in Moment meine Kräfte nicht aus, um mich aufzurichten und zu gehen. Die beiden sind kaffeebraun und sehr sympathisch. Das Kind bleibt bei mir, die Frau entfernt sich plötzlich. Nach kurzer Zeit kommt sie in Begleitung von zwei jungen Männern zurück, welche mich auf den Schultern in ihr Haus tragen. Dort liege ich auf einem einfachen Lager und werde wohl einige Tage gepflegt, auch etwas zu essen bekomme ich. Ich war offensichtlich jahrelang auf dieser Galeere, das neue Gefühl von Freiheit ist spannend aber auch ungewöhnlich und neu.

Irgendwann bin ich wieder bei Kräften und helfe der Familie beim Ackerbau. Ich nehme am Dorfleben teil. Hier gibt es einige Eselskarren. Auch ein Elefant hilft bei der Feldarbeit. Mit dem Eselskarren fahre ich gelegentlich in die Umgebung und lerne immer Neues kennen. Es ist ein angenehmes Gefühl, dazuzugehören. Ich fühle mich sehr wohl in der Gemeinschaft, in der ich so freundlich aufgenommen wurde und kann gleichzeitig das Gefühl von Freiheit genießen. Das Leben ist endlich angenehm geworden.

Deutung der Mentalen Arzneimittelprüfungen

In der ersten Arzneimittelprüfung erlebt sich die Probandin als „Chef" in einem Verbund und alle haben zu tun, was sie vorgibt. Machtgefühl und Machtgenuss sind zwar groß, aber das Leben langweilig. Es geschieht nichts Unvorhergesehenes, alles ist planbar. Um das zu ändern, gibt sie einen Teil von sich frei, der dann selbstständig über sich bestimmen kann. Ihre Gefühle dazu sind sehr zwiespältig. Die Furcht vor dem Macht- und Kontrollverlust ist groß, aber auch die Langeweile, die Ermüdung steigert sich mehr und mehr. Obwohl ihre Unsicherheit die Auflösung des gesamten Systems verbietet, überwindet sie sich und erlebt zu ihrem Erstaunen eine neue Qualität von Lebenslust und freiheitlichen Empfindungen. Erst mit der Aufgabe des Kontrollebedürfnisses erwies der Machtanspruch sich als unnötig. Sie transformiert und ist nun in der Lage, als fliegender Käfer die Leichtigkeit des Lebens zu spüren.

Auch in der zweiten Arzneimittelprüfung erlebt die Probandin einen Machtanspruch, der sie jedoch sehr einengt und belastet. Ihr Potential zur Veränderung erwacht und anfangs fühlt sie sich von ihrer eigenen Dynamik unter Druck gesetzt. Irgendwann jedoch ist dieses eigene Potential so erstarkt, dass sie in der Lage ist, auf äußerliche Machtansprüche und Kontrollzwänge zu verzichten. Sie empfindet aus ihrer Mitte etwas Neues, ein Pflänzchen erwachsen, das nun ihrer veränderten Persönlichkeit und Individualität entspricht. Die Thematik der Steuerung von anderen über Macht und Kontrollmechanismen ist nun aufgelöst. Ihre eigene, kreative Energie bleibt erhalten und wird nun für individuelles Wachstum genutzt.

In der dritten Arzneimittelprüfung werden im Sinnbild der Galeere gruppendynamische Machtmechanismen und deren Manipulation dargestellt. In seiner Schwäche fällt der Proband aus dem dort vorherrschenden System und soll deshalb eliminiert werden. Er wird trotz vorhandenen Mitleides verstoßen und gibt sich zuerst scheinbar auf. Bis zu diesem Zeitpunkt ist die Position des Probanden die eines vermeintlich Außenstehenden. Mit der Bewusstwerdung der eigenen Situation, der Proband spürt sich selbst in der Rolle des Ausgestoßenen, entsteht Klarheit und ein Gefühl von Freiheit, auf dessen Basis eine neue Qualität nicht nur von Über- sondern auch von Lebenswille entsteht.

So gelangt er schließlich in Freiheit und Selbstbestimmung, und erkennt, dass Gemeinschaft ohne Zwang tatsächlich existieren kann.

In der Influenzaimpfung aus dem Jahr 1999/2000 werden Machtstrukturen sehr deutlich und verbindlich wieder gespiegelt. In allen drei Arzneimittelprüfungen wird die Leidensthematik wie auch die Form ihrer Verarbeitung sichtbar. Dabei ist zu erkennen, wie eng die Leidensthematik mit den Themen Macht und Machtanspruch, Kontrolle sowie bewusstem und unbewusstem hierarchischen Denken verbunden ist. Erst die Überwindung der damit verbundenen Bewertungen, das Anerkennen der eigenen Individualität, das Loslassen von zwanghaften Anpassungsvorstellungen und der Verzicht auf Manipulation führen in eine kreative, selbst bestimmte Gelassenheit.

Psychologische Bedeutung

- Sich dem Leid als Lebensinhalt
genussvoll hingeben
fühlt sich gefoltert, geschlagen und abhängig -

Hepatitis A

Erreger:	Hepatitis A-Virus (RNA-Virus)
Inkubationszeit:	14 bis 45 Tage, hauptsächlich fäkal-orale Aufnahme
Klassische Behandlung:	keine spezielle medikamentöse Therapie, Prophylaxe mit Immunglobulinen

Symptome und Verlauf der Erkrankung

Hepatitis A (ansteckende Leberentzündung) ist eine gutartige Viruskrankheit. Sie läuft mit allgemeinem Krankheitsgefühl, Fieber und Gelbsucht ab. Übertragen werden die Hepatitis A-Viren hauptsächlich über verunreinigtes Wasser und über Nahrung, die mit fäkalienverunreinigtem Wasser gewaschen wurde.

Bei ca. 90% der Patienten verläuft die Hepatitis A unerkannt. Nach 12 bis 50 Tagen beginnt die ansteckende Leberentzündung mit einem gewöhnlich sechstägigen **Vorläuferstadium**.

Bei einer akuten Erkrankung, die zunächst mit

- Appetitlosigkeit,
- Abneigung gegen Fett und Alkohol,
- einer allgemeinen Abgeschlagenheit,
- Kopfschmerzen,
- Übelkeit, Erbrechen und
- Schmerzen unter dem rechten Rippenbogen einhergehen kann, besteht häufig ein
- mäßiges Fieber.

Das Fieber dauert nur ein bis drei Tage, kann aber auch völlig fehlen. So erscheint dieses Vorläuferstadium häufig unter dem Bild einer „Grippe", „Magenverstimmung" oder eines „Darmkatarrhs". Mit dem Beginn der Gelbsucht verschwinden gewöhnlich die Beschwerden des Vorläuferstadiums, es bleiben aber Appetitstörungen, häufig kommt ein quälender Juckreiz (*Pruritus*) hinzu.

Es folgt das eigentliche Krankheitsstadium mit Gelbsucht (*Ikterus*):

- Gelbfärbung der Augen (*Skleren*)
- Gelbfärbung der Haut (schnell zunehmend)
- Lebervergrößerung (bei Druck schmerzhaft)
- Milzvergrößerung
- Verlangsamung der Herzschlagfolge (*Bradykardie*)
- dunkelbrauner Urin
- heller, lehmartig verfärbter Stuhl

Die Genesung erstreckt sich über etwa vier Wochen mit abklingender Gelbsucht, dunklerem Stuhl und hellerem Urin. Die Leber ist anfangs noch vergrößert und druckempfindlich. Die Werte der Kontrolluntersuchungen nähern sich zunehmend der Norm. Im Allgemeinen verläuft die Hepatitis A mild und heilt aus, wenn in der akuten Phase keinerlei Leber belastende Substanzen aufgenommen werden (Alkohol, Medikamente). Ein über sechs Wochen verlängerter Verlauf ist selten, chronische Formen sind unbekannt. Hat man diese Infektion überwunden, bleibt eine lebenslange Immunität.

Komplikationen und Folgewirkungen

Tritt noch ein Rückfall ein, so kann die Leberentzündung zu einem mehrmonatigen Krankheitszustand mit jedoch anschließend vollkommener Ausheilung führen.

Bedeutung der Symptome

Symptom	Bedeutung
Appetitlosigkeit	will am Leben nicht mehr teilnehmen, Interesselosigkeit
Widerwillen gegen Fett	will sich mit schwierigen Themen nicht befassen
Widerwillen gegen Alkohol	will sich mit dem Gefühl des „abgelehnt sein" und der eigenen Individualität nicht befassen
Abgeschlagenheit	der Lebenskampf hat müde gemacht
Kopfschmerzen	emotionale Probleme sollen rational gelöst werden
Übelkeit	das Leben ist übel, in übler Situation sein

Symptom	Bedeutung
Erbrechen	das Leben ist "zum Kotzen"
Schmerzen unter dem rechten Rippenbogen	sich als Persönlichkeit unter Druck gesetzt fühlen
mäßiges Fieber	aufkeimende Wut
Appetitstörungen	steht indifferent zum Leben
Juckreiz, quälend	würde sich gerne der Herausforderung des Lebens stellen, traut sich aber nicht
Gelbfärbung der Lederhaut der Augen (Skleren)	zornig sein, weil er aus üblicher oder traditioneller Sichtweise nicht herauskommt
gelbe Hautfarbe	Zorn über die fehlende Abgrenzung anderen gegenüber
Leber vergrößert (bei Druck schmerzhaft)	passt sich aus Furcht vor dem Leben anderen an
Milz vergrößert	hält stur an Abhängigkeit und Verpflichtung fest
Herzschlag verlangsamt (Bradykardie)	Resignation, da der Sprung in die Eigenverantwortlichkeit und Selbstbestimmung zu schwierig scheint
Urin dunkelbraun	hat die emotionalen Familienthemen nicht bewältigt
heller Stuhl, lehmartig verfärbt	kann sich von problematischen Familienthemen nicht lösen, bezieht keine eigene Stellung

Symptom- und symbolsprachliche Zusammenhänge

Aus der Deutung der Hepatitis-A-Symptome ist abzulesen, dass Menschen, die an Hepatitis-A erkrankt oder geimpft sind, einen Widerwillen gegen das Leben entwickelt haben. Sie scheinen in einem so großen inneren Reizzustand zu sein, dass sie andere, äußere Reizmittel oder Reizzustände nur schwer ertragen.

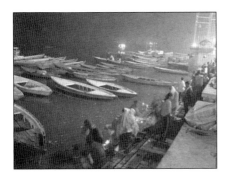

Eine Infektion mit Hepatitis A findet über mit Fäkalien verseuchtes Wasser statt. Da Wasser für die Gefühlswelt steht, assoziiert sich hier eine Verseuchung der Gefühle in der Umgebung. Aus diesem Grunde bemühen sich Hepatitis-A-Patienten, in ihrer Verbindung zu anderen und in ihrer Lebenseinstellung etwas zu verändern. Dies scheint aber kaum möglich zu sein. Das Sicherheitsbedürfnis ist zu hoch.

Besonders in den Komplikationssymptomen von Hepatitis A wird deutlich, dass die Resignation dem Leben gegenüber erheblich größer ist als der Mut die eigene Individualität anderen gegenüber zu zeigen und sich möglicherweise zu distanzieren.

Repertorisierte Symptome

Nr.	R	Kap	Treffer	Symptom
1		SK	M#	3	ENTZÜNDUNG; Verdauungsstörung; schlechtem Wasser, nach
	1	SK	REC#	2	DIARRHOE; Wasser; durch infiziertes W. bei schlechter Drainage
2		BN	EMP#	81	ÄUSSERE UND INNERE KÖRPERTEILE IM ALLGEMEINEN; Anfälle von Unwohlsein (Vgl. Krankheitsgefühl)
	2	BN	EMP#	65	ÄUSSERE UND INNERE KÖRPERTEILE IM ALLGEMEINEN; Krankheitsgefühl, Gefühl von Unwohlsein (vgl. Anfälle von Unwohlsein)
3		SK	FI#	13	(Fieber) ANFALLWEISE

Nr.	R	Kap	Treffer	Symptom
4		SK	M#	203	APPETIT; fehlt (Appetitlosigkeit) (v.)
5		SK	M#	34	ABNEIGUNGEN; fette und schwere Speisen
	5	SB	MS#	9	APPETIT; Appetit gestört - Abneigung, gegen; Fette
	5	SD	KON#	23	KONSTITUTION; Abneigung; FETTES
6		SD	KON#	51	KONSTITUTION; Empfindungen; ABGESCHLAGENHEIT
7		SK	KS#	258	(Kopf) SCHMERZ
8		SK	M#	273	ÜBELKEIT
9		SK	M#	177	ERBRECHEN; überhaupt; Erbrechen
10		SK	BAS#	104	(Bauchschmerz) LEBER
11		SK	H#	172	EMPFINDUNGEN; Jucken
12		SK	A#	2	BINDEHAUT UND SKLEREN; Chemosis; gelb
	12	SK	A#	2	BINDEHAUT UND SKLEREN; Flecke; gelbe, im Augenweiß
13		SK	H#	107	(Haut) FARBE; gelb (Gelbsucht, Ikterus usw.)
14		SK	ABD#	54	LEBER; Vergrößerung (v.)
15		SK	ABD#	42	MILZ; Vergrößerung (v.)
16		SB	KR#	31	HERZ; Puls; langsam, Bradykardie (v.)
17		SK	URI	39	(Urin) FARBE; braun; dunkelbraun
18		SK	STU	56	(Stuhl) FARBE; hell gefärbt

Auszug aus der Repertorisationsmatrix

Weitere mögliche Ausleitungsmittel für die Hepatitis-A- Impfdeblockierung.

Med / Symp	Trf	Wrt	RelA	1	2	3	4	5	6	7	8	9	10	11	12	13	14	15	16	17	18
ars	14	36	52	2	3	.	3	3	.	3	3	3	2	3	.	2	2	2	.	2	3
merc	14	34	59	.	3	2	2	3	1	3	2	2	3	3	.	3	2	.	.	2	3
calc	14	33	52	.	3	2	3	3	.	3	2	2	2	2	.	2	2	2	.	2	3
chin	13	35	73	.	2	.	3	3	2	3	3	3	3	1	.	3	3	3	.	.	3
sulf	13	31	36	.	3	.	3	3	.	3	3	3	2	3	.	2	2	2	.	1	1
phos	13	28	43	.	2	.	3	1	.	3	2	3	2	2	.	3	2	2	.	1	2
nit-ac	13	26	72	.	2	1	1	.	.	3	2	2	3	2	.	3	2	2	.	1	2
sep	12	32	44	.	3	.	3	3	2	3	3	2	3	3	.	3	.	.	.	3	1
nat-m	12	31	50	.	3	.	3	3	3	3	3	2	2	3	.	2	2	2	.	.	.
lyc	12	30	43	.	3	1	3	.	.	2	2	2	3	3	.	3	3	.	.	2	3
chel	12	29	114	.	3	.	3	.	1	1	2	2	3	3	.	3	2	.	.	3	3
bry	12	28	59	.	2	2	2	3	3	3	2	3	2	2	.	2	2	.	.	.	.
plb	12	21	103	.	2	.	2	.	.	2	2	3	1	1	.	3	1	1	.	2	1
sil	11	29	45	.	3	.	3	.	3	3	3	3	2	3	.	2	1	.	.	.	3
lach	11	24	51	.	.	.	1	.	3	3	2	2	3	2	.	3	1	2	.	2	.
caust	11	23	55	.	3	.	2	.	3	2	2	1	1	3	.	2	.	.	2	2	.
kali-c	11	22	57	.	3	.	1	.	.	2	3	1	2	2	.	1	2	.	3	.	2
carb-v	11	22	66	.	2	.	2	3	.	2	2	.	1	3	.	2	2	1	.	.	2
hep	11	21	70	.	3	1	1	2	.	2	3	2	.	1	.	2	2	.	.	.	2
tab	11	19	213	.	.	.	1	.	.	1	3	3	.	2	.	1	1	1	2	1	3
sec	11	16	133	.	2	.	1	1	.	1	2	2	1	1	.	2	1	.	.	2	.
chin-ar	11	16	437	.	.	.	1	1	.	1	1	1	2	2	.	2	1	2	.	.	2
nux-v	10	28	38	.	3	.	3	.	.	3	3	3	3	2	.	3	3	2	.	.	.
dig	10	23	109	.	.	.	2	.	.	2	3	2	.	2	.	2	2	.	3	2	3
acon	10	23	59	.	3	.	2	.	3	1	2	3	3	1	.	3	.	.	.	2	.
rhus-t	10	21	42	.	2	.	3	1	3	2	3	1	.	3	.	1	.	.	2	.	.
jod	10	21	100	.	.	.	2	.	.	2	2	2	2	1	.	3	2	3	.	.	2
con	10	21	60	.	3	.	2	.	.	1	2	2	2	2	.	3	2	2	.	.	.
podo	10	20	234	2	.	.	2	.	.	2	2	1	3	.	.	2	2	.	.	2	2
petr	10	19	82	.	2	.	2	3	.	2	3	2	.	2	.	1	.	.	.	1	1

Charakteristische Arzneien

Arzneimittel	Psychologische Bedeutung
Apocynum cannabinum	Im nicht bewältigten, negativen Gefühlsstau bleibt das Leben nur Phantasie
Arsenicum album	Existenzangst, lieber sterben, als sich verändern
Boletus laricis	Alles bleibt beim Alten; in Abhängigkeit erstarrt
Leptandra virginica	Fixiertes Selbstbild, lässt Spiritualität nicht zu
Veratrum album	Der Selbstverrat

Typische Lebenssituationen

Eine negative, emotional belastende, schwere Lebenssituation scheint unabänderlich. Fehlende Eigendynamik und fehlendes Wandlungsbewusstsein behindern das Leben. Die Impfung prägt und fixiert die oben beschriebene Thematik. Der Mensch setzt sich nun, fast zwanghaft, mit dem Thema auseinander. In diversen Erlebnissen wird er obigem Thema begegnen bis es als körperliche Störung in Form von Symptomen in das Bewusstsein kommt.

Sich selbst in einer scheinbaren Ausweglosigkeit gefangen haltend, sucht die Persönlichkeit immer wieder nach anderen, neuen Ausflüchten, warum „etwas" nicht möglich sei. Diese Flucht in die Umstände findet sich häufig bei Menschen, die sich beispielsweise in einer erstarrten, langweiligen, de facto nur noch "Versorgungs"- Partnerschaft befinden. Wenn große Kompromisse zwischen den emotionalen Bedürfnissen und deren Verwirklichung gemacht werden, z.B. in einer in einer schwierigen sozialen Lage wie dauernde Arbeitslosigkeit, und dies dauerhaft erhalten bleibt, deutet dies auf die Lebenssituation mit Hepatitis-A-Prägung hin.

Verhaltensmuster

In beiden Situationen ist bewusst, dass Änderungen, auch einschneidender Art, notwendig wären, zu denen man aber nicht bereit ist. Stattdessen wird an der aktuellen Lebenssituation starr festgehalten, um die eigene Unflexibilität, Konfrontationsunlust und Bequemlichkeit sozusagen als Ergebnis höherer Gewalt darzustellen. Die Berechtigung für diese Bequemlichkeit wird erkauft, indem man sich in helfendem Übereifer anderen gegenüber unentbehrlich macht.

Dabei spiegelt die Persönlichkeit die un- oder unterbewussten Missstimmungen anderer über die durch diesen Helfertrieb ausgeübte Kontrolle und leidet unter den negativen Emotionen, die in dieser Spiegelung mitschwingen. Je mehr sich die Persönlichkeit über den Helfertrieb bemüht, die Situation zu kontrollieren, desto mehr bietet sie sich als Opfer für Emotionen an, unter denen sie dann weiterhin leiden darf. Dementsprechend wird sie von der Umgebung als „Verlierer" oder „Jammerlappen" wahrgenommen. Dabei manifestiert sich der Glaube der Unentbehrlichkeit und blockiert jede Entwicklung oder auch nur gedankliche Veränderung.

Der typische Satz: „Aber ich kann doch nicht, weil..." oder „Aber ich muss doch.." lässt jede Diskussion über äußere oder innere Entwicklungs- und Flexibilität schon zu Beginn enden.

Mögliche Reaktionen auf den Impfstoff

Impfstoffe

Geimpft wird mit Totimpfstoffen oder Antigeneinheiten, gezüchtet auf Kulturen humaner Diploidzellen, Polysacchariden von Salmonella typhi und Virosomen aus Influenzavirus H1N1. Die *passive* Immunisierung erfolgt mit menschlichem Immunglobulin. Es wird aus Spenderblut gewonnen, wodurch eine gleichzeitige Übertragung anderer Viren (HIV) nie ganz auszuschließen ist. Der Vorteil der passiven Immunisierung ist die kurzfristige Verfügbarkeit, wenn schon ein Kontakt mit dem Virus stattgefunden hat, zum Beispiel bei Pflegepersonal oder Angehörigen.

Gebräuchliche Zusatzstoffe

- Aluminiumhydroxid
- Phenoxyethanol
- Polysorbat 20
- Framycetinsulfat
- Aminosäuren
- Natriumhydrogenphosphat
- Kaliummonohydrogenphophat
- Kaliumchlorid

- Trometamol
- Neomycin
- Thiomersal
- Heptan
- Formaldehyd
- Natriumchlorid
- Phospholipid
- Hämagglutinin

Symptome, Neben- und Nachwirkungen

- Abgeschlagenheit
- Abneigung gegen Alkohol
- Abneigung gegen Fett
- Abneigung gegen Nikotin
- Appetitlosigkeit
- Augen (Gelbfärbung der Lederhaut, Skleren)
- Blähungen
- Darmkatarrh
- Durchfall
- Erbrechen
- Fieber (kurzfristig)
- Fieber (leicht)
- Gelbsucht (Ikterus)
- Gelenkschmerzen
- Geruchsstörungen
- Geschmacksstörungen
- Gesicht (Ausschlag, Spinnennävus)
- Gewichtsverlust (leicht)
- Halslymphknotenschwellung
- Halsschmerzen
- Haut (Gelbfärbung)

- Hautrötung
- Herzschlag verlangsamt
- Husten
- Juckreiz (quälend, Pruritus)
- Kopfschmerzen
- Leber (druckschmerzhaft)
- Leberentzündung
- Leberentzündung (chronisch)
- Leberschrumpfung (narbig, Leberzirrhose)
- Lebervergrößerung
- Lichtempfindlichkeit
- Magenverstimmung
- Milzvergrößerung
- Müdigkeit
- Muskelschmerzen
- Schnupfen
- Stuhl (hell, lehmartig)
- Übelkeit
- Unwohlsein
- Urin (dunkelbraun)
- Verstopfung

Sollten sich die genannten Symptome unter Gaben homöopathischer Arzneien nur kurzfristig bessern oder in kurzen Zeiträumen immer wieder auftreten, ist die Wahrscheinlichkeit einer Impfblockade kaum auszuschließen. Diese gilt es aufzulösen. Die Gabe der Impfstoffnosode in Verbindung mit dem oder den zusätzlich notwendigen Einzelmitteln ist in der Regel Erfolg versprechend. Dieser zeigt sich insofern, dass das Symptom oder die Symptomgruppe nunmehr gänzlich geheilt wird und verschwindet.

Impfdeblockierung - Erfahrungen und Hinweise

Bei chronischer Müdigkeit, bei immer wiederkehrenden Verdauungsstörungen, besonders auch bei Leber- oder Milzvergrößerungen sollte man an Hepatitis A denken. Psychisch ist der Patient, der eine Hepatitis A-Impfblockade hat, typisch negativ und resigniert. Die meisten Vorschläge, die zur Veränderung der Situation gemacht werden, sind von vornherein nicht umsetz- oder realisierbar. Bei Verdauungs- oder Leberstörungen kann die Arznei „Leptandra virginica - Fixiertes Selbstbild, lässt Spiritualität nicht zu", gute Hilfe leisten und den Patienten zu einem positiven Lebensgefühl zurückführen.

Im Folgenden aufgeführt die am häufigsten vorkommenden, empfohlenen Ausleitungsmittel für die Hepatitis-A-Thematik:

Ausleitungsmittel	Psychologische Bedeutung
Leptandra virginica	Fixiertes Selbstbild, lässt Spiritualität nicht zu
Apocynum cannabinum	Im nicht bewältigten, negativen Gefühlsstau bleibt das Leben nur Phantasie

Mentale Arzneimittelprüfungen

Hepatitis A - Proband/in 1 - C 10.000

Meine Ohren gehen zu, ansonsten spüre ich körperlich keine Veränderung. Ich habe einen Druck auf meiner Stirn, es ist, als hätte ich ein Brett vor dem Kopf. Ich sehe jemanden, der etwas ausschaufelt, einen Gärtner in grüner Schürze. Er stochert mit dem Spaten auf dem Boden herum, im Hintergrund befindet sich eine Kapelle, es könnte ein Friedhof sein. Eine Beerdigung findet nicht statt, er buddelt nur die alten Knochen aus. Ich bekomme ein merkwürdiges Gefühl im Magen, als hätte mir jemand hinein getreten. Dieser Friedhof ist von einer weißen Mauer umgeben, dahinter befindet sich eine Wiese auf der Kinder spielen, sie lassen Drachen steigen.

Das Gras ist sehr hoch gewachsen, der Bauer möchte es mähen, so dass sich die Kinder einen anderen Platz zum Spielen suchen müssen. Es riecht nach frisch gemähtem Gras. Der Gärtner hat die Knochen alle ausgegraben, nun verstaut er sie im Keller der Kapelle. Mein Magen fühlt sich wieder gesund an. Der Friedhofswärter schließt die Türe hinter sich und geht. Es wird plötzlich ganz hell, die Sonne kommt zum Vorschein. Es ist wirklich sehr, sehr hell.

Hepatitis A - Proband/in 2 - C 10.000

Ich habe eine Verkrampfung in der linken Augenbraue und ein blödes Magengefühl. Ich muss ständig gähnen und aufstoßen. Mein rechtes Auge zuckt, als hätte sich eine Wimper verklemmt. Ich halte mir eine Lupe vor ein geistiges achteckiges Auge, doch wenn ich hindurch sehe, erscheint alles dunkel. Die Lupe ist verfärbt (Rand), weiß, schwarz, rot, gelb. Abwechselnd verändern sich die Farbe sowie das Bild. Ich habe das Gefühl, total schwer zu sein. Zentnerschwer hänge ich da, zusammengekauert, nur Felsen aus Stein um mich herum. Ich sehe einen Raum mit einer Zugbrücke, ich bin aber unfähig aufzustehen.

Die Brücke ist zu, ich habe keine Kraft sie hoch zu karren, bzw. sie hoch zu ziehen. Es befindet sich ein überdachter Raum im Burghof, ich wundere mich. Ritterrüstungen laufen vorbei, sie beachten mich aber nicht, ein fünfter Stern mit einem Auge in der Mitte schaut oberhalb des Geschehens zu. Ich liege schwer am Boden. Ich klettere mental in dieses Auge und sehe einen Weg nach draußen. Ich befinde mich sofort im Kosmos, verbunden mit Freiheit und Leichtigkeit. Ich sause ab, schlage Purzelbäume und freue mich über diese Leichtigkeit. Ich kann von der anderen Seite des fünften Sterns die Burg ansehen und mit der Schwere, die ich empfunden hatte, habe ich nun nichts mehr zu tun.

Dieser Stern ist meine mentale Zugbrücke. Ich sehe diese Geschichte wie ein Gemälde, ich habe das Gefühl und die Erkenntnis, auch wenn ich mich mit etwas identifiziere, bin ich trotzdem etwas anderes. Im Bewusstsein zurück, empfinde ich wieder diese Schwere, ich kann aber jederzeit wieder raus, auch ohne das Auge. Meine linke Schulter schmerzt, das Schweregefühl ist weg. Ich will die Verantwortung für das Geschöpf abgeben. Ich stehe davor und lache. Ich habe ein neues Spiel entdeckt, ich kann in jedes Wesen schlüpfen, ich habe keine Angst mehr davor, nicht mehr herauszukommen. Ich nehme alles wie in Zeitlupe wahr, wie ich das Spiel des Lebens auf der Bühne aufbaue. Ich bin lebendig, doch wenn ich keine Lust mehr habe, dann gehe ich einfach wieder raus, so wie ich will. Ich spüre Dynamik, ohne Ende.

Hepatitis A - Proband/in 3 - C 10.000

Es drückt hinter der linken Augenbraue, bzw. hinter dem (den) Auge(n). Ich sehe viele Lavendel- und Kräuterfelder. Es sieht genauso aus, wie ich mir Frankreich auf dem Land vorstellen würde. Es erscheint mir wie ein gemaltes Bild, auf einmal erscheinen Menschen, aber nur ältere Leute. Da ist eine ältere Frau, sie trägt ein Bauernkleid, hat aber kein Gesicht. Ochsenkarren bewegen sich ebenso von rechts nach links. Es stehen vereinzelt Bäume in der Landschaft.

Die Luft flirrt, ein Gefühl von Hitze spüre ich allerdings nicht. Ich kann die Gesichter der Menschen einfach nicht sehen. Nun suche ich einen Brunnen, es ist aber leider keiner auffindbar, nur eine alte Ruine mit ein bisschen Moos bewachsen. Es ist eine vertrocknete, verfallene Waldburg. Ein Turm hält noch stand, doch der andere ist zerfallen. Hinein gehe ich nicht, ich habe Angst, nicht mehr hinauszukommen. Innen ist die Burg größer als außen, es sind innen viele Räume intakt, die man von außen nicht sieht. Das Burgtor könnte herunterfallen. Auf der Rückseite befindet sich eine Landschaft mit schlechtem Wetter, vorne ist alles warm. Ich drehe mich also um und da hinten herrscht tatsächlich Gewitterstimmung, anscheinend ist es dort auch kühler und dunkler.

Meine linke Schulter tut weh. Da stehen die Leute als Pappfiguren. Es kommt mir hier vor wie in der Geisterbahn. Alles ist aus Pappe, wie bei einer Jahrmarktbude. Links ist Zuckerwatte. Man muss kleine Stoffbälle darauf schießen. Bälle, die zusammengenäht sind aus bunten Flicken. Die Zuckerwatte klebt mir zu sehr, deshalb gehe ich weiter. Es zieht mir im linken Oberbauch. Jetzt bin ich wieder da. Ach - da drin war ich jetzt.

Deutung der Mentalen Arzneimittelprüfungen

In der ersten Arzneimittelprüfung, grenzt sich der Proband von seiner Umwelt ab, seine Ohren gehen zu. Der Druck auf der Stirn deutet darauf hin, dass er etwas durchhalten will oder muss. Er sieht einen Gärtner der Knochen ausgräbt. Die Leiche ist offensichtlich nicht in Frieden beerdigt worden, eventuell ist sie unehrenhaft verscharrt worden. Diese Deutung liegt nahe, da der Proband ein unangenehmes Gefühl im Magen entwickelt. Der Magen steht für die Zugehörigkeit und Heimat. Gleichzeitig spielen Kinder in hohem Gras, wo ein Bauer offensichtlich Ordnung schaffen will und „sein" Gras mähen möchte, so dass die Kinder weichen müssen. Das Spielerische und die Leichtigkeit müssen der Ordnung weichen. Als die Knochen im Keller einer Kapelle beigesetzt werden, ist die Ehre wiederhergestellt und hat sich der Magen des Probanden wieder beruhigt. Es scheint alles wieder in Ordnung zu sein, was auch die hell scheinende Sonne symbolisiert.

Auch in der zweiten Arzneimittelprüfung hat der Proband ein sehr unangenehmes Gefühl in der Magengegend. Er fühlt sich nicht zu Hause und nicht sicher, er schreit stumm, gähnt, und es stößt ihm auf. Vor einem achteckigen Auge, acht ist die Zahl der Vollendung, versucht er mit einer Lupe klar zu sehen. Er scheint ein Problem oder einen Konflikt erkennen zu wollen, was ihm jedoch leider nicht gelingt. Er fühlt sich sehr schwer, das Problem scheint ihn zu drücken. Nun sieht er sich selbst in einem Raum mit einer Zugbrücke, welche er aber nicht bewegen kann. Seine Thematik scheint ihn festzuhalten.

Ritterausrüstungen laufen an ihm vorbei, keine menschlichen Seelen, sondern nur das Kämpferische, die Rüstungen, sind zu erkennen. Er zieht sich nun aus der Situation heraus, indem er ein fünfeckiges Auge benutzt. Die Zahl fünf ist die des vollendeten Menschen. Einerseits sieht er sich unbewusst am Boden liegen, andererseits nutzt er das Auge, um zu entkommen. Er wandert in den Kosmos, der ihm offensichtlich Gelassenheit und Leichtigkeit bieten kann. Er flieht auf die geistige Ebene.

Er erkennt die eigene, tragische Geschichte und begreift, dass er sich damit identifiziert hat. Er selbst, sein Individuelles, ist universell und nicht an den Körper gebunden. Nun kann er sich gleichzeitig in seiner „tragischen Geschichte" wie auch in seiner Leichtigkeit erleben. Er kann die Tragik jederzeit relativieren und die Leichtigkeit leben. Er fühlt sich als ein dynamisches Wesen mit unbegrenzten Kräften.

In der dritten Arzneimittelprüfung scheint der Proband etwas erkennen zu sollen, hinter seinen Augen empfindet er Druck. Er sieht ein Bild, mit Menschen ohne Gesicht, ohne Klarheit, ohne Ausdruck. Seine Suche nach Wasser, dem Symbol des Gefühls, schlägt fehl. Er sieht sich nur mit einer alten, zerfallenen Burg konfrontiert. Im Inneren scheint sie zwar intakt, jedoch traut sich der Proband nicht ins Innere dieser Burg. Auch die schlechte Stimmung, das Gewitter, hindert ihn daran. Auf einmal werden die Menschen zu Pappfiguren, für deren Leben er offensichtlich die Verantwortung übernommen hat, seine linke Schulter schmerzt. Nun erkennt er, dass alles nur eine Inszenierung ist. Die Milz, das Organ der Freude schmerzt. Der Proband hat offensichtlich keine Freude empfunden. Nun erkennt er, dass er mit diesem Bild identifiziert war, aber jederzeit wieder hinaus kann.

Alle drei Arzneimittelprüfungen beschreiben belastende und lähmende Lebenssituationen in denen die Probanden offensichtlich lange gefangen waren. Bei dem Versuch, in die geistige Ebene zu flüchten entsteht die Erkenntnis, dass das Leben eine Inszenierung des Guten ist. Durch diese Erkenntnis waren die Schwere, die Probleme und Konflikte sofort unwichtig .Das ganze Leben wird leicht, tragische Situationen werden spielerisch. Die Überwindung der Resignation und eine sofortige Loslösung ist möglich.

Psychologische Bedeutung

> - Resignation aufgrund scheinbarer Ausweglosigkeit,
> glaubt, keine Wahl zu haben,
> eine negative, emotional belastende
> Lebenssituation scheint unabänderlich,
> fehlende Eigendynamik und Wandlungsbedürfnis -

Hepatitis B

Erreger:	Hepatitis B-Virus (DNA-Virus)
Inkubationszeit:	3 Wochen bis 6 Monate, hauptsächlich parenterale Aufnahme
Klassische Behandlung:	Immunglobuline

Symptome und Verlauf der Erkrankung

Hepatitis B ist eine parenteral, durch Blut oder Sekrete, übertragene Infektionskrankheit. Eintrittspforten sind kleinste Verletzungen der Haut oder der Schleimhäute.

Die akute Hepatitis B verläuft in etwa 70% der Fälle ohne das typische Krankheitszeichen der Gelbsucht. Häufige, uncharakteristische Allgemeinsymptome sind

- Müdigkeit,
- Appetitlosigkeit,
- Übelkeit und Erbrechen,
- Gewichtsverlust,
- Gelenkbeschwerden,
- Kopfschmerzen,
- Druckgefühl im rechten Oberbauch.

Die Symptome sind schleichender als bei der Hepatitis A, aber stärker ausgeprägt. Seltener (ca. 30 %) entwickelt sich in der zweiten bis sechsten Woche nach erfolgter Infektion die typische Gelbfärbung der Haut und Bindehäute mit heller Verfärbung des Stuhls und dunkler (bierbrauner) Verfärbung des Urins, häufig begleitet von Juckreiz. Meist (bei ca. 90% der Patienten) heilt die Erkrankung spontan innerhalb von ca. zwölf Wochen aus.

Die Diagnose der Hepatitis erfolgt durch spezielle Laboruntersuchungen, deren Werte im Verlauf der Erkrankung wiederholt bestimmt werden und am Ende auch die Ausheilung anzeigen.

Komplikationen und Folgewirkungen

Die Ausbildung chronischer Krankheitsbilder erreicht bei Erwachsenen rund 10 %, hier ist ein Übergang in Leberzirrhose und Leberzellkarzinom möglich. Bei Mehrfachinfektionen (anderer Hepatitisvirus) kann das zu besonders schweren Krankheitsverläufen führen. Die Latenzzeit zwischen der eigentlichen Infektion und dem Auftreten des Karzinoms kann 20 bis 40 Jahre betragen.

Außerdem werden bestimmte Menschen zu Virusträgern, so genannten "Gesunden Carriern". Carrier sind Patienten, bei denen sich über einen Zeitraum von mehr als sechs Monaten ein bestimmter Virusbestandteil (HbsAg) im Blut nachweisen lässt. Die Patienten zeigen keine weiteren Hinweise auf eine chronische Viruserkrankung der Leber, insbesondere sind die Blutleberwerte (Transaminasen) häufig vollkommen unauffällig. Auch Leberveränderungen fehlen oder sind nur minimal.

Das bedeutet, dass die Patienten selbst gesund sind, aber das Virus auch weiterhin in ihrem Körper vermehrt wird und im Blut zirkuliert. Es besteht somit Ansteckungsgefahr.

Bedeutung der Symptome

Symptom	Bedeutung
Müdigkeit	der Lebenskampf hat müde gemacht
Appetitlosigkeit	will am Leben nicht mehr teilnehmen, Interesselosigkeit
Übelkeit	das Leben ist übel, in übler Situation sein
Erbrechen	das Leben ist „zum Kotzen"
Abmagerung	Lebensverweigerung
Gelenkschmerzen	unharmonische Verbindung zu anderen ist schmerzlich
Kopfschmerzen	emotionale Probleme sollen rational gelöst werden
Druckgefühl im Oberbauch, rechts	Themen sind nicht verarbeitet und bringen die Persönlichkeit in Handlungsdruck

Symptom	Bedeutung
Skleren, gelb	sieht sich den Konflikten des Lebens hilflos gegenüberstehen, Selbstbestimmung ist undenkbar
Flecke; gelbe, im Augenweiß	Konflikt beladene Teilbereiche seines Lebens sieht er als unlösbar an
Heller Stuhl	kann sich von problematischen Familienthemen nicht lösen, bezieht keine eigene Stellung
dunkelbrauner Urin	hat die emotionalen Familienthemen nicht bewältigt
Hautjucken	möchte aktiv am Leben teilnehmen
Leberzirrhose	hat sich als Persönlichkeit wenig gezeigt, um den Schutz nicht zu verlieren
Leberkrebs	hat sich und sein Leben verraten

Symptom- und symbolsprachliche Zusammenhänge

Aus der Deutung der Hepatitis-B-Symptome ist abzulesen, dass diese Hepatitis B belasteten Menschen wenig Freude an ihrem Leben haben. Sie fühlen sich oft eingeengt, befinden sich in einer Lebenssituation, in der sie sich blockiert fühlen, weil die Umstände scheinbar keine Entfaltung zulassen.

Dies zeigt sich bei den Patienten in Müdigkeit, Gewichtsverlust und Gelenkbeschwerden. Müdigkeit entspricht der Ignoranz dem leben gegenüber. Der Gewichtsverlust kann als Todessehnsucht gesehen werden. Die Gelenke symbolisieren die Zugehörigkeit zu anderen, meistens zu Familienmitgliedern. Treten solche Beschwerden auf, ist die Verbindung zu den Familienmitgliedern meist unangenehm.

Am Körperjucken wird deutlich, dass die Person durchaus Interesse am Leben hätte, sich aber eingeengt und belastet fühlt, was eine Demotivation für das Leben bedeutet. Bei dieser Erkrankung wird es wesentlich, Selbstwertgefühl soweit aufzubauen, dass Gefühle formuliert werden und eine Distanzierung, besser gesagt eine Auseinandersetzung im wahrsten Sinne des Wortes, tatsächlich umgesetzt wird.

Repertorisierte Symptome

Nr.		R	Kap	Treffer	Symptom
1		SK	ALG#	140	MÜDIGKEIT (v.)
2		SK	M#	203	APPETIT; fehlt (Appetitlosigkeit) (v.)
3		SK	M#	273	ÜBELKEIT
4		SK	M#	177	ERBRECHEN; überhaupt; Erbrechen
5		SS	ALG#	258	ABMAGERUNG (v.)
6		SK	GLS#	110	(Gliederschmerz) GELENKE
7		SK	KS#	258	(Kopf)SCHMERZ
8		SK	BAS#	72	(Bauchschmerz) DRÜCKENDER, Orte; Hypogastrium
9		SK	H#	107	FARBE; gelb (Gelbsucht, Ikterus usw)
10		SK	A#	2	BINDEHAUT UND SKLEREN; Chemosis; gelb
	10	SK	A#	2	BINDEHAUT UND SKLEREN; Flecke; gelbe, im Augenweiß
11		SK	STU#	56	(Stuhl) FARBE; hell gefärbt
12		SK	URI#	10	(Urin) FARBE; braun; Bier, wie
13		SK	H#	172	(akut) EMPFINDUNGEN; Jucken
14		SB	IND#	3	Leberzirrhose
	14	SK	ABD#	7	LEBER; Cirrhose (v.)
	14	Kr	ALG#	13	Leberverhärtung (Cirrhosis hepatis)
15		Kr	ALG#	18	Leberkrebs (Carcinoma hepatis)
	15	SB	ABD#	8	LEBER; Abszess und andere Zustände; Krebs

Auszug aus der Repertorisationsmatrix

Weitere mögliche Ausleitungsmittel für die Hepatitis B- Impfdeblockierung.

Med / Symp	Trf	Wrt	RelA	1	2	3	4	5	6	7	8	9	10	11	12	13	14	15
phos	14	33	47	3	3	2	3	3	2	3	2	3	.	2	1	2	2	2
sulf	13	33	36	3	3	3	3	3	2	3	2	2	.	1	3	3	2	.
merc	13	30	55	3	2	2	2	2	2	3	1	3	.	3	.	3	3	1
nux-v	12	31	45	3	3	3	3	3	3	3	3	3	.	.	.	2	1	1
chel	12	28	114	3	3	2	2	2	.	1	1	3	.	3	3	3	.	2
chin	12	27	67	1	3	3	3	3	2	3	1	3	.	3	.	1	1	.
ph-ac	12	22	79	3	2	2	1	2	2	2	2	1	1	3	.	1	.	.
puls	11	29	40	3	3	3	3	2	3	3	3	2	.	.	1	3	.	.
lyc	11	29	40	3	3	2	2	3	2	2	3	3	.	3	.	3	.	.
ars	11	29	40	2	3	3	3	3	2	3	.	2	.	3	.	3	.	2
nat-m	11	27	46	3	3	3	2	3	1	3	2	2	.	.	.	3	2	.
calc	11	25	41	1	3	2	2	3	2	3	2	2	.	3	.	2	.	.
bry	11	24	54	2	2	2	3	2	3	3	1	2	.	.	2	2	.	.
plb	11	22	94	1	2	2	3	3	3	2	.	3	.	1	.	1	1	.
nit-ac	11	22	60	1	1	2	2	3	1	3	.	3	.	2	.	2	.	2
dig	11	20	120	1	2	3	2	1	1	2	.	2	.	3	.	2	1	.
con	11	19	67	2	2	2	2	1	1	1	1	3	.	.	.	2	.	2
carb-s	11	19	191	3	1	3	1	2	2	1	1	1	.	1	.	3	.	.
kali-c	11	18	57	1	1	3	1	2	2	2	1	1	.	2	.	2	.	.
agar	11	17	81	1	2	2	2	2	1	1	1	1	1	.	.	3	.	.
ars-j	11	16	363	2	1	1	1	3	2	1	1	1	.	1	.	2	.	.
sil	10	28	41	3	3	3	3	3	2	3	.	2	.	3	.	3	.	.
sep	10	25	37	3	3	3	2	1	.	3	3	3	.	1	.	3	.	.
lach	10	21	46	3	1	2	2	2	.	3	.	3	.	.	.	2	1	2
jod	10	20	100	.	2	2	2	3	2	2	1	3	.	2	.	1	.	.
cocc	10	20	83	1	3	3	2	2	2	3	1	1	.	.	.	2	.	.
cham	10	20	70	1	3	3	2	2	2	2	1	2	.	.	.	1	.	.
bell	10	20	39	1	1	3	2	2	2	3	3	2	.	.	.	1	.	.
tab	10	19	194	2	1	3	3	1	.	1	2	1	.	3	.	2	.	.

Symptom-Nummer.

Charakteristische Arzneien

Arzneimittel	Psychologische Bedeutung
Acidum nitricum	Hass- und Rachegelüste, die aber nicht formuliert werden
Carduus marianus	Reaktionslos und ohne Perspektive, in Familienmustern gefangen sein
Natrium sulfuricum	Sich selbst bestrafen
Tabacum	Rückzug aus Unsicherheit

Typische Lebenssituationen

Fühlt sich als Persönlichkeit blockiert, empfindet große Erwartungsangst nimmt sich selbst mit seinen Bedürfnissen nicht mehr wahr. Starke Tendenz zur Selbstbestrafung, wehrt sich innerlich gegen so genannte Obrigkeiten bzw. Hierarchien.

Die Impfung prägt und fixiert die beschriebene Thematik. Der Mensch setzt sich nun, fast zwanghaft, mit dem Thema auseinander. In diversen Erlebnissen wird er obigem Thema begegnen bis es als körperliche Störung in Form von Symptomen in das Bewusstsein kommt.

Verhaltensmuster

In der Hepatitis B hat sich das von Illusionen geprägte Verhaltensmuster der Tuberkulose manifestiert. Während tiefe emotionale Verletzungen und der daraus resultierende Zusammenbruch des Selbstwertgefühls zu massivem innerem Rückzugsverhalten, Hoffnungslosigkeit und dem Einfrieren sozialer Kontakte geführt hat, wird der eigene Perfektionsanspruch als Abgrenzung benutzt und zum Beispiel in der Rolle des „unverstandenen Künstlers" kultiviert. Auch der Spruch von den „inneren Werten" ist ein viel bemühtes Zitat zur Verdeckung dieses inneren Zusammenbruchs, in welchem man sich in Wahrheit nicht mehr zu zeigen wagt.

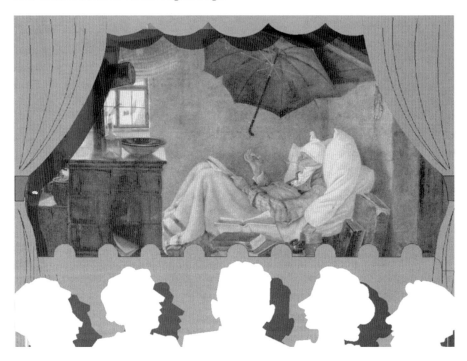

Dabei wird die eigentliche Ursache der Entwicklungsstarre, die Angst vor allem, also letztlich die Angst vor der Angst, entweder ignoriert oder diese sogar als Kommunikationsmittel genutzt. Die Welt wird sich nicht mehr nur „schön gedacht" und Negatives wird nicht nur einfach ausgeblendet oder ignoriert – vielmehr prägen zunehmender Realitätsverlust sowohl in Bezug auf die eigene Persönlichkeit als auch auf die Position innerhalb der Gemeinschaft diese Denkweise, die letztlich in der abgeschiedenen Phantasiewelt des „Armen Poeten" gipfelt.

Mögliche Reaktionen auf den Impfstoff

Impfstoffe

Während man in der Vergangenheit Affen- bzw. Hundenieren sowie menschliches Blutplasma von Hepatitis B positiven Personen verwendetet, erfolgt die Herstellung des Impfstoffes heute gentechnisch, da Hepatitis B Viren sich nur sehr schwer anzüchten lassen. Zur Konservierung werden Aluminiumhydroxid, Thiomersal oder Formaldehyd hinzugefügt. Die Fünffach- und Sechsfach-Kombinationsimpfstoffe sind frei von Thiomersal.

Gebräuchliche Zusatzstoffe

- Aluminiumhydroxid
- Formaldehyd
- Natriumchlorid
- Natriumhydrogenphosphat
- Natriummonohydrogenphosphat
- Natriumtetraborat
- Polysorbat 20
- Thiocyanat
- Thiomersal

Symptome, Neben- und Nachwirkungen

- Abgeschlagenheit
- Abneigung gegen Alkohol
- Abneigung gegen Fett
- Abneigung gegen Nikotin
- Appetitlosigkeit
- Atemorgane (geschwächt, Insuffizienz)
- Augen (Gelbfärbung der Lederhaut, Skleren)
- Bauchhöhle (Wasseransammlung, Aszites)
- Bauchspeicheldrüsenentzündung
- Benommenheit
- Blähungen
- Blutarmut
- Blutungen im Magen-Darmbereich
- Desorientierung
- Durchfall
- Erbrechen
- Fieber (kurzfristig)
- Gehirnerkrankung (entzündlich, Enzephalopathie)
- Gehirnödem
- Gelbsucht (Ikterus)
- Gelenkentzündungen
- Gelenkschmerzen
- Geruchsstörungen
- Geschmacksstörungen
- Gesicht (Ausschlag, Spinnennävus)
- Gewichtsverlust
- Halslymphknotenschwellung
- Halsschmerzen
- Haut (Gelbfärbung)
- Hautausschlag
- Hautausschlag (Hautknötchen) am Gesäß
- Hautausschlag (Hautknötchen) an Extremitäten

- Hautausschlag (Hautknötchen) im Gesicht
- Hautrötung
- Hautschwellung
- Herzmuskelentzündung
- Herzschlag verlangsamt (Bradykardie)
- Husten
- Koma
- Kopfschmerzen
- Kreislaufkollaps
- Leberentzündung
- Leberentzündung (chronisch)
- Lebergewebsuntergang (Leberdystrophie)
- Leberschrumpfung (narbig, Leberzirrhose)
- Lebervergrößerung (bei Druck schmerzhaft)
- Leberzellentumor (hepatozelluläres Karzinom)
- Lungenentzündung (atypisch)

- Lymphknotenschwellung
- Milzvergrößerung
- Müdigkeit
- Muskelschmerzen
- Nervenerkrankung (nicht entzündlich)
- Nierenversagen
- Rückenmarksentzündung (Folge: Querschnittslähmung)
- Schleimhautschwellung (v. a. Kehlkopf)
- Schnupfen
- Stuhl (hell, lehmartig)
- Übelkeit
- Urin (blutig)
- Urin (dunkelbraun)
- Urin (eiweißhaltig)
- Verstopfung
- Verwirrtheit

Sollten sich oben genannte Symptome unter Gaben homöopathischer Arzneien nur kurzfristig bessern oder in kurzen Zeiträumen immer wieder auftreten, ist die Wahrscheinlichkeit einer Impfblockade kaum auszuschließen. Diese gilt es aufzulösen. Die Gabe der Impfstoffnosode in Verbindung mit dem oder den zusätzlich notwendigen Einzelmitteln ist in der Regel Erfolg versprechend. Dieser zeigt sich insofern, dass das Symptom oder die Symptomgruppe nunmehr gänzlich geheilt wird und verschwindet.

Impfdeblockierung - Erfahrungen und Hinweise

Bei stärkerer Müdigkeit, bei Gelenkschmerzen und bei anhaltender Appetitlosigkeit mit Unverträglichkeit diverser „Reizstoffe", sollte an Hepatitis B gedacht werden. Die Kommunikation mit anderen, vor allen Dingen mit Angehörigen, ist oft problematisch und hasserfüllt. In diesem Falle kann Acidum nitricum in Verbindung mit der Hepatitis-B-Impfstoffnosode gute Dienste leisten. Üblicherweise wird das Hass- und Rachegefühl nicht gezeigt, der Patient ist sehr in sich gekehrt und hat einen starken Hang zur Selbstbestrafung. Die typische Resignation bezieht sich auf die Lebenssituation, die kaum lebbar erscheint.

Für den Patienten ist es wichtig, sich zum Beispiel mit Carduus marianus – „reaktionslos, ohne Perspektive im Familienmuster gefangen sein" und der Hepatitis-B-Impfstoffnosode aus den unterwürfigen Familienstrukturen heraus zulösen und den Mut aufzubringen, seine Persönlichkeit und Individualität zu entwickeln. Es fällt oft schwer sich vom Rollenspiel der Gemeinschaft abzugrenzen.

Im Folgenden aufgeführt die am häufigsten vorkommenden, empfohlenen Ausleitungsmittel für die Hepatitis-B-Thematik:

Ausleitungsmittel	Psychologische Bedeutung
Acidum nitricum	Hass- und Rachegefühle, die aber nicht formuliert werden
Carduus marianus	Reaktionslos ohne Perspektive, im Familienmuster gefangen sein
Natrium sulfuricum	Sich selbst bestrafen

Mentale Arzneimittelprüfungen

Hepatitis B - Proband/in 1 - C 10.000

Ich renne. Ich renne weg aus Angst vor einem Greifvogel, der mich schnappen will. Ich muss ständig nach oben in die hohen Wipfel der Bäume schauen, um zu sehen, ob er mich entdeckt hat. Ich habe Angst, dass er etwas über mir fallen lässt. Ich laufe und laufe, nun bin ich hingefallen. An einer Wurzel bin ich hängen geblieben, aber auch gleich wieder aufgestanden. Ich werde durch die Sonnenstrahlen geblendet, sie scheint durch die Baumspitzen hindurch. Ich sehe einen Spalt zwischen lauter Felsen, einen rettenden Eingang. Der Vogel kommt, ich laufe schnell hinein, um mich zu retten. Ich bin drin. In den Felsen schreit ein Kind. Ein Baby liegt verlassen in der Höhle. Ich will raus hier und habe das Kind auf dem Arm. Ich kann nicht nach draußen, ich befürchte, der Vogel wird nach uns greifen. Noch immer kreist er am Himmel, ich kann nicht raus. Das Kind brüllt und brüllt und brüllt. Ich muss nach draußen, denn ich kann das Geschrei nicht mehr ertragen.

Es schallt furchtbar hier drin, ich muss einfach nach draußen. Ich renne zu den Bäumen die sich etwas weiter entfernt vor der Höhle befinden. Ich renne und renne, das Kind ist nun still, es grinst mich regelrecht an. Es fängt plötzlich sogar an zu lachen, ich lache zurück. Jetzt sehe ich nichts mehr, vor lauter Lachen und Tränen. Ich sehe einfach Nichts mehr vor Freudentränen. Ich stehe nun auf einer Lichtung, einer Wiese, doch von dem Vogel ist nichts mehr zu sehen. Ich tanze mit dem Baby auf dem Arm und freue mich einfach. Die Wiese leuchtet mit saftigem Grün und gelben Blüten.

Hepatitis B - Proband/in 2 - C 10.000

Es entstehen ein Druck im Nacken und ein Schweregefühl auf den Schultern. Mein Kopf pulsiert und schmerzt. Auf der Nasenwurzel besteht ebenfalls ein Druck. Nun sehe ich eine Palme, die einem starken Sturm ausgesetzt ist und sich somit regelrecht hin und her biegt. Die Palme steht am Meer, das Wasser wird aufgepeitscht, alles ist grau und feucht. Ein kleiner schwarzer Junge rennt herum und sucht seine Mutter. Plötzlich wird er von einer riesigen Welle erfasst, wird allerdings wieder an Land geworfen. Seine Schreie sind so gut wie nicht hörbar, da das Meer so laut tobt. Der Junge läuft den Strand ab, dort befinden sich einige Hütten, die aber vom Wind stark beschädigt wurden. Der Junge geht von einer Hütte zur anderen und versucht, Überlebende zu finden. Doch es ist keiner mehr da.

Er zittert, ihm ist kalt, er ist kaum bekleidet. Nun setzt der Junge sich an die Hüttenwand und versucht sich dadurch ein bisschen schützen zu können. Irgendwie muss er eingeschlafen sein, als er wieder aufwacht, ist der Sturm verschwunden und die Sonne scheint. Er hat großen Hunger, doch es ist keine Menschenseele mehr hier, zum Essen ist auch nichts da.

Er kommt in eine Stadt, die etwas amerikanisch aussieht. Sehr moderne Häuser, gut angelegte Straßen, einige Läden. Es ist zwar unaufgeräumt auf der Straße. Der Sturm hat wohl auch dort Schaden hinterlassen. Ein größerer Schaden ist hier nicht passiert. Der Junge geht jammernd durch die Straßen, doch es kümmert sich niemand um ihn. Es kommen Autos vorbei, es laufen Passanten auf der Straße. Nun erreicht er einen Obstladen und klaut sich ein Stück Obst. Der Besitzer des Ladens muss dies wohl beobachtet haben, er schreit und rennt hinter dem Jungen her. Durch die große Angst, die er verspürt, ist er schneller als sein Verfolger. Er gelangt nun in einen Park, setzt sich auf die Wiese und isst sein Obst. Es kommt ein Polizist und verscheucht ihn. Er mustert ihn von oben bis unten, empfindet jedoch keinerlei Mitleid. Er läuft eine ganze Weile, ohne das auch nur irgendjemand Notiz von ihm nimmt.

Nun kommt er in eine Siedlung, wo ausschließlich Schwarze wohnen. Die Siedlung ist sehr ärmlich. Der Junge wollte weglaufen, er hasst dieses Ghetto, das ist der Grund, warum er am Strand war, doch der Sturm hat ihn überrascht. Fast hat er seine Familie erreicht, doch kurz vor seinem Ziel dreht er um. Er konnte sich einfach nicht entscheiden, wieder dorthin zurückzugehen. Er geht in die Stadt und setzt sich an eine recht belebte Straße. Einerseits ist er zwar traurig, doch andererseits ist er fest entschlossen, nicht mehr in dieses Ghetto zurückzukehren. Dort waren Armut und Gewalt an der Tagesordnung, er konnte es nicht mehr ertragen.

Er lief also weiter und kam nun an ein großes Schulgebäude. Die Schüler steckten alle im Schulkostüm und sahen sehr gepflegt und edel aus. Es kam plötzlich eine Lehrerin auf den Schulhof, sah ihn und sprach ihn an. Der Kleine erzählte ihr, dass er gerne etwas lernen wolle. Doch seine Eltern hatten kein Geld und auch kein Interesse, ihn zur Schule zu schicken. Er hatte Glück, die Lehrerin hatte sofort Mitleid mit ihm und nahm ihn mit nach Hause. Es müssen Jahre vergangen sein, aus dem Jungen war ein Mann geworden. Er sah gut und gepflegt aus. Er war dabei, Jugendliche zu beraten, die dasselbe Schicksal hatten wie er damals.

Hepatitis B - Proband/in 3 - C 10.000

Es entwickeln sich Rückenschmerzen im Lumbalbereich, die aber auch vom Sitzen kommen können. Er zieht in den Bauch. Die Augen sind sehr schwer, das Röhrchen mit Hepatitis B fühlt sich an, als ob ich ein Zepter in der Hand hielte, es ist aber bloß ein kleines Röhrchen. Vor den Augen, erscheinen rote Kreise, in deren Mitte sich ein gelber Kreis befindet. Der Kopf drückt, als ob er größer würde und auch die Nase, vor allem an der Nasenwurzel fühlt es sich so an, als würde sie nach oben hin wachsen. Im Bauch spüre ich den Puls, jetzt sehe ich nur noch rot und gelb. Mein Herzschlag ist nun im ganzen Körper spürbar, er ist ganz deutlich. Jetzt entsteht im Körper eine Dynamik, die sich nach rechts dreht, als wenn ich ein rechtsdrehender Strudel wäre. Ich drehe mich in mir selbst. Vor den Augen wird es jetzt dunkel, die Nase drückt immer noch, der Kopf nicht mehr.

Die Körperwahrnehmung ist sehr direkt. Fuß, Zehen und auch Fußnägel sind alle spürbar vorhanden. Ich selbst spüre nur, dass ich in veränderter Körperwahrnehmung sitze. Ich sitze hier aufrecht, wenn ich mich beuge, habe ich wieder Rückenschmerzen. Ich muss gerade sitzen, um mich wohl zu fühlen. Ich sitze sehr aufrecht, wie mit einem Zepter in der Hand, die einzige kleine Belastung ist der Nasenschmerz an der Stelle, an der ich früher mal die Nase gebrochen hatte.

Deutung der Mentalen Arzneimittelprüfungen

In der ersten Arzneimittelprüfung flieht der Proband, um nicht belastet oder kontrolliert zu werden. Er zeigt eine starke Erwartungsangst, so lange, bis er in der Felsspalte das Kind findet. Dieses Kind symbolisiert sein inneres Kind. Mit diesem Kind erhält er seine Unbefangenheit, seine innere Freiheit und seine Freude wieder. Die Erwartungsangst und seine Lebensproblematik lösen sich auf.

In der zweiten Arzneimittelprüfung wird ein Junge beinahe von nicht bewältigen Gefühlen überwältigt und mitgenommen. Er kann sich retten und versucht, weil er Hunger hat, seine Mutter zu finden. Unter Schwierigkeiten besorgt, hier sogar stiehlt, er sich etwas zu essen und wird damit selbständig. Da er sich in seinem Zuhause sehr eingeengt fühlt, beschließt er, nicht mehr nach Hause zurückzukehren. Er hadert eine Weile damit, doch kommt dann zu dem Entschluss, sich auf eigene Füße zu stellen. In diesem Augenblick, bekommt er Hilfe und Unterstützung von außen. Er bewältigt die Situation, weil er sich zu sich selbst bekennt.

In der dritten Prüfung hat die Probandin Rückenschmerzen im Lumbalbereich. Dies deutet darauf hin, dass eine aus der Familie kommende Problematik zu belasten scheint. Der Schmerz zieht in den Bauch, was bedeutet, dass die Familienproblematik nicht bewältigt wird. Statt sich von einer Obrigkeit unterdrücken zu lassen, wird sie selbst zur Obrigkeit. Sie setzt sich würdevoll und gerade hin, sie hat die homöopathische Arznei als Zepter in der Hand. Sie regiert für sich selbst und erreicht so die notwendige Autorität, um sich nicht beeinflussen lassen zu müssen. Zunächst spürt sie ihren Körper und somit auch ihre Verletzungen. Was übrig bleibt, ist eine Verletzung der Nase, ein nicht geheilter Bruch, der auf eine ältere Verletzung der Persönlichkeit hindeutet, die sie nicht so einfach verzeihen will und nicht überwunden hat..

Alle drei Arzneimittelprüfungen machen deutlich, dass in dem Augenblick, in dem ein Mensch seine überängstliche Introvertiertheit überwindet, den Mut zu offener Kommunikation aufbringt und sich selbst zu seinen Fähigkeiten, Wünschen und Neigungen bekennt, automatisch die Stabilität entwickelt, um mit dem Leben zurecht zu kommen. Die Entscheidung muss getroffen und der Schritt heraus aus der Hilfsbedürftigkeit unbedingt gemacht werden, erst dies bedeutet die Loslösung aus dem Konfliktthema der Hepatitis B.

Psychologische Bedeutung

> - Introvertierter Rückzug und Verweigerung
> von Kommunikation aus Angst vor der Angst
> fühlt sich als Persönlichkeit blockiert,
> große Erwartungsangst, nimmt sich selbst mit
> seinen Bedürfnissen nicht mehr wahr
> und wehrt sich gegen Obrigkeiten -

HIB

Erreger:	Haemophilus influenzae Typ B
Inkubationszeit:	7 bis 20 Tage, Tröpfcheninfektion
Klassische Behandlung:	Antibiotika

Symptome und Verlauf der Erkrankung

HIB kommt weltweit ausschließlich beim Menschen vor und wird durch Tröpfcheninfektion wie Husten, Niesen oder feuchte Atemluft übertragen. Bei Säuglingen und Kindern unter fünf Jahren erzeugt es schwere Infektionen.

Durch eine Schleimkapsel macht es der Erreger dem kindlichen Abwehrsystem schwer, ihn zu bekämpfen.

Bei zwei bis fünf Prozent der Bevölkerung besiedelt es den Nasen- oder Rachenraum, ohne dass Krankheitssymptome auftauchen. Diese gesunden Träger des Bakteriums können ansteckend sein.

Das HIB-Virus führt zu

- hohem Fieber
- akuten Hals- und Mittelohrentzündungen wie
- Pharyngitis,
- Sinusitis oder
- Otitis media

Komplikationen und Folgewirkungen

Als *Primär*erreger hat Haemophilus influenzae im Wesentlichen nur bei Kleinkindern Bedeutung. Hier verursacht es die

Meningitis

Im Krankheitsverlauf entwickelt sich bei vielen eine schwere Hirnhautentzündung (Meningitis), die auch hirnorganische Schäden zur Folge hat. Die Meningitis beginnt mit hohem Fieber und Kopfschmerzen.

Bei Säuglingen und Kleinkindern fällt eine vermehrte Trinkschwäche und Schläfrigkeit auf. Die Kopfschmerzen nehmen rasch unerträgliche Ausmaße an.

Der Erkrankte wird zunehmend unruhiger. Erbrechen, Wahrnehmungsstörungen und Benommenheit kommen hinzu. Schließlich tritt Bewusstlosigkeit ein. Krampfanfälle können auftreten. Die Gefahr, dass sich die Entzündung auf Gehirn und Rückenmark ausbreitet, dadurch Gehörverlust und Lähmungen eintreten oder das Kind verhaltensgestört oder gar geistig behindert bleibt, ist hoch.

Akute Epiglottitis

Eine weitere Infektion durch diesen Erreger ist die lebensbedrohende Kehldeckelentzündung. Neben allgemeinen Krankheitssymptomen wie Fieber, Abgeschlagenheit und Lymphknotenschwellung am Hals kommt es rasch zu starken Halsschmerzen, kloßiger Sprache und vermehrtem Speichelfluss. Die schnell zunehmende entzündliche Schwellung des Kehldeckels führt zu Atemnot bis hin zu drohender Erstickung.

Bedeutung der Symptome

Symptom	Bedeutung
hohes Fieber	starke innere, aber nicht geäußerte Aggressivität
Halsentzündungen	Zorn über das, was er meint schlucken zu müssen
Mittelohrentzündung (Otitis media)	Divergenz zwischen dem, was von außen an ihn herangetragen wird und dem, was die innere Stimme sagt
Pharyngitis	will die Missachtung der Persönlichkeit nicht länger ertragen

Symptom	Bedeutung
Sinusitis	schleimig-freundliches Verhalten engt die eigene Persönlichkeit ein
Meningitis	der Lebenskampf hat müde gemacht
Entzündungen Gehirn und Rückenmark	Zorn, alte Verletzungen nicht zeigen zu dürfen, will alles rational bewältigen, möchte geschützt sein
Kopfschmerzen	emotionale Probleme sollen rational gelöst werden
Trinkschwäche	möchte mit nicht mehr mit weiteren Gefühlen konfrontiert werden
Schläfrigkeit	möchte sich den täglichen Konflikten entziehen
Unruhe	möchte aktiv werden und handeln, hält sich aber zurück
Erbrechen	das Leben ist „zum Kotzen"
Wahrnehmungsstörung	möchte seine Lebenssituation nicht zur Kenntnis nehmen
Benommenheit	hat sich zurückgezogen, möchte mit der Realität wenig zu tun haben
Bewusstlosigkeit	hat sich dem Leben entzogen
Krampfanfälle	will spezielle Ziele unbedingt verfolgen
Gehörverlust	verweigert jegliche Auseinandersetzung mit dem Außen
Lähmungen	sich lebensunfähig fühlen, lebensunwillig sein
Verhaltensstörung	Unberechenbarkeit als Schutz
geistige Behinderung	überträgt die Selbstverantwortung auf andere
Lymphknotenschwellung	die Widerstandskraft ist gestaut, hält sich zurück
kloßige Sprache	will sich nicht artikulieren

Symptom- und symbolsprachliche Zusammenhänge

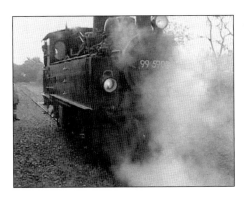

Aus der Deutung der HIB-Symptome ist abzulesen, dass der an HIB-Erkrankte sich in einer Abhängigkeit befindet, aus der er glaubt, nicht entfliehen zu können. Das Hauptsymptom, ein Wundheitsgefühl hinter dem Brustbein, sagt aus, dass er sich selbst zu sehr in Frage stellt und zu wenig Stabilität hat, seine eigenen Persönlichkeitsanteile zu leben und sich gegen andere durchzusetzen.

Das Bedürfnis zu schreien und sich zu wehren (Entzündung der Luftröhre und des Kehlkopfes), wird zurückgehalten, da es besser zu sein scheint, sich anzupassen. An den Kreuzschmerzen ist abzulesen, dass dieses Verhalten vermutlich bereits in den Vorgenerationen üblich war. Das was der HIB-Erkrankte erlebt, ist für ihn unbefriedigend. Sich allerdings zu wehren und einzufordern, was für ihn gut und richtig wäre, dazu fühlt er sich nicht in der Lage. Der Schrei nach Befreiung und Achtung wird zurückgehalten. Dies wird im geröteten Rachen und schmerzhaften Reizhusten und auch an der Entzündung des Kehlkopfes deutlich.

Repertorisierte Symptome

Nr.	R	Kap	Treffer	Symptom
1	SK	FI#	5	CONTINUA; nachts; Temperatur steigt sehr hoch
2	SB	IH#	41	PHARYNX; Entzündung, Pharyngitis; katarrhalische; akute
3	SK	SH#	19	KATARRH; Orte; erstreckt sich; Stirnhöhlen (Sinusitis)
4	SK	OHR#	34	ENTZÜNDUNG; Orte; Mittelohr
5	SK	R#	27	WIRBELSÄULE; Entzündung des Rückenmarks; Meningitis spinalis

Nr.		R	Kap	Treffer	Symptom
	5	SB	K#	50	GEHIRN; Entzündung, Meningitis; zerebrale, akut und chronisch (v.)
6		SB	ATM#	1	ASTHMA; Art, Typ - Auftreten; Epiglottitis, Spasmus oder Schwäche
7		SS	ALG#	11	ENTZÜNDUNGEN; Knochen der, Ostitis; Osteomyelitis
8		SK	B#	93	ENTZÜNDUNG; Lungen (v.)
	8	SD	LOK#	14	LUNGE; Pneumonie
9		SS	ALG#	91	SEPSIS, Blutvergiftung
10		SS	ALG#	1	SCHWÄCHE; Trinken, nach dem
11		SK	SLA#	275	SCHLÄFRIGKEIT (v.)
12		SK	SLA#	215	(Schlaf) UNRUHIG (v.)
13		SK	M#	177	ERBRECHEN; überhaupt; Erbrechen
14		SB	A#	1	(Auge) WAHRNEHMUNG -Fähigkeit verloren
15		SK	GM#	115	BENOMMENHEIT, Betäubung, Stupor (v.)
16		SK	GM#	155	BEWUSSTLOSIGKEIT (v.)
17		Kr	ALG#	42	Krämpfe; Krämpfe allgemein
18		SK	K#	28	GEHIRNENTZÜNDUNG; allgemeine Mittel
19		SK	R#	37	WIRBELSÄULE; Entzündung des Rückenmarks
20		SB	OHR#	55	TAUBHEIT; Schwerhörigkeit; allgemeine Mittel
21		BN	EMP#	90	ÄUSSERE UND INNERE KÖRPERTEILE IM ALLGEMEINEN; Lähmungen; der Glieder
22		SK	BEM#	112	GEISTESKRANKHEIT, Verrücktheit (v.)

Auszug aus der Repertorisationsmatrix

Weitere mögliche Ausleitungsmittel für die HIB-Impfdeblockierung.

Med / Symp	Trf	Wrt	RelA	1	2	3	4	5	6	7	8	9	10	11	12	13	14	15	16	17	18
bell	16	39	62	3	3	2	3	2	2	1	3	3	.	3	3	1	.	2	2	.	3
phos	16	38	53	.	3	3	3	3	.	1	2	2	1	3	3	3	.	2	3	1	.
bry	16	35	78	3	3	1	3	3	2	1	3	1	.	2	3	3	.	1	2	.	2
rhus-t	15	35	64	3	3	.	2	1	2	.	3	3	.	3	2	3	2	2	2	.	1
nat-m	15	32	63	1	1	2	3	2	3	2	1	2	.	3	3	2	.	2	3	.	.
ars	15	32	55	3	2	1	1	3	3	1	3	1	.	3	3	1	.	2	2	.	.
acon	15	31	89	3	1	2	3	3	2	2	2	1	.	3	1	1	.	3	2	.	.
ph-ac	15	30	99	.	3	1	2	1	3	.	2	1	2	3	2	2	.	3	2	1	.
verat	15	28	101	.	3	1	1	3	3	1	3	1	.	3	1	1	2	1	3	.	.
sulf	14	34	39	3	2	1	2	3	2	.	3	2	.	3	3	3	.	2	2	.	.
apis	14	32	123	3	3	.	1	3	3	3	2	2	.	2	3	2	.	3	1	.	.
caust	14	30	70	3	1	3	3	1	.	.	3	2	.	3	2	2	2	2	1	.	.
lach	14	29	65	1	1	.	3	2	3	.	1	3	.	3	3	2	.	3	1	1	.
nux-v	13	34	49	.	3	1	2	3	3	.	3	1	.	3	3	3	.	3	3	.	.
puls	13	33	47	3	2	3	3	3	2	.	3	.	.	3	3	3	.	1	1	.	.
calc	13	33	48	3	2	3	2	2	.	.	2	2	.	3	3	3	.	3	3	.	.
sil	13	32	53	3	1	.	2	3	.	.	1	3	.	3	3	2	.	3	3	.	.
hep	13	30	83	3	.	2	3	2	2	.	1	2	.	3	2	2	.	2	3	.	.
lyc	13	29	47	3	2	.	3	2	2	.	3	2	.	2	2	1	.	2	3	.	.
chin	13	29	73	1	1	1	1	3	3	.	2	.	.	3	3	3	.	3	3	.	.
ferr	13	26	122	1	1	.	1	3	2	.	2	1	.	3	2	2	.	3	3	.	.
kali-c	13	24	68	1	.	.	3	1	.	.	2	2	.	2	2	2	3	2	1	1	.
chel	13	22	124	1	1	.	1	2	.	.	3	1	.	3	1	1	.	2	1	.	.
cham	13	22	92	1	1	1	2	3	.	.	2	1	.	3	2	2	.	1	1	.	.
ant-t	13	22	156	.	1	2	1	3	2	1	1	.	2	2	1	.	.	2	3	.	.
merc	12	28	51	3	.	.	2	2	.	2	3	2	.	3	3	1	.	2	2	.	.
gels	12	28	133	3	2	.	2	1	3	.	2	.	.	.	3	2	3	3	2	.	.
zinc	12	24	71	3	2	.	2	2	.	.	1	2	.	3	2	2	.	3	1	.	.
sep	12	24	44	1	1	.	2	2	.	.	1	2	.	2	3	3	.	2	3	.	.
kali-bi	12	24	116	2	.	2	3	2	.	.	2	2	.	3	2	2	.	.	1	.	.

Charakteristische Arzneien

Arzneimittel	Psychologische Bedeutung
Apis mellifica	Pflichterfüllung. Funktionieren müssen ohne Aggression
Belladonna	Aus gestauter, unterdrückter Lebenskraft wird Zorn
Helleborus niger	Ich mag nicht alleine
Kalium jodatum	Ignoriert das Gefühl, nicht geliebt zu sein
Natrium sulfuricum	Sich selbst bestrafen
Oxalicum acidum	Versorgung und Unterstützung zur Verstärkung benötigen
Veratrum album	Der Selbstverrat
Veratrum viride	Zweckdenken, fixiert sein auf das Materielle

Typische Lebenssituationen

Auf der Basis des Pocken- bzw. des Grippeterrains wurden Gewalt und Leid als scheinbar unumgängliches Schicksal geprägt. Tief verwurzelt ist dabei ein Ungeliebt- oder Unerwünschtsein. Häufig ist dieser Aspekt tatsächlich oder genetisch bzw. karmisch vorhanden. Die daraus resultierende scheinbare Machtlosigkeit und Passivität werden unerträglich.

Die einzige Rettung erscheint in der Umkehr der Passivität in die Aktivität. Das Leben wird zur freiwilligen Pflichterfüllung, um der erwarteten Bestrafung zu entgehen. Nützlich sein müssen, Pflichterfüllung, wird zum scheinbar notwendigen Lebensrahmen, um der tiefen, meist unbewussten Prägung von Gewalt entgegenzuwirken. Disziplin und Selbstverleugnung werden zur selbst gewählten Waffe gegen Bestrafung und Leid.

Verhaltensmuster

Es entsteht der Drang, sich von Gruppenmeinungen und von der Angst vor Neuem zu lösen. Die Wut darüber, dass die Persönlichkeit nicht zu sich selbst steht, führt in selbst bestrafende und selbst zerstörerische Aggression. Eigene Gefühle sind weniger wichtig als der Verstand. Materielles Zweckdenken entsteht als Ausgleich für das Gefühl des Ungeliebtseins.

Aufgrund der geprägten Angst vor Gewalt wurde ein Schutzmechanismus aus Selbstdisziplin und Verstandesdenken entwickelt.

Menschen mit diesem Verhaltensmuster finden sich häufig in hierarchisch strukturierten Lebensbereichen oder Berufen wieder. Diese Tatsache gibt ihnen einen gewissen „Schutz" und Stabilität, verhindert jedoch gleichzeitig durch ein „sich gefangen fühlen" die individuelle Weiterentwicklung.

Der Pflicht erfüllende und der Nutzengedanke wirken Bestrafung und Verlusten entgegen. Das erfahrene, tief geprägte Leid soll durch selbst gewählte Disziplinierungsstrukturen vermieden werden. Aus der gewohnten und erwarteten Bestrafung durch andere ist eine Form der vorauseilenden Selbstbestrafung geworden. In dieser unerlösten Form der Thematik ist ein Ausstieg aus den Belastungen der Vorgeneration bzw. Vorinkarnationen überhaupt nicht bzw. nur die Manipulation des Selbst oder durch Flucht aus der Existenz möglich. Die individuelle Weiterentwicklung ist von Beginn an so nachhaltig blockiert, dass Lebensfreude und Individualität undenkbar sind.

Die Impfung prägt und fixiert diese Thematik. Der Mensch setzt sich nun, fast zwanghaft, mit dem Thema auseinander. In diversen Erlebnissen wird dem Thema begegnen, bis es als körperliche Störung in Form von Symptomen in das Bewusstsein kommt.

Mögliche Reaktionen auf den Impfstoff

Impfstoffe

Der Impfstoff enthält Zucker aus der Hülle des Bakteriums mit Eiweißresten: Kapselpolysaccharid von Haemophilus influenzae b und einen Proteinkomplex der äußeren Membran von Neisseria meningitis B. Die anderen Serotypen werden durch diese Impfung nicht erfasst, wobei außerdem eine Verschiebung des Erregerspektrums zu beobachten ist.

Gebräuchliche Zusatzstoffe

- Aluminiumhydroxid
- Salze

- Wasser für Injektionszwecke
- Natriumchlorid

193

Nach- und Nebenwirkungen

- Atemnot
- Atemwegsbeschwerden
- Atemwegsentzündungen
- Atemwegsschleimhautentzündung
- Augenbindehautentzündung
- Benommenheit
- Bindehautentzündung
- Bradykardie (langsamer Herzschlag)
- Brechreiz
- Bronchialbaumentzündung
- Bronchialbeschwerden
- Bronchialentzündung
- Brustbeinbeschwerden
- Brustbeinentzündungen
- Durchfall
- Erbrechen
- Ermüdung
- Erschöpfungszustände
- Fieber (hoch)
- Frösteln
- Gaumen (weich)
- Gefäßschäden
- Gefäßveränderungen
- Gehirnentzündung
- Gliederschmerzen
- Hautausschlag (flüchtig masern-scharlachartig)
- Herzmuskelentzündung
- Herzschlagfolge (langsam)
- Katarrh
- Katarrhalisches Syndrom (schmerzhafter Reizhusten)

- Kehlkopfbeschwerden
- Kehlkopfentzündung
- Kopfschmerzen
- Krankheitsgefühl (schwer)
- Kreislaufstörungen
- Kreislaufversagen
- Lähmungen der Abwehrgewebe
- Luftröhrenbeschwerden
- Luftröhrenentzündung
- Lungenbeschwerden
- Lungenentzündung
- Mattigkeit
- Mittelohrentzündung
- Mittelohrreizung
- Nebenhöhlenentzündung
- Nebenhöhlenreizung
- Nervenentzündung
- Niedergeschlagenheit
- Organgewebsschädigungen
- Organgewebsveränderungen
- Rachenrötung
- Rachenschmerzen
- Reizbarkeit
- Reizhusten (quälend; schmerzhaft)
- Rückenschmerzen
- Schleimhautentzündung (der Atemwege)
- Schüttelfrost
- Schwäche
- Schweißneigung

Wenn von den genannten Symptomen eines oder eine Symptomgruppe chronisch vorhanden ist oder sich immer wieder abbildet, ist eine Impfentgiftung mit der jeweiligen Impfstoffnosode und den repertorisierten Arzneien anzuraten.

Impfdeblockierung - Erfahrungen und Hinweise

Sollten sich oben genannte Symptome unter Gaben homöopathischer Arzneien nur kurzfristig bessern oder in kurzen Zeiträumen immer wieder auftreten, ist die Wahrscheinlichkeit einer Impfblockade kaum auszuschließen.

Bei rezidivierenden Kopfschmerzen mit Schwindel und Übelkeit bzw. dauernder Müdigkeit, insbesondere bei Kindern, sollte an eine HIB-Impfentgiftung gedacht werden. In diesem Fall kann Belladonna – „aus gestauter Lebenskraft wird Zorn" und Kalium jodatum – „ignoriert das Gefühl, nicht geliebt zu sein" in Verbindung mit der HIB-Impfstoffnosode hilfreich sein. Der freie Fluss der Energie wird so möglich und die emotionale Stauung auf der Basis eines gestärkten Selbstbildes aufgelöst. Unbewusste Trotzreaktionen lösen sich in Gelassenheit.

Die HIB-Impfentgiftung bewirkt, dass ein freiheitliches Denken und das Spüren der Eigenpersönlichkeit wieder entwickelt werden. Im Folgenden aufgeführt die am häufigsten vorkommenden empfohlenen Ausleitungsmittel für HIB:

Ausleitungsmittel	Psychologische Bedeutung
Belladonna	Aus gestauter, unterdrückter Lebenskraft wird Zorn
Kalium jodatum	Ignoriert das Gefühl, nicht geliebt zu sein

Mentale Arzneimittelprüfungen

HIB - Proband/in 1 - C 10.000

Ich nehme einen Zug vom Ohr zum Kinn wahr. Mein Kinn zieht sich in die Länge. Hinter der Schädeldecke schlägt sich eine dunkle Substanz nieder. Ich habe das Gefühl, ich befinde mich in einer Tropfsteinhöhle mit glibberigen, dunklen Wänden. Ich sehe Stalaktiten, uralt, feucht und kalt. Ein Luftsog zieht mich immer tiefer in die Höhle hinein. Am Boden hat sich ein Rinnsal gebildet. Ich habe einen süßlichen Geschmack im Rachen. Mein Kopf ist wie benommen. Ich verfolge das Rinnsal, das immer tiefer in den Berg hinein fließt. Ich werde müde. Ich habe das Gefühl, als Bestandteil des Rinnsals willenlos dahin zutreiben. Ich werde immer willenloser und müder. Ich mag nicht mehr. An der Halsseite ist etwas Stechendes, Pochendes. Mein Magen fühlt sich auch „seifig" an. Ich habe das Gefühl, zu lange im Berg zu sein, es ist sinnlos weiterzulaufen.

Es lasten tausend Tonnen auf mir. Die glitschigen Wände bieten keinen Halt. Ich möchte schreien. Ich schreie so laut, dass die Steine explodieren und ich hinauskatapultiert werde. Ich liege auf einer riesigen Matte unterhalb des Gipfels. Was soll das hier? Ich raffe mich auf und wandere ins Tal, angenervt von allem. Ich habe das Gefühl, den Teufel mit dem Beelzebub ausgetrieben zu haben. Keine Motivation ist da. Ich gehe in ein oberbayrisches Dorf, schaue durch ein Kneipenfenster und sehe Männer, die Karten spielend und Bierkrüge stemmend am Tisch sitzen. Diesen alten „Scheiß" will ich erst recht nicht. Ich habe aber nicht die Kraft, etwas Neues zu tun. Ich klettere jetzt auf einen Kirchturm und beginne am Glockenseil zu ziehen. Die Leute laufen zusammen. Ich schreie hinunter: "Es ist genug, wacht endlich auf. Ende dieser lächerlichen Vorstellung!". Die Leute regen sich auf, sie haben Trachten an. Die Männer kommen mit ihren Mistgabeln den Turm hoch. Ich schwinge mich auf der anderen Seite am Glockenseil hinunter. Ich habe keine Lust auf Auseinandersetzungen und flüchte.

Ich komme an ein Haus, in dem ein hoch fieberndes Kind liegt. Ich setzte mich daneben und weine. Das Kind streichelt mir mit seinen kleinen Händchen über den Kopf. Ich packe das Kind in einen Rucksack und nehme es mit. Im Kopf unter der Schädeldecke beginnt der dunkle Belag abzubröckeln. Es ist gut, dieses Kind zu tragen. Es schmiegt sich an mich. In meinen Kopf arbeitet es. Da, wo der „schwarze Putz" abbröckelt, zeigen sich wunde Stellen. Wenn das Kind wach wird, streichle ich ihm über den Kopf. Mich verbindet etwas mit dem Kind, ich bin ein Teil von ihm. Damit gehen der dunkle Niederschlag und das Wunde im Kopf weg.

Jetzt kann ich wieder Kontakt zu Menschen haben. Ich will zwar nicht zurück in das Dorf, ich gehe aber woanders auf die Menschen zu. Ich kann auf der Herzebene kommunizieren. Es geht bunt zu, Feste werden gefeiert und die Menschen fühlen sich einander nah, da ist eine deutliche Herzensverbindung. Ich habe das Gefühl, nun anzukommen. Alles was ich tue macht Sinn. In mir entsteht das Gefühl, dass die wichtigste Arbeit getan ist.

HIB - Proband/in 2 - C 10.000

Mein Magen krampft sich zusammen. Ich bemerke eine Belastung auf meinen Schultern, meine Galle macht sich ebenfalls bemerkbar. Ich bekomme schlagartig einen dicken Hals, vor allem an der linken Seite. Nun sehe ich ein Bild, welches schwer zu beschreiben ist. Es scheint wie ein Nachthimmel, mit einem goldenen Streifen. Bei näherem Hinsehen ist es die Seitenansicht einer Scheibe, die ich nicht genau deuten kann.

Mein rechter Knöchel, mit dem ich mal einen Unfall hatte, macht sich bemerkbar. Die Seitenansicht der Scheibe ist nach wie vor zu sehen. Es ist vermutlich ein UFO, was ich aber nicht bestätigen möchte. Seit ich das ausgesprochen habe, dreht sich die Scheibe, sie wird zum Bildschirm. Ein männliches Wesen ist zu sehen und redet mit mir. Das Bild wechselt, ich sehe einen Indianer, einen Glatzkopf, dann einen Schwarzen mit aufgeworfenen Lippen. Ich frage ihn, warum er so was mit uns macht. Er antwortet, dass er etwas Wissen müsse. Schrilles Pfeifen ertönt. Der Mann sieht aus wie ein Eingeborener, ein Urmensch. Ich sage ihm, er solle den Unfug lassen und Genaueres erzählen. Er fängt an zu grinsen und teilt mir mit, dass mich das nichts anginge.

Ich melde mich und sage ihm, dass es mich sehr wohl etwas angeht, weil in mir auch ein Implantat ist. Er scheint ziemlich erschrocken über meine Reaktion zu sein: „Du bist ja eine von uns...". „Bin ich nicht", sage ich, „ich will Menschen schützen." Er wirft mit Blitzen, die werfe ich natürlich zurück. Plötzlich explodiert der Bildschirm, ich drehe mich um und sage: „Das war wohl nichts". Ich baue eine große gelbe Kugel auf, indem ich die Finger zusammenbringe und mit meinen Armen einen Kreis forme. Ich lege diese goldene Kugel um die Erde. Jetzt passiert etwas Chaotisches: Diese Kugel kann von nichts mehr durchdrungen werden. Es kann weder jemand noch etwas hinein oder hinaus. Die UFO´s im Inneren schmelzen, sie halten die Wärme nicht aus. Ich nehme es in Kauf, dass sie sich auflösen. Die Erde ist zwar warm, aber dennoch nicht zerstört. Ich empfinde es so: Als Geistwesen, können wir die Erde verlassen, jedoch nicht verkörpert. Ich verspüre eine Art schlechtes Gewissen, bin aber auch derart stinksauer, dass es mir „reicht". Die Kugel und deren Energie bewirkt nun die Auflösung der Implantate, dabei wird deren Energie von der Kugel nach innen gesogen. Ich errichte einen Kanal durch diese Kugel und richte die Energie gegen jenen Planeten, von welchem die „Forschung" ausgeht.

Dort entsteht Panik, die Forschung entpuppt sich als Lüge. In mir entsteht das Gefühl, das alles hätte nicht sein dürfen, ich hätte das nicht tun dürfen. Andererseits war dieser Schritt notwendig um die Lüge zu enttarnen. Ich kreiere nun eine kleine gelbe Kugel für mich selbst, setze mich hinein und reinige mich. Anschließend steige ich wieder hinaus und produziere Kugeln für Menschen und alle anderen Lebewesen. Das schlechte Gewissen ist verschwunden. Ein Kontakt zu Wesen, mit denen ich mich verbunden fühle, entsteht. Sie teilen mir mit, dass es bereits höchste Zeit war. Das Gefühl, der innere Eindruck „ich darf das", „ich muss das tun", kam also von einer anderen Seite. Ich verwandle mich in einen Blitz, verschwinde zu meinen Leuten und freue mich. In dieser Freude entsteht deutlicher Herzschmerz.

Ich bin hin- und her gerissen, zwischen dem Beenden und einem „da wartet Arbeit". Nachdem ich gefeiert und mich gefreut habe, gehe ich wieder herunter und überwache die Reinigung. Etliche Helfer räumen mit auf und vertreiben die Dunkelheit. Jetzt gebe ich ins Erdinnere eine kleine goldene Kugel, die sich ausdehnen kann, als Schutz, dass so etwas nie wieder passiert. Das Fest der Befreiung wird gefeiert.

HIB - Proband/in 3 - C 10.000

Ich spüre einen Schwindel nach rechts, außerdem ist mir übel. Meine Waden sind ziemlich schwer, die Füße stehen jedoch nicht auf der Erde. Mein Körper fühlt sich lustig an, da er so schwer zu sein scheint. Ich habe das Gefühl, ans Atmen denken zu müssen, sonst würde ich es einfach vergessen. In meinem Kopf dreht sich alles von vorn nach hinten, wie ein Ei, halbseitig links. Weit entfernt sehe ich eine Sonne, sie ist extrem weit weg. Ich kann ihr nicht näher kommen, da ein riesiger Wasserfall dazwischen ist. Das Atmen ist anstrengend. Ich sehe mich ziemlich klein, gebückt und mit einem Stock.

Vorwärts komme ich auch nicht, alles ist furchtbar mühsam, nur die kleinsten Schritte kann ich gehen. Ich sehe ruhiges Wasser, hinter mir ist eine kleine Sonne, die ich erreichen möchte. Weit und breit ist niemand zu sehen. Viele Klamotten, beispielsweise ein Kopftuch, habe ich an. Ich erreiche ein Dorf, die Klamotten ziehe ich nicht aus. Wie die böse Hexe von Hänsel und Gretel fühle ich mich. Die Zeit will einfach nicht vergehen, aber die Sonne bleibt. Es ist alles so unendlich mühsam.

Ich sehe nur Erde und Wasser, sonst nichts. Größere Schritte wage ich nicht. Anziehen, hinlegen... nichts funktioniert, obwohl ich doch möchte. Es kommt ein riesiges Schiff daher, es schlägt riesige Wellen. Das Schiff bewegt sich immer näher auf mich zu. Die Wellen kommen und nehmen mich mit, ich kann es gut auf dem Meer aushalten.

Die Leute auf dem Schiff sehen mich nicht. Ich schwimme weiter, endlich ist Bewegung drin. Das Wasser ist nicht mehr tot, die Sonne ist noch immer so weit weg. Im Meer ist es wie in der Wanne, meine Atmung hat sich wieder normalisiert. Das Wasser ist in Bewegung geblieben. Es ist tief, ich muss aber nichts machen, um zu schwimmen. Ich sehe nicht mehr so alt und gebückt aus. Wartend liege ich im Wasser und treibe vom Strand weg, auf eine Insel zu. Es ist ein langer Weg... aber es geht mir gut.

Es ist zwar langweilig hier im Wasser, aber es geht mir im Wasser gut. Das Wasser gibt meine Bewegungsrichtung an. Die Sonne scheint auf diese Insel, nur auf diese Insel, das macht sie interessant. Hier befinden sich etliche Bäume, Palmen und üppigere Vegetationen als anderswo auf der Welt.

Mein Ziel habe ich bisher noch nicht erreicht. Nun komme ich an. Ich werde von Affen begrüßt, die auf dem Baum sind. Ich kann mich jetzt ausziehen und sehe Vieles, ich kann mich endlich normal bewegen, bin jünger. Ich will diese Insel auskundschaften, auf einmal kann ich wieder riesige Schritte machen. Ich bin in sechs Schritten um die Insel herum gelaufen. Kokospalmß, Affen, zwitschernde Vögel... wie eine Trauminsel im Urlaub... ohne Menschen, dass ist gut so. Ich will mich mit den Affen arrangieren, die Sonne bestrahlt die Insel permanent, ich habe meine alte Position eingenommen. Was ich hier soll ist vollkommen unklar. Es ist hier nichts zu machen. Ich sehe am Horizont ein Segelschiff, will aber an und für sich nicht unbedingt gefunden werden.

Die viele Kleidung hatte etwas Wichtiges, schützen wollte ich etwas, das fällt mir erst jetzt auf. Ich schaue in die Manteltasche und finde ein aufgeweichtes Papier und ein Püppchen mit einem Stab, so ein Tiegel mit Mörser. Ich weiß nicht mehr warum ich das mitgenommen habe. Auf dem weichen Papier ist die Schrift noch leserlich, es muss nur etwas trocknen. Das Püppchen ist wie ein Waldorfpüppchen, auf seiner Rückseite befinden sich chinesische Zeichen, welche ich leider nicht entziffern kann. Ich stelle fest, dass der Affe das Papier fressen will. Mittlerweile sind es drei Affen. Schlecht, ich warte einen günstigen Moment ab, um die Affen abzulenken. Die riesigen Schritte von mir scheinen die Affen zu faszinieren. Begeistert folgen sie mir und verheddern sich dabei. Ich gehe zum Papier zurück und hänge es zum Trocknen auf. Mit den chinesischen Schriftzeichen auf dem Papier kann ich jedoch gar nichts anfangen. Vielleicht kommt ein chinesisches Schiff vorbei, auf dem mir einer die für mich völlig unleserlichen Zeichen übersetzen kann. Ich frage mich, warum ich sie eingepackt habe. Es fällt mir einfach nicht ein. Ich kann derzeit nichts damit anfangen.

Gut, es wird sich ergeben. Ich bleibe auf der Insel und warte, was passiert. Ein bisschen Ausruhen kann nicht schaden. Ich ernähre mich allein von Kokosnüssen und lege mich in die Sonne. Wieder erscheint ein Schiff am Horizont. Einerseits will ich nicht gefunden werden, aber möglicherweise kann mir doch jemand helfen. Ich lasse einfach alles auf mich zukommen. Das Schiff setzt Anker.

Meine Hoffnung wird nicht erfüllt, Chinesen sind es nicht. Die Seeleute begutachten neugierig die Trauminsel. Trotz Anstrengung kann ich nicht verfolgen worüber sie sich unterhalten. Ich frage sie, was sie mit den Kokosnüssen tun wollen. Kochen, entgegnen sie mir, unser Koch befindet sich auf dem Schiff. Ich bitte die Matrosen darum mich mitzunehmen. Der Küchenchef ist Chinese, als ich ihn um Hilfe bitten will, merke ich, dass ich den Zettel an der Stelle vergaß, an der ich ihn zum Trocknen aufhängte. Ich traue mich kaum, den Koch danach zu fragen.... Er antwortet, dass er mit mir auf die Insel kommen würde, um die Schriftstücke zu holen.

Es stellt sich heraus, dass die geheimnisvollen chinesischen Zeichen ein Code sind. Mit ihrer Hilfe lässt sich ein Schloss öffnen. Diese Zettel sind Rezepte einer großen Heilkunst, mit der Kranke geheilt werden können. Ich bin mir nicht sicher, was ich auf der Insel damit anfangen soll. Die exotischen Kräuter gedeihen nur in China. Ich entschließe mich, mit den Fremden zu reisen, was mir letztlich auch gewährt wird.

Allerdings muss mich das einheimische Volk als Chinesin ansehen. Mit einem raffinierten Trick werden meine westlichen Augen in mandelförmige fernöstliche Augen verwandelt. Ob mir dieser „neue Stil" gefällt, ist eine andere Frage, jedoch irrelevant... Auf dem Schiff gibt es einen Schrank, zu dem der Schlüssel des Püppchens passt. In ihm finde ich eine Leiche. Ich befürchte, als Mörder verdächtigt zu werden, doch brauche einen Zettel, der sich irgendwo in der Kleidung der Leiche befindet. Es gibt allerdings noch einen zweiten Schrank, der sich ebenfalls mit den Püppchen öffnen lässt. In diesem Schrank finde ich einen Arztkoffer, welcher mir sicherlich in Zukunft von Nutzen sein wird. Sollte ich ein Zimmer entdecken, das sich mit Hilfe des Püppchens öffnen lässt, darf ich darin wohnen.

Das ist auch der Fall, ich ziehe ein. Das chinesische Aussehen muss ich jedoch aufrechterhalten. In der Küche finde ich Dosen mit ähnlichen chinesischen Zeichen, diese Dosen sind aber zur Aufbewahrung von Nahrungsmitteln bestimmt. Ich müsse gut Acht geben auf das kleine Püppchen, die große Türe erwarte mich sicher noch. Der Hafen, in den wir nun einlaufen, ähnelt einem chinesischen Hafen. Die Passanten vor Ort halten mich für einen Arzt, das ist wohl der Grund, warum ich passieren darf.

Der Koch transportiert meine Sachen, nun weiß ich auch, was mein Ziel ist: Ein gewaltiger Raum, dessen Tür sich ausschließlich mit dem Püppchen öffnen lässt. In ihm hausen allerlei Zauberer, sie alle können alles und jeden wunschgemäß verwandeln. Ich begegne Hexen, die mich sehr an mein früheres Aussehen erinnern. Gemeinsam freuen wir uns. Ich sehe viele Schränke mit geheimnisvollen Zeichen. Sie passen zu meinen Rezepten. Ich sage den Hexen jedoch noch nichts, da ich ihnen noch immer misstraue. Der Koch unterstreicht meine Glaubwürdigkeit. Jetzt gebe ich den Hexen die Rezeptur und ich bereite sie freudig zu. Die Hexe fordert, die Rezepturen zu verkaufen. In diesem Haus dürfen sich keine Kranken befinden. Ich soll die Rezepturen machen und sie verkaufen.

Nun habe ich meinen Anschluss an die Hexen gewonnen, ich gehöre nun zu ihnen und befinde mich in China. Ich bin wieder in einer Kräuterküche, dort will ich auch bleiben. Es fällt mir auf einmal auf, dass ich mich eingeengt fühle. Von jedem Kraut nehme ich mir ein Bündel, das ich anschließend auf einen Wagen lade. Ich ziehe los. Der Ausgang ist hinten. Ich frage den Koch was wir noch brauchen, er weiß es auch nicht. Zunächst laufe ich nur im Kreis, ziemlich öde ist das.

Warum folge ich eigentlich den Befehlen des Kochs? Draußen tummeln sich die Menschen auf der Straße. Ich muss aufpassen, dass mir keiner etwas vom Wagen klaut. Alles ist so mühsam, mein Hals zieht sich regelrecht zu. Der Koch muss mich weiterhin begleiten, damit ich als Chinese durchgehe. Ich denke darüber nach, mit ihm aus der Stadt hinaus zu gehen. Alles ist hier voller Gestrüpp und mehr als dreckig. Ich bereue es, dass ich das Haus verlassen habe. Alleine traue ich mich nicht zurück. Ich begutachte meine Kräuter, schließlich muss ich herausfinden, was ich damit anfangen kann. Hinter jeder Zeile der Rezeptur findet man ein Bildchen. Ich füge alles in einen grünen Kreis zusammen und bin der Meinung, es könne gut für mich sein. Ich möchte mich baden, denn auch das ist gut für mich. Es ist aber kein Wasser da, also schmiere ich die Paste auf meinen Körper und den Wagen. Es fühlt sich an wie ein Peeling. Der Koch ist erstaunt über die Sauberkeit. Er willigt ein, sich zurückzuziehen. In der Stadt ist es wieder laut und dreckig. Ich steuere die Tür an, von der ich auch kam, sie ist aber zu klein. Der Koch meint, ich solle mich nicht so anstellen und die Praxis vor der Tür eröffnen, die Zeichen zusammensetzen usw..

Der erste Patient erscheint. Eine blasse, dünne und unscheinbare Person verlangt etwas von mir. Ich will einen Gegenwert, zwar kein Geld, jedoch einen Krug voll Wasser. Ich nehme die heilenden Blätter und mische sie mit etwas zusammen. Die Konsistenz, die sich daraus ergibt, ist milchig, sieht auch aus wie Milch. Der Patient trinkt und wird davon fröhlicher. Seine Haut wird heller und er kann von einem Augenblick auf den nächsten vollkommen gerade stehen.

Er bedankt sich und verspricht jederzeit wiederzukommen, sollte er erkranken. Wo haben die Hexen die Sachen gekauft? Der Koch sagt, ich soll mich um meine Sachen kümmern, er meint, ich müsse mehr verlangen als Wasser. Ein Typ kommt und fragt, woher ich das Wissen habe. Ich erkläre es. Er ist hässlich mit Knollennase und Narben, er will jetzt auch etwas. Er lässt sich alles erklären. Ich mache eine Rezeptur und seine Knollennase fällt ab. Jetzt frage ich den Typ, ob ich nicht in das Haus einziehen kann, welches er besitzt. Ich schicke den Koch vor, um es zu überprüfen. Das Urteil lautet, es sei alles in Ordnung. Ich gehe also zu diesem Platz.

Die Menschen stehen schon an meinem Wagen. Ich schimpfe und lasse nur jeweils einen Patienten zu. Ich bekomme Geld und schöne Sachen. Ich zahle jetzt Miete, da ich etwas verdiene. Jeden Tag kommen mehr Leute. Ich mische den Leuten die richtigen Sachen. Mittlerweile bin ich eine richtige Chinesin geworden. Der Koch ist auch noch da. Ich werde es so halten, dass ein normales Maß an Patienten vorhanden ist. Unterdessen ist die Sonne höher gestiegen, sie passt auf meinen Zettel und die Puppe auf. Nun erscheint eine Kutsche.

Zwei Leute, sie mit Reifrock, so wie aus dem 18. Jahrhundert, steigen aus. Sie wissen bereits, dass ich das mit den Kräutern mache. Sie möchten mich mitnehmen. Sie möchten mich jemanden abkaufen und glauben, dass ich dem Hausherrn oder dem Koch gehöre, ich gehöre aber niemandem. Das Paar glaubt nicht, dass ich frei bin. Ich verstecke mich unter dem Wagen. Ich muss weg. Ich bekomme ein Pferd. Der Koch ist unterdessen alt geworden. Es macht mich verrückt, dass wir nicht wissen, wohin. Wir gehen ziellos an Gestrüpp, Feldern und Bergen vorbei aus Angst. Wäre ich doch nicht aus dem Haus abgehauen. Anderseits hätte ich all das Schöne dann auch nicht erlebt. Die Sonne wandert mit und zeigt auf einen Punkt. Dorthin will ich laufen, es ist aber ewig weit weg. Es ist wieder auf dieser Insel. Das Pferd läuft durch das Wasser. Der Koch trottet hinterher. Ich weiß nicht, was ich tun soll.

Auf der Insel passiert überhaupt nichts. Die Affen zeigen kein Interesse, ich kann nichts machen. Außer drei Affen ist nichts und niemand da. Ich will nicht wieder auf ein Schiff warten. Jetzt kommt eine Art Kran, der meine Sachen und meine Kräuter stehlen will. Ich flüchte auf die Mitte der Insel. Ich will den Wagen nicht hergeben. Ein großer Greifvogel hat eine Verletzung am Fuß. Ich helfe ihm, er fliegt gesund nach zwei Tagen weiter. Es ist so langweilig hier, ich weiß nicht, was ich noch tun soll. Ich kümmere mich ums Pferd, damit es nicht verdurstet. Die Affen sind endlich weg. Es ist entsetzlich. Es könnte unter den Rezepturen etwas geben, was Leben zurückholt. Affen graben etwas aus und werfen es ins Meer. Auf einmal entstehen Seerosen im Meer.

Die Insel ist umrandet mit einem Teppich von Seerosen. Es sieht aus, wie eine Touristenattraktion, die ganze Insel ist umgeben von Seerosen. Etliche Schiffe kommen, um alles zu besichtigen. Der Vogel den ich geheilt habe, spielt Briefbote. Ich verkaufe jetzt so meine Rezeptur. Ich habe mich eingemauert und lebe mit drei Affen zusammen. Wenn ich mal keine Lust habe, bleibt der Vogel bei mir, auch wenn drei Leute toben, weil der Vogel nicht fliegt. Mir gefällt es, die Leute toben zu sehen. Jetzt bewegt sich die Insel und schwimmt übers Meer bis vor ihr die Freiheitsstatue von New York steht. Ich verkaufe die Insel mit den Blüten. Die Statue grinst. Ich verkaufe die Seerosen, die Affen lasse ich auf der Insel, sie wird fest angedockt. Noch bin ich Chinesin.

Der Vogel sagt, dass er auf meinem Rücken einen Reißverschluss öffnen will, dann sehe ich wieder westlicher aus. Ich ziehe mit dem Vogel los, der über mir fliegt. Ich krabble auf die Freiheitsstatue, mit meinen mittlerweile wieder großen Beinen. Ich klettere außen hoch, interessant ist es zwar, aber auch wieder dreckig wie in China. Ich bin gespannt, was kommen mag. Freiheitsstatue zu sein ist auch nichts... So lange da herumstehen... Ich gehe in ein Hochhaus in dem ich Aufzug fahre.

Der Chinese fragt mich, ob ich noch die alten Rezepte hätte. Er will sie, doch das möchte ich nicht. Er will handeln und bekommt etwas Fertiges, wo habe ich meine Apotheke? Ich bin auf Weltreise. Ich gehe in irgendeine Apotheke hinter den Tresen. Der Alte ist über die Lüge erbost, denn er weiß, dass ich weiß, was man benötigt um die Leute zu heilen. Ich rühre schließlich etwas zusammen, er soll sich einreiben und morgen wieder kommen. Der Vogel meint, so kann er es nicht machen. Hole deine Sachen und stelle dich auf die Straße, verlangt er von mir. Schau, dass du die Rezepte auswendig kannst und verbrenne die Zettel. Ich vertraue dem Vogel.

Der Chinese ist erfreut und sagt, dass er mir nicht getraut hat. Er will die Zettel, doch ich habe keine. Ich soll auf einmal mit ihm zusammenarbeiten. Es ist in der Stadt aber schwer, wenn ich nicht mit ihm arbeite. Ich komme an ein Haus mit Türchen und frage mich, ob ich wohl den Wagen in den Garten stelle? Der Chinese wird mit Hilfe des Vogels per „Handschlag" Besitzer des Hauses. Ich wandere weiter. Der Chinese, der Hausbesitzer und viele weitere Menschen folgen mir. Ich bekomme Herzklopfen und soll jetzt in das Haus hineingehen, in das ich ursprünglich auch hinein wollte, der Vogel will allerdings nicht. Die Türe zum Garten besteht aus reinem Glas. Sie führt in den Garten eines Sultans. Ich fühle mich hier sehr fremd, die Leute sind aber äußerst freundlich und laden mich ein, bei ihnen zu bleiben. Dankend nehme ich an.

Die Menschen hier beschützen mich vor dem Chinesen. Ich schaue mich um. Bauchtänzerinnen und Araber, was soll ich denn da. Ich entschiede mich, meine Sachen in ein Zimmer des Hauses zu bringen, was völlig normal ist. Immer noch habe ich die Salbe, die aussieht wie Milch. Er schleppt viele Leute mit, ich habe auf das Gleiche keinen Bock, ich weiß aber nicht, was ich machen soll. Ich könnte eigentlich auch mal auf den Mond fliegen. Es ist möglich, auf Sterne zu fliegen! Jetzt verwandelt sich der Sultansgarten in einen Raumfahrtbahnhof. Ich kann auf jeden Stern zufliegen. Ich fliege jetzt mit ins Weltall, treffe dort meinen alten Koch, die Hexen und die Blüten. Es geht endlich einmal schnell voran, so gefällt mir das. Ob ich auf einem Stern landen soll? Ich lande, ich weiß was los ist, es geht sofort weiter, ich erkenne vieles, wie auf Sprungfedern von einem zum anderen Stern.

Deutung der Mentalen Arzneimittelprüfungen

In der ersten Arzneimittelprüfung ist die Probandin im Spannungsfeld zwischen der inneren Stimme und ihrem Willen, zwischen Ohren und Kinn. Dies scheint zu bewirken, dass durch das Denken, vermutlich über die Willensentscheidungen, eine Beeinflussung des Gehirns stattfindet. Sie fühlt sich in einer Tropfsteinhöhle gefangen. Alte und ehrlich freundliche Aussagen scheinen zu belasten, während sie immer tiefer in ihre Gefühlswelt eintaucht. Der Magen wird aktiv, das Gefühl der Zugehörigkeit scheint in Frage gestellt zu sein.

Die Probandin fühlt sich belastet, es ändert sich nichts, sie findet keinen Angriffsfläche, keinen Ausgangspunkt, um einen Veränderung herbeizuführen. Bis sie schließlich schreiend aufbegehrt und damit ihre bisherigen emotionalen Grenzen zerstört. Bis jetzt war noch keine Änderung ihrer Motivation erfolgt. Ihr Freiheitsgefühl hat sich verstärkt, gleichzeitig ist sie auf eine neue Art beziehungsfähiger geworden. Nun versucht sie, typisch traditionelles Verhalten, dem sie sich bisher unterworfen hat, künstlich zu zerstören, was ihr aber nicht gelingt.

Das Außen ist ein Spiegel des Inneren. Es besteht ein nach außen verlagerter Disput, den die Probandin aber willentlich beendet. Jetzt trifft sie ihr inneres Kind, welches sich seit langem in einem emotionalen Chaos befindet. In dem Maße wie die Probandin das innere Kind tröstet, sich trösten lässt und sich mit ihm befasst, verändert sich der innere Belag im Gehirn, negatives Denken verschwindet. Ein wirklicher Kontakt mit anderen wird nur dann möglich, wenn sich das Herz öffnet. Nähe, einerseits zu sich selbst aber auch zu anderen, ist nun möglich.

In der zweiten Arzneimittelprüfung zeigt die Probandin zunächst das Gefühl der fehlenden Zugehörigkeit (Magenkrampf), ein hohes Verantwortungsgefühl, Druck auf den Schultern und großen Zorn (Gallenschmerzen). Die Probandin nimmt offensichtlich Kontakt mit außerirdischen Wesen auf. Eine manipulierende Falschaussage löst den Zorn der Probandin aus und sie beschließt, die Erde und die Menschen gegen diese destruktive Manipulation zur Vergrößerung der Macht zu schützen. Die so genannte Forschung entpuppt sich als Lüge und das bisherige und zugehörige Imagedenken, welches zu Angst- und Schuldgefühlen geführt hatte, löst sich auf. Die Erde wird nun von Manipulationen gereinigt, bis wieder geistige Freiheit entsteht. Jeder Einzelne kann nun wieder über sich selbst bestimmen.

In der dritten Arzneimittelprüfung von HIB empfindet die Probandin eine allgemeine Schwere. Dennoch scheint der Bezug zur Erde und zur Bodenständigkeit zu fehlen. Es sind zwei Sonnen vorhanden, eine große und eine kleine, die die Symbolik von Erkenntnis tragen, aber nicht erreichbar sind. Gleichzeitig möchte sich nicht zeigen und macht ihre Entwicklung in ganz kleinen Schritten, obwohl dies mühsam ist. Ganz langsam bekommt sie Kontakt zu ihren Emotionen.

Sie lässt sich im Wasser, in ihren Emotionen, auf eine Insel treiben. Sie konfrontiert sich mit dem Geheimnisvollen und Magischen dort und nimmt Teile an sich, welche ihr gleichzeitig von der auf der Insel ansässige Vitalkraft (Affen) gestohlen werden sollen. Der Probandin gelingt es dennoch, diese Vitalkraft zu beherrschen und rettet damit das geheimnisvolle Papier.

Vom ankommenden Schiff erhofft sie Hilfe, aber nur einer der Menschen darauf hat die Möglichkeit und ist gleichzeitig bereit dazu. Er könne ihr helfen, aber sie müsse sich anpassen und Prüfungen, Nachweise ihrer Zugehörigkeit, bestehen. Wieder an Land, gerät sie in einen magischen Kreis und lernt sehr viel dazu. Die Entwicklung der Eigenpersönlichkeit und die Heilkunst wachsen, so dass sie nun auch unabhängig aktiv sein könnte.

Dennoch entsteht in dieser fremden Welt eine Synergie, in der sie gleichzeitig Unterstützung und Abhängigkeit empfindet. Neue Prüfungen der Loyalität, die Unterstützung des Vogels, des Boten der Freiheit, und zusätzliche Eindrücke vermitteln ihr Erfahrungen, die sie stärken und ihr helfen, wieder mehr Kontakt zu ihrem Selbst aufzunehmen. Bald ist der Weg ins Außen wieder frei, die Persönlichkeitsentwicklung schreitet fort. Auch die Prüfung der eigenen Fähigkeiten besteht sie. Sie bekommt dadurch auch ein weiteres Stück Autonomie. Dem durch den exotischen Garten symbolisierte Lebensgenuss steht sie nun offener gegenüber und erlebt diesen schließlich als direkten Weg in andere, freiheitliche Dimensionen. Der Weg aus einengenden Denkmustern und die unabhängige Entfaltung der individuellen, mitgebrachten Fähigkeiten haben zur persönlichen Freiheit geführt.

In allen drei Arzneimittelprüfungen geht es darum Kontakt mit sich selbst, mit dem inneren Kind oder den eigenen magischen Fähigkeiten zu bekommen um sich von Manipulationen zu befreien. Pflichtkonzepte, Gewohnheiten aus diesen, Imagedenken, Traditionsbewusstsein und Nutzendenken entpuppen sich als Manipulation der individuellen Freiheit. Erst wenn diese Manipulation erkannt und aufgelöst wurde, ist der Weg zum Individuellen frei und das Leben kann wieder in Leichtigkeit als Spiel betrachtet werden. In dieser erlösten Form ist ein Ausstieg, eine „Befreiung" aus den Belastungsmustern der Vorgenerationen bzw. Vorinkarnationen möglich.

Psychologische Bedeutung

> - Der Drang, sich von Gruppenmeinungen und der
> Angst vor Neuem zu lösen,
> aus gelernter Pflichterfüllung wird Nutzdenken,
> vorauseilende Selbstbestrafung
> verhindert selbst bestimmte Gelassenheit -

Keuchhusten (Pertussis)

Erreger:	Bordetella pertussis, auch Bacillus Bordet-Gengou
Inkubationszeit:	7 bis 14 manchmal bis 21 Tage Tröpfcheninfektion, Ansteckung bis sechs Wochen
Klassische Behandlung:	kurzfristig mit Keuchhusten-Immunglobulinen oder symptomatisch mit Antitussiva

Symptome und Verlauf der Erkrankung

Der Keuchhusten ist eine akute bakterielle Infektionskrankheit der Atemwege, die mit charakteristischen, bei jüngeren Säuglingen lebensbedrohlichen Hustenanfällen einhergeht. Ausgelöst wird die Erkrankung durch ein spezifisches Bakterium, welches ebenso wie bei Diphtherie und Tetanus ein Toxin freisetzt, das die Krankheitssymptome bewirkt. *Bordetella pertussis* haftet an den Schleimhäuten des Atemtraktes und bewirkt dort durch die Freisetzung von Toxinen lokale Zellschädigungen. Es entsteht außerdem eine Entzündung, die dazu führt, dass ein zähflüssiger Schleim gebildet wird, der dann zu den charakteristischen Hustenanfällen führt. Nach einer überstandenen Erkrankung besteht eine natürliche lebenslange Immunität.

Die häufigste Übertragungsquelle sind Infizierte, die selbst noch keine Symptome zeigen. Die Übertragung erfolgt dann durch Tröpfcheninfektion, auch durch die Berührung kontaminierten Materials. Der Erreger ist extrem infiziös, was sich auch in seinem Kontagionsindex von 0,80 spiegelt. Neben der typischen Zielgruppe der Kinder übertragen auch asymptomatisch erkrankte Erwachsene die Krankheit. Weltweit gibt es jedes Jahr mehr als 50 Millionen Fälle von Keuchhusten, von denen ca. 600.000 tödlich verlaufen. Keuchhusten ist somit keine „harmlose Kinderkrankheit".

Die meisten Fälle treten in Entwicklungsländern auf, es kann also ein Zusammenhang zwischen dem Erkrankungsrisiko und dem sozialen Status der Gesellschaft angenommen werden, wie er für Diphtherie festgestellt wurde.

Sieben bis vierzehn nach der Ansteckung durch Tröpfcheninfektion beginnt ein

Katarrhalisches Vorläuferstadium

des Keuchhustens.

Das Kind leidet zunächst unter...

- Fieber,
- Husten,
- Schnupfen,
- Entzündung des Rachens,
- Entzündung der Luftröhre,
- Entzündung der Bronchien,
- Entzündung der Augenbindehäute
- und vor allem nachts tritt der Husten auf, der sehr stark sein kann.

Nach ungefähr einer Woche setzen die charakteristischen Keuchhustenanfälle ein. Dies nennt man das

Krampfhustenstadium (Stadium convulsivum).

Erst spüren die Kinder Unruhe, Angst und oft auch Beklemmungsgefühle in der Brust oder Kitzeln im Hals, bevor dann der Anfall einsetzt. Fünf bis zehn schnell aufeinander folgende Hustenstöße werden von einer weithin hörbaren, ziehenden oder krähenden Einatmung gefolgt. Dies mehrmals hintereinander, bis zäher glasiger Schleim durch Würgen und Erbrechen hervorkommt. Das Gesicht rötet sich, verfärbt sich bläulich (Zyanose) und ist gedunsen. Die Augen tränen und Blutungen an der Augenbindehaut, später auch aus der Nase, sind zu beobachten. Die Halsvenen sind geschwollen, Schweiß bricht aus und das Kind befindet sich in sehr starker Erregung. Innerhalb von 24 Stunden können sich diese Anfälle fünf bis zehn Mal wiederholen; meistens aber nachts.

In der anfallsfreien Zeit zeigt das Kind nur geringe Störungen des Allgemeinbefindens. Das Fieber ist zu diesem Zeitpunkt bereits abgeklungen. Dieses fünfwöchige Stadium wird abgelöst von dem zweiwöchigen bronchitischen Genesungsstadium, in dem das Kind nur noch einen Husten, wie bei üblicher Entzündung der Bronchien, hat, der dann allmählich abnimmt. Eine Immunität gegenüber den Keuchhustenbakterien ist nach überstandener Krankheit erworben worden.

Komplikationen und Folgewirkungen

Der Keuchhusten zeigt bei jungen Säuglingen meist einen besonders schweren Verlauf, der sich bei schwächeren Hustenanfällen mit plötzlichem Atemstillstand zeigen kann.

Mögliche Komplikationen betreffen die Lunge und das Gehirn, von denen die eigentliche Gefährdung durch die Krankheit ausgeht:

- Aussackungen in der Lungenstruktur
- Lungenentzündung
- Reaktivierung einer bestehenden Tuberkulose und Verschlimmerung des Befundes
- Entzündung des Gehirns mit Krampfanfällen.

Durch Blutungen, Gefäß- und Nervenzellschädigungen kommt es zu Krämpfen, Lähmungen, Seh- und Hörstörungen. Diese ernstzunehmenden Komplikation können auch zur Hemmung der geistigen Entwicklung führen.

Bedeutung der Symptome

Symptom	Bedeutung
Fieber	unterdrückte Wut
Husten	fordert Anerkennung der eigenen Persönlichkeit
Schnupfen	die Nase voll haben, eine Situation nicht mehr ertragen wollen, frustriert sein
Entzündung des Rachens	zornig, weil er sich und seine Position nicht adäquat formulieren und einfordern kann
Entzündung der Luftröhre	schämt sich seiner Individualität, steht nicht zu sich, so dass Geben und Nehmen nicht stimmig sein können, Zorn leben müssen
Entzündung der Bronchien	verärgert über die Missachtung seiner selbst durch sich selbst und andere
Entzündung der Augenbindehäute	ist wütend darüber, was er sich im Außen ansehen muss

Symptom	Bedeutung
starker Husten, vor allem nachts	in der nächtlichen Verarbeitungsphase kommt der Wunsch nach Anerkennung seiner Persönlichkeit hoch
Unruhe	meint, dringend handeln zu müssen
Angst	engt sich in seiner Denkweise ein
Beklemmungsgefühl in der Brust	fühlt sich eingeengt, ist in Bezug auf Geben und Nehmen in seinem Umgang mit dem Leben eingeschränkt
Kitzeln im Hals	er sollte sich endlich äußern
Einatmung hörbar ziehend oder krähend	er möchte viel mehr haben, als er bekommt
Würgen und Erbrechen	seine bisherige, „schleimige" Anpassung belastet ihn, die Beherrschung wird schwieriger
Gesicht gerötet, cyanotisch	zwanghaft unterdrückte negative Emotionen bis hin zur Lebensverweigerung, zeigt nicht sein wahres Gesicht
Gesicht gedunsen	versucht, Emotionen und den tatsächlichen Persönlichkeitsanspruch zu verbergen
Augen tränen	offener Ausdruck empfundener Trauer
Augenbindehaut blutet	Verlust der Lebensfreude, weil er die Themen, die er im Außen sieht, vermeintlich nicht ändern kann
Nasenbluten	durch die Missachtung seiner Persönlichkeit verliert er seine Lebensfreude
Schweißausbruch	aktiv zu sein und sich zu wehren ist anstrengend
starke Erregung	hält verzweifelt seine Eigendynamik zurück
Lähmungen	hat resigniert, verzichtet auf die Erfüllung seiner Bedürfnisse
Krämpfe	hält verkrampft an einem Standpunkt fest

Symptom	Bedeutung
Krampfhusten	will unbedingt die Anerkennung seiner Persönlichkeit erzwingen
Sehstörungen	will etwas anderes sehen als das, was vorhanden ist
Hörstörungen	will mit dem Außen möglichst nichts zu tun haben
geistige Behinderung	überträgt die Selbstverantwortung auf andere

Symptom- und symbolsprachliche Zusammenhänge

Aus der Deutung der Keuchhustensymptome wird erkennbar, dass Menschen, die an Keuchhusten erkrankt sind, weder von anderen Personen in ihrer Individualität gewürdigt werden noch sonstige Anerkennung genießen.

Da ihr Bedürfnis nach Akzeptanz ihrer Eigenpersönlichkeit von anderen nicht erfüllt wird, reagieren sie mit starken, aber nur unterschwellig ausgedrückten Aggressionen, die sich in den starken, Aufmerksamkeit erregenden Hustenanfällen oder im Fieber äußern. Wird die Problematik nicht aufgelöst, wandelt sich die Trauer und die Wut in Resignation und Rückzug.

Repertorisierte Symptome

Nr.	R		Kap	Treffer	Symptom
1	SK		FI#	33	ENTZÜNDUNGSFIEBER
2	SK		HU#	108	(Husten) ANFÄLLE; anfallsweise
3	SK		SH#	197	SCHNUPFEN
4	SD		LOK#	13	RACHEN; Entzündung akut
4		SK	IH#	122	(Hals) ENTZÜNDUNG; einfache
5	SK		KT#	91	ENTZÜNDUNG; Reizung der Luftwege; Orte; Trachea
6	SB		ATM#	54	BRONCHIEN; Bronchitis - Entzündung; akute
6		Kr	ALG#	66	Bronchialkatarrh (Bronchitis)
7	SK		A#	59	ENTZÜNDUNG; Orte; Bindehaut
8	SK		HU#	162	(Husten) NACHTS
9	SK		ALG#	65	UNRUHE, Besorgnis, ungutes Gefühl, kann nicht still sitzen
10	SK		GM#	203	ANGST
11	SK		B#	223	(Brust) BEKLEMMUNG
12	SB		IH#	18	PHARYNX; Papeln etc.; Kitzeln wie von einem Haar
12		SK	HU#	106	EMPFINDUNGEN; Kitzelhusten
13	SK		BS#	5	(Brustwarzen) ZIEHENDER; Einatmen; beim
14	SK		HU#	1	ATMEN; Einatmen; krähender, heftiger, krampfartiger Husten fängt mit Schnappen nach Luft an
15	SB		MS#	80	ERBRECHEN, Würgen; allgemeine Mittel

211

Nr.		R	Kap	Treffer	Symptom
16	SK		ALG#	74	CYANOSE
17	SB		G#	18	(Gesicht) AUSSEHEN, Zustand; gedunsen; pastös
18	SK		A#	154	TRÄNENFLUSS
19	SK		A#	28	BLUTUNG; Bindehaut, Ekchymosen
20	SK		N#	195	NASENBLUTEN
21	SK		SW#	190	SCHWEISS
22	SK		GM#	163	ERREGUNG, erregbar
23	SK		ALG#	107	LÄHMUNG; Organen, von
24	Kr		ALG#	42	Krämpfe; Krämpfe allgemein
25	SD		LOK#	5	HUSTEN; Krämpfe
26	Kr		ALG#	37	Augenleiden - Sehstörungen
27	SK		HÖ#	171	SCHWERHÖRIG; allgemeine Mittel
	27	FI	FIB#	4	Ohren; Hörstörungen
28	SK		GM#	112	GEISTESKRANKHEIT, Verrücktheit
29	SK		HU#	112	KLANG; Keuchhusten

Auszug aus der Repertorisationsmatrix

Weitere mögliche Ausleitungsmittel für die Keuchhusten-Impfdeblockierung.

Med / Symp	Trf	Wrt	RelA	1	2	3	4	5	6	7	8	9	10	11	12	13	14	15	16	17	18
ars	37	87	137	2	2	3	3	2	2	.	2	.	2	.	2	3	2	3	3	2	2
phos	36	83	120	2	2	3	2	3	3	.	3	.	1	.	2	3	3	1	3	2	1
bry	35	80	172	3	1	3	2	3	.	.	2	2	.	1	2	3	2	2	3	3	1
lach	34	75	159	2	3	3	1	1	2	1	3	.	1	.	3	2	2	1	1	3	2
bell	33	77	129	1	2	3	.	3	2	1	3	3	2	.	3	2	3	1	3	1	3
chin	33	74	186	1	3	3	2	1	3	.	2	.	1	1	2	3	3	1	2	3	.
lyc	33	71	120	2	2	2	2	2	2	1	2	.	1	.	3	2	3	3	3	.	3
merc	33	70	141	2	2	3	.	.	2	.	2	.	1	1	2	2	2	3	2	2	2
acon	31	70	185	2	3	1	.	1	2	2	3	.	1	.	1	3	.	2	3	.	3
rhus-t	31	62	133	3	2	2	.	3	1	1	1	1	.	.	3	1	2	3	2	2	1
sil	30	67	124	3	3	3	1	1	2	2	2	.	2	.	3	3	3	3	2	2	1
nit-ac	30	66	166	2	1	3	.	.	2	.	3	.	1	.	3	2	3	2	3	1	2
verat	30	56	202	1	1	1	.	3	2	.	2	.	1	.	1	3	2	1	3	2	1
kali-c	29	59	152	2	2	2	.	.	2	1	1	.	2	.	3	1	2	3	2	1	.
ant-t	29	48	348	2	2	1	.	1	1	.	1	.	1	.	2	3	.	1	1	1	1
puls	28	66	102	3	1	3	.	2	3	.	3	.	.	.	2	3	2	3	1	.	
calc	28	64	105	3	3	3	.	2	2	.	2	.	3	.	3	2	3	3	3	3	1
carb-v	28	63	169	1	2	2	.	.	3	2	1	.	.	.	2	.	3	2	2	3	1
apis	28	59	246	1	3	3	.	3	3	.	2	.	.	.	2	3	2	2	2	.	2
nux-v	27	59	102	3	3	3	.	3	1	1	3	.	1	.	3	3	2	.	3	1	2
kali-bi	27	53	263	3	.	2	.	.	1	.	1	.	.	1	2	2	2	1	.	1	2
hyos	27	53	239	2	1	2	.	3	2	1	3	2	3	.	1	2	3	1	1	.	2
caust	27	53	136	1	2	2	.	1	1	.	2	.	2	.	3	1	3	3	1	1	1
sep	26	55	96	2	2	3	.	1	3	.	2	.	2	.	2	2	2	3	2	.	1
ph-ac	26	52	172	2	3	2	2	3	3	1	3	.	.	.	1	1	3	1	2	1	.
dig	26	51	285	2	2	2	.	.	1	2	2	.	1	.	2	2	1	1	2	.	.
stram	26	50	218	2	2	1	.	3	1	.	2	2	2	.	1	.	2	1	2	2	3
colch	26	40	312	2	2	1	.	.	.	.	1	.	.	.	1	3	1	1	2	1	1
nat-m	25	60	105	2	2	3	.	1	3	.	3	.	1	1	2	2	3	3	2	3	.
ars	37	87	137	2	2	3	3	2	2	.	2	.	2	.	2	3	2	3	3	2	2

Symptom-Nummer.

Charakteristische Arzneien aus der Repertorisation

Arzneimittel	Symptom
Antimonium tartaricum	Sich abhängig und nicht geachtet fühlen
Belladonna	Aus gestauter, unterdrückter Lebenskraft wird Zorn
Carbo vegetabilis	Lebenskraft wird nicht für gesundes Eigeninteresse genutzt
Coccus cacti	Das Aushängeschild der Familie
Corallium rubrum	Sich auf die Andersartigkeit eines Menschen nicht einlassen können
Cuprum metallicum	Anlehnung aus Schwächegefühl
Drosera rotundifolia	Artfremdes verdauen wollen, „harmonieren" müssen
Kalium carbonicum	Ignoranz der eigenen Bedürfnisse
Nux vomica	Durch Überaktivität seine wirklichen Gefühle verstecken
Spongia tosta	Wunsch, sich durch Anpassung Schutz zu verschaffen

Typische Lebenssituationen

Der Patient hat genug vom friedvollen Nachahmungstrieb und der Anpassung an andere. Er möchte endlich als Eigenpersönlichkeit Anerkennung finden und fordert von anderen, akzeptiert zu werden. Er sieht sich aber auch „allein gegen den Rest der Welt" und kämpft verzweifelt, fast krampfhaft, dagegen an. Geschlucktes und nicht Bewältigtes wird nun verarbeitet. Das Vertrauen in sich selbst und in die eigenen Fähigkeiten ist aber noch nicht vollständig ausgebildet. Er möchte in seiner Individualität akzeptiert werden und „hustet den anderen etwas". Die Impfung prägt und fixiert diese Thematik. Der Mensch setzt sich nun, fast zwanghaft, mit dem Thema auseinander. In diversen Erlebnissen wird das Thema erneut inszeniert, bis es als körperliche Störung in Form von Symptomen in das Bewusstsein kommt.

Verhaltensmuster

Das Verhalten ist von Aufmerksamkeit heischender Symbolik geprägt. Fehlende innere Sicherheit soll durch lautes „Säbelrasseln" übertönt werden. Typisches Verhalten sind Hysterie, hochfahrende Äußerungen anderen gegenüber und Ungeduld verbunden mit permanenter Forderung nach Anerkennung.

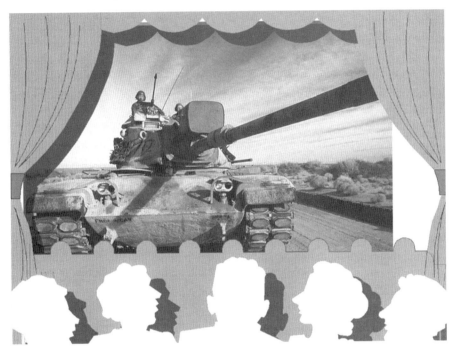

Da man sich über die Form der gewünschten Anerkennung nicht äußert und auch zum Beispiel erhaltenes verbales Lob nie genug zu sein scheint, wirkt der Mensch in seiner Wut und Enttäuschung über diesen Umstand latent unzufrieden. Er glaubt, nicht ausreichend gewürdigt zu werden und versucht, eine scheinbar ihm zustehende Position zu erzwingen, indem er sich beispielsweise unentbehrlich macht.

Die Erkenntnis bzw. Lebens-Lernaufgabe, Anerkennung in sich selbst zu finden, auch wenn oder gerade weil man anders ist, ist versperrt. Der Mensch orientiert sich zu sehr am Außen, will Lob und Anerkennung von anderen erzwingen anstatt sich selbst genug zu sein oder an sich selbst zu glauben.

Mögliche Reaktionen auf den Impfstoff

Impfstoffe

Als Prophylaxe werden in der heutigen schulmedizinischen Praxis insgesamt vier Impfungen ab dem vollendeten zweiten Lebensmonat mit einem Mehrfachimpfstoff, DPT, DTPP, Penta- bzw Hexavac empfohlen. Bis vor einigen Jahren wurden attenuierte (abgetötete) Ganzzellpräparate verabreicht, die einen Schutz von ca. 85% erreichten, aber bei 20% der Kindern zu leichten und bei 0,1% zu schweren Nebenwirkungen führten. Die wichtigsten „Nebenwirkungen" sind hier Lokalreaktionen und eine Blutzuckersenkung durch Insulinaktivierung. Außerdem greifen die Bakterientoxine an den Endstrombahnen der Kapillaren an, wodurch eine Impfenzephalopathie oder Kapillarlähmung mit Peristase und Blut- bzw. Plasmadiapedese entsteht.

Mit dem Ziel, dies zu vermeiden, wird heute ein Impfstoff verwendet, der nur noch einige wenige Proteinstrukturen des Bakteriums enthält. Diese werden auch nicht aus dem lebenden Bakterium isoliert, sondern biotechnologisch hergestellt. Diese Impfstoffe werden als „azellulär" bezeichnet. Azelluläre Impfstoffe sind nicht direkt „gentechnisch-erzeugte" Stoffe. Umgangssprachlich werden hier „gentechnisch-veränderte" und „durch Biotechnologie erzeugte" Moleküle voneinander getrennt.

Gebräuchliche Zusatzstoffe

- Aluminiumhydroxid
- Aluminiumphosphat
- Formaldehyd
- Kochsalz (isotonisch)
- Natriumdihydrogenphosphat
- Thiomersal

Symptome, Neben- und Nachwirkungen

- Angstzustände
- Atembeschwerden
- Atemnot
- Atemwegsentzündung
- Aufgedunsen (Gesicht)
- Augenbindehautblutung
- Augenbindehautentzündung
- Augenbindehautreizung
- Augentränen
- Auswurf (zäh glasig)

- Beklemmungsgefühl (in der Brust)
- Bindehautentzündung
- Blutungen
- Bronchialentzündung
- Einatmung (ziehend krähend)
- Entwicklungshemmung (geistig)
- Erbrechen
- Erregungszustände
- Erschöpfungszustände
- Erstickungsangst

- Fieber
- Gefäßschädigungen
- Gehirnerkrankungen
- Gesichtsröte (bläulich verfärbt)
- Halsbeschwerden
- Halsentzündung
- Halskitzeln
- Halsreizung
- Halsvenenentzündung
- Halsvenenreizung
- Halsvenenschwellung
- Hirnblutung
- Hörstörungen
- Husten (keuchend; anfallartig; vermehrt nachts)
- Hustenkrämpfe
- Hustenreiz
- Hustenstöße
- Katarrh
- Kehlkopfentzündung
- Kehlkopfreizung
- Keuchhustenanfälle
- Krämpfe
- Krampfhusten
- Lähmungen
- Leukozytose (vermehrt Leukozyten)
- Luftröhrenastentzündung
- Luftröhrenasterweiterung

- Luftröhrenentzündung
- Luftröhrenreizung
- Lungenbeschwerden
- Lungenentzündung
- Lymphozytose (vermehrt Lymphozyten)
- Nervenzellenschädigungen
- Rachenentzündung
- Rachenreizung
- Reprise (ziehende krähende Einatmung)
- Schlappheit
- Schleimbildung (an den Atemwegen)
- Schleimhautblutung
- Schleimhautentzündung (obere Atemwege)
- Schleimhautreizung
- Schleimhusten (zäh /glasig)
- Schnupfen
- Schweißausbrüche
- Seheinschränkungen
- Sehstörungen
- Stakkatohusten (Hustenstöße)
- Stickhusten
- Unruhe
- Wahrnehmungsprobleme
- Würgen
- Zyanose (bläuliche Gesichtsfarbe)

Impfdeblockierung - Erfahrungen und Hinweise

Sollten sich die genannten Symptome unter Gaben homöopathischer Arzneien nur kurzfristig bessern oder in kurzen Zeiträumen immer wieder auftreten, ist die Wahrscheinlichkeit einer Impfblockade kaum auszuschließen. Diese gilt es aufzulösen. Die Gabe der Impfstoffnosode in Verbindung mit dem oder den zusätzlich notwendigen Einzelmitteln ist in der Regel Erfolg versprechend. Dieser zeigt sich insofern, dass das Symptom oder die Symptomgruppe nunmehr gänzlich geheilt wird und verschwindet.

Eine typische und immer wiederkehrende Symptomatik eines Keuchhustenimpfschadens ist der chronische Husten. Er tritt sowohl bei psychischer Belastung als auch in Konfrontations-Situationen mit verstärkter Nervosität und vor allem bei unterdrückten, nicht ausgesprochenen Gefühlen auf.

Auch der chronische Tränenfluss kann sich als Keuchhustenimpffolge ausdrücken. In diesem Fall ist die Pertussis-Impfstoffnosode mit dem Ausleitungsmittel „Carbo vegetabilis – Lebenskraft wird nicht für gesundes Eigeninteresse genutzt", oder auch „Kalium carbonicum – Ignoranz der eigenen Bedürfnisse", hilfreich. Viele Sehstörungen, zum Beispiel Trübsehen, Flimmern, Flackern oder die Weitsicht sind in Folge einer Keuchhustenimpfung zu beobachten. In diesem Fall hilft z. B. die Pertussis-Impfstoffnosode mit dem Ausleitungsmittel „Belladonna – Aus gestauter, unterdrückter Lebenskraft wird Zorn".

Da die Keuchhustenimpfung selten als Einzelimpfung gegeben wird, sondern meist als Kombinationsimpfung, ist es wichtig, bei der Impfentgiftung auf die gegebene Kombination zu achten und ebenfalls die zusätzlichen Kombi-Impfstoffe auszuleiten.

Im Folgenden aufgeführt die am häufigsten vorkommenden empfohlenen Ausleitungsmittel für die Keuchhusten-Symptomatik:

Ausleitungsmittel	Psychologische Bedeutung
Carbo vegetabilis	Lebenskraft wird nicht für gesundes Eigeninteresse genutzt
Kalium carbonicum	Ignoranz der eigenen Bedürfnisse
Belladonna	Aus gestauter, unterdrückter Lebenskraft wird Zorn

Mentale Arzneimittelprüfungen

Pertussis aktiv - Proband/in 1 - C 10.000

Vor meinem inneren Auge wird alles sehr hell. Jetzt sehe ich einen Nachthimmel, an dem einige Sterne funkeln, und zwar extrem hell und deutlich. Ich habe erst gedacht, das wären Diamanten. Ich stehe als kleines Kind unten und staune den Himmel an und sage, da möchte ich mal hin. Die hellen Sterne faszinieren mich total. Das Kind fühlt sich eingeengt, eingebunden und festgesetzt, weil es da die Wünsche nicht sofort umsetzen kann. Es ist an der Hand des Vaters. Der will jetzt weitergehen. Wartet mal, wenn ich groß bin, höre ich das Kind sagen. Ich wünsche mir in der Person des kleinen Kindes endlich meine Freiheit zu haben und mich entscheiden zu können für das, was ich gerne möchte.

Die Abhängigkeit von anderen und der Materie macht ziemlich verrückt. Aber es hilft nichts. Jetzt wandert der Vater mit dem Kind durch eine Mauer durch. Auf der anderen Seite ist es ganz hell. Wir sind im Bereich der Geistwesen und da geht es richtig lustig zu. Da ist der Tisch gedeckt, da gibt es Obst und Früchte und reichlich zu naschen. Wir sind eingeladen, uns dazu zu setzen. Ein Gekicher, ein Gequassel, die Leichtigkeit, die ich so vermisst habe, - in dieser Umgebung ist sie da. Ich fühle mich sehr erleichtert und bin auf einmal kein Kind mehr, sondern groß und ziemlich durchsichtig. In der Mauer gibt es ein kleines Fensterchen, von dort aus kann man nach unten auf die Erde sehen. Einer von den Engeln oder Lichtwesen sagt: „Guckt mal, was die wieder anstellen", und alle rasen vom Tisch an die Mauer und schauen durch diese Luke durch und halten sich den Bauch vor Lachen.

Da mir meine Doppel-Position durchaus bewusst ist, finde ich das schon ganz schön gemein, sich über so eingebundene, hilflose Wesen zu amüsieren, die aufgrund des fehlenden Bewusstseins nichts dafür können. Da sagt mir ein anderes Lichtwesen „Und wieso bist Du hier, wieso weißt Du, wie das geht?". Ich zucke mit den Achseln. Ich suche meinen Vater, der irgendwie auf einmal plötzlich wieder da ist. Wir gehen durch die Wand und laufen wieder auf der Straße. Es war also vielleicht nur ein schöner Traum. Von dieser Leichtigkeit, von diesem Gefühl zehre ich lange. Wir laufen einfach weiter und ich weiß, dass ich da oben, auf dem hell leuchtenden Stern, dass ich da gerade gewesen bin. Es geht also doch. Das gibt mir eine gewisse Sicherheit und ich kann das, was abläuft wieder etwas besser ertragen.

Wir kommen jetzt nach Hause. Auch da ist ein frisch gedeckter Tisch und meine Mutter fragt, ob es schön war. Ich nicke und dann gibt es eine gute, heiße Suppe, über die ich mich sehr freue. Insgeheim sage ich mir, „wenn die wüssten, was in mir vorgeht".

Aber davon kann ich nichts erzählen. Anschließend gehe ich in mein Zimmer, mache meine Hausaufgaben, die noch offen sind, und erträume die Freude, den Spaß und die Möglichkeit zu haben, die ich da erlebt habe. Es wird wohl noch eine Weile dauern. Ich beschließe, mich in mein Schicksal zu ergeben und abzuwarten, was passiert.

Pertussis aktiv - Proband/in 2 - C 10.000

Die Energie von Pertussis geht in die Ellbogengelenke. Sie fangen an zu zucken. Vom Ellbogen her zuckt jetzt der linke Unterarm. Die Arznei halte ich links. Ich nehme sie nur so wahr. Gefühl hinter einer Wand zu stehen. Ich stecke die Arme hindurch und bewege damit Puppen. Der linke Arm schlägt ständig hin und her. Wenn ich die Energie auf der Bühne sichtbar werden lasse, dann schlage ich die Puppe einfach um. Ich spreche in Kauderwelsch wie ein Wichtigtuer. Ich will zeigen, dass die Welt der Puppe nur eine Illusion ist, die jederzeit beliebig ersetzt werden kann.

Ich spüre, dass ich das isolierte Gefühl im Unterarm nicht mehr will und ich zerreiße den Stoff um in die gesamte Wahrnehmung zu kommen. Jetzt stehe ich zwischen den Puppen auf der Bühne. Ich springe herunter und frage im Publikum, wie die Menschen das wahrgenommen haben, was denn überhaupt los sei. In den Bühnenräumen ist es recht abgedunkelt. Sie sollen hinaus in die Sonne gehen. Das ist doch kein Leben, im Dunkeln zu sitzen und etwas vorgegeben zu bekommen. Zwei bleiben sitzen der Rest geht mit hinaus. Dort ist lustiges Treiben. Lockere Sonntagnachmittags-Atmosphäre. Jeder hat Zeit. Ich gehe noch einmal hinein um die beiden sitzen Gebliebenen herauszuholen. Sie bleiben aber sitzen, weil sie auf ein Puppenspiel eingestellt wären. Die beiden sollen doch selbst auf die Bühne gehen und das Puppenstück zu Ende bringen. Aber sie stellen fest, dass das nicht so leicht ist, wie es scheint. Die beiden gehen nun mit hinaus. Ein A-Capella-Chor singt. Ich verlasse den Hof mit dem Gefühl, dass es schwer ist, Menschen in Bewegung zu bringen. Sie haben sich gerade auf etwas eingelassen und sind dort wie fixiert. Sie werden jetzt kaum etwas anderes tun. Mir jedoch ist das zu unruhig und ich verlasse den Hof. Ich bemerke, dass etwas Dramatisches geschehen müsste, um auf eine andere Ebene zu gelangen.

Pertussis aktiv - Proband/in 3 - C 10.000

Vor mir steht ein Wandregal in dem Schneekugeln stehen, Ich nehme eine in die Hand und schüttle sie und sehe folgende Szene: Ein Langstreckenläufer läuft um einen runden See, von weitem sieht er dynamisch aus. Beim näheren Hinsehen schleppt er sich seelisch dahin. Der See sieht aus wie eine glänzende Scheibe. Es sieht aus, als ob die Scheibe angekippt ist. Der See ist eigentlich ein vergifteter Tümpel. Der Mann bückt sich um zu trinken, obwohl er weiß, dass er das nicht sollte. Jetzt blicke ich durch ihn hindurch und als er in den Wasserspiegel schaut, sieht er ein Kamel.

Er kauert sich ans Ufer, weil das Wasser ungenießbar vergiftet ist. Ich beobachtet das alles, weil sich dies alles in der Schneekugel befindet. Dort sind nun noch Beduinenreiter aufgetaucht. Ich stelle die Schneekugel zu den anderen ins Regal und nehme eine neue.

Der Brustbereich schmerzt. Dies liegt daran, dass ich einen riesigen Kopf habe. Zum Dachboden geht eine schmale, staubige Treppe. Der Speicher ist sauber. Rechts im Augenwinkel bildet sich eine Landschaft ab, aber ich habe das Gefühl, das sich diese links befindet. Es ist irgendwie spiegelverkehrt. Ich meine, ich gehe rückwärts. Jüngere Schüler verschiedener Klassenstufen laufen durch die Gänge, ich sehe sie jetzt von oben. Ein Mädchen im Matrosenanzug. Die Lehrerin ist sauer, weil sie die lächerlichen Gedanken gespürt hat. Eigentlich bin ich doch alleine auf dem Dachboden. Ich müsste die Treppe wieder hinunter. Vorsichtig schaue ich durch die Luke, die Treppe ist kompliziert. Ich muss vorsichtig, Schritt für Schritt, hinunter und mich dabei anlehnen. Ich habe Angst, die Stufen nicht zu treffen. Ich gehe vorsichtig, überspringe dann aber die letzten Stufen und die Luke schließt sich. Ich bin erleichtert. Das ist ein altes, großes, bekanntes Haus, in dem ich mich befinde. Ich bin ein kleines Mädchen in einem alten Haus im Gründerstil und stehe auf der Treppe. Ein Gang nach rechts mit geschnitzten Türen. In einem Zimmer steht eine Frau am Fenster. Ich kann sie nur von hinten erkennen. Gardinen wehen, Stimmen sind zu hören. Ein Mann und andere sind noch im Raum, aber nicht direkt sichtbar. Die Frau überlegt und starrt aus dem Fenster, bewegt sich nach vorn, als ob sie hinausspringen oder fliehen wollte. Für einen kurzen Moment wirkt es wie sinnleerer Hospitalismus.

Unten fährt eine Droschke vorbei vom Grundstück weg. Wieder ist etwas verkehrt. Nicht ich sehe die Droschke sondern sie, ich sehe sie durch ihre Augen. Die Droschke kommt an und dennoch habe ich das Gefühl, dass sie eigentlich wegfährt. Ich beobachtet weiter. Wieder stehen mehrere Kinder an der Treppe. Ich will das Geländer hinunterrutschen, aber ich habe Angst davor. Es geht nicht und beginne dann doch, die riesige Treppe nach unten zu laufen, nur schnell da raus, ich möchte fliehen

Auf der letzten Stufe wandelt sich das Bild, das Gebäude ist innen plötzlich größer, voller älterer Schüler, die Treppe aber erscheint kleiner. Das scheint nun in meiner alte Schule zu sein, in einer Pause. Ich gehe durch die anderen hindurch unauffällig nach draußen. Sie sehen mich nicht. Es ist so, wie es in der Schule früher war. Ich stelle die Schneekugel in das Regal zurück.

Deutung der Mentalen Arzneimittelprüfungen

In der ersten Arzneimittelprüfung leidet ein Kind unter der Abhängigkeit und Einengung in seinem Leben. Es lebt in einer Traumwelt um dem zu entgehen, und landet in einer spirituellen Welt, in der es jene Leichtigkeit und das Bewusstsein findet, was es im täglichen Leben vermisst. Dieses Erlebnis ist eine Vision, doch es hofft, dass sich diese in die Realität verwandelt. Diese Wahrnehmung gibt der Probandin das Gefühl von jener durchaus erreichbaren Leichtigkeit, welche sie spüren möchte.

In der zweiten Pertussis-Impfstoff-Arzneimittelprüfung wird deutlich, dass Zuschauern durch eine Puppenspielerin, rational wie auch emotional, etwas vorgespielt wird, sie in eine bestimmte Richtung geprägt werden, die die Zuschauer für Leben halten. In der Hoffnung die Zuschauer würden die Abhängigkeit bemerken, in das Bewusstsein und in die Lebendigkeit zurückkehren, übertreibt sie das Spiel maßlos. Bei einem Großteil des Publikums gelingt es ihr. Bei zwei Zuschauern jedoch ist es jedoch unmöglich, da diese so sehr in ihrer Erwartungshaltung gefangen sind, dass es nicht möglich ist, Neues, oder gar Eigenes und Selbstständiges wahrnehmen zu können.

Von Eigeninitiative oder Eigenverantwortung scheint nicht die Spur zu existieren. Die Probandin, die gleichzeitig die Puppenspielerin darstellt, resigniert in gewisser Weise, da sie feststellt, wie starr und fixierend das Leben gelebt werden kann.

In der dritten Arzneimittelprüfung beobachtet die Probandin zu Beginn scheinbar eine Szene innerhalb einer Schneekugel. Dabei wechselt ihre emotionale Identität von der Position des Betrachters außerhalb zu der des Beteiligten innerhalb der Szene und wieder zurück. Die Szene beschreibt einen sich im Kreis bewegenden, ohne Sinn im Kreis drehenden Menschen, der sich scheinbar ausweglos freiwillig emotional vergiften lässt. Die Erkenntnis, ein Kamel, ein sprichwörtlich gutdummes Tier, zu sein, ist kurz und wird mit der Schneekugel beiseite geschoben.

In der nächsten Schneekugel erfolgt scheinbar eine Flucht, die aber in ein ähnlich gelagertes Bild führt. Die Probandin ist noch nicht bereit, sich den Spiegelungen anderer Erkenntnissphären zu stellen und empfindet die Paradoxa der spiegelverkehrten Emotionen als irritierend. Sie möchte wieder nach unten und versucht, vorsichtig dahin zu gelangen, weil sie der Spiritualität nicht vertraut. Nun scheint der Zeitpunkt der Erdung gekommen zu sein, doch auch davor fürchtet sie sich. Vorsichtig tastet sie sich die Treppe hinunter. Hier begegnet sie erneut einem dualen Ich, indem sie als vorsichtiger, unauffälliger Beobachter auftritt und, im wechselseitigen Empfinden, meint, die beobachtete Person zu sein, gleichsam wie diese empfindet und, für einen kurzen Moment, mit deren Augen sieht. Eine Frau, die ebenso gefangen wie sie selbst zu sein scheint, sich in Resignation und Isolation verkapselt hat. Beide, Frau und Kind, empfinden einen Fluchtimpuls, dem sich die Frau am Fenster aber in stiller, ergebener Duldung verweigert. Das Kind wiederum möchte in die Freiheit fliehen, aber es scheint winzig und die Hindernisse scheinen von unendlicher Größe zu sein. Sie hat den Wunsch, sich frei und ungezwungen zu bewegen, traut sich aber nicht, dies auszudrucken und versucht, unauffällig zu bleiben. Sie führt sich selbst in eine realitätsnahe Erinnerung, die ihr den Ausstieg aus der Emotion ermöglicht. Letztlich stellt sie sich aber nicht der Aufgabe sondern ergreift die Flucht.

Die Pertussis-Arzneimittelprüfungen zeigen alle ein reglementierendes, einengendes und emotional gebundenes Leben, was für die Betroffenen kaum zu ertragen ist. Die Flexibilität der geistigen Ebene ist nicht vorhanden. Sie benötigen überschaubare, beeinfluss- oder kontrollierbare Emotion um sich zu verwirklichen. Dies hat zur Folge, dass die „Pertussis-Geimpften" in eine Scheinwelt oder Teilidentität flüchten müssen, um zumindest als Vision zu erfahren, was ihnen auf der geistigen Ebene an Möglichkeiten zur Verfügung stünde. Die Pertussis-Impfentgiftung scheint zu bewirken, dass der Weg in die geistige Freiheit beschritten und die Entwicklung der spirituellen Möglichkeiten begonnen werden kann.

Psychologische Bedeutung

- Anerkennung,
Würdigung und Akzeptanz erzwingen -

Masern

Erreger:	Para-Myxovirus, ein RNS-Virus der Morbillivirusgruppe
Inkubationszeit:	10 - 14 Tage, Tröpfcheninfektion
Klassische Behandlung:	γ-Globuline

Symptome und Verlauf der Erkrankung

Diese Kinderkrankheit tritt am häufigsten im Alter von fünf bis sieben Jahren auf, junge Säuglinge sind dagegen durch mütterliche Leihimmunität gegen die Viruserkrankung geschützt, verlieren diesen so genannten Nestschutz nach ca. vier bis acht Monaten jedoch wieder. Dass es sich nahezu ausschließlich um eine Kinderkrankheit handelt, beruht scheinbar darauf, dass praktisch jeder im Laufe seiner Kindheit mit einem Masernfall in Berührung kam. Später auftretende Masern als Zweiterkrankung beruhen fast immer auf diagnostischen Fehlern (so werden meist Röteln hier fehl gedeutet).

Die Übertragung erfolgt, wie bei den meisten Infektionskrankheiten, durch Tröpfcheninfektion, wodurch eine rasche und ungezielte Ausbreitung ermöglicht wird. Die Ausbreitung erfolgt sogar über Entfernungen, zum Beispiel von Zimmer zu Zimmer. Der Kontagionsindex von 0,95 belegt, dass der Kontakt mit einem Infizierten praktisch die Garantie für eine Übertragung ist. Die typischen Eintrittpforten für das Virus sind dabei die Augenbindehaut und die Atemwege. Nach Ausbruch des Exanthems lässt die Ansteckungsfähigkeit rasch deutlich nach. Der Höhepunkt der Ansteckungsfähigkeit liegt jedoch noch vor dem Auftreten des sehr charakteristischen Exanthems, sodass die meisten Erkrankten zunächst unerkannt die Viren verbreiten, bevor sie isoliert werden können.

Das Masernvirus ist ein relativ großes Paramyxovirus mit einer lipidhaltigen Hülle. Durch diese hat es die Möglichkeit der humoralen Abwehr zu entschlüpfen, indem es durch die Lipidmembranen der Zellen in das Zellinnere eindringt, wohin ihm die Antikörper nicht folgen können. Dort führt es direkt oder indirekt zu einer Permeabilitätssteigerung von Gefäß- und Zellwänden. Das nach außen sichtbare Exanthem beruht auf austretende Rote Blutkörperchen. Ungünstiger sind jedoch die Schädigungen des Endothels im Bereich der Lungenkapillaren, die zu einer Pneumonie führen können.

Es wird angenommen, dass eine Variante des Erregers für das Auftreten der Masernenzephalitis am 3.-10. Tag nach Exanthemausbruch verantwortlich ist. Paramyxoviren sind außerdem für eine breite Palette von Infektionskrankheiten verantwortlich: Masern, Mumps, Parainfluenza, Rinderpest, Hundestaupe o. ä., was auf eine hohe Bereitschaft des Virus zur Variation hindeutet.

Prodromalstadium

Die Krankheit beginnt mit diesem Vorläuferstadium, ganz plötzlich nach der regelmäßigen Inkubationszeit von 11 Tagen und äußert sich mit:

- Husten,
- Schnupfen,
- Lichtscheu wegen Bindehautentzündung (Konjunktivitis),
- Halsschmerzen,
- Kopfschmerzen,
- das Fieber ist hoch angestiegen,
- Veränderungen sind an der Schleimhaut und der Haut festzustellen, so genannte Koplische Flecken (Koplik, 1858 - 1927, Kinderarzt, New York) bilden sich in der Mundhöhle

Charakteristisch für die Masern: Ein bis drei Tage vor dem Hautauschlag sind gegenüber den Mahlzähnen kleine, weiße Bläschen auf rotem Grund sichtbar. An Mund und Rachen erkennt man einen rotfleckigen Schleimhautausschlag.

Blüte- oder Generalisationsstadium

Das Stadium setzt mit Beginn der Katarrhe ein; örtliche Virusausscheidung und damit Ansteckungsgefahr. Am zweiten Krankheitstag fällt das Fieber ab, um am vierten bis fünften Tag wieder anzusteigen; diesmal noch höher (zweigipfelige Fieberkurve). Der Masernausschlag (Exanthem) beginnt am Kopf, genauer hinter den Ohren und auf der Stirn und geht dann auf den Rumpf über, dann auf die Arme und schließlich auf die Beine. Der Ausschlag besteht aus hellroten, scharf abgegrenzten kleinen Hautblüten (Effloreszenzen), die flach oder leicht erhaben sind und allmählich zu größeren Flecken zusammenfließen.

Organmanifestations- oder Organstadium

Beginnt mit Hautausschlag unter erneutem Fieberanstieg. Eitrige Schleimhautentzündungen, bellender Husten, Milzschwellung und Magen-Darm-Störungen beherrschen das Bild des Höhepunktes, doch bereits nach zwei bis fünf Tagen schwinden unter schnellem Fieberabfall, der kritisch beobachtet werden muss, alle Beschwerden und Krankheitszeichen. Mit der charakteristischen kleinschuppigen Hautabschilferung beginnt die Genesung (Rekonvaleszenz). Eine lebenslange Immunität ist entstanden.

Komplikationen und Folgewirkungen

Zu den Komplikationen der Masernerkrankung zählen die gefährliche, weil vorwiegend im Zwischen-, Binde- und Stützgewebe ablaufende

- Masern-Lungenentzündung (interstitielle Pneumonie),
- Bronchien- und Lungenentzündung (Bronchopneumonie),
- Masernkrupp mit entzündlicher Schwellung der Schleimhaut (Laryngitis), durch die Heiserkeit, Bellhusten und „ziehende" Einatmung verursacht werden, sowie
- Gehirn-Rückenmarksentzündung (Enzephalomyelitis).

Letztgenannte Erkrankung ist meist einige Tage nach Beginn des Hautausschlages an zentralnervösen Symptomen erkennbar. Häufig erfolgt eine Dauerschädigung des Gehirns.

Zu den weiteren Komplikationen gehört die

- Mittelohrentzündung (Otitis media).

Ohne diese Komplikationen ist die Heilungsprognose gut, bei deren Auftreten steigt die Letalität aber rasch auf fünf % an, wobei Erwachsene erheblich schwerer erkranken als Kinder.

Bedeutung der Symptome

Symptom	Bedeutung
Husten	als Eigenpersönlichkeit anerkannt werden wollen
Schnupfen	die Nase voll haben, eine Situation nicht mehr ertragen wollen
Bindehautentzündung mit Lichtempfindlichkeit	wird zornig, wenn er sich seine Situation deutlich macht, verweigert deshalb Klarheit
Halsschmerzen	sollte sich äußern, will nicht mehr alles schlucken
Kopfschmerzen	emotionale Probleme sollen rational gelöst werden
Koplische Flecken in der Mundhöhle	zeigt, was er eigentlich hätte formulieren müssen, aber verschwiegen hat

Symptom	Bedeutung
rotfleckiger Schleimhautausschlag in Mund und Rachen	leidet unter falschem, zu starken Anpassungsverhalten
Fieber abfallend und wieder ansteigend	aus Zorn wird Resignation, daraus dann wieder Zorn
hoch ansteigendes Fieber	aufkeimende starke Wut
Exanthem am Kopf (hinter den Ohren, auf der Stirn), am Rumpf, Arme und Beine	zeigt sein Leid, das aufgrund von fehlender Individualität, falschem Durchhaltevermögen, entstanden ist und seine Handlungsweise und den Entwicklungsweg beeinflusst hat
Hautauschlag zusammenfließend	sich von Verletzungssituationen überwältigt fühlen
Hautausschlag mit Fieberanstieg	zeigt sein Leid und wird endlich zornig
eitrige Schleimhautentzündung	chronisch zornig, weil er gegen sich selbst handelt
Milzschwellung	hält sehr an Abhängigkeit und Verpflichtung fest
Magen-Darm-Störungen	aufgrund fehlender Nestwärme können Lebensimpulse nicht verarbeitet werden
schneller Fieberabfall	plötzliche Resignation
Rekonvaleszenz mit kleinschuppiger Hautabschilferung	„häutet sich", entwickelt neue Kontaktqualität mit dem Außen
Bronchien- und Lungenentzündung (Bronchopneumonie)	fühlt sich missachtet und ist zornig über den fehlenden Ausgleich von Geben und Nehmen
Masernkrupp (ziehende Einatmung)	möchte endlich das einfordern was ihm zusteht
Heiserkeit	steht nicht zu dem, was er sagen will

Symptom	Bedeutung
Gehirn-Rückenmarksentzündung (Enzephalomyelitis)	will kindliches „versorgt sein" erzwingen, verweigert die Entwicklung zur Individualität
Mittelohrentzündung (Otitis media)	Divergenz zwischen dem, was von außen an ihn herangetragen wird und dem, was die innere Stimme sagt

Symptom- und symbolsprachliche Zusammenhänge

Aus der Deutung der Masernsymptome ist abzuleiten, dass Menschen, die an Masern erkrankt sind, ähnlich wie bei der Diphtherie, nur in geringem Maße in der Lage sind zu fordern und ihre Bedürfnisse zu formulieren, sich sogar eher den Forderungen der Anderen unterwerfen, bis hin zur seelischen oder auch körperlichen Vergewaltigung. Andere Menschen werden als wichtiger wahrgenommen als die eigene Persönlichkeit. Mit dieser Thematik ist einen klerikale Grundhaltung verbunden, die Unterwerfung fordert um versorgt zu sein.

Der Glaube, dienen zu müssen, um Anerkennung zu bekommen, scheint tief verwurzelt. Die Überwindung der Sehnsucht versorgt zu werden, als lieb, freundlich und nett angesehen zu werden, ist außerdem ein wesentlicher Aspekt bei der Entwicklung zur Individualität. Sich selbst die Erlaubnis zu geben Aggressionen haben zu dürfen und Persönlichkeitsmerkmale einzufordern, gehört zu einem harten Entwicklungsprozess.

Repertorisierte Symptome

Nr.	R	Kap	Treffer	Symptom
1	SK	HU#	108	(Husten) ANFÄLLE; anfallsweise
2	SK	SH#	197	SCHNUPFEN
3	SK	A#	59	ENTZÜNDUNG; Orte; Bindehaut
4	SD	LOK#	60	LOKALISATION; Bindehaut; ENTZÜNDUNG
5	SS	GM#	13	EMPFINDLICH, überempfindlich; Licht, gegen
6	SK	HS#	119	(Hals)SCHMERZ
7	SK	KS#	258	(Kopf)SCHMERZ
8	SK	GAU#	7	(Gaumen) SCHLEIMHAUT; Bläschen
9	SK	MU#	27	(Mund) SCHLEIMHAUT; Farbe; rot
10	SK	IH#	3	(Hals) SCHLEIMHAUT; Flecke
11	SB	FI#	79	(Fieber) INTERMITTENS (malariaartig)
12	SK	FI#	5	(Fieber) CONTINUA; nachts; Temperatur steigt sehr hoch
13	SK	OHR#	2	HAUT; Hautausschläge; Orte; hinter den Ohren; Exanthem, flüchtiges
14	SK	OHR#	40	HAUT; Hautausschläge; Orte; hinter den Ohren
15	SK	G#	6	HAUTAUSSCHLÄGE; Art und Empfindungen; Exanthem; Orte; Stirn
16	SK	EX#	29	HAUTAUSSCHLÄGE; Orte; Arme; Exanthem, flüchtiges
17	SB	FI#	31	EXANTHEMATISH; Rubeola - Masern

Nr.		R	Kap	Treffer	Symptom
18	SK		HAS#	10	(Hautausschlag) ZUSAMMENFLIESSEND
19	SS		ALG#	13	SCHLEIMHAUTABSONDERUNGEN; eitrige
20	SD		LOK#	36	LOKALISATION; Milz; SCHWELLUNG, ENTZÜNDUNG
21	SB		MS#	12	ENTZÜNDUNG, Gastritis; akute; Darm beteiligt, Gastroenteritis
22	BN		EMP#	55	HAUT UND ÄUSSERES; Abschuppung der Haut
23	SB		ATM#	54	BRONCHIEN; Bronchitis - Entzündung; akute
24	SK		B#	93	ENTZÜNDUNG; Lungen
25	SK		HU#	40	(Husten) ATEMNOT; Krupp artiger
	25	SD	LOK#	15	KEHLKOPF; Croup
26	BN		KÖR#	120	LUFTWEGE; Stimme; heiser (Heiserkeit)
27	SB		K#	50	GEHIRN; Entzündung, Meningitis; zerebrale, akut und chronisch
28	SK		R#	37	WIRBELSÄULE; Entzündung des Rückenmarks
29	SK		OHR#	34	ENTZÜNDUNG; Orte; Mittelohr

Auszug aus der Repertorisationsmatrix

Weitere mögliche Ausleitungsmittel für die Masern-Impfdeblockierung.

Med / Symp	Trf	Wrt	RelA	1	2	3	4	5	6	7	8	9	10	11	12	13	14	15	16	17	18
bell	20	50	78	3	3	3	3	3	3	3	.	1	.	2	3	.	.	.	1	2	.
ars	20	48	74	2	3	3	3	2	1	3	.	1	.	3	.	.	1	.	.	3	.
sulf	19	47	54	2	3	3	3	.	2	3	.	.	.	2	.	.	3	.	2	2	.
rhus-t	18	40	77	.	3	3	3	.	3	2	1	.	.	2	1	.	.	.	2	2	.
merc	16	36	68	1	3	2	3	.	2	3	.	2	.	.	.	.	2	.	2	.	.
acon	16	36	95	1	2	3	3	2	1	1	.	.	.	2	.	.	.	.	.	3	.
bry	16	33	78	1	2	1	3	.	1	3	.	.	.	2	2	.	.	.	1	3	.
puls	15	40	54	3	3	2	3	.	.	3	.	.	.	2	.	.	2	.	2	3	.
phos	15	37	50	1	3	.	.	3	2	3	1	.	.	.	.	.	.	.	.	.	1
sil	14	34	58	1	3	.	3	.	3	3	.	.	.	.	.	.	3	.	2	.	.
calc	14	34	52	2	2	3	3	.	2	3	.	.	.	.	.	.	3	.	.	.	.
nat-m	14	27	58	1	2	.	1	.	2	3	.	.	.	3	.	1	1	.	.	.	.
hep	13	34	83	3	3	2	3	.	2	2	.	.	.	2	.	.	2	.	.	.	.
kali-bi	13	30	126	1	2	2	2	.	2	2	.	2	.	.	.	.	.	.	.	3	.
lach	13	29	60	2	2	.	1	.	3	3	.	.	.	3	.	.	1	.	.	2	.
apis	13	29	114	.	1	3	3	.	2	3	.	2	.	3	.	.	.	.	.	.	.
lyc	13	27	47	1	2	2	3	.	2	2	.	.	.	2	.	.	3	.	.	.	.
chin	12	26	67	2	2	1	1	.	.	3	.	.	.	3	.	.	.	.	.	.	.
jod	12	24	120	1	2	2	.	.	1	2	1	.	.	.	.	.	.	.	.	.	.
ant-t	12	21	144	.	1	1	.	.	.	1	.	.	.	2	.	.	.	.	1	2	2
gels	11	26	122	.	2	.	3	.	.	3	.	.	.	3	.	.	.	.	.	3	.
nux-v	11	25	41	3	3	2	.	3	1	3	.	.	.	3	.	.	.	.	1	.	.
caust	11	25	55	2	2	.	3	.	2	2	.	.	.	.	.	.	3	.	.	.	.
sep	11	24	40	3	2	.	1	.	2	3	.	.	.	.	.	.	2	.	2	.	.
dulc	11	23	120	.	1	.	3	.	2	2	.	.	.	.	.	.	.	.	.	2	.
zinc	11	22	65	1	1	2	3	.	2	2	.	.	.	.	.	.	.	.	.	.	.
cham	11	21	78	2	2	2	1	.	1	2	.	.	.	.	.	.	.	.	.	.	.
kali-j	10	22	169	.	3	.	3	.	2	3	.	.	.	.	.	.	1	.	.	.	.
ip	10	22	127	3	1	2	3	.	.	1	.	.	.	3	.	.	.	.	.	2	.
verat	10	20	67	3	1	.	.	.	1	1	.	.	.	3	.	.	.	.	.	.	.

231

Charakteristische Arzneien

Arzneimittel	Psychologische Bedeutung
Carbo vegetabilis	Lebenskraft wird nicht für gesundes Eigeninteresse genutzt
Copaiva	Verachtet sich selbst aus übertriebener Selbstkritik
Drosera rotundifolia	Artfremdes verdauen wollen, „harmonieren" müssen
Euphrasia officinalis	Nicht wahrhaben wollen, was man sieht
Hepar sulfuris	Andere verändern wollen, um die eigene Sicherheit zu stärken
Ignatia amara	Die durch starke Unterdrückung in das Gegenteil verkehrte Emotion
Pulsatilla pratensis	Steckt den Kopf in den Sand, fehlende Auseinandersetzung
Sticta pulmonaria	Die dienende Putzfrau

Typische Lebenssituationen

Sowohl aus der Symptomsymbolik als auch aus den charakteristischen Mitteln lassen sich weitgehende Parallelen aufzeigen.

Signifikant ist die Verachtung der eigenen Potentiale in Verbindung mit übertriebener Selbstkritik. Der Drang, sich selbst aufzugeben und sich nach anderen richten zu wollen, ist eine primäres Thema. Der Helfertrieb wird oft zum vordergründigen Motiv allen Handelns. Auch eine klerikale Vor- bzw. Familienprägung ist häufig zu beobachten. Harmoniesucht und der Wunsch, alles sei „Friede, Freude, Eierkuchen" prägen die Lebenssituationen der Maserngeimpften. Eigenverantwortlichkeit und Selbstverantwortung werden überhaupt nicht in Betracht gezogen. Über die Masernimpfung entsteht ein Druck, der den Menschen zwingt, sich mit dem Thema der eigenen Selbstachtung zu beschäftigen. Er kommt diesbezüglich in schwierige Situationen, aus denen er fordern lernt und spürt, dass seine Potentiale wertvoll und einzigartig sind.

Verhaltensmuster

Die permanente, Aufmerksamkeit heischende Äußerung von Selbstkritik verbunden mit einem „Sich unentbehrlich machen" und eine fast schon extreme „aufopfernde" Orientierung an speziellen Aufgaben, Pflichterfüllung und Aufopferung für andere, prägen das Verhalten.

Aus dem Unvermögen, für sich selbst einzustehen, stellt man sich zugunsten einer Gruppe, Familie etc bis zur Selbstaufgabe bzw. Selbstaufopferung zurück. Diese Orientierung kann bis hin zu religiösem Fanatismus reichen oder in Sekten enden. Die Sinnhaftigkeit des eigenen Daseins wird nur schwer erkannt, Individualität nicht gelebt und gelegentlich sogar abgelehnt

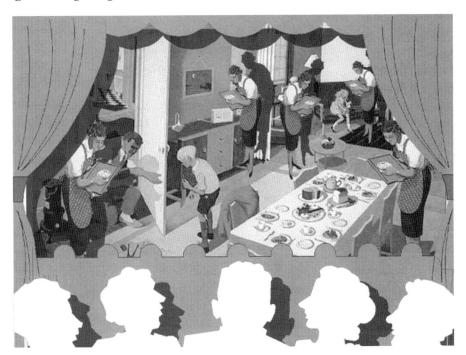

Mögliche Reaktionen auf den Impfstoff

Impfstoffe

Vermehrungsfähige, in ihrer Virulenz geschwächte Impfviren, die auf der Grundlage von Hühnerembryonen-Fibrolasten-Zellkulturen hergestellt werden und die in Kombination mit Mumps und Röteln verabreicht werden. Es existieren jedoch auch zugelassene Einzelimpfungen.

Gebräuchliche Zusatzstoffe

- Aminosäuren
- Cholesterol
- Dextran 70
- Glutamin
- Glutaminsäure
- Humanalbumin
- Kälberserum
- Kaliumhydrogenphosphat
- Kaliumhydroxid
- Kaliummonohydrogenphosphat

- Neomycinsufat
- Phenolrot
- Polysorbat 80
- Purine
- Pyrimidine
- Salze
- Vitamine
- Wasser
- Zucker

Symptome, Neben- und Nachwirkungen

- Ausschlag
- Bindehautentzündung
- Bronchialschleimhautentzündung
- Darmbeschwerden
- Darmstörungen
- Dyspnoe (angestrengteste Atmung)
- Effloreszenzen (hellrote kleine Hautblüten, die allmählich zu größeren Flecken zusammenfließen)
- Enanthem (Schleimhautausschlag rot fleckig)
- Exanthem (typischer Masernausschlag)
- Fieber
- Fieber (hoch)

- Fieberkurve zweigipfelig (steigt; sinkt; steigt höher; sinkt)
- Gehirn-Rückenmark-Entzündung
- Gliederschmerzen
- Halsschmerzen
- Hautabschilferung (kleinschuppig)
- Hautausschlag (aufplatzend und nässend)
- Hautausschlag (leuchtende, zusammenfließende Flecken)
- Hautausschlag (rötlich, grobfleckig)
- Hautblüten (hellrote kleine Flecken; zusammenfließend)
- Hautentzündungen
- Hautflecken (hellrot klein; zusammenfließend)

- Hautveränderungen
- Heiserkeit
- Herzprobleme
- Husten
- Husten (bellend)
- Hustenreizung
- Katarrh (feuchte Schleimhautentzündung)
- Kehlkopfenge
- Kopfschmerzen
- Laryngitis (Schleimhautentzündung)
- Lichtempfindlichkeit
- Lungenentzündung
- Magenbeschwerden
- Magenstörungen
- Masernausschlag (erst Kopf; dann Rumpf; später Extremitäten)
- Milzschwellung
- Mittelohrentzündung

- Mundentzündung
- Mundhöhlenflecken (kleine weiße Bläschen auf rotem Grund)
- Mundschleimhautausschlag
- Rachenentzündung
- Rachenschmerzen
- Rhinitis (Schnupfen)
- Schleimhautausschlag (rot fleckig)
- Schleimhautentzündung (eitrig)
- Schleimhautentzündung
- Schleimhautentzündung (feucht)
- Schleimhautveränderungen
- Schluckbeschwerden
- Schnupfen
- Stützgewebeentzündung
- Trockenheitsgefühl (Hals-Rachenraum)
- Urin
- Zentralnervöse Symptome

Wenn von diesen genannten Symptomen eines oder eine Symptomgruppe chronisch vorhanden ist oder sich immer wieder abbildet, ist eine Impfentgiftung mit der jeweiligen Impfstoffnosode und den repertorisierten Arzneien anzuraten.

Impfdeblockierung - Erfahrungen und Hinweise

Die regelmäßig sich darstellende Problematik der Masernimpfung ist die Mittelohrentzündung. Kindern mit rezidivierender Mittelohrentzündung, auch Tubenkatarrh mit Schwerhörigkeit, hilft die Masern-Impfdeblockierung mit der Impfstoffnosode Masern und „Pulsatilla pratensis – Steckt den Kopf in den Sand, fehlende Auseinandersetzung" oder „Carbo vegetabilis – Lebenskraft wird nicht für gesundes Eigeninteresse genutzt" als Ausleitungsmittel oft in Minuten. Gerade die Impfdeblockierung von Masern ist für einen Homöopathen ein exzellentes Werbemedium, da ein Kind zwar oft schreiend und mit Schmerzen in die Praxis gebracht wird, doch innerhalb von wenigen Minuten schmerzfrei die Praxis verlassen kann.

Weitere wichtige Symptome der Masernimpffolge sind der zusammenfließende Hautausschlag in jeder Form, die Abschürfungen der Haut und immer wiederkehrende Bindehautentzündungen.

Sollten sich oben genannte Symptome unter Gaben homöopathischer Arzneien nur kurzfristig bessern oder in kurzen Zeiträumen immer wieder auftreten, ist die Wahrscheinlichkeit einer Impfblockade kaum auszuschließen. Diese gilt es aufzulösen. Die Gabe der Impfstoffnosode in Verbindung mit dem oder den zusätzlich notwendigen Einzelmitteln ist in der Regel Erfolg versprechend. Dieser zeigt sich insofern, dass das Symptom oder die Symptomgruppe nunmehr gänzlich geheilt wird und verschwindet. Auch sind immer wieder kehrende Fieberschübe, bis hin zum Fieberkrampf, Folgen der Masern-Mumps-Röteln-Impfung. Auch bei der Masern-Impfdeblockierung ist es relevant, auf die Kombinationsimpfungen zu achten. Soll die Impfdeblockierung elegant und ohne weitere Beschwerden erreicht werden, muss die Impfdeblockierung für alle Mischimpfungen gleichzeitig vorgenommen werden. (siehe Kapitel Mischimpfungen)

Im Folgenden aufgeführt die am häufigsten vorkommenden, empfohlenen Ausleitungsmittel für die Masern-Thematik:

Ausleitungsmittel	Psychologische Bedeutung
Pulsatilla pratensis	Steckt den Kopf in den Sand, fehlende Auseinandersetzung
Carbo vegetabilis	Lebenskraft wird nicht für gesundes Eigeninteresse genutzt

Mentale Arzneimittelprüfungen

Masern - Proband/in 1 - C 10.000

Die Hand, in der ich das Mittel halte, zieht sich zusammen. Es wird richtig eng. Da entsteht etwas Ähnliches wie ein Taubheitsgefühl. Ich spüre die Hand zwar noch, aber es fühlt sich komisch an. Die Finger werden steif, so als ob ich sie nicht mehr unter Kontrolle hätte. Jetzt wird die Hand sehr schwer, wie versteinert. Das zieht sich ungefähr bis zum Ellbogen hin. Es fühlt sich so an, als ob meine Hand langsam abstirbt. Sie schläft ein, angefangen in den Fingerspitzen und es kräuselt. Ich weiß nicht, ob ich das Mittel noch lange festhalten kann. Ich kann's wahrscheinlich, aber es fühlt sich so an wie gelähmt. Die ganze rechte Seite ist sehr angespannt. Jetzt fängt es auch in der linken Hand in den Fingerspitzen an. Um mich herum ist alles grau.

Bilder sehe ich keine. Alles ist leer – nichts – nur grau und die angespannte Hand. Sie zieht mich richtig hinunter, so schwer ist sie. Meine Atmung ist irgendwie so angehalten, so als ob ich Angst hätte. Mehr passiert nicht, nur diese markante Hand, die sich wie abgestorben und gelähmt und erstarrt anfühlt, alles zugleich. Das steigt jetzt bis zur Schulter hoch. Ein Engegefühl, als ob ich verschluckt werde, als ob ich von etwas hinein gesogen werde, vakuumähnlich. Ich habe jetzt ein beklemmendes Gefühl auf der Brust. Alle Symptome deuten auf Angst hin, aber ich weiß nicht, wovor ich Angst haben sollte, denn da ist absolut nichts. Auf der Brust ist es jetzt wieder etwas leichter. Ich merke, wie es sich langsam zurückzieht, aber das Kräuseln und das eingeschlafene Gefühl bleibt. Ich habe einen Arbeitskollegen, dem haben sie im Handgelenk eine Sehne herausgenommen, dem zieht es die Hand so nach innen hoch, und genauso fühlt sich meine Hand an.

Alles konzentriert sich auf die Hände. Links ist es zwar nicht so stark, aber das Kräuseln spüre ich noch in den Fingerspitzen.

Masern - Proband/in 2 - C 10.000

Ich sehe eine Frau, eine Sportlerin mit schwarzen Shorts und dunkelweinrotem Hemd, die gerade am Start ist. Es sieht aus, wie ein Start zum Zehntausendmeter-Lauf. Ein Start halb im Stehen. Eingefrorenes Bild. Sie startet von mir aus gesehen nach rechts. Jetzt sehe ich verschiedene Landschaften, hügelig mit Bergen, Wiesen, Wälder.

Es ist bewölkt und man sieht einzelne Sonnenflecken. Jetzt sehe ich die Läuferin von vorne, sie rennt, aber es zieht sie rückwärts in eine riesengroße Röhre rein, die nach unten führt. Sie rennt, aber es zieht sie trotzdem rückwärts runter. Das ist wie eine Achterbahn. Jetzt ist sie wieder im Freien, sie läuft und läuft. Es ist einfach die Figur, die läuft und die bewegt sich rückwärts. Ich kann mich jetzt nicht auf ein Bild festlegen.

Die Hand, in der ich das Mittel halte (ich hab es vorher in beiden gehalten, jetzt halte ich es in der rechten), die ist angenehm warm. Ich sehe verschiedene Bilder, immer mit Menschen in irgendwelchen Aktivitäten, die draußen irgendwie sportlich etwas tun oder ein Bild aus dem Dschungel, dort läuft eine ganze Gruppe von Eingeborenen mit westlicher Kleidung entlang, tief geduckt wie Ameisen.

Tief geduckt gehen sie auf ihrer Ameisenstraße lang. Es ist so eine leicht gedrückte Stimmung. Jetzt sehe ich Soldaten, aus den Jahren um 1850. Sie tragen komische Helme und stehen in Position mit ihren bunten Uniformen. Sie legen an und schießen, aber es ist irgendwie keine reale Handlung. Es ist alles in Bewegung. Ich habe an Pferde und Reiter gedacht, die springen. Jetzt denke ich gerade an ein Segelboot und dabei ist mir aufgefallen, dass alles in diesem Segelboot nach rechts hängt. Das Boot legt sich in den Wind nach steuerbord. Dass es nach Backbord liegt, könnte ich mir gar nicht vorstellen. Alles zieht nach rechts. Verdammt, jetzt geht der Kahn unter.

Jetzt bin ich unter Wasser, es ist grün, leicht trüb und grün. Spuren oder Ansätze von Übelkeit aus dem Magen. Dann ist es wieder vorbei, ich bin wieder oben. Der Himmel ist blau, die Farben sind freundlich. Es könnte so eine Spätnachmittagsstimmung sein. Es scheint keine Sonne, aber es ist trotzdem blau, freundliches Wetter, gute Farben. Die Bilder sind jetzt problemlos ohne Katastrophe.

Masern - Proband/in 3 - C 10.000

Ich halte die Arznei in der rechten Hand. Vor meinem geistigen Auge wird alles heller, sonniger. Jetzt entsteht ein Bild, als ob eine Mauer zackenförmig auseinander bricht, aber nicht im Sinne von zerstören, sondern im Sinne von sich öffnen, und dahinter ist es Nacht und es sind einige Sterne zu sehen, sehr klar. Ich spüre mich selber wie eine goldig aussehende Kugel und rase mit einer Geschwindigkeit durch diese Mauer hindurch ins All. Jetzt entsteht ein Kopfschmerz, vor allem im Hinterkopf, und der Schläfenbereich zieht sich zusammen.

Der Schmerz lokalisiert sich eher rechts, die Zähne der rechten Seite, vor allem im Oberkiefer, machen einen drückenden Schmerz. Auch die rechte Schulter wirkt wie hochgezogen und belastet.

Jetzt sehe ich eine Art Tunnel, an dessen Ende ein sehr helles Licht ist, und der Tunnel sieht aus wie die einzelnen Elemente einer Raupe, immer kurze, runde Tunnelteile, die sich dann nach hinten erweitern. Das helle Licht wird jetzt immer kleiner, weil sich offensichtlich der Tunnel Stück um Stück verlängert. Ich sitze irgendwo in Form einer Kugel, die allerdings nicht mehr glänzend ist, sondern matt-silbern. So sitze ich zwischen diesen Gliedern des Tunnels und habe das Gefühl, dass ich jetzt nicht schnell genug war, um entfliehen zu können.

Der Tunnel verlängert sich in einer rasenden Geschwindigkeit und ich sitze zwischen diesen beiden Gliedern und überlege, was ich jetzt machen möchte. Ich werde wohl zurück gehen müssen, ohne jetzt schon ins All zu kommen. Ganz langsam rollt die Kugel zurück, entgegengesetzt dem Licht, ein bisschen traurig, fast resigniert. Die rechte Schulter schmerzt erheblich, und ich habe das Gefühl, als wenn da ein riesiges Gewicht darauf liegt. Jetzt komme ich an einer Familie vorbei mit mehreren Kindern, die spielen. Mir ist das zutiefst zuwider. Ich will mich vorbei schleichen, aber irgendjemand sieht mich und ruft, ich solle doch mitmachen. Ich stehe einen Augenblick da, weiß nicht, was ich tun soll, will nicht unhöflich sein, aber Lust, da mitzumachen, habe ich überhaupt keine.

Jetzt schmerzt das rechte Handgelenk, die Hand, in der ich das Mittel halte. Ich entscheide mich für einen Mittelweg, indem ich dieser hierarchischen Gruppe sage, dass ich ganz in der Nähe bin und bleibe, und wenn sie etwas von mir wissen wollen, sollen sie vorbeikommen. Aber damit bin ich festgelegt, weil ich etwas versprochen habe, was ich gerne halten möchte. Ich sehe mich nun in einer Höhle sitzen und es kommen gelegentlich Menschen, wie zu einem Einsiedler, fragen mich um Rat und gehen dann wieder, was mich sehr erfreut, wenn sie wieder gehen. Es ist mir lästig, ich möchte frei sein, aber meine Aufgabe scheint nicht erfüllt zu sein.

Ich mache mir Gedanken, wie ich mich davon lösen kann. Mir fällt aber nichts Gescheites dazu ein. Bald wäre wieder ein Zyklus vorüber und ich könnte mich aus der Position rausschleichen und ins All springen, allerdings weiß ich nicht so recht, wie ich das anstellen soll. Ich sehe jetzt eine Menschen- oder Seelenmenge um mich herumstehen, die sagen: „Jetzt weiß ich, wie Du dich fühlst". Und sie machen mir Vorschläge, wie ich meine Problematik überwinden kann, was mich etwas ironisch amüsiert, weil ich mir völlig sicher bin, dass niemand von diesen Wesen die ganze Wahrheit kennt und einen Überblick bewahren kann. Ich zeige mich aber trotzdem irgendwie interessiert und sage in der Hauptsache ja, ja, und sitze weiter in meiner Höhle und warte darauf, dass jemand vorbei kommt, um etwas von mir zu hören. Ich weiß, dass hinter der Wand, vor der ich sitze, ganz helles Licht ist, die Sonne scheint, und meine Sehnsucht, dahin zu kommen, wird immer größer und größer. Jetzt sehe ich die Uhr, die im Empfangsraum meiner Praxis hängt und es ist da genau fünf vor fünf.

Ein neuer Patient, der schon länger gewartet hat, kommt jetzt in die Praxis. Ich höre mir seine Geschichte an. Es ist ein relativ junger Mann. Ich gebe ihm ein paar Tipps. Er steht zwischen seiner Mutter und seiner Frau. Ich erkläre ihm, wie das ganze zu lösen ist, und er geht recht nachdenklich, aber zufrieden nach zwei Stunden zur Tür hinaus. Jeden Tag kommt jemand, und noch einer, und noch einer. Dann kriege ich den Kurbericht von einem Patienten in die Hand gedrückt, den ich irgendwie vernachlässigt habe, und es geht mir ziemlich schlecht, weil ich ihn vergessen habe. In meinem Hirn geht es jetzt kunterbunt durcheinander. Es ist mir jetzt alles zuviel. Ich sitze da und warte auf viele, viele Leute, die einen Rat von mir wollen. Teilweise ärgere ich mich mit ihnen herum, und meine Begeisterung hält sich extrem in Grenzen. Jetzt zuckt mein rechter Arm. Ich tendiere dazu, einzuschlafen, um dieser sinnlosen Situation zu entkommen.

Irgendwie ist es aussichtslos, sowohl diese Beratungen weiterzuführen als auch die nicht bewältigten Themen zu klären und zu besprechen. Irgendwie kommt nichts mehr und ich tendiere stark dazu, einzuschlafen. Ich will mich entziehen, egal auf welche Weise. Ich fühle mich lethargisch, nicht eigenständig handlungsfähig, ich sitze nur da und warte darauf, dass die Leute kommen, die beraten werden wollen. Bei dieser Gelegenheit bekomme ich eine gewisse Dynamik, aber mit dem Leben hat das nichts zu tun.

Deutung der Mentalen Arzneimittelprüfungen

In der Arzneimittelprüfung der Masern-Impfstoffnosode zeigte der erste Proband eine klare Handlungsunfähigkeit. Hand, Arm, Ellbogen und Finger sind schwer und wie gelähmt. Auch Impulse von außen erreichen ihn nicht mehr. Der Proband scheint in seiner Handlungsunfähigkeit gefangen zu sein. Die ganze rechte Körperseite ist wie gelähmt und damit seine Willenskraft nicht mehr vorhanden. Der Prozess führt schließlich zur Lebensverweigerung, so dass die Atmung angehalten wird.

Das Gefühl von Handlungsunfähigkeit steigert sich so stark, dass er sich vereinnahmt fühlt. Er verliert jegliche Selbstbestimmung. Bei diesem Probanden tritt zwar nach einiger Zeit eine Entspannung ein, sein Focus richtet sich allerdings auf die Handlungsunfähigkeit, von der er sich nicht lösen kann.

Auch beim zweiten Probanden zeigt sich eine Rechtsbetonung, wobei dieser in seinen Bildern eher die Aktivität erlebt. Die Läuferin im Bild des Probanden möchte nach vorne, es zieht sie aber rückwärts. Symbolisch kann man dies so betrachten, dass der Proband von seiner Vergangenheit eingeholt wird und gezwungen ist, sich mit seiner Vergangenheit auseinanderzusetzen. Dieser gewisse Zwang zeigt sich auch unter weiterer Aspekten im Bild der Eingeborenen, die wie Ameisen funktionieren. Eine Ameise richtet sich nach der anderen. Im nächsten Bild treffen wir auf Gegenwehr: Soldaten schießen, aber es sind auch einige reglementiert und tun, was man ihnen befiehlt. Die Situation bleibt unreal, der Wunsch nach Gegenwehr und Selbstbestimmung ist zwar vorhanden, aber offensichtlich nicht umsetzbar.

Die darauf folgenden Pferde mit ihren Reitern symbolisieren bei einem männlichen Wesen die Identifikation mit männlicher Kraft. Auch der emotionale Bereich, das Boot im Wasser, hat engen Bezug zum Rationalen. Es neigt sich nach rechts. Die rechte Seite steht für das Rationale, die linke Seite symbolisiert das Emotionale. Der Gedanke, komplett ins Emotionale überzugehen, scheint unvorstellbar. Das Rationale wird so stark, dass das Boot umkippt. Der Proband zeigt damit, dass ihm der Gedanke, sich vollständig seinen Emotionen auszuliefern, Übelkeit bereitet. Er kann sich allerdings von diesem Zustand lösen und geht in die Ruhe über. Das Ideal ist aber nicht erreicht, da keine Sonne scheint. Der Zustand ist trotzdem sehr positiv. Der Proband scheint sich mit seiner Situation abgefunden, wenn nicht gar angefreundet zu haben.

Bei der dritten Probandin erscheint eine Mauer, die allerdings geöffnet werden kann. Die Mauer symbolisiert Grenze, Einengung und Festlegung. Mit der Öffnung der Mauer entsteht Freiheit, die sich in einer Reise durch das All darstellt. Der nun auftretende Schmerz im Hinterkopf und Schläfenbereich symbolisiert nicht bewältigte Themen. Hier handelt es sich vermutlich um Rachethemen(Hinterkopf), und nicht bewältigte Verletzungen (Schläfe).

Auch in dieser Arzneimittelprüfung ist die rechte Seite, die Willensseite, belastet. Die Zahnschmerzen der rechten Seite weisen darauf hin, dass Durchsetzung nicht umgesetzt werden will. Es scheint gute Gründe zu geben, auf Durchsetzung zu verzichten. Die Schmerzen der rechten Schulter deuten auf willentliche Übernahme von Verantwortung hin.

Aufgrund jener Tatsachen, die durch die Symptome symbolisiert werden, wird aus dem Bedürfnis nach Freiheit ein sich immer wieder verlängernder Weg, die Freiheit ist dahin. Scheinbar bleibt keine andere Wahl, als wieder hinter die Mauer zurückzugehen und all das zu bereinigen, was noch ansteht. Bei dieser Entscheidung belastet die Verantwortung noch schwerer. Die Begegnung mit einer gut funktionierenden, traditionellen Familie bleibt unerfreulich und vergrößert das Gefühl der fehlenden Freiheit. Sich hier zu integrieren ist unmöglich, da aber Handlungsbedarf vorhanden scheint, wird wiederum ein Versprechen gegeben, was weitere Verpflichtungen und Verantwortung hinterlässt. Die Freiheit ist in weitere Ferne gerückt.

In keiner der drei Arzneimittelprüfungen findet eine Auflösung des Konfliktes statt. Der Kernkonflikt besteht darin, für sich selbst keine Entscheidung treffen zu wollen um das Leben so führen zu können, wie man möchte. Offensichtlich bewirkt die Masernimpfung, dass die Entscheidungsfähigkeit, das Leben frei zu gestalten und nach eigenen Vorstellungen leben zu können, behindert wird. Das Leid, dass sich aus der Unentschlossenheit entwickelt, muss offensichtlich noch gravierender werden, damit einen Umorientierung möglich ist.

Menschen, die in einer solchen Situation bleiben, haben sich vermutlich vorgenommen, andere Menschen näher kennen zu lernen, bestehende Strukturen zu durchleben, einen Weg zu erfassen. Ist das Lernziel, die Differenzierung der eigenen Persönlichkeit von der der anderen, erreicht, kann die Situation gelöst werden, damit ein individuelles Leben wieder möglich wird. Die Masernimpfung scheint sich, abhängig von der jeweiligen Situationen, zu manifestieren bzw. zu fixieren. Durch die Impfentgiftung kann dies gelöst werden, eine Entscheidung zugunsten einer Weiterentwicklung gefällt und der Individualisierungsprozess begonnen oder fortgesetzt werden.

Psychologische Bedeutung

- Die friedvolle Unterwerfung,
Dienen als Anpassungsmuster -

Mumps (Ziegenpeter)

Erreger:	Paramyxovirus parotitis
Inkubationszeit:	17 - 20 Tage, Tröpfcheninfektion
Klassische Behandlung:	symptomatisch

Symptome und Verlauf der Erkrankung

Mumps wird von einem direkten Verwandten der Masernviren hervorgerufen. Im Gegensatz zu diesen ist es erheblich weniger ansteckend (Kontagionsindex 0,40). Die Eintrittspforte für das Virus sind die Schleimhäute des Nasen- und Rachenraumes. Mumps zeigt eine große Variabilität im Erscheinungsbild. Mindestens 30 bis 40% der Infektionen verlaufen ohne Symptome. Diese gutartige Viruskrankheit geht mit Fieber und Schwellung der Ohrspeicheldrüsen einher.

Nach der Infektion mit dem Mumpsvirus dauert es ca. 20 Tage bis zum Auftreten folgender Symptome

- Temperaturanstieg auf 38 ° bis 39 ° C
- Frösteln
- Kopfschmerzen
- Gliederschmerzen
- Entzündung der Ohrspeicheldrüse

Danach erfolgt eine meist einseitige Schwellung der Ohrspeicheldrüse, die nach ein bis drei Tagen beidseitig werden kann und rund eine Woche anhält. In 75% der Erkrankungen sind auch die anderen Speicheldrüsen betroffen. Durch die erhebliche Schwellung vor und hinter dem Ohr ist das Kauen, Schlucken und die Bewegung des Kopfes sehr behindert. Ohrenschmerzen und Gehörstörungen treten auf. Die regionalen Lymphknoten und oft auch die Milz sind vergrößert.

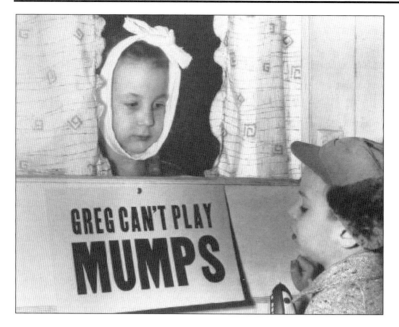

Nach der erst erkrankten linken Seite folgt nach einigen Tagen auch die Schwellung der rechten Ohrspeicheldrüse, was normalerweise mit einem erneuten Fieberschub einhergeht. Nach ein bis zwei Wochen ist die Krankheit meist überstanden und man hat eine lebenslange Immunität gegen diese Krankheit erworben. Bei einem Drittel der Erkrankten tritt zugleich oder nach der Drüsenschwellung eine Meningitis auf.

Komplikationen und Folgewirkungen

Zu den häufigen Komplikationen zählt die Orchitis (Hodenentzündung). Häufig kommt es zu dieser Komplikation am siebenten Krankheitstag bei Jugendlichen und jungen Erwachsenen.

Der Hoden entzündet sich meist nur einseitig und führt zu einem Hodenschwund (Atrophie). Im Zusammenhang mit Ohrspeicheldrüsenerkrankungen können Gleichgewichts- und Gehörstörungen auftreten, die auch zur Taubheit führen können. In anderen Drüsen, wie den Ovarien, Brustdrüsen, der Schilddrüse und dem Pankreas können sich ebenso Entzündungen entwickeln.

Bedeutung der Symptome

Symptom	Bedeutung
Fieber	unterdrückte Wut
Frösteln	frustriert sein
Kopfschmerzen	emotionale Probleme sollen rational gelöst werden
Gliederschmerzen	verweigert seine Handlungsweise und seinen Entwicklungsweg
Entzündung der Ohrspeicheldrüse	kein Interesse mehr, immer verbindlich und freundlich sein zu müssen
Schwellung der Ohrspeicheldrüse	macht „dicke Backen", Wunsch, sich durchzusetzen
Kauen erschwert	kann das Außen nicht integrieren
Schlucken erschwert	will den Vorstellungen anderer nicht mehr folgen
Bewegen des Kopfes erschwert	unflexibel, festgelegte Denkweise
Ohrenschmerzen	sollte auf seine innere Stimme hören, lässt sich aber vom außen beeinflussen
Gehörstörungen	möchte von außen nicht mehr beeinflusst werden, damit die innere Stimme nicht weiter verraten werden muss werden
regionale Lymphknoten vergrößert	der natürliche Energiefluss ist gehemmt
Milz vergrößert	hält stur an Abhängigkeit und Verpflichtung fest
Schwellung wandernd von links nach rechts	Gefühle werden aus der Verletzungsebene in den Verstandesbereich verdrängt
Entzündung des Gehirns (Meningoenzephalitis)	Zorn, alte Verletzungen nicht zeigen zu dürfen, will alles rational bewältigen

Symptom	Bedeutung
Hodenentzündung	Zorn über ungenutzte Potentiale
Hodenschwund (Atrophie)	zieht sich und seine Möglichkeiten zurück, macht sich klein
Gleichgewichtsstörungen	das Verhältnis zu anderen stimmt nicht
Taubheit	Auf das Außen nicht mehr hören wollen
Entzündung der Eierstöcke	Zorn über die ungenutzten Potentiale
Unfruchtbarkeit (Sterilität)	glaubt, nicht das Recht auf die Darstellung seiner Kreativität zu haben
Entzündung der Brustdrüsen	meint, ununterbrochen geben zu müssen und ist verärgert darüber
Entzündung der Schilddrüse	Zorn über fehlende Zugehörigkeit
Bauchspeicheldrüsenentzündung (Pankreatitis)	Selbstzweifel, muss um Anerkennung kämpfen

Symptom- und symbolsprachliche Zusammenhänge

Aus der Deutung der Mumpssymptome an Mumps erkrankter oder geimpfter Menschen ist abzuleiten, dass sie ihre Selbstbestimmung durchsetzen wollen indem sie „dicke Backen" machen. Der Erkrankte ist nicht mehr bereit, Dinge, die ihm emotional angetan werden, z. B. Bevormundungen, einfach hinzunehmen, etwas von anderen „zu schlucken". Er ist zornig, aber frustriert und versucht zunächst, diese Problematik rational zu lösen. Er entwickelt eine eigene konkrete Denk- und Handlungsweise und folgt so überaus konkret seinem Individualisierungsprozess.

Seine unflexible, starre, teilweise sehr festgelegte Denkweise hindert ihn jedoch unter Umständen, sich aus dem Krankheitsmuster zu lösen. Dadurch wird diese Tendenz unterbrochen, es kommt zu einer Verschlimmerung, Komplikation oder Manifestation der Krankheitsthematik, die in der vollständigen Ignoranz oder Vernichtung der eigenen Potentiale und Möglichkeiten gipfelt.

Repertorisierte Symptome

Nr.	R	Kap	Treffer	Symptom
1	SK	FI#	33	ENTZÜNDUNGSFIEBER
2	SK	K#	107	(Kopf) KÄLTEGEFÜHL, Frösteln usw.
3	SK	KS#	258	(Kopf)SCHMERZ
4	SK	GLS#	168	(Glieder)SCHMERZ
5	SB	ALG#	36	DRÜSEN; Lokalisation; Parotitis, Ohrspeicheldrüsenentzündung, Mumps
5	Kr	ALG#	19	Ohrspeicheldrüsenentzündung, Mumps (Parotitis)
6	Kr	ALG#	1	Ohrspeicheldrüsenentzündung, Mumps; jedoch mehr weiche Schwellung
6	Kr	ALG#	3	Ohrspeicheldrüsenentzündung, Mumps; mit zurückbleibender Schwellung, Verhärtung
7	SK	OS#	12	(Ohren)SCHMERZ; Kauen, beim
8	SK	OS#	35	(Ohren)SCHMERZ; Schlucken, beim
9	SK	OS#	223	(Ohren)SCHMERZ
10	SK	HÖ#	171	SCHWERHÖRIG; allgemeine Mittel
11	SD	LOK#	49	LOKALISATION; Blut; Drüsen; LYMPHDRÜSEN; Schwellung
12	SK	ABD#	42	MILZ; Vergrößerung
12	SK	ABD#	20	MILZ; Schwellung
13	KI	KIN#	1	MUMPS; rechts; dann links
14	SB	K#	50	GEHIRN; Entzündung, Meningitis; zerebrale, akut und chronisch

Nr.		R	Kap	Treffer	Symptom
15	SK		G#	6	ENTZÜNDUNG; Parotis; metastasierend zu den; Hoden
16	SK		MG#	40	ENTZÜNDUNG; einfache; Hoden
17	SK		MG#	16	HODEN; Atrophie
18	SS		ALG#	135	GANG SCHWANKEND
19	SK		HÖ#	97	TAUB
20	SK		WG#	56	ENTZÜNDUNG; einfache; Orte; Ovarien
21	SS		SEX#	80	STERILITÄT
22	SB		WG#	27	BRÜSTE - Mammae; Entzündung, Mastitis
23	Kr		ALG#	1	Schilddrüsenleiden; Entzündung, Vergrößerung, bei Blauäugigen, verschiebbare Schwellung
24	SK		ABD#	4	PANKREAS; Entzündung
25	SB		ALG#	36	DRÜSEN; Lokalisation; Parotitis, Ohrspeicheldrüsenentzündung, Mumps
	25	Kr	ALG#	19	Ohrspeicheldrüsenentzündung, Mumps (Parotitis)

Auszug aus der Repertorisationsmatrix

Weitere Ausleitungsmittel für die Mumps-Impfdeblockierung.

Med / Symp	Trf	Wrt	RelA	1	2	3	4	5	6	7	8	9	10	11	12	13	14	15	16	17	18
lach	17	33	79	2	2	3	1	2	.	1	3	3	2	.	2	.	2	.	.	.	1
bell	16	45	62	3	3	3	3	3	.	1	.	3	3	3	.	.	3	.	2	.	3
sulf	16	37	45	2	2	3	3	2	.	.	2	3	3	3	2	.	3	.	.	.	1
merc	16	35	68	3	2	3	3	1	.	.	2	3	2	3	.	.	.	.	2	.	1
con	16	29	97	1	2	1	1	.	.	.	2	1	2	3	2	.	.	.	3	.	2
rhus-t	15	33	64	3	3	2	3	3	.	.	.	2	2	1	.	.	2	1	3	.	3
calc	15	33	56	.	3	3	2	2	.	.	2	2	3	3	2	.	2	.	.	.	1
phos	15	32	50	2	2	3	2	.	.	.	1	3	3	.	2	.	2	.	1	.	2
lyc	15	32	54	1	2	2	3	1	.	.	1	3	3	3	.	3	.	.	2	.	1
ars	15	29	55	1	2	3	3	.	.	.	.	2	2	3	2	.	2	2	2	.	1
nat-m	15	25	63	.	2	3	1	1	.	.	1	2	3	1	2	.	.	1	2	.	1
puls	14	37	51	3	.	3	3	3	.	.	.	3	3	.	.	.	.	3	3	.	1
sil	14	32	58	1	2	3	1	3	.	.	.	2	3	3	.	.	3	.	.	.	2
jod	14	25	140	.	1	2	.	1	1	.	.	1	2	3	3	.	2	.	.	2	.
acon	13	27	77	2	1	1	2	3	.	.	.	2	.	.	.	.	2	.	3	.	1
nux-v	13	26	49	1	1	3	3	.	.	1	3	2	2	.	2	.	.	.	2	.	3
hep	13	25	83	1	.	2	1	2	1	1	.	3	2	3	.	.	.	.	.	.	.
nit-ac	13	24	72	1	2	3	2	.	.	.	3	2	3	1	2	.	.	.	2	.	1
dulc	13	18	142	1	1	2	2	2	.	.	.	2	1	1	.	.	.	.	.	.	1
apis	12	25	105	1	1	3	2	.	.	2	3	2	2	.	.	.	3	.	.	.	.
phyt	12	23	204	.	1	1	3	3	.	.	2	1	.	.	.	.	.	.	2	.	1
bar-c	12	21	101	.	1	1	1	3	1	.	.	2	3	3	.	.	.	.	.	1	.
arn	12	21	87	1	2	2	2	.	.	.	.	2	2	.	.	.	2	.	3	.	1
plb	12	19	103	.	.	2	3	.	.	.	1	2	2	.	1	.	2	.	2	1	1
bry	11	25	54	3	.	3	3	.	.	.	.	1	2	.	2	.	2	.	.	.	3
graph	11	22	66	.	2	2	2	.	.	.	.	2	3	3	.	.	.	.	.	.	1
aur	11	20	97	.	2	2	2	.	.	.	.	2	2	.	.	.	.	.	2	2	1
carb-v	11	18	66	.	2	2	1	1	.	.	.	2	3	.	1	.	.	2	.	.	1
carb-an	11	18	108	.	1	1	1	2	.	.	1	1	3	3	.	.	.	.	.	2	1
zinc	11	16	65	.	.	2	1	.	.	.	.	2	1	.	.	.	.	3	.	1	1

Charakteristische Arzneien

Arzneimittel	Psychologische Bedeutung
Anthracinum	Der angepasste Verstand verhindert die Integration in das natürliche Ganze
Clematis erecta	Eigenes Niveau verleugnen, um versorgt zu sein
Conium maculatum	Bezug zu den eigenen Grundbedürfnissen verloren haben
Jaborandi	Anderen wird soviel Stärke eingeräumt, dass die Kraft fehlt, den eigenen Weg zu gehen
Mercurius solubilis	Lebenskraft findet keine Form und wird der Lebenskraft eines anderen geopfert
Oleum animale aethereum Dippelii	Fehlende Erdung, Ablehnung von Körper und Materie
Phytolacca decandra	Fühlt sich gefoltert, schreit erfolglos
Pulsatilla pratensis	Steckt den Kopf in den Sand, fehlende Auseinandersetzung

Typische Lebenssituationen

Immer häufiger werden versuche unternommen, „dicke Backen" zu machen, um sich als eigenständige Persönlichkeit zu demonstrieren bzw. zu entwickeln. Noch ist der Individualisierungsprozess gehemmt und eine klare Entscheidung zugunsten der eigenen Bedürfnisse muss noch trainiert werden.

Die Persönlichkeit lernt, auf sich aufmerksam zu machen, damit die Individualisierung, der eigentliche Aufrichtungsprozess des Menschen, erfolgen kann. Die Ohrspeicheldrüsen sind anstelle der früheren Kiemen der Wassertiere zu sehen, erinnern aber auch an die Zeit, in der die biologischen Vorfahren des heutigen Menschen noch im Wasser lebt. In dem von jedem Menschen durchlaufenen Wiederholungsprozess evolutionärer Entwicklung müssen die Phasen des „Getragen werden" im Wasser oder des „Bestimmt werden" durch eine Gruppe zugunsten des Aufrichtungsprozesses abgelöst werden. Dazu gehört es, Selbstbestimmung zu trainieren, eben „dicke Backen" zu machen.

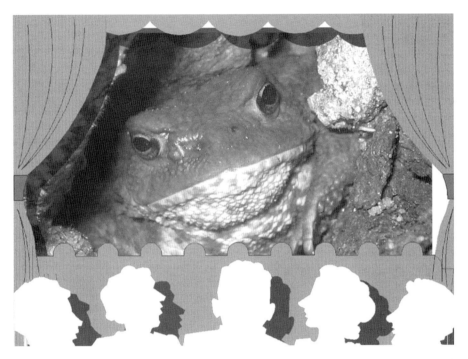

Man verlangt, genauso anerkannt zu werden wie andere in der Umgebung und wehrt sich gegen Bevormundung. Die Beeinflussung durch das Außen und die innere Stärke sollten in ein ausgewogenes Gleichgewicht kommen. Zu dieser Selbstbestimmung gehört auch die Bestimmung über die eigene Sexualität. Ist dieser Prozess problematisch, kann es in Folge zu Eierstock- bzw. besonders zu Hodenentzündungen kommen.

Verhaltensmuster

Das Verhalten ist von „introvertierten Überreaktionen" begleitet. Es folgen zunächst keine klaren Äußerungen, sondern Emotionen wie Verärgerung, Anerkennungsbedürfnis oder das Gefühl von Missachtung eigener Interessen durch andere. Vor allem die Forderung nach Selbstbestimmung wird geäußert, indem man „dicke Backen" macht, den sprichwörtlichen „dicken Hals" zeigt und durch abweisende Gestik und Mimik demonstriert, dass man mit einer Situation so nicht einverstanden ist. Die eigene natürliche Position in einer Gemeinschaft in einer bestimmten und selbstverständlichen Art und Weise an- und wahrzunehmen, will erst noch erkannt und gelernt werden.

Mögliche Reaktionen auf den Impfstoff

Impfstoffe

Die Impfprophylaxe mit vermehrungsfähigen, in der Virulenz geschwächten Viren, erfolgt ab dem 2. Lebensjahr, d. h. zwischen dem 12. und 18. Monat.

Gebräuchliche Zusatzstoffe

- Gelatine
- Humanalbumin
- Neomycinsulfat
- Peptide
- Phenolrot
- Saccharose

Symptome, Neben- und Nachwirkungen

- Atrophie (Hodenschwund)
- Bauchspeicheldrüsenentzündung
- Brustdrüsenentzündung
- Drüsenschwellungen
- Eierstockentzündung
- Eosinophile
- Fieber
- Frösteln
- Gehirnentzündung
- Gehörstörungen
- Gesichtsausdruck (entstellt)
- Gleichgewichtsstörungen
- Gliederschmerzen
- Hirnhautentzündung
- Hodenschwellung
- Hodenschwund
- Kaubeschwerden
- Kopfbewegungseinschränkung
- Kopfschmerzen
- Leukozytose
- Lymphknotenschwellung (Kopfbereich)
- Lymphozytose
- Milzschwellung
- Milzvergrößerung
- Ohrenschmerzen
- Ohrläppchen nach oben abgedrängt
- Ohrschwellung (teigig vor und hinter dem Ohr)
- Ohrspeicheldrüsenentzündung (schmerzhaft)
- Ohrspeicheldrüsenschwellung (erst links; dann rechts)
- Orchitis (Hodenentzündung)
- Pankreatitis (Bauchspeicheldrüsenentzündung)
- Schilddrüsenentzündung
- Schluckbeschwerden
- Sterilität (Atrophie)
- Stimmungstief
- Taubheit
- Tränendrüsenentzündung
- Unfruchtbarkeit (Atrophie)

Sollten sich von den genannten Symptome unter Gaben homöopathischer Arzneien nur kurzfristig bessern oder in kurzen Zeiträumen immer wieder auftreten, ist die Wahrscheinlichkeit einer Impfblockade kaum auszuschließen. Diese gilt es aufzulösen. Die Gabe der Impfstoffnosode in Verbindung mit dem oder den zusätzlich notwendigen Einzelmitteln ist in der Regel Erfolg versprechend. Das Symptom oder die Symptomgruppe werden nunmehr gänzlich geheilt und verschwinden.

Impfdeblockierung - Erfahrungen und Hinweise

Häufige Folgen der Mumpsimpfung sind chronisch vergrößerte Lymphknoten im Kiefer- und Halsbereich, die den Energiefluss und Austausch zwischen Kopf und Körper, zwischen Gefühl und Verstand unterbrechen und stauen. Eine Problematik, die mit der Mumps-Impfstoffnosode und Conium maculatum - „Bezug zu den eigenen Grundbedürfnissen verloren haben" schnell aufgelöst werden kann. In der homöopathischen Praxis bestätigt sich der Verdacht, dass es in Folge von Mumpsimpfung zur Zeugungsunfähigkeit bei Männern kommt, obwohl eben diese Impfung gerade vor dieser Folge schützen soll. Beginnend mit der positiven Veränderung der bisher fehlenden Flexibilität der Spermien bis hin zur Wiederherstellung der Zeugungsfähigkeit, lassen sich nachhaltige Verbesserungen durch die Mumps-Impfstoffnosode, verbunden u. a. mit der Gabe von Conium maculatum und Pulsatilla pratensis - „Steckt den Kopf in den Sand, fehlende Auseinandersetzung", beobachten. Bei der Impfdeblockierung von Mumps ist es ebenfalls wichtig, auf die Mischimpfungen zu achten, da Mumps meistens in Verbindung mit Masern und Röteln geimpft wird.

Im Folgenden aufgeführt die am häufigsten vorkommenden empfohlenen Ausleitungsmittel für Mumps:

Ausleitungsmittel	Psychologische Bedeutung
Conium maculatum	Bezug zu den eigenen Grundbedürfnissen verloren haben
Pulsatilla pratensis	Steckt den Kopf in den Sand, fehlende Auseinandersetzung

Mentale Arzneimittelprüfungen

Mumps - Proband/in 1 - C 10.000

Fröhlichkeit – Lachen. Ich sehe einen aufgeblasenen Gummiball, mit zwei Hörnern dran zum Festhalten. Ein Kind sitzt darauf und hüpft damit herum. Die Sonne scheint. Ein paar andere Kinder stehen im Kreis um das Kind herum und sind ziemlich neidisch, weil sie keinen solchen Ball haben. *Hüpf hüpf hüpf*. Das ist gemein – da sind ein paar größere Jungen, die dem Kind das Hüpfen nicht gönnen. Sie legen ein Brett hin, aus dem ein spitziger Nagel rausschaut. Das Kind hüpft immer noch hin und her und irgendwann trifft es auf den Nagel und der Ball geht dabei kaputt. Es sitzt nun auf dem Hintern, aber zum Glück nicht auf dem Nagel. Die anderen Kinder lachen. Aber das Kind lässt sich nicht beirren. Da ist eine Wiese nebenan. Es marschiert los. Da ist ein kleiner Abhang. Es nimmt einen Plastiksack, setzt sich darauf und rutscht den Hang hinunter. Die anderen Kinder rennen hinterher.

Das sieht aus wie eine Verfolgungsjagd, aber das Kind auf dem Plastiksack ist viel schneller und *huiii*, geht's davon. Die Wiese verwandelt sich jetzt in eine Rutschbahn mit vielen Kurven. Es hat Wasser darin. Es sieht aus wie in einem Vergnügungspark und da geht es jetzt den Berg herunter. Unten angekommen landet das Kind nicht in einem Becken, sondern auf einem Trampolin, und hüpft auf das nächste Trampolin, dann breitet es die Arme aus und kann fliegen. Es fliegt über den Wolken. Das macht Spaß. Viele Wolken der Wolken sehen aus wie rosafarbene Zuckerwatte. Da kann man eintauchen und alles ist schön weich und luftig.

Das Kind ruht sich auf einer Wolke aus, aber sowie es still sitzt, fällt es durch die Wolke hindurch, wieder auf die Wiese herunter, wo die anderen Kinder warten. Da ist es umringt von den Kindern und sitzt in der Falle. Die anderen Kinder schließen den Kreis immer enger um das Mädchen herum. Aber die Kleine verzweifelt nicht, sondern greift nach einer Schaufel und gräbt ein Loch, verschwindet darin und gräbt sich irgendwo unten durch. Da begegnet sie einem Maulwurf und ein paar Würmchen, folgt den Maulwurfsgängen und kommt durch den Maulwurfshügel wieder hoch ans Tageslicht. Sie findet sich nun auf einer anderen Wiese mit vielen Gänseblümchen wieder. Das Kind legt sich ins Gras und schaut in die Wolken. Jetzt fängt es an zu regnen und das Kind wird nass. Es liebt Regen, doch nun macht es keinen Spaß mehr. Zurück durch den Tunnel will es aber nicht, denn dort warten die anderen Kinder.

Jetzt weiß es nicht wohin. Es hat sich verlaufen. Etwas weiter unten sieht es eine Blockhütte, auf die es jetzt zuläuft. Die Hütte ist leider verriegelt, aber da ist ein Stall gleich nebenan. Darin sind eine Kuh und ein Esel und da kann es sich ins Heu legen und schlafen. Es blitzt und donnert draußen. Aber im Heu ist es schön kuschelig warm. Nach einer Weile sieht man durch das Fenster die Sonne wieder hinein scheinen und das Kind geht nach draußen. Die Sonnenstrahlen sind schön warm. Das Kind läuft auf der Wiese herum, eigentlich ohne Ziel, einfach so. Es ist egal, was kommt. Nach Hause muss es nicht, will es auch nicht, es geht einfach los ins Abenteuer...

Mumps - Proband/in 2 - C 10.000

Ich habe mich eigentlich auf ein schönes, goldenes Gelb gefreut, was sich so abgezeichnet hat, aber da sind alles nur matte Farben. Ich sehe viele Leute, eine Meute, wie im Mittelalter, die rennen alle nach rechts. Ein Junge mit einem Wägelchen hintendran, so ein Ziehwagen. Der Junge ist vielleicht elf, zwölf oder dreizehn Jahre alt und sehr dünn. Hintendran rennen die Soldaten oder Söldner mit ihren Pickelhauben, die rennen alle nach rechts, die haben's eilig, die rennen weg. Klar, da kommt ein Riesendrache. Und auf dem Drachen oben sind schon fast Gärten, da sitzen die Befehlshaber des Drachens. Der kommt da einher gestampft wie ein Dinosaurier. Er ist so groß, dass die Figuren oben auf seinem Kopf, aussehen, als ob sie sich wirklich wie in Gärten befänden. Jetzt habe ich den Jungen mit seinem Leiterwagen wiederentdeckt.

Der Dinosaurier wird immer riesiger, aber das kümmert den Jungen nicht. Der Dinosaurier tritt nicht auf ihn, sondern er geht einfach durch ihn hindurch. Jetzt verändert sich wieder alles. Er läuft jetzt, er ist im Himmel, was weiß ich, in tausend Metern Höhe, da läuft er immer noch mit seinem Leiterwagen auf einer Wolke. Er springt, der Leiterwagen bleibt oben und er fällt und fällt und das Fallen macht Spaß. Das ist jetzt eine Rutschbahn, die spiralförmig nach unten geht. Jetzt ist er kein Junge mehr. An seiner Stelle sitzt so ein kleines Mädchen mit einem Rock, mit Schottenmuster. Sie ist vielleicht zwei oder drei Jahre alt. Irgendwann ist dann die Spiralenrutschbahn fertig und blubb, das Mädchen fällt es irgendwo hinein, aber das ist alles nicht wichtig. Es ist lustig. Das Gefühl ist riesig, das ist richtig super. So macht das Leben Spaß. Ich kann jetzt von Fantasiebildern erzählen, von Regenwolken, richtig dunklen, mit rosaroten neben dran und es blitzt, aber das ist nur partiell. Der ganze Himmel ist bunt. Ich finde es gut.

Mumps aktiv - Proband/in 3 - C 10.000

Vor meinem inneren Auge wird es hell. Ich habe ein bisschen das Gefühl, als ob mein linkes Ohr verstopft ist. Ich sehe jetzt einen Wasserfall. Ich bin wie ein ziemlich ulkiges, wild gewordenes Kind, setze mich auf eine Luftmatratze und rutsche den Wasserfall hinunter, und habe einen Höllenspaß dabei. Ich bleibe über Wasser, der Wasserfall reißt mich nicht hinunter. Das wollen es mir andere nachmachen, und sie fallen dann auf die Nase. Bah, bin ich gehässig. Ich habe einen Trick heraus, wie man etwas oberhalb von der Wasseroberfläche ein Vakuum bildet und so hinunterrutschen kann. Und die anderen lassen sich vom Wasser mitnehmen und gehen unter.

Unten angekommen, stehen die Eltern von diesen Kindern da, und machen mich "zur Sau", weil ich denen solch einen Unfug gezeigt habe. Ich kann mir aber ein Grinsen nicht verkneifen, versuche aber einen geknickten Eindruck zu machen, was mir allerdings nicht so richtig gelingt. Ein kleiner Junge wird vermisst, und da ich ihn gerne mag, gehe ich ihn mal kurz suchen. Der ist tatsächlich mit dem Kopf an einen Stein geflogen und liegt in einer Pfütze, also nicht mehr im gefährlichen, sondern in einem auslaufenden Wasser. Er ist nicht bei Bewusstsein. Ich ziehe ihn da raus, beatme ihn, woraufhin er Mengen an Wasser erbricht. Dann ist er wieder da und erzählt freudestrahlend seinen Eltern, wie toll das gewesen ist.

Die Eltern sind froh, den Kleinen wieder zu haben, und ich nutze die Gelegenheit und verschwinde. Ich laufe jetzt durch den Wald und halte mir immer noch den Bauch vor Lachen. Ich habe nur Blödsinn im Hirn. Ich sehe eine ganze Koppel mit Kühen und binde sie mit ihren Schwänzen aneinander. Die machen hübsche geometrische Formen und brüllen wie verrückt. Irgendwann habe ich das Gefühl, ich habe sie genug geärgert und springe auf eine der Kühe obenauf. Sie dürfen mich ja nicht erwischen, damit sie mich nicht treten. Jetzt knote ich deren Schwanz wieder auseinander. Jetzt laufen die alle durcheinander. Ich kann mich auf meiner Kuh gerade noch halten. Sie wirft mich über den Zaun. Mir tut zwar der Hintern weh, aber der Spaß war es wert. Ich höre, wie sich die Kühe unterhalten und sich fürchterlich über mich beschweren.

Dann komme ich an eine Koppel, wo einige Ziegen sind und die reißen schon aus, wenn sie mich sehen. Jetzt kreiere ich mir einen Teppich, setze mich darauf und fliege damit in eine Stadt und ärgere die Leute da. Ich habe auf einmal eine Gießkanne und lasse es auf die Leute regnen.

Das schönste ist, auch der Pfarrer ist nass geworden. Er referiert jetzt darüber, was der liebe Gott ihm da geschickt hat. Oh Gott, sind die alle blöd. Na ja. Jetzt tausche ich den Teppich gegen einen Besen und fliege jetzt durch die Wälder und kehre die Eulen zusammen. Aber die haben soviel Humor, sie schauen mich komisch an, lachen mit mir und dann macht es mir keinen Spaß mehr. Ich sitze jetzt jedenfalls mit den Eulen zusammen und erzähle, welchen Blödsinn ich angestellt habe. Die Eulen fallen fast von den Zweigen vor Lachen. War gut. Dann kommen noch die Wölfe, jaulen auch und lachen sich kaputt. Die Waldtiere sind meine Freunde. Sie haben sich die Freiheit bewahrt. Ich verspreche ihnen, dass ich, wenn ich wieder einmal Unsinn getrieben habe, wiederkomme und es ihnen erzähle. Jetzt gehe ich in mein Baumhaus, lege mich hin, bis mir wieder neuer Unsinn einfällt.

Deutung der Mentalen Arzneimittelprüfungen

Die erste Probandin der Mumps-Impfung genießt eine Lebenssituation, die von anderen beneidet wird, man will sie einschränken und missachtet sie. Im eigenverantwortlichen Sinne scheint es sich die Probandin selbst nicht zu gönnen, ihr Leben frei zu genießen. Immer wieder lässt sie sich einschränken, bevor ihre zahlreichen guten Ideen zum Tragen kommen. Sie flieht vor den anderen, anstele sich auseinander zu setzen und sich zu behaupten. Dies symbolisiert die Situation, in der sie sich eine Bleibe sucht, die ihr allerdings nicht unbedingt entspricht. Das draußen stattfindende Gewitter, dem sie sich entzieht, symbolisiert Streit und Auseinandersetzung. Sie macht so weiter und erlebt ihr persönliches Abenteuer, sie versucht das Individuelle ihres Lebens zu leben.

Der zweite Proband erwartet etwas, was mit „Sonne" assoziiert werden kann.

Da die Sonne für eine starke Persönlichkeit steht, erwartet er von sich selbst, sich als stabile Persönlichkeit darzustellen. Was er aber vorfindet, ist ein schmächtiger Junge im Mittelalter, der sich mit einem Drachen konfrontieren muss. Da der Junge keine Angst hat, geschieht im nichts. Der Drache symbolisiert Ängste und andere alte Themen, die aufgearbeitet werden sollten. Die Bereitschaft, sich damit zu konfrontieren, löst die Emotionen auf.

Er fällt, er will fallen, es macht ihm Spaß. Er erkennt das Vergnügen im Fallen, im "Sich Einlassen" auf die unbekannte Situation, in der Konfrontation mit der Materie. Nach einer weiteren Wandlung zum Mädchen, zum emotionaleren Teil der Persönlichkeit, welche ebenfalls ihren Spaß an Entwicklung und Bewegung hat, erkennt er, dass das Leben Vergnügen bereitet, bunt und vielseitig ist und die Daseinsform unwesentlich wird, wenn man sich selbst treu bleibt.

Die dritte Probandin spielt mit ihren Emotionen (Wasser) und fühlt sich dabei sicher und übermütig. Das Leben macht Spaß, Risiken sind unwichtig. Verletzungen werden hingenommen, das Abenteuer des Lebens hat Priorität. Der Mut, das Leben als Herausforderung anzusehen, macht stark. Selbstbestimmung und innere Stärke machen das Leben zum Spiel.

In allen drei Arzneimittelprüfungen wird die Herausforderung des Lebens angenommen, Widrigkeiten überwunden und mit dem Leben in aktiver oder passiver Rolle gespielt. Die Mumps-Impfung scheint dafür zuständig zu sein, dass ein Mensch seine Möglichkeiten erkennt, sie nutzt und dadurch Freude am Leben gewinnt.

Psychologische Bedeutung

- Selbstbestimmung erzwingen wollen,
„dicke Backen machen“
als erster Schritt zur Selbstbehauptung -

Pocken (Blattern)

Erreger:	Poxviridae, Variola vera
Inkubationszeit:	7 - 20 Tage, Tröpfchen-, Schmier- oder Staubinfektion
Klassische Behandlung:	ausgerottete Krankheit, Immunglobuline nicht verfügbar

Symptome und Verlauf der Erkrankung

Die Übertragung erfolgt auf praktisch allen denkbaren Wegen: Tröpfen-, Schmier- und Staubinfektion. Die Eintrittspforte für das Virus ist die Schleimhaut der Atemwege, von dort gelangt es in das retikulohistiozytäre System. Dieses Netzwerk aus Zellen zur Speicherung von Stoffen und Partikeln wird dann von den Viren zur Vermehrung genutzt.

Initialstadium

Das Anfangsstadium der Pocken, Initialstadium genannt, bricht plötzlich aus und zwar nach der regelmäßigen Inkubationszeit von zwölf Tagen. Ein schweres Krankheitsgefühl, bestehend aus...

- hohem Fieber mit Schüttelfrost
- Kopfschmerzen,
- Lenden- und Kreuzschmerzen,
- Benommenheit,
- Schwindel und Erbrechen
- leichtem Hautausschlag (Rash) am Unterbauch und der Innenseite der Oberschenkel

... tritt auf.

Am vierten Tag bilden sich rötliche Knötchen, im Gesicht und am behaarten Kopf beginnend Diese benötigen ein bis zwei Tage, bis sie zu Erbsengröße herangewachsen sind.

Eruptionsstadium

Im Eruptionsstadium wird für sechs bis zehn Tage eine treppenförmige Fieberabnahme beobachtet. Am sechsten Tag werden die Knötchen dann zu Bläschen, die am siebenten Tag kammerförmige Eiterbläschen sind. In der Mitte haben sie eine Eindellung (die „Pockennabel" genannt wird) und rundherum einen roten, geschwollenen Hof (das „Halo"). Zwei Tage benötigen diese Eiterbläschen, um sich über den ganzen Körper auszubreiten. Allen Bläschen ist die gleiche Form eigen. Sie können sogar die Schleimhäute befallen, wo sie sich leicht in schmerzhafte Geschwüre umwandeln. Oft kommt es zu Sekundärinfektionen mit Zellgewebsentzündungen (Phlegmonen) und eitrigen Absiedlungen (Metastasen) in innere Organe. Die Krusten dieses Exanthems, der Makula-Papel-Pustel-Schorf. fallen nach ein bis zwei Wochen ab, sind dabei jedoch selbst hochinfektiös. Dabei bleiben tiefe Narben zurück. Nach überstandener Krankheit ist eine weitgehende Immunität erworben.

Komplikationen und Folgewirkungen

Die möglichen Komplikationen sind vielfältig und schwerwiegend: Bei der ***Variola haemorrhagica*** kommt es nach verkürzter Inkubationszeit, schwerem Initialstadium mit Blutungen in Haut und Schleimhäuten und inneren Organen zu letalem Ausgang (Schwarze Tod) schon in der ersten Woche. Bei der ***Variola confluens*** kommt es zu einer Sekundärinfektion der Haut. Organmanifestationen wie Hepatitis, Myokarditis, Orchitis oder Enzephalitis zählen ebenfalls zu den gefürchteten Folgewirkungen.

Bedeutung der Symptome

Symptom	Bedeutung
Kopfschmerzen	emotionale Probleme sollen rational gelöst werden
Kreuzschmerzen	alte familiäre Erfahrungen behindern die Fähigkeit, aufrecht zu sein, sich auch gegen Widerstände gerade zu machen
Benommenheit	hat sich zurückgezogen, möchte mit der Realität wenig zu tun haben

Symptom	Bedeutung
Schwindel	sich selbst betrügen, Ängste verdecken die Realität
Erbrechen	das Leben ist „zum Kotzen"
Fieber ansteigend	Aggressionen werden deutlich
Schüttelfrost	Frust und unterdrückte Emotionen brechen sich Bahn
leichter Hautausschlag (scharlach- oder masernähnlich) am Unterbauch und der Innenseite der Oberschenkel	altes Leid aus einem „sich vergewaltigt Fühlen" macht sich breit
rötliche Knötchen im Gesicht und am behaarten Kopf (erbsengroß)	Zorn wurde zurückgehalten und verkapselt und damit das eigenen Gesicht und die Vitalität verraten
Eiterbläschen (Pockennabel) mit rotem geschwollenen Hof auf Körper und Schleimhäuten	verkapseltes Leid und nicht bewältigte Emotionen zeigen sich
schmerzhafte Geschwüre	nicht bewältigte Aggressionen verursachen Leid
Phlegmone und eitrige Absiedlungen (Metastasen) in innere Organe	Versuch, verdrängte Aggressionen zu kompensieren
abfallendes Fieber	Aggression wird entweder bewältigt oder fällt in Resignation
trocknende Pusteln und Borken	Leid und Verletzung emotionslos hinnehmen
tiefe Narbenbildung	Verletzungen, körperliche wie seelische, zeichnen den Menschen

Symptom- und symbolsprachliche Zusammenhänge

Aus der Deutung der Pockensymptome ist abzulesen in welchem Maße die Erkrankten mit Gewalt und tiefen Verletzungen kämpfen. Der Hautausschlag am Unterbauch und an den Innenseiten der Oberschenkel deutet darauf hin, dass sie sich in ihrem Leben vergewaltigt fühlen, ohne sich dagegen zu wehren. Sie sind in einem unterwürfigen Zustand, was zum Beispiel am Schüttelfrost zu erkennen ist. Es scheint so, als ob sich eine Lebenssituation manifestiert, indem der Mensch glaubt, Leid zwangsläufig und unausweichlich ertragen zu müssen. Leben und Leid seien untrennbar und unlösbar verbunden.

Mit dieser Prägung ist die Erfahrung der Leidenssituation sehr viel tief greifender, als die Fähigkeit, das Leben auf der Basis von Selbstbestimmung eigenverantwortlich gestalten zu können. Die Pocken scheinen jene Erkrankung zu sein, die Leid und Gewalt in unserem Dasein manifestiert und letztendlich über die Bewertungen „Opfer" und „Täter" auch die Schuldthematik hervorgebracht hat. Es gilt nun, diese Pockenthematik zu entschärfen, indem man den Zusammenhang von Selbstbestimmung und Eigenverantwortung akzeptiert und so den Themen Leid und Gewalt erstarkt gegenübertreten kann.

Repertorisierte Symptome

Nr.	R	Kap	Treffer	Symptom
1	SK	KS#	258	(Kopf)SCHMERZ
2	SK	RS#	213	LUMBALREGION, (Rückenschmerzen)
3	SK	GM#	115	BENOMMENHEIT, Betäubung, Stupor
4	SK	SWI#	283	SCHWINDEL
5	SK	M#	177	ERBRECHEN; überhaupt; Erbrechen
6	SK	FI#	19	REIZFIEBER; allmählich ansteigendes
7	SK	FR#	150	SCHÜTTELFROST
8	SK	ABD#	18	(Bauch) HAUT; Hautausschläge
9	SK	EX#	7	HAUTAUSSCHLÄGE, Orte; Oberschenkel; zwischen den Oberschenkeln

Nr.	R	Kap	Treffer	Symptom
10	SK		H#	1	KNÖTCHEN; rot
	10	SK	H#	1	KNÖTCHEN; rot; hart und empfindlich
11	SK		G#	5	(Gesicht) HAUTAUSSCHLÄGE; Art und Empfindungen; knötchenförmig
12	Kr		ALG#	2	Hautausschlag; Allgemein; der behaarten Kopfhaut, rote Knötchen, Pusteln, Jucken
13	SK		HAS#	19	BLÄSCHEN; eiternd
14	SK		MU#	1	(Mund) SCHLEIMHAUT; Bläschen; eiternd
15	SK		H#	36	GESCHWÜRE; Empfindungen; schmerzhaft
16	SD		LOK#	19	LOKALISATION; Haut; Morphologie; PHLEGMONE
17	SK		HAS#	78	PUSTELN
18	SK		G#	41	HAUTAUSSCHLÄGE; Art und Empfindungen; Krusten, Borken, mit
19	SD		LOK#	19	LOKALISATION; Haut; Morphologie; NARBEN
20	SK		HAS#	27	POCKEN

Repertorisationsmatrix

Weitere mögliche Ausleitungsmittel der Pocken-Impfdeblockierung

Med / Symp	Trf	Wrt	RelA	1	2	3	4	5	6	7	8	9	10	11	12	13	14	15	16	17	18
sulf	14	32	39	3	3	2	3	3	1	3	2	.	.	.	.	1	.	1	3	3	2
ars	13	32	48	3	1	2	2	3	3	3	1	.	.	.	.	.	.	3	3	3	3
rhus-t	13	30	55	2	3	3	3	1	.	3	1	.	.	1	.	1	.	.	3	3	3
phos	13	26	43	3	3	3	3	3	2	3	1	.	.	.	.	1	1	1	.	1	.
sil	12	26	49	3	2	1	3	3	1	2	.	.	.	.	.	.	.	2	3	2	.
nat-m	12	22	50	3	2	1	3	2	.	3	1	1	.	.	.	.	.	1	.	2	.
graph	12	22	72	2	3	1	2	2	.	1	2	.	.	.	.	1	.	2	.	1	2
puls	11	25	40	3	3	2	3	3	.	3	.	1	.	.	.	1	.	2	.	2	.
merc	11	24	47	3	1	.	2	2	.	2	2	.	.	.	.	.	.	2	3	2	2
bry	11	24	54	3	3	3	3	3	2	2	1	.	.	1	.	.	.	.	.	1	.
calc	11	23	41	3	3	2	3	2	.	2	1	.	.	.	.	1	.	.	1	2	3
petr	11	21	90	2	1	2	3	2	.	2	.	2	1	.	.	1	.	.	.	2	3
zinc	11	17	65	2	2	2	2	2	.	1	.	.	.	.	.	1	.	1	.	1	1
bell	10	24	39	3	1	3	3	2	.	2	.	.	.	.	.	.	.	3	3	2	.
hep	10	21	64	2	2	.	2	2	.	3	.	1	.	.	.	.	.	2	3	2	2
caust	10	20	50	2	2	1	2	1	.	3	.	.	.	.	.	.	.	2	.	2	2
ph-ac	10	18	66	2	2	3	2	1	2	2	.	.	.	.	.	.	.	2	.	1	1
lach	10	18	46	3	2	1	2	2	1	2	.	.	.	.	.	.	.	.	3	1	.
nit-ac	10	17	55	3	2	.	2	2	.	1	.	.	.	.	.	1	.	2	.	2	.
calc-s	10	17	313	3	1	1	3	2	1	1	.	.	.	.	.	.	.	1	2	2	.
thuj	10	16	55	2	1	2	2	1	1	3	.	.	.	.	.	.	.	.	.	1	1
apis	9	23	79	3	2	3	3	3	.	2	2	.	.	.	.	.	.	.	3	.	.
lyc	9	19	32	2	1	2	3	2	2	3	.	.	.	.	.	.	.	2	.	.	2
dulc	9	19	98	2	3	2	3	2	.	1	.	.	.	.	.	.	.	1	.	2	3
cocc	9	18	75	3	2	3	3	2	1	2	.	.	.	.	.	.	.	.	1	.	.
mez	9	17	78	2	2	.	2	2	.	2	.	.	.	.	1	.	.	.	.	2	3
chel	9	17	85	1	1	1	3	2	.	3	.	.	.	2	.	.	.	.	.	2	2
con	9	16	54	1	2	2	3	2	.	1	.	.	.	.	.	.	.	1	.	2	2
carb-v	9	16	54	2	2	.	2	.	.	2	.	2	.	.	.	1	.	2	.	2	.
hyos	9	15	79	2	1	3	2	2	.	1	.	.	.	.	.	.	.	1	.	2	.

Charakteristische Arzneien

Arzneimittel	Psychologische Bedeutung
Antimonium tartaricum	Sich abhängig und nicht geachtet fühlen
Arsenicum album	Existenzangst, lieber sterben, als sich verändern
Baptisia tinctoria	Hält den Mund und passt sich an, zu stolz sich zu artikulieren
Rhus toxicodendron	Fühlt sich festgelegt und eingeengt, möchte fliehen
Thuja occidentalis	Schattenseiten werden abgekapselt und isoliert

Typische Lebenssituationen

Grundsätzlich für die Pockensituation ist die negative Lebenssicht. Alle Erwartungen sind von Ängsten, insbesondere von der Angst vor Gewalt, geprägt. Das Leben an sich wird als Gefahr, als Angriff gegen die eigene Existenz aufgefasst und von vornherein kein guter Ausgang in Betracht gezogen. Das Leben an sich ist (Lebens)Kampf in einer feindlich gesinnten Umgebung, prinzipiell nicht (lebens)wert und findet sein dankbares Ende nur in (religiöser) Erlösung.

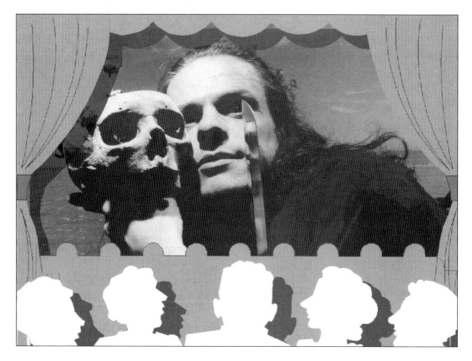

Im Zusammenhang mit der korrespondierenden Signatur von Eisen – Ferrum metallicum – „das Leben ist harter Kampf" und dem gesellschaftshistorischen Hintergrund, dem Entstehen und der Manifestierung religiöser Strukturen und Rituale in der gleichzeitig kämpferische und dynamischen Eisenzeit, wird hier nicht nur die grundlegende Signatur, sondern auch ein tief verwurzelter menschlicher Glaubenssatz sichtbar. Bestimmend für die religiösen Rituale war vermutlich eine Weltsicht in der die Gnade der Opferung gleichsam vom irdischen Kampf befreite und auf ein besseres Sein vorbereitete. Dieser scheinbare Belohnungsaspekt war untrennbar verbunden mit der Auffassung von irdischer Entbehrung.

Auch im Pockenterrain sieht der Mensch ausschließlich „schwarz" für sich selbst, seine Zukunft und die Erfüllung seiner persönlichen Bedürfnisse und rechnet nicht einmal damit, Positives im Sinne des Wortes zu erleben. In Folge dessen entsteht einen grundsätzliche Angst vor Gewalt, der man unter anderem mit dem krampfhaften Festhalten an Versorgungsmustern zu begegnen versucht.

So begründen die Pocken eine negative, den tatsächlichen, selbst bestimmten Möglichkeiten der realen Existenz abgewandte Lebenssicht. Sie bilden eine weitere, fundamentale Grundlage für jene Formen von Religiosität, in denen Lohn für das Erdulden von Leid und Gewalt in Aussicht gestellt wird.

Eine heute durchaus noch gültige Variante der „Pocken-Prägung" ist in dem Glaubensatz „Wer leidet kommt in den Himmel" zu finden. Die Folge dieser alten, religiösen, auf Autorität als erlösende Instanz ausgerichteten Prägung ist der Verlust der eigenen Spiritualität. Der eigene innere göttliche Anteil geht verloren und damit die gesamte Eigenverantwortung. Die Pockenimpfung dient letztlich dazu, die Spiritualität über einen äußerst leidvollen Weg zurück zu gewinnen.

Verhaltensmuster

Die Pocken stellten und stellen das ursprüngliche Terrain für Gewalt und Angst dar. Das Verhalten in der Pocken-Situation ist von der Unfähigkeit zu wertfreier Sicht tief geprägt. Die Persönlichkeit wertet sehr stark und sucht sowohl für Vorgänge und Umstände als auch für Emotionen immer einen so genannten „Schuldigen".

Das Leben auf Erden an sich gilt als Bedrohung, Chancen und Möglichkeiten zur Veränderung und Individualisierung werden nicht erkannt oder deren Vorhandensein wird ignoriert. Dabei benutzt man häufig das Leid oder die Erwartung desselben als Bühne, auf welcher Gewaltthemen inszeniert werden, und als Basis, als Begründung für eigene Aggressivität und Rachegelüste, die aber nicht offen gelebt werden dürfen. Häufig werden Berufe gewählt, in denen Angst durch „genehmigte" Aggression kompensiert werden kann.

Mögliche Reaktionen auf den Impfstoff

Impfstoffe

Bedingt durch die hohe Letalität waren die Pocken schon immer eine gefürchtete Krankheit und es wurden viele Versuche unternommen, um sie zu heilen oder zu vermeiden. Die älteste Idee zur Prophylaxe wurde vor rund 2000 Jahren in Indien entwickelt: Die abgefallenen Krusten der Pusteln sind infektiös, jedoch nicht so stark, wie die Tröpfcheninfektion direkt von einem Erkrankten. Es wurden deshalb derartige Materialien in die Haut des Oberarms eingeimpft.

In China wurde dieses Verfahren vor 1500 Jahren etwas verändert, indem man diese Stoffe nicht mehr per *Inokulation* in die Haut einbrachte, sondern in die Nase. In Europa waren diese Wege jedoch zunächst unbekannt, bis sie 1721 der schottische Arzt *Maitland* auch dort einführte. Die Hauptprobleme dieses Weges waren die ungenügende Hygiene bei der Einbringung in die Haut, die daraus folgende Infektion mit Tetanuserregern und die Tatsache, dass der Pustelinhalt ebenso infektiös war wie der normale Infektionsweg.

Durch „stufenweises" Abtöten und diverse, nicht unproblematische Zusätze sollten die Erreger soweit abgeschwächt werden, dass man sie gefahrlos einsetzen konnte. In der Handhabung führte dies jedoch entweder zu vollkommen unwirksamen Produkten oder lebensgefährlichen Infektionen. Abgelöst wurde dieses Verfahren durch die Pockenimpfung mit *Vacciniaviren*, der Vakzination, durch *Jenner*. Hier wollte man sich zu Nutze machen, dass sich Unterarten der Pockenviren in den Symptomen des entsprechenden Krankheitsverlaufs ähneln. So wurde eine Infektion mit einer dem so genanten Melkerknoten entnommenen Substanz durchgeführt, in welcher die relativ harmlosen Viren der Kuhpocken enthalten gewesen sein sollen.

Es ist wissenschaftlich weder vollständig geklärt, welche die genauen viralen Bestandteile des ursprünglich von Jenner hergestellten Pockenimpfstoffes waren, noch ist dessen Wirksamkeit im gewünschten Sinne tatsächlich geklärt. Es konnte bisher nicht nachgewiesen werden, ob die aus besagtem Melkerknoten entstammende Substanz tatsächlich Kuhpocken oder beispielsweise menschlichen Eiter enthielt, auf dem durch mehrfaches gegenseitiges Übertragen zwischen infizierten Menschen und infizierten Tieren gleichsam die Impfpocke neu gezüchtet wurde. Bei den teilweise grausamen „Züchtungsversuche" von ausreichender Menge Pockenimpfstoff wurden schließlich nicht „nur" lebende Kühe als Zuchtstationen verwendet, sondern auch hunderte Waisenkinder als natürliche, lebende Impfstoffbrutstationen missbraucht.

Erst die Verwendung von Subunit-Impfstoffen soll hier Fortschritte gebracht haben: In einem speziellen Verfahren werden die Erreger „zerkleinert" und Bruchstücke ihrer Oberflächenstrukturen, die Haptophore, als Impfstoff verwendet.

268

Trotz dieser Verbesserungen ist die Pockenschutzimpfung für Impfkomplikationen und Folgeschäden bekannt. Enzephalitis und Ekzeme sind bekannt, am häufigsten tritt jedoch die *Area bullosa* auf, eine Blasenbildung im Bereich der Impfpocke. Auch ist inzwischen bekannt, dass *Orthopoxviren* zu Kreuzreaktivität neigen. Besonders Zoopersonal und Tierärzte sind beim Kontakt mit erkrankten Tieren durch Viren bedroht, die Artschranken überspringen können

Gebräuchliche Zusatzstoffe

- Aluminiumhydroxid
- Formaldehyd
- Natriumchlorid
- Natriumhydrogenphosphat
- Natriummonohydrogenphosphat2H20

- Natriumtetraborat
- Polysorbat 20
- Thiocyanat
- Thiomersal

Symptome, Neben- und Nachwirkungen

- Abgeschlagenheit
- Absiedlungen (eitrig zu den inneren Organen)
- Abszesse (Eiterhöhlen)
- Afterentzündungen
- Benommenheit
- Bindehautentzündungen
- Bindehautreizungen
- Bläschen
- Blattern
- Blutsprossen (schwarz-braune Flecken vor dem Ausschlag)
- Borken
- Brechreiz
- Dellenbildung (der Entzündungen)
- Effloreszenzflecken (verschiedenste entzündliche Hautveränderungen)
- Eiterbläschen (mit Eindellung und rotem Hof = Pockennabel)
- Eiterhöhlen
- Eiterpusteln
- Enzephalitis (Gehirnentzündung)
- Erbrechen

- Fieber (leicht bis hoch)
- Fieberkurve (zweigipfelig)
- Flecken (linsengroß; leicht erhaben; blassrot)
- Gehirnentzündung
- Gelenkentzündung
- Gelenkschmerzen
- Geschlechtsteilentzündungen
- Geschwüre (eitrig; schmerzhaft)
- Gliederschmerzen
- Harnröhrenentzündungen
- Hautausschlag (juckend; eingedellt mit rotem Hof)
- Hautentzündungen
- Hautflecken (linsengroß; leicht erhaben; blassrot)
- Hirnhautentzündung
- Hofbildung (roter Hof um die Entzündungen)
- Juckreiz
- Knötchenbildung (rötlich erbsengroß, zuerst im Gesicht; dann am Kopf)
- Kopfschmerzen

- Krankheitsgefühl (schwer)
- Kreislaufprobleme
- Krustenbildung (gelbbraun)
- Lungenentzündung
- Metastasen (eitrig)
- Mittelohrentzündung
- Mundhöhlenentzündungen
- Mundhöhlenreizungen
- Mundschleimhautentzündungen
- Mundschleimhautreizungen
- Myelitis (Rückenmarksentzündung)
- Narbenbildungen
- Nierenentzündung
- Nierenschmerzen
- Oberschenkelhautausschlag (an den Innenseiten)
- Phlegmonen (Zellgewebsentzündungen)
- Pockennarben
- Pocken (klein weiß)
- Pockennabel (Eiterbläschen mit Eindellung und rotem Hof)
- Pusteln

- Rachenentzündungen
- Rachenschleimhautentzündung
- Rachenschleimhautreizung
- Rash (masern- scharlachähnlicher Vor-Hautausschlag)
- Rückenmarksentzündung
- Rückenschmerzen
- Schleimhautausschlag
- Schleimhautblutungen
- Schleimhautentzündungen
- Schleimhautveränderungen (auch an den Geschlechtsteilen und am After)
- Schleimhautvereiterungen
- Schluckbeschwerden
- Schüttelfrost
- Schwindel
- Übelkeit
- Unruhe
- Unterbauchhautausschlag
- Windpockenausschlag
- Wundschmerzen
- Zellgewebsentzündungen

Sollten sich oben genannte Symptome unter Gaben homöopathischer Arzneien nur kurzfristig bessern oder in kurzen Zeiträumen immer wieder auftreten, ist die Wahrscheinlichkeit einer Impfblockade kaum auszuschließen. Diese gilt es aufzulösen. Die Gabe der Impfstoffnosode in Verbindung mit dem oder den zusätzlich notwendigen Einzelmitteln ist in der Regel Erfolg versprechend.

Impfdeblockierung - Erfahrungen und Hinweise

Mit der Pocken-Impfdeblockierung verbinden sich viele Besonderheiten und zusätzlich Aspekte. Das grundlegende Problem der Pockenimpfung ist eine Art doppelte Botschaft. Jenners ursprüngliche Pockenimpfung wurde, vermeintlich aus Kuhpockener-regern, durch ein Verfahren hergestellt, bei dem lebende Kühe als Virenzuchtträger dienten. Die Milchkuh selbst, als lebenserhaltende menschliche Nahrungsquelle mit der Kuhmilch als Nachfolger und Ersatz der Muttermilch, vermittelt unserem Unbewussten zuerst einmal eine positive, „gute" Botschaft: Milch ist Nahrung und damit wird die Kuh zur „Nachfolgerin" oder zum Ersatz für die Mutter. Die auf der Kuh gezüchtete Impfung jedoch transportiert die negative oder belastende, „schlechte" Botschaft einer krank-machenden Wirkung. Die Kuh wird unbewusst das warnende Mahnmal für Erkran-kung.

Diese doppelbödige, unklare Information an das Unbewusste während des Genusses von Milch oder Milchprodukten führt die Persönlichkeit in einen thematischen Wider-spruch. So verbirgt sich darin einerseits ein einzelnes belastendes Thema, auf das die Persönlichkeit mit klaren Symptomen, die eine Abweisungsreaktion ausdrücken, ant-worten kann. Andererseits besteht ein Bewertungskonflikt, der sich körperlich wie see-lisch in Selbstzweifeln äußert, welche aufzulösen er häufig nicht in der Lage ist.

Dieser Konflikt wird selten vordergründig wahrgenommen, sondern wird vielmehr häufig unbewusst verdrängt.

In der Behandlung verschiedenster Allergien hat sich herausgestellt, dass eine vollstän-dige homöopathische Auflösung der Symptome erst erfolgreich war, nachdem eine zunächst nicht sichtbare Milchallergie, häufig als allgemeine Abneigung oder sogar als tatsächliche Gier nach Milch und Milchprodukten wahrgenommen, behandelt wurde.

Ruft man sich an diesem Punkt der Betrachtung in Erinnerung, dass die Kuh nicht nur Milchlieferant sondern auch Pocken-Impfgutträger ist, so erweist sich die Milchallergie in ihrer Verbindung mit der Gewaltthematik der Pocken als „Mutter aller Allergien". Daraus ergibt sich, dass die Pocken-Impfdeblockierung eine wichtige Grundlage bei der Behandlung der Milchallergie sein muss. Dies hat sich in der homöopathischen Praxis deutlich bestätigt.

Obwohl der über Jahre gängige Impfstoff seit den 80ern nicht mehr erhältlich ist, um ihn homöopathisch aufzubereiten, wird das homöopathisch verfügbare Kuhpockense-rum sehr erfolgreich in der Behandlung eingesetzt. Seit Ende der 70er Jahre wird, weil die Pocken vermeintlich „ausgestorben" sind, nicht mehr gegen diese geimpft. Dennoch sind die Pocken, „eingeschleppt" über die DNA, als Grundthema verschiedenster Sym-ptomkomplexe in allen Generationen anzutreffen. Zu den gängigsten Symptomen gehö-ren Akne, Rückenschmerzen und vor allem die Allergien.

Hierfür ein Beispiel: Eine 82-Jahre alte Dame litt seit 30 Jahren unter Kreuzschmerzen. Sie hatte in ihrem Leben immens viel gearbeitet und brachte ihre Kreuzschmerzen ausschließlich damit in Zusammenhang.

Durch die Pockenimpfentgiftung wurde sie innerhalb von zehn Minuten frei von Rückenbeschwerden. Für alle erfreulich traten diese auch nicht wieder auf. Das Pockenthema ist also als erste Impfung das grundlegende Thema, auf welchem sich letztlich alle anderen Impfungen aufbauen. Dies ist auf der körperlichen Ebene besonders deutlich in den älteren Generationen zu beobachten, bei jüngeren Menschen wird diese Belastung durch die Komplexität der diversen Impffolgen und ihre Vernetzung überdeckt.

Die wesentlichsten Prägungen der Pockenimpfung auf der emotionalen Ebene sind die Angst vor allem und die Angst vor körperlicher Gewalt. Eine Impfentgiftung sollte bei allen Menschen, selbst wenn sie die Pockenimpfung nicht mehr direkt bekommen haben, in Verbindung mit den homöopathischen Arzneien DNA und RNA durchgeführt werden, um bis in die Tiefen der Impfbelastung vordringen zu können. Im Folgenden aufgeführt die am häufigsten vorkommenden, empfohlenen Ausleitungsmittel für die Pocken:

Ausleitungsmittel	Psychologische Bedeutung
Arsenicum album	Existenzangst, lieber sterben, als sich verändern
Rhus toxicodendron	Fühlt sich festgelegt und eingeengt, möchte fliehen
Thuja occidentalis	Schattenseiten werden abgekapselt und isoliert

Mentale Arzneimittelprüfungen

Pocken - Proband/in 1 - C 10.000

Ich liege völlig geschwächt auf dem Boden und kann mich kaum noch rühren. Es kommen komische Wahnbilder, ich springe von einem Eck ins andere. Schweißperlen bilden sich auf meiner Stirn. Beim Versuch zu sprechen kommt kein Ton heraus. Ich lasse es einfach geschehen. Ich spüre, wie ich davongetragen werde, bin aber nicht fähig, meine Augen zu öffnen und hinzuschauen, wer das ist. Dann werde ich wieder ohnmächtig. Es riecht ganz stark nach irgendwelchen Kräutern. Jemand versucht, mir Wasser in den Mund zu träufeln. Ich öffne die Augen, erst ist noch alles verschwommen, dann wird das Bild langsam klarer. Es ist hier ziemlich dunkel. Ich sehe ein dunkelhäutiges Gesicht über mir. Ein älterer fremdartiger Mann. Dann bin ich wieder weg. Ich fühle mich schweißgebadet und öffne wieder meine Augen. Ich liege in einem Indianerzelt, mit Fellen zugedeckt. Es sitzen ein paar Frauen um mich herum, die mich pflegen. Sie geben mir wieder Wasser. Dann werden meine Stirn und meine Hände mit einer grünen Paste bestrichen. Plötzlich stehe ich draußen, wo ich das ganze Indianerdorf sehen kann. Ich sehe ein paar Männer, die bauen ein Gerüst aus Holz und leben Zweige und Blätter obenauf.

Ich schaue nun zu, wie mich ein paar Männer aus dem Zelt tragen und oben auf das Gerüst legen. Ich kann mich daran erinnern, dass ich so eine Szene schon mal bei einer indianischen Beerdigung gesehen habe, aber ich fühle mich überhaupt nicht tot. Alle Leute versammeln sich um mich herum, dann wird das Gerüst, auf welchem ich liege, angezündet. Ich kann das Feuer nicht spüren. Ich schwebe über meinem Körper und schaue dem Geschehen zu. Dann entferne ich mich langsam nach oben, die Menschen und das Dorf werden immer kleiner.

Da spüre ich, wie mich eine riesengroße Hand emporhebt. Ich fühle mich darin geborgen. Das Geschehen auf der Erde ist jetzt so weit von meinem Bewusstsein entfernt, dass ich es kaum noch wahrnehme. Es ist unbedeutend geworden. Also bin ich wohl doch gestorben. Ich bin neugierig und möchte wissen, wie das mit den Leben funktioniert und ich frage meinen Beschützer nach dem WIE und WO und WARUM. Daraufhin setzt mich die Hand behutsam ab und zeichnet mit seinem Finger eine spiralförmige Bewegung in die Luft, welche eine feurige Spirale hinterlässt.

Sowie das Feuer wieder erlischt, sehe ich verschiedene Ebenen, vergleichbar mit einem Apfel, der an einem Stück durchgeschält wird und spiralförmig nach unten hängt. Und auf jeder der übereinander liegenden Ebenen sehe ich eines meiner Leben. Diese befinden sich alle auf der gleichen Achse, sind aber alle verschieden.

273

Ich sehe jetzt, dass ich mehrere Leben gleichzeitig lebe, kann es aber mit dem Verstand noch nicht so ganz erfassen. Darum frage ich weiter, wie das ganze funktioniert.

Ich bekomme aber leider keine befriedigende Antwort. Mein Verstand sei zu klein, um das Allumfassende zu begreifen. Da ich mich mit Gedankenkraft überall hin bewegen kann, springe ich mal von einer Ebene zur nächsten, um mich ein bisschen umzuschauen. Auf einer Ebene erlebe ich Dramen, auf einer anderen Harmonie, auf einen dritten Krieg und Kampf und ich erkenne dabei, dass alles nicht von so großer Bedeutung ist, sondern dass es nur um die Erfahrung geht, die man machen kann. Wenn ich so von außen zuschaue, empfinde ich es fast als lächerlich, wie man sich über Dinge aufregt oder wie wichtig und ernst wir alles nehmen.

Pocken - Proband/in 2 - C 10.000

Es jagt ein Schnellboot übers Wasser. Es fährt an einen Felsen und zerschellt. Jetzt kommt ein Flugzeug direkt auf mich zu. Durch den Luftdruck werde ich auf den Boden geworfen. Ein fürchterlich laut dröhnendes Geräusch, hinter mir landet das Flugzeug, fährt aber in eine Menschenmenge rein. Es gibt viele Verletzte und Tote. Ich wollte das Flugzeug aufhalten. Irgendjemand außerhalb dieses Bildes sitzt da und amüsiert sich, so nach dem Motto, endlich ist was los. Ich bin wieder aufgestanden, stampfe mit dem Fuß auf und bin sauer, dass ich das nicht verhindern konnte. Jetzt gehe ich zu dem Flugzeug und sage, die Szene muss noch einmal gedreht werden, nochmals zurück. Es ist so ähnlich, als ob die Zeit rückwärts gedreht würde. Alle Toten stehen wieder auf, stellen sich wieder da hin und jetzt kommt das Flugzeug nochmals. Diesmal habe ich einen Leuchtstab in der Hand. Und siehe da, das Flugzeug fängt sich direkt über der Landebahn und steigt wieder auf, diesmal werden die Menschen nicht verletzt.

In der Zwischenzeit wird die Landebahn frei gemacht, das Flugzeug hat einmal gedreht und kann nun unbehelligt landen. Der Kapitän steigt aus und sagt "Was sollte der Blödsinn, warum habt Ihr denn da gestanden?" Es ging wohl darum, dass da eine Panik- oder Angstsituation geherrscht hat und dass die Leute dachten, sie kommen da nie wieder weg. Bei näherem Umschauen sind wir auf einer Insel, und die Insel wird immer kleiner.

Das Meer reißt teilweise die Küstenanteile ab und es ist ein Großteil dieser Insel schon ins Wasser gestürzt. Die Leute haben helle Panik, dass sie da nicht mehr weg kommen. Das Problem, das da ist, dass nicht so viele Leute ins Flugzeug kommen, weil das einfach zu klein ist. Jetzt ist nicht genau klar, wer jetzt als erster ins Flugzeug darf und sie müssen einfach Streichhölzer ziehen.

Wer die längsten Streichhölzer hat, der kann mit. Ich denke, das ist die gerechteste Variante. So jetzt ist das Flugzeug ziemlich voll, da sind ungefähr 60 Leute drin. Der Kapitän sagt, jetzt geht nichts mehr, obwohl eine Familie auseinander gerissen ist. Es gibt ein fürchterliches Gezeter. Ich brülle die zusammen und sage, sie sollen den Mund halten, damit wir schnell wieder kommen können.

Das Flugzeug hebt wieder ab und fast gleichzeitig kommt ein neues. So werden alle Leute gerettet. Und tatsächlich, nach dem letzten Abflug, bricht die ganze Insel zusammen. Ich bin allerdings noch auf der Insel, aber ich kann fliegen, also bei mir ist das kein Problem. Ich gehe herüber zu dem Flughafen, wo sie alle gelandet sind und frage die Leute, was sie daraus gelernt haben. Ich kann mir aber die Haare ausraufen, weil die Panik und die Ignoranz so groß ist. All das hat nichts geholfen.

Jetzt sitze ich irgendwo im Baum und denke darüber nach, was passieren muss, dass die Leute etwas begreifen. Die sollen nämlich begreifen, dass sie selber Einfluss auf ihr Leben haben, dass das passiert, was sie sich selber vorstellen und wünschen. Ich bin in einer ziemlich blöden Stimmung, denn auf der einen Seite sage ich, ist mir doch egal, sollen die doch machen, auf der anderen Seite reizt es mich, doch noch etwas zu finden, dass sie es begreifen. Ich habe eine verrückte Idee. Ich hole die ganzen Leute in eine große Halle, da gibt es ordentlich etwas zu essen, richtig gutes Essen, sie sind in richtig guter Stimmung. Ich sage, sie sollen mal eine kleine Übung mit mir machen. Sie sollen jetzt alle denken, dass das Dach einstürzt. Alle zusammen. Die denken das alle, und das passiert auch. Jetzt drehe ich die Zeit zurück und sie sitzen alle da und essen wieder, und ich habe einen Trick gefunden, wie sie das Erlebnis in der Zukunft als eine Art Dejavu im Bewusstsein halten können. Als ich die Aufgabe stelle, sagen viele, das machen sie nicht mehr. Das geht schief.

Aber es kommt als Aberglaube rüber, nicht als Kraft. Dann sage ich, sie sollen alle denken, dass das Dach sich nach außen klappt. Sie machen die Übung, es klappt sich nach außen. Allerdings auf der Straße nebenan fahren etliche Autos vorbei und etliche Leute, die sind dann teilweise verletzt. War also schon wieder nichts. Ich sehe mich auf dem Baum sitzen und überlege, wie ich das klarmache. Ich komme aber zu keiner gescheiten Lösung. Ich gehe nach Hause und sag den Leuten noch, wer was wissen will, kann ja kommen.

Pocken - Proband/in 3 – C 10.000

Ich sehe eine Sonne, von der kleine gelbe Stückchen herunterregnen. Wie von einem Gebläse werden die Schnipsel in eine bestimmte Richtung gelenkt. Ich sehe einen Motor, der Energie überträgt, ein riesiger Motor und ich stehe mittendrin. Dabei sehe ich von oben in eine große Sporthalle hinein, eigentlich ist es ein Fußballfeld. Da sind zwei Mannschaften, eine schwarz-blau, eine weiß und die prügeln sich gerade. Ich stehe immer noch an der Maschine, welche das Gebläse aktiviert zum Verteilen der gelben Stückchen. Diese landen jetzt auf dem Sportplatz und die Prügelnden drehen sich sofort um und entschuldigen sich und es wird friedlich. Das Spiel geht weiter und ist fast langweilig, weil die Spannung aus dem Spiel heraus ist. So schalte ich das Gebläse ab und nach einer Weile regnet es keine gelben Schnipsel mehr.

Neue Spannung baut sich auf und die Spieler prügeln sich wieder. Ich schüttle den Kopf und merke, dass das nicht „mein Ding" ist. Ich kann mit 7-Meilen-Stiefeln durch die Welt marschieren und schaue mich dort um. Es geht einfach um den Reiz des mit allen Mitteln Kämpfens und der Fähigkeit sich zu einigen. Wenn gegnerische Gruppen, sich geeinigt haben, wächst eine imaginäre Pflanze, ein Lotus. Wenn die Pflanze gewachsen ist, wächst gleichzeitig auch die Kreativität der Menschen. Auf der anderen Seite, als Alternative, prügeln sich wieder zwei Gruppen. Ein „Reizzustand", der sehr verführerisch ist – aber nichts bringt. Wenn die gelben Schnipsel kommen, ist es friedlich und konstruktiv, es wächst etwas als Basis, die andere Variante ist die Destruktion.

Deutung der Mentalen Arzneimittelprüfungen

In der ersten Arzneimittelprüfung erlebt die Probandin ihren eigenen Tod als Indianerin ohne starke emotionale Belastung oder Erregung. Auf der Ebene, auf der der Geist den Körper verlassen hat, stellt sie Fragen und erfährt, dass sie völlig unterschiedliche Leben gleichzeitig lebt. Die unterschiedlichen Emotionen in voller Bandbreite spielen eigentlich keine Rolle. Es geht nur um Erfahrung. Eigentlich wirkt es lächerlich, wenn man sich aufregt.

Die zweite Prüfung des Pockenimpfstoffes mutet an wie ein Actionfilm, in dem bei einer panischen Situation viele Menschen sterben. Die Probandin hat aber die Fähigkeit, die Zeit zurückzudrehen und den „Film" umzugestalten. Mit etwas Übersicht wird die Gewalt vermieden und alles läuft friedlich ab. Aus einer Massenangst heraus entsteht eine weitere Paniksituation, die wieder Katastrophe und Tod zur Folge hat.

Die Probandin ist recht verzweifelt, da sie im Außen anderen Menschen schwer oder kaum mitteilen kann, dass die Katastrophe und das Chaos nur auf der Basis des eigenen Denkens entstehen kann und kreiert wird. Selbst eine mentale Trainingssituation wird missverstanden, die Eigenverantwortlichkeit ist derzeit noch zu gering. Eigenverantwortung ist nicht lehrbar, die Probandin entschließt sich so lange abzuwarten, bis die Eigenverantwortung des Einzelnen groß genug ist, dass jeder selbst um eine Veränderung bemüht ist.

In der dritten Arzneimittelprüfung bekämpfen sich zwei Mannschaften mit aller Gewalt. Erst als die existierende Sonne ein spezielles Bewusstsein über die beiden Mannschaften ergießt, wird es friedlich, jedoch auch scheinbar langweilig. Ohne Bewusstsein bauen sich Spannung und Kampf wieder auf. Solange der Kampf Sinn und Lebenszweck ist, wird sich nichts ändern. Der Lohn für die Friedfertigkeit ist der Lotus, die Blume der Gelassenheit. Die Entscheidung zwischen Kampf und geistigen Wachstum muss immer wieder neu getroffen werden.

In den Pockenarzneimittelprüfungen wird ganz deutlich, dass Emotion der Auslöser von Erfahrungen ist. Unkontrollierte, ungezügelte Emotionen bringen Chaos und Leid, was nicht verstanden wird. Das Repertoire der Protagonisten umfasst nur geringe spielerische Möglichkeiten, so als gäbe es nur schwarz oder weiß, Leben oder Tod, nur wenige Nuancen. Die Entwicklung der Fähigkeit auf der Basis von Erfahrungen in emotionalen Entscheidungsfragen zu differenzieren, wird in Angriff genommen. Es entsteht Gelassenheit oder aber zumindest eine gewissen Disziplin der Gefühle. So sind geistiges Wachstum und Persönlichkeitsentwicklung möglich. Das Wichtigste, die Eigenverantwortung, kristallisiert sich erst dann heraus, wenn Gefühle beherrschbar geworden sind und jeder Mensch verstanden hat, dass er sein Leben selbst über Gedanken, Werte und Vorstellungen gestaltet. Damit hat er seinen eigenen göttlichen Anteil in seinem Innern wiederentdeckt und sucht ihn nicht mehr in einer außerhalb von ihm existierenden Autorität.

Psychologische Bedeutung

> ‑ Negative Lebenssicht,
> Selbstbestimmung kämpferisch erzwingen wollen ‑

Poliomyelitis (Kinderlähmung)

Erreger:	Neurotropes Enterovirus: Poliomyelitisvirus Typ I (90%) bis III
Inkubationszeit:	7 bis 20 Tage, Tröpfcheninfektion, fäkal-oral
Klassische Behandlung:	symptomatisch

Symptome und Verlauf der Erkrankung

Kinderlähmung ist eine akute, fieberhafte Viruskrankheit, deren Erreger bevorzugt Nervenzellansammlungen befallen, welche die Bewegungen kontrollieren. Die Infektion erfolgt über Tröpfcheninfektion. Die seuchenhafte (epidemische) oder spinale Kinderlähmung (Poliomyelitis) hat eine Inkubationszeit von ungefähr 10 bis 14 Tagen, bevor das

Vorläuferstadium

beginnt. Nach der Infektion mit dem Virus kommt es zu seiner Vermehrung mit unspezifischen Krankheitssymptomen. Es zeigt sich sowohl mit:

- Schnupfen,
- Rachenentzündung,
- Mandelentzündung,
- Erbrechen,
- Durchfall
- als auch mit Fieber

Diese Abfolge erinnert im ersten Krankheitsstadium eher an eine einfache Erkältung oder leichte Grippe als an eine lebensgefährliche Kinderlähmung. Im darauf folgenden symptomfreien Intervall dringt der Erreger in das Zentralnervensystem ein und löst die zweite Phase der Krankheit aus. Nach einer fieberfreien Zeit von einem bis neun Tagen, mit der üblichen zweigipfeligen Fieberkurve bei Viruskrankheiten, erfolgt ein erneuter Fieberanstieg.

278

Es beginnt das zwei bis fünf Tage andauernde

Vorlähmungsstadium (präparalytisches Stadium)

Zu dem bisherigen Krankheitsbild kommen Kopf- und Gliederschmerzen hinzu, manchmal statt Durchfall auch Verstopfung, Nackensteifigkeit, allgemeine Überempfindlichkeit, Neigung zu starkem Schwitzen, allgemeine Muskelschwäche, Reflexabschwächungen und ziehende Muskelschmerzen, d. h. die Hirnhaut ist gereizt und oft ist der Harn verhalten.

Dem Vorlähmungsstadium folgt jetzt das

Lähmungsstadium

- Schlaffe Muskellähmungen treten auf, bald nur bei einem Muskel, bald bei mehreren Gliedmaßen oder dem Rumpf, am häufigsten aber an den Beinen.
- Hirnnervenlähmungen entstehen durch den Befall der motorischen Zentren des verlängerten Rückenmarks und der Brücke.
- Die Lähmung der Atemmuskulatur und die Schädigung des Atemzentrums sind am lebensbedrohlichsten.

Wenige Tage nach ihrem Erscheinen bilden sich die Lähmungen wieder zurück, allerdings langwierig über Wochen und Monate und völlig unberechenbar. Eine Besserung einer Lähmung kann nach eineinhalb Jahren ausgeschlossen werden.

Komplikationen und Folgewirkungen

Die Verlaufsformen, die mit Lähmung einhergehen, haben eine Letalität von 2 bis 20 %. Bei etwa 50% der vollständig Gelähmten erfolgt eine leichte Besserung, es bleiben aber auch hier schwere Restlähmungen.

Folgende Verkrüppelungen sind dann oft bleibend:
- Spitzfuß
- Klumpfuß
- Rückgratverbiegungen
- Schlottergelenke

Eine Immunität gegenüber dem jeweiligen Virustyp ist nach überstandener Krankheit erworben worden.

Bedeutung der Symptome

Symptom	Bedeutung
Schnupfen	die Nase voll haben, eine Situation nicht mehr ertragen wollen
Rachenentzündung	zornig, weil er sich und seine Position nicht adäquat formulieren und einfordern kann
Mandelentzündung	fühlt sich offen oder versteckt zu etwas genötigt, was er nicht erfüllen will
Erbrechen	das Leben ist „zum Kotzen"
Durchfall	Lebensangst
Fieber	unterdrückte Wut
Kopf- und Gliederschmerzen	will emotionale Probleme rational lösen, verweigert die eigene Handlungs- und Entwicklungsmöglichkeit
Verstopfung	fürchtet sich Kritik zu üben, lässt nichts mehr von sich raus
Nackensteifigkeit	fühlt sich in seiner Persönlichkeit bedroht, will sich schützen, weil Einlassen auf Neues zu schwierig erscheint
allgemeine Überempfindlichkeit an Muskeln, Gliedmaßen (Beine)	fühlt sich ständig bedroht und ist in „Hab-Acht-Stellung"
Neigung zu starkem Schwitzen	sollte eigene Begrenzung überschreiten
Muskelschwäche	Eigendynamik und Spannkraft lassen nach
Reflexabschwächungen	will nicht mehr auf das Außen reagieren
ziehende Muskelschmerzen	meint, sich nach anderen richten zu sollen oder müssen

Symptom	Bedeutung
Hirnhaut ist gereizt	will kindliches „versorgt sein" erzwingen, damit Konflikte nicht in Bewegung kommen
Harnverhaltung	Gefühlen wird weder direkt noch indirekt Ausdruck verliehen
Schlaffe Muskellähmungen	verweigert den eigenen Lebensweg
Hirnnervenlähmungen	verweigert Individualität und persönliche Durchsetzung
Lähmung der Atemmuskulatur	verweigert den Austausch, lebensunwillig
Atemzentrum geschädigt	Lebensunwille
Spitzfuß	nimmt seinen Platz, seine Position nicht ein
Klumpfuß	trotzt der Lebensdynamik
Rückgratverbiegungen	die Vorfahren und er selbst haben sich zu sehr nach anderen gerichtet
Schlottergelenke	distanziert sich von Gemeinsamkeit und Bindung besonders innerhalb der Familie

Symptom- und symbolsprachliche Zusammenhänge

Aus der Deutung der Poliosymptome ist abzuleiten, dass Menschen, die an Polio erkranken, kaum in der Lage sind, ihre persönlichen Wünsche und Vorstellungen bei anderen direkt und verbindlich durchzusetzen. Sie fühlen sich in ihrem Leben unwohl, ihre Ängste sind jedoch zu groß, um ihr Unwohlsein und ihre Konflikte anzusprechen und durch Kommunikation Veränderungen im Leben auszulösen. Für diese Menschen scheint es ein Problem, sich selbst darzustellen und eigene Emotionen zu zeigen. Auf Grund dessen geraten rationale Aspekte, auf die sich der Patient stark fixieren kann, in den im Vordergrund

Er hat sich zwar eine Vorstellung seiner Problemlösungen gebildet und will diese auch unbedingt durchsetzen, doch um Probleme lösen zu können ist die Kommunikation der Menschen untereinander notwendig, sie müssen sich verständigen und auch einigen können.

Dies scheint bei den Erkrankten unmöglich. Einerseits überwiegen die Ängste, andererseits sind die Vorstellungen zu fixiert. Um seine Ziele rigoros durchsetzen zu können, befindet sich der Polioerkrankte in einer großen Anspannung. Die Durchsetzung gelingt allerdings nicht, da der Patient offensichtlich nicht bereit ist, seinen Gefühlen Ausdruck zu verleihen.

Aus der großen Anspannung entsteht schließlich die Muskellähmung, die als Symbol für eine aussichtslose, hilflose Situation steht. Das Typische der Polioerkrankung ist die Lähmung der Extremitäten, wobei meist nur ein Bein betroffen ist. Dies wiederum symbolisiert die Position eines Elternteils, je nachdem bezieht entweder die Mutter oder der Vater keine Position innerhalb der Familie. Der entsprechende Elternteil muss stärker sein als der Polioerkrankte selbst. Im Krankheitsverlauf wird diese Lähmung vom Erkrankten als Druckmittel eingesetzt, um andere Menschen über den Helfertrieb oder das Mitleid zur Nachgiebigkeit zu bewegen.

Sieht der Polioerkrankte keine Möglichkeit, sich die notwendige Zuwendung und Kommunikation über die Opferthematik zu erzwingen, kann es zu Komplikationen kommen und die Lähmung geht auf andere Körperteile, zum Beispiel die Atemmuskulatur, über. Der Patient würde sterben, aufgeben, da er seine Ziele nicht erreichen kann. Dass der Erkrankte keine eigene Position hat, erkennt man an der Spitz- oder Klumpfußentwicklung. Obwohl der Patient sehr stur und dominant auftritt, verbiegt er sich für andere, um die Zuwendung, die er sich wünscht, zu bekommen. Dass die Verbindung zu anderen Menschen gestört oder weitestgehend distanziert ist, wird auch über die Schlottergelenke sichtbar.

Repertorisierte Symptome

Nr.		R	Kap	Treffer	Symptom
1		SK	SH#	197	SCHNUPFEN
2		SD	LOK#	13	RACHEN; Entzündung akut
	2	SK	IH#	122	ENTZÜNDUNG; einfache
3		SK	IH#	67	ENTZÜNDUNG; einfache; Orte; Tonsillen
4		SK	M#	177	ERBRECHEN; überhaupt; Erbrechen
5		SK	REC#	215	DIARRHOE
6		SK	FI#	59	(Fieber) ohne FROST
7		SK	KS#	258	(Kopf)SCHMERZ
8		SK	GLS#	168	(Glieder)SCHMERZ
9		SK	REC#	213	OBSTIPATION
10		SB	BEW#	46	NACKEN; Steifheit
11		SS	ALG#	60	SCHMERZEN Muskeln, der
12		SK	GLS#	61	WUNDGESCHLAGEN, empfindlich wie; Orte; Beine
13		SK	SW#	133	(Schwindel) REICHLICH
14		SS	ALG#	92	SCHWÄCHE; Muskelschwäche
15		SS	ALG#	10	REFLEXE; abgeschwächte
16		SS	ALG#	102	SCHMERZEN ziehende; Orte; Muskeln, in
17		SD	KON#	8	KONSTITUTION; Durchfall; MIT HIRNHAUTREIZUNG
	17	SD	LOK#	9	LOKALISATION; Nacken; MUSKELKRAMPF von Hirnhautreizung

Nr.	R	Kap	Treffer	Symptom
18	SB	HRO#	37	HARNFLUSS; Unterdrückung - Anurie
19	SK	EX#	87	(Extremitäten) LÄHMUNG; Muskellähmung
20	SS	ALG#	3	LÄHMUNG; Poliomyelitis; Zwerchfelllähmung, mit
21	Kr	ALG#	2	Lähmung; Nervenlähmung allgemeine; bei Gehirn- und Rückenmarkserkrankungen
22	SK	K#	9	GEHIRNLÄHMUNG; beginnende
23	SB	ALG#	3	KNOCHEN; Affektionen; Klumpfuss
24	SK	R#	20	WIRBELSÄULE; Rückgratverkrümmung
25	SD	LOK#	4	LOKALISATION; Gelenke; SCHULTERGELENK; SPRUNGGELENK; Schlottern
26	SS	ALG#	39	LÄHMUNG; Poliomyelitis

Auszug aus der Repertorisationsmatrix

Weitere mögliche Ausleitungsmittel der Polio-Impdeblockierung.

Med / Symp	Trf	Wrt	RelA	1	2	3	4	5	6	7	8	9	10	11	12	13	14	15	16	17	18
bell	18	43	70	3	3	3	2	2	3	3	3	.	2	1	2	3	1	.	3	3	3
lyc	18	41	65	2	3	2	2	3	2	2	3	3	2	1	.	3	2	.	2	.	3
puls	18	36	65	3	2	1	3	2	1	3	3	2	3	1	1	2	1	.	3	.	2
sulf	17	40	48	3	2	2	3	3	1	3	3	3	2	.	2	2	2	.	2	.	.
phos	17	35	57	3	2	.	3	3	.	3	2	3	2	.	2	2	1	.	1	.	.
caust	17	35	85	2	1	.	1	2	1	2	3	3	3	2	3	2	1	.	2	.	.
merc	17	34	72	3	3	3	2	3	.	3	3	2	.	1	1	3	1	.	1	1	.
ars	16	37	59	3	2	2	3	3	3	3	3	3	.	1	.	3	1	.	.	.	3
calc	16	36	60	2	2	.	2	3	2	3	2	3	2	.	2	3	2	.	1	.	.
nux-v	16	34	60	3	2	.	3	2	2	3	3	3	2	.	2	2	1	.	1	.	.
acon	16	34	95	2	3	2	3	2	1	1	2	.	3	2	.	2	1	.	2	.	3
plb	16	30	137	1	1	2	3	2	.	2	3	3	.	1	1	.	2	1	2	.	.
zinc	16	25	95	1	2	1	2	2	.	2	1	3	.	1	1	1	1	.	2	2	.
bry	15	36	73	2	2	.	3	3	3	3	3	3	3	2	.	3	1	.	1	.	2
nit-ac	15	35	83	2	3	3	2	3	.	3	2	3	2	.	2	2	3	.	1	.	2
sil	15	34	62	3	.	3	3	3	.	3	1	3	.	1	1	3	2	.	1	.	.
verat	15	30	101	1	.	1	3	3	.	1	3	3	.	2	1	3	2	.	2	.	2
rhus-t	15	30	64	3	2	.	1	1	3	2	3	1	.	2	3	2	.	.	2	1	.
colch	15	30	180	2	2	2	3	2	.	1	3	1	2	2	.	2	1	.	2	.	3
dulc	15	28	164	1	2	2	2	3	.	2	2	2	3	2	.	1	2	.	1	.	.
apis	14	31	123	1	3	2	3	3	3	3	2	3	.	.	1	1	.	.	1	2	3
gels	14	30	155	2	2	2	1	1	3	3	2	.	2	2	.	2	3	.	.	.	.
nat-m	14	28	58	2	2	.	2	3	1	3	1	3	.	1	1	3	3	.	1	.	.
kali-bi	14	27	136	2	2	2	2	3	1	2	2	2	.	.	1	3	1	.	1	.	3
carb-v	14	26	84	3	1	.	.	3	1	2	1	2	.	.	2	3	2	.	2	.	.
ph-ac	14	24	92	2	1	.	1	3	.	2	2	1	.	.	2	3	1	.	1	.	.
thuj	14	23	77	1	2	.	1	3	2	2	1	3	.	1	.	2	1	.	2	.	.
alum	14	22	95	1	2	.	.	2	1	2	2	3	.	1	1	1	1	1	.	.	.
sep	13	26	48	2	.	1	2	2	.	3	1	3	2	.	2	3	2	.	1	.	.
kali-c	13	23	68	2	2	.	1	2	1	2	2	2	2	.	.	3	1	.	1	.	.

Symptom-Nummer.

Charakteristische Arzneien aus der Repertorisation

Arzneimittel	Psychologische Bedeutung
Aconitum napellus	Negatives Denken um des Selbstschutzes willen
Causticum	Durch starke Verletzung eine emotionale Mauer gebaut haben
Gelsemium sempervirens	Erwartungsangst aus zurückgehaltener Emotion
Lathyrus sativus	Unterordnung und Leid statt Eigenverantwortung und Stärke
Nux vomica	Durch Überaktivität seine wirklichen Gefühle verstecken
Plumbum metallicum	Schauspielerei als Fluchtmittel
Sepia succus	Die Sehnsucht nach Harmonie, die den eigenen Vorstellungen entsprechen muss
Zincum metallicum	Scheinwürde und Disziplin anstelle von Gefühlen

Typische Lebenssituationen

Der Polio-Erkrankte oder -Geimpfte steuert über Hilflosigkeit und Schwäche andere für seine Zwecke und erzwingt sich so die gewünschte Unterstützung. Ihm fehlt die Bereitschaft, die Eigenverantwortlichkeit für sein Leben mit allen Konsequenzen zu übernehmen. Seinen Kommunikation erfolgt über Manipulation, die aber unbewusst bleibt und nicht oder nur wenig durchschaut wird.

Die Verweigerung, das Eigene, die eigenen Gefühle zu leben, führt dazu, dass der Patient sich einen Vorteil verschafft, indem er versucht, andere dahingehend zu manipulieren, dass sie ihm alles „nachtragen", ihn möglichst komplett versorgen. Man begibt sich in eine Opferrolle, ein kindlich passives Verhalten, und verharrt darin, um nicht die Verantwortung für das eigene Leben übernehmen zu müssen, In der täglichen Kommunikation geschieht dies, um die Opferrolle auch vor sich selbst begründen zu können, über indirekte Schuldzuweisungen an andere.

Verhaltensmuster

Aufbauend auf der erlebten Gewaltinszenierung der Pocken, ist das Verhalten in der Polio-Situation geprägt vom Rückzug in Isolation und Ohnmacht. Leidsituationen wurden zunächst nicht verarbeitet. Die eigene Position innerhalb einer Gruppe, z.B. der Familie, stimmt nicht oder wurde nicht gefunden. Aus leidvoll gewonnenen Erfahrungen oder dem Gefühl unerwünscht zu sein wird ein Verhalten entwickelt, bei welchem andere über scheinbare persönliche Hilflosigkeit manipuliert werden.

Dabei kann man am entsprechenden Körperteil, wenn zum Beispiel ein Bein gelähmt ist, erkennen, worin die Thematik der unstimmigen Position begründet ist. Die Bedeutung des gelähmten Beines kann übersetzt werden mit einer Ablehnung durch den jeweiligen Elternteil, wobei das linke Bein die Mutter, das rechte Bein den Vater symbolisiert. Das Leid, die Krankheit, die augenscheinliche Unfähigkeit wird benutzt, um andere Menschen zu dominieren, sie beispielsweise „herumzuscheuchen".

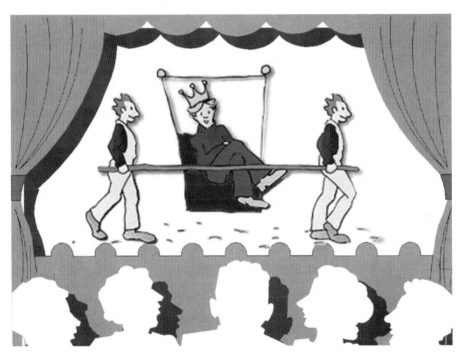

Auch hier ist die für die Pocken wie auch für Polio signifikante Frage der Schuldsuche bestimmend und Eigenverantwortung bzw. die Möglichkeit, die Schuldfrage im Hinblick auf Weiterentwicklung zu entwerten, wird abgelehnt. Das für die Polio typische Verhaltensmuster kann kurz als Manipulation der Umwelt über das eigene, scheinbare Leid beschrieben werden. Die Darstellung der Schwäche entspricht reziprok dem Grad des Dominanzanspruches, der dazu dient, andere zu kontrollieren.

Mögliche Reaktionen auf den Impfstoff

Impfstoffe

Durch Formalin entgiftete, isolierte und gereinigte Viren, adsorbiert an Aluminiumverbindungen als Injektionslösung oder abgeschwächte, aber noch vermehrungsfähige Stämme, als Schluckimpfung. In Kombination mit Tetanus- und Pertussis-Impfstoff erhältlich. 1962 wurde in Deutschland die so genannte *Schluckimpfung* als aktive Immunisierung mit abgeschwächten Erregern eingeführt und in der Folge ein sehr hoher Durchimpfungsgrad erzielt.

Polio als Krankheit in Europa tritt heute praktisch nur noch in Einzelfällen auf. Wie weit es sich hier um eingeschleppte, neue Erreger handelt, lässt die Statistik nicht erkennen. In den Ländern der Dritten Welt ist Polio dagegen eine weit verbreitete Krankheit, sodass auch hier wieder ein Zusammenhang zwischen sozialem Status der Gesellschaft und Infektionshäufigkeit gesehen werden kann. Interessant ist es bei dieser Impfung zu hören, woher man die entsprechenden Virenstämme bekommt: „Affen einer behördlich genehmigten Art" werden als „Spender" herangezogen. Hier steht man vor der Problematik des artfremden Eiweißes, da Affen nun nicht einfach nur „Menschen mit vielen Haaren", sondern eine andere Spezies, eine andere Art sind. Auch hat es sich in der Vergangenheit herausgestellt, dass Affen für sehr viele andere Viren Zwischenwirte sind, die auf diesem Wege vielleicht unerkannt in das Serum gelangen können. Ein Beispiel dafür ist das *Virus Simian* (SV 40), das bei Hamstern Krebs auslöst. Es ist ein onkogenes DNA-Virus der Polyomaviruae aus Rhesusaffen.

Für die praktische Ausführung der Impfung stehen zwei unterschiedliche Impfstofftypen zur Verfügung: Die oralen Polio-Vakzine (OPV) und ein injizierbarer Impfstoff (IPV). *OPV* sind vermehrungsfähige abgeschwächte Polioviren, *IPV* nicht mehr vermehrungsfähige Viren. Bei der OPV ist bekannt, dass paralytische Poliomyelitiden auftreten. Diese *Vakzineassoziierten paralytischen Poliomyelitiden* (VAPP) sind umgangssprachlich besser als „Impfpolio" bekannt. Als Ergebnis kam man 1998 zu dem Schluss, dass die Verwendung von OPV wegen des Risikos vakzineassoziierter Erkrankungen langfristig nicht mehr tolerierbar ist. Als Impfstoff der Wahl wird deshalb der IPV empfohlen, der dieses Risiko nicht birgt. Es bleibt auch das bisherige Impfschema unangetastet, nach dem Säuglinge ab dem dritten Lebensmonat (nicht vorher) mit Kombinationsimpfungen gegen Diphtherie, Pertussis, Haemophilus influenzae Typ b und Poliomyelitis immunisiert werden sollen. Der Gesetzgeber ist sich der resultierenden Problematik sehr wohl bewusst und steht momentan in einer ausgiebigen Nutzen-Risiko-Abwägung, in der über die weitere Vorgehensweise entschieden werden soll.

Gebräuchliche Zusatzstoffe

- Aminosäuren
- Ethanol
- Formaldehyd
- Glucose
- Neomycin

- Phenolrot
- Phenolsulfonphtalein
- Phenoxyethanol
- Polymyxin B
- Polysorbat 80
- Streptomycin

Symptome, Neben- und Nachwirkungen

- Atemmuskulaturlähmungen
- Atemnot
- Brechreiz
- Durchfall
- Erbrechen
- Fieber
- Gliederschmerzen
- Halsschmerzen
- Harnverhaltung
- Hirnhautreizung
- Hirnnervenlähmungen
- Hitzewallungen
- Katarrh
- Katarrh in Verbindung mit Fieber
- Klumpfuß
- Kontrakturen (Muskelverkürzungen)
- Kopfschmerzen
- Mandelentzündung
- Mattigkeit

- Muskellähmungen (schlaffe; stellenweise und am ganzen Körper)
- Muskelschmerzen (ziehend)
- Muskelschwächen
- Muskelverkürzungen
- Nackensteifigkeit
- Rachenentzündung
- Reflexabschwächungen
- Rückenmarkentzündung
- Rückenmarklähmungen
- Rückgratverbiegungen
- Schlottergelenke
- Schnupfen
- Schwitzen (stark)
- Spitzfuß
- Überempfindlichkeit (allgemein)
- Verkrüppelungen
- Verstopfung

Wenn von den genannten Symptomen eines oder eine Symptomgruppe chronisch vorhanden ist oder sich immer wieder abbildet, ist eine Impfentgiftung mit der jeweiligen Impfstoffnosode und den repertorisierten Arzneien anzuraten.

Impfdeblockierung - Erfahrungen und Hinweise

Häufige, oft nicht identifizierte Folgen der Polioimpfung sind immer wiederkehrende Katarrhe. Auch chronischer Schnupfen, Rachen- und Mandelentzündungen, ebenfalls in chronischer Form, sind eventuelle Hinweise auf die Polioimpfung. Besonders Patienten, die an chronischer Obstipation (Verstopfung) leiden, sollten eine Polioimpfentgiftung erhalten. Starke Muskelanspannungen, wie auch die Nackensteifigkeit, sind entweder ein Hinweis auf die Polio- oder die Tetanusimpfung.

Bei allen auftretenden Lähmungen ist grundsätzlich eine Polioimpfentgiftung notwendig. Dazu sind die Polio-Impfstoffnosode, sowie die den Symptomen zugehörigen repertorisierten Einzelmittel notwendig. Auf Poliolähmungen trifft meist „Lathyrus sativus - Unterordnung und Leid statt Eigenverantwortung und Stärke" zu. Ein wesentlicher, oft nicht beachteter Aspekt ist die Zuckerunverträglichkeit. Es ist zu bedenken, dass die Polioimpfung über viele Jahre hinweg auf Zucker verabreicht wurde. Dadurch liegt eine untrennbare Vernetzung zwischen Zucker und der Polioimpferkrankung bei dem Patienten vor.

Über eine kinesiologische Testung beispielsweise lässt sich leicht klarstellen, dass nicht der Zucker die eigentliche Problematik darstellt, sondern der Polioimpfstoff, welcher Blockaden ausgelöst hat, die dann oft zu schweren Verdauungsstörungen und Veränderungen im Zuckerstoffwechsels führen.

Sollten sich oben genannte Symptome unter Gaben homöopathischer Arzneien nur kurzfristig bessern oder in kurzen Zeiträumen immer wieder auftreten, ist die Wahrscheinlichkeit einer Impfblockade kaum auszuschließen. Diese gilt es aufzulösen. Die Gabe der Impfstoffnosode in Verbindung mit dem oder den zusätzlich notwendigen Einzelmitteln ist in der Regel Erfolg versprechend. Im Folgenden aufgeführt die am häufigsten vorkommenden, empfohlenen Ausleitungsmittel für die Polio-Symptomatik:

Ausleitungsmittel	Psychologische Bedeutung
Lathyrus sativus	Unterordnung und Leid statt Eigenverantwortung und Stärke
Sepia succus	Die Sehnsucht nach Harmonie, die den eigenen Vorstellungen entsprechen muss

Mentale Arzneimittelprüfungen

Polio aktiv - Proband/in 1 - C 10.000

Ich befinde mich in einem Abwasserkanal, und werde da hinuntergespült. Da ist ein ekelhafter Gestank. Auf dem Weg nach unten kann ich mich irgendwo auf der Seite festklammern. Es sind einbetonierte Eisensprossen, die eine Leiter nach oben bilden. Ich klettere daran hoch. So komme ich in ein anderes Tunnel-System. Dieser Tunnel ist zwar trocken, aber der Geruch verfolgt mich bis hierher. Ich höre Ratten quietschen, ab und zu sehe ich eine vorüber huschen. Eigentlich finde ich Ratten niedlich, aber in dieser Situation sind sie mir ein bisschen unangenehm. Ich weiß ja nicht, wie viele es sind und ob sie Hunger haben. Und so beeile ich mich, hier herauszukommen. Beim Gehen verfängt sich ein Spinnennetz in meinem Gesicht. Eine dicke, fette Spinne sitzt mir mitten auf der Nase. Ich habe eigentlich auch nichts gegen Spinnen einzuwenden, sofern sie mir nicht im Gesicht sitzen. Darum versuche ich sie schnellstmöglich wieder loszuwerden.

Der Tunnel gabelt sich ab und zu und ich folge mal einem anderen Weg als geradeaus. Ich hoffe, dass irgendein Weg nach oben führt, damit ich hier wieder rauskomme. Plötzlich höre ich Geräusche, wie ein Rauschen, aber nicht Wasser. Es erinnert mich an Straßenverkehr. Ich folge dem Geräusch, es kommt immer näher. Da sehe ich wieder Eisensprossen, die nach oben führen. Ich klettere nach oben und sehe einen Gullydeckel. Den kann ich anheben und raufschauen. Sogleich ziehe ich meinen Kopf wieder zurück und schließe den Deckel wieder. Ich wäre beinahe von einem Lastwagen überrollt worden. Hier bin ich mitten auf einer Hauptverkehrsstrecke gelandet. Ich hoffe, dass der Verkehr nachts etwas nachlässt und so warte ich erst mal ab und schlafe ein bisschen. Ich erwache, als etwas an meinen Hosenbeinen rumzupft.

Durch das matte Licht, das durch den Deckel einfällt, sehe ich eine Maus, die sich am Stoff zu schaffen macht. Ich finde sie ganz süß und niedlich. Ich versuche nochmals, den Deckel zu heben. Es ist inzwischen Nacht und der Vollmond scheint auf mich herunter. Die Straße ist zwar immer noch befahren, aber diesmal schaffe ich es, herauszukommen. Die Maus nehme ich mit.

Ich bin in einer mittelgroßen Stadt gelandet. Links und rechts von der Straße hat es Bäume, Gebüsch, ein Trottoir. Ich weiß nicht recht, wo ich nun hin soll. Die Restaurants und Hotels haben schon geschlossen. Weiter vorne entdecke ich eine Parkanlage und da setze ich mich auf eine Bank. Da ich aber nicht mehr müde bin, stehe ich wieder auf und sehe dabei, dass die Bank frisch gestrichen sein musste. An meinen Kleidern zeichnen sich Streifen ab, ich kann aber die Farbe im Mondlicht nicht erkennen. Im Park befinden sich Kastanienbäume und auf dem Boden liegen zum Teil die Hüllen, sowie die Früchte. Hier schlendere ich hindurch.

Polio aktiv - Proband/in 2 - C 10.000

Ich sehe ein Kruzifix über einem Altar. Alles ist etwas grau in grau verschwommen. Es wird gerade eine Messe gehalten. Die Kirche oder das Kirchenbild schiebt sich nach links und es kommt etwas Dunkles, was sich von rechts vor das geistige Auge schiebt. Es sieht so aus, wie das schwarze Loch, in das alle reinfallen. Die Bilder machen den Eindruck, als wenn jegliches Leben und jegliche Lebensfreude reglementiert wäre und alles nur lahm, neurotisch und kastriert wäre. Über diesem schwarzen Bild ist jetzt der Ausschnitt des Altars, das hat sich jetzt mitten hinein geschoben. Und da steht der Priester mit hocherhobenem Zeigefinger. Und alle die, die noch ein bisschen Lebensimpuls hatten, erstarren. Er ist der einzige, der nicht in dieses schwarze Loch hinein gesogen wird, sondern er schwebt oben drüber.

Es ist eine Situation, sterben ist lustiger, als so gelähmt leben. Jetzt kommt jemand fröhlich pfeifend in die Kirche rein. Der sieht aus wie Hans im Glück, mit einem Schwein unter dem Arm und gute Laune verbreitend, und *ssst*, ist er in dem schwarzen Loch drin. Und der Priester sagt nur: "Seht Ihr, so geht es euch". Im Kirchenschiff ist eine Gruppe von jungen Männern, die dann irgendwann mal sagen: "Ich glaube, der hat einen Knall". Und zack, sind die in dem schwarzen Loch drin. Und der Priester sagt wieder: "Seht, so geht es euch". Ich bin jetzt neugierig und springe selber ins schwarze Loch, will mal wissen, was da eigentlich ist. Ich bin aber nur so ein kleiner, frecher Koboldgeist, der auch wieder herauskäme, wenn er wollte. Ich sehe da unten, na, das muss wohl die Hölle sein. Feuer brennen, Teufelchen laufen rum. Ich gehe dann zu den Teufelchen hin und frage, was die da machen. "Ach, wir haben nur versprochen, die Jungs und Mädels ein bisschen zu ärgern". Die grinsten sich eins und waren irgendwie lustig. Kleine verkleidete Kobolde. Die Stimmung "ich will leiden", war gepaart mit der Stimmung „es macht Spaß, euch leiden zu lassen". Ich habe ein bisschen den Kopf geschüttelt und bin dann wieder abgehauen und sehe dann darüber das Himmelreich.

Da sehe ich den Priester mit hoch erhobenen Händen, zum Beten gefaltet. Das nehme ich so als Energiekanal, um mal da oben hinzuspringen. Und das ist alles ganz heroisch und bedächtig, genau so langweilig wie unten. Eigentlich waren die Teufel lustiger, als da oben. Aber ich wollte jetzt erst mal ein bisschen schauen. Aber eigentlich lief da nichts, es war alles nur heroisch. Das Oben und Unten, beides hatte eigentlich mit dem Leben überhaupt nichts zu tun. Das Leben kenne ich lebendiger, spaßiger, freudiger, mit Eigenimpulsen. Da ist weder oben noch unten irgendwas davon zu merken. Ich gehe jetzt hinunter zum Priester und frage ihn, was er eigentlich bezweckt. Ich baue mich vor ihm, so eine kleine Gestalt mit langer Nase und kurzen Beinen, auf und frage, was er da eigentlich tue. Er jedoch antwortet nur: "Psst, psst, ich muss hier etwas ganz Edles vollbringen." Der missfällt mir, der Kerl. Ich springe herunter vom Altar und ihm auf den Fuß.

Das war schmerzhaft. Jetzt zieht er den Fuß hoch und jammert. Ich sage: "Ich hab dich etwas gefragt, was machst du da?" "Ich will etwas Edles vollbringen", und er versucht mich wieder zu ignorieren. Dann nehme ich den Kelch und schütte ihn ihm über den Kopf. "Ich will jetzt eine Antwort". Jetzt wird er sauer. "Du störst hier eine heilige Handlung". Ich frage nur: "Was ist das, deine heilige Handlung?" Er zuckt nur mit den Schultern, er wisse es nicht und ich solle ihn in Ruhe lassen. Ich überlege, ob ich ihn weiter ärgern soll, aber ich glaube, er weiß auch nichts.

Er macht halt einfach „seinen Stiefel", erfüllt einen Auftrag. Ich überlege, ob ich auf die Kanzel springen und den Leuten erzählen soll, dass der Priester nicht weiß, was er tut. Aber ich lasse es doch sein. Aber einen blöden Einfall habe ich dann doch noch. An der Kirchentür schreie ich "Feuer, Feuer". Und auf einmal laufen alle hinaus. Der Priester jedoch führt ganz lethargisch seine heilige Handlung weiter durch und hat gar nicht mehr gemerkt, dass die Leute längst heraus gerannt sind. Das hat Spaß gemacht. Irgendwie werden jetzt alle auf einmal lebendig. Moral von der Geschichte: Man muss etwas Dramatisches inszenieren, um aus der Lethargie herauszukommen. Na ja, so ist das Leben.

Polio - Proband/in 3 - C10.000

Es entsteht ein leichter Zahnschmerz, oben links bis zur unteren linken Kopfhälfte, mit dem Gefühl, eine schwere Last auf der linken Schulter zu haben. Auf einem kleinen rudimentären Baum sitzen zwei Eulen, die sich angrinsen. Mir ist nicht klar, ob sie real sind oder ob es sich um ein Bild, ein Gemälde handelt. Die Eulen fliegen plötzlich weg. Ich stand davor und hatte sie beobachtet. Ich lasse mir Flügel wachsen und fliege hinterher. Ich finde die Eulen auf einem hohen Baum wieder: „Du hast ja ganz schön lange gebraucht." Beide erzählen einige Geschichten über jemanden, der sich dusselig verhalten hat und alle drei lachen. Ich sehe einen großen Raum mit Stühlen darin.

Vereinzelt sitzen Leute. Ich bin so klein, dass ich nur den unteren Teil des Stuhles sehe. Je weiter ich komme, desto voller wird der Raum. Es ist tatsächlich eine Kirche, wo vorne ein Priester ziemlich inbrünstig etwas erzählt. Ich überlege, wie ich zur Tür komme, in die Krypta links neben dem Altar. Da will ich gern hin. Ich schaffe es am Priester vorbei, die Treppe hinunter. Jetzt werde ich wieder normal groß. Die Krypta hat mehrere Räume. In einem lodert Feuer, der Teufel steht davor und will mich einladen. Ich sage: dich gibt's ja gar nicht und gehe weiter. Im nächsten Raum ist ein kleiner Shop in dem T-Shirts verkauft werden. Das finde ich lustig und kaufe eines. Der Teufel sagt noch: „Ja, du hast recht, aber verrate mich nicht". Im nächsten Raum sind ganz lichte Wesen, die zehn bis fünfzehn Zentimeter über dem Boden schweben - ganz heilig.

Sie verfolgen trotz der vielen Fragen würdevoll ihre Aufgaben. Ich ärgere mich darüber, dass sie nicht reden und zwicke solch ein Wesen und es sagt: „Seht mal, wir haben Zuwachs bekommen.". Irgendwie empfinde ich das als Drohung und verschwinde aus dem Raum.

Deutung der Mentalen Arzneimittelprüfungen

In der ersten Arzneimittelprüfung gerät die Probandin in einen Abwasserkanal, welcher das Ungeklärte, traumatisierte Unbewusste symbolisiert, das es noch aufzulösen gilt. Das System ist kompakt, hat mehrere Tunnel und Wege. Die Probandin sieht sich mit einer Ratte konfrontiert, vor der sie zwar keine Angst zeigt, sie allerdings als unangenehm empfindet. Die Ratte symbolisiert ein, dem Menschen verwandtes, intelligentes Wesen, welches sich aber aus dem Niederen, aus dem Dreck, aus dem nicht bewältigten Unbewussten, kaum befreien kann. Weiter wird sie konfrontiert mit einem Spinnennetz, welches in ihrem Gesicht klebt. Die Spinne symbolisiert das dominante Weibliche, dass offensichtlich die Persönlichkeit der Probandin stark beeinflusst.

Die Probandin findet den Weg nach oben, ins Bewusstsein. Allerdings finden sich dort zu viele Eindrücke, so dass sie beschließt. zu warten, bis sie sich mit einer geringeren Anzahl Herausforderungen gleichzeitig befassen muss. In der Wartephase begegnet sie einer Maus, dem Symbol für Ängste. Sie nimmt die Maus mit ins bewusste Leben, nachdem es etwas ruhiger geworden ist. Schließlich setzt sie sich in einem Park auf eine Bank nieder und spürt, dass sie gekennzeichnet ist. Sie trägt die Farbe der Bank auf ihrer Kleidung. Der Park ist voller Kastanienbäume. Die Kastanie steht für die Vorfahren und deren Schicksale, denen man möglicherweise folgt. In dieser Arzneimittelprüfung wird deutlich, dass die Polioimpfung offensichtlich unbewusste Anteile eines Menschen fixiert und ihn daran hindert, in ein dynamisches, lustiges, bewegtes Leben einzutauchen. Ängste, Grenzen und Manipulationserlebnisse scheinen noch zu gewaltig und müssen erst aufgelöst werden, um ein Leben in Freiheit genießen zu können.

In der zweiten Arzneimittelprüfung konfrontiert sich die Probandin mit dem heroischen Klerikalen, welches straft und nur ein Leben in Lähmung zuzulassen scheint. Jeder, der dem Heroischen entgegentritt, scheint in die Lähmung einbezogen zu werden. Dabei lebt jede Seite ihr Image, diejenigen die bestrafen und diejenigen die leiden. Derjenige der bestraft, freut sich darüber, bestrafen zu können. Es scheint wichtig zu sein, das Ganze, jede einzelne Rolle, zu hinterfragen, denn dann wird deutlich, dass außerhalb des erhalten gebliebenen Images der Sinn des Ganzen verloren ging. Das Image ist zum Sinn des Lebens avanciert, ein Teil leidet, die andere Seite reglementiert und bestraft. Zum Abschluss zeigt sich, dass ein Schock die Fixierung des Images auflösen kann.

In der dritten Arzneimittelprüfung zeigen die Symptome der Probandin auf der linken Seite, dass sie offensichtlich Schwierigkeiten hat, die eigenen Emotionen und vielleicht auch die emotionale Verantwortung, die sie übernommen hat, loszulassen. Sie konfrontiert sich in der Arzneimittelprüfung mit den Vögeln der Weisheit, den Eulen, und wird von diesen unterstützt. Wieder zeigt sich ein klerikales Image, dem sie sich durch Flucht zu entziehen versucht. Offensichtlich ist sie mit dieser Flucht noch nicht ganz im Reinen und trifft prompt den Teufel, den sie aber nach kurzer Zeit enttarnt. Nun bleibt noch das Image der lichten heroischen Wesen, denen sie sich kurzfristig anschließen will, dies aber letztlich doch nicht tut.

Die Polioarzneimittelprüfungen zeigen, dass aus ungeklärten, nicht bewältigten Situationen Imagebilder entstehen können, denen einfach gefolgt wird, ohne sie direkt zu hinterfragen. Diese ungeklärten Leidens- und Imagebilder werden nun an Stelle des aktiven, bewussten Lebens eingesetzt. Der individuelle Lebensimpuls geht verloren, bzw. muss erst durch die Impfentgiftung wieder gewonnen werden, um zur Selbstbestimmung und Klarheit im eigenen Leben zurückzufinden. Ungeklärte Leidenssituationen und Imagebilder hindern daran, die eigene Lebensaufgabe und die eigene Lebensdynamik zu finden.

Psychologische Bedeutung

> *- Schwäche als Selbstzweck und Manipulationswerkzeug -*

Röteln

Erreger:	Rubivirus aus der Familie der Togaviridae
Inkubationszeit:	14 bis 21 Tage, Tröpfcheninfektion
Klassische Behandlung:	keine, bei Schwangeren im 1. Trimenon Hyperimmunglobulin

Symptome und Verlauf der Erkrankung

Röteln sind eine akute Infektionserkrankung, die häufig bei Kleinkindern und Jugendlichen im Alter von drei bis zehn Jahren auftritt und in der Regel einen leichten Verlauf nimmt.

Nach 14 Tagen Inkubationszeit

- wechselt ein starker Temperaturanstieg
- mit masernähnlichem Hautausschlag (Exanthem),
- Lymphknotenschwellungen am gesamten Körper
- und manchmal auch mit leichtem Katarrh
- mit unscharf begrenztem (diffusem) Schleimhautausschlag (Enanthem) am weichen Gaumen

Der Hautausschlag beginnt, wie bei den Masern, hinter den Ohren und im Gesicht. Schnell breitet er sich über den ganzen Körper aus. Die Einzelblüten (Effloreszenzen) sind kleine blassrote Flecken, die weniger als bei Masern zusammenfließen.

Die Lymphknotenschwellung besonders am Nacken und hinten sowie seitlich vorn am Hals kann man als leicht druckempfindliche Knoten ertasten, die erbsen- bis haselnussgroß sind. Im Rachen besteht dagegen nur ein mittelfleckiges Enanthem, wodurch hier die Diagnose gegenüber den Masern abgegrenzt werden kann.

Sowohl das Krankheitsgefühl als auch die Temperaturerhöhung und der Hautausschlag schwinden nach zwei bis vier Tagen. Nach ein bis zwei Wochen gehen auch die Lymphknotenschwellungen zurück. Eine lebenslange Immunität ist entstanden.

Komplikationen und Folgewirkungen

Komplikationen wie Entzündungen der Mandeln (Angina), des Mittelohrs (Otitis), der Bronchien und Lungen (Bronchopneumonie), des Gehirns und des Rückenmarks (Enzephalomyelitis) sind sehr selten.

Erkrankt eine werdende Mutter innerhalb der ersten drei Monate der Schwangerschaft an Röteln, kann eine Erkrankung des Embryos mit bleibenden Schäden (Embryopathie), wie zum Beispiel Linsentrübung (Katarakt), Taubheit sowie Herzfehler und anderen Missbildungen entstehen.

Bedeutung der Symptome

Symptom	Bedeutung
starker Temperaturanstieg	unterdrückte, intensive Wut
masernähnlicher Hautausschlag	Schuldgefühle und Leid breiten sich aus
Schwellung der Lymphknoten	unterdrückter Energiefluss
leichter Katarrh	zeigt seinen Unwillen
diffuser Schleimhautausschlag	leidet unter fehlender genussvoller Wahrnehmung des Lebens
Hautauschlag hinter den Ohren	leidet unter dem Wunsch und der Erwartungshaltung, versorgt und getragen werden zu wollen
Hautausschlag am ganzen Körper	leidet unter fehlender Selbstbestimmung, zeigt sein Leid
Hautausschlag, blassrote Flecken	nimmt sein Leid durch fehlende Selbstbestimmung kaum wahr
Mandelentzündung (Angina)	fühlt sich offen oder versteckt zu etwas genötigt, was er nicht erfüllen will
erbsen- bis haselnussgroße Lymphknoten	Stauung des Energieflusses, will in der Wehrlosigkeit bleiben

Symptom	Bedeutung
Mittelohrentzündung (Otitis media)	Divergenz zwischen dem, was von außen an ihn herangetragen wird und dem, was die innere Stimme sagt
Bronchien- und Lungenentzündung	fühlt sich missachtet und ist zornig über den fehlenden Ausgleich von Geben und Nehmen
Gehirn- und Rückenmarkentzündung	will aus Angst kindliches „versorgt sein" erzwingen, verweigert die Entwicklung zur Individualität
Erkrankung des Embryos	fehlende eigene Klarheit und Selbstbestimmung beeinflusst das eigene kreative Potential
Linsentrübung (Katarakt)	möchte seine Situation absolut nicht wahrnehmen, weil er dann handeln müsste
Taubheit	will sich nicht mehr von außen beeinflussen lassen, nur die eigene Stimme gilt noch
Herzfehler	zeigt, dass er wenig für sich getan und sich selbst nicht geachtet hat

Symptom- und symbolsprachliche Zusammenhänge

Aus der Deutung der Rötelnsymptome ist abzulesen, dass Menschen, die an Röteln erkrankt sind, augenscheinlich nicht „wagen", ihr Leid und ihre Unwilligkeit zu kommunizieren deutlicher auszudrucken. Die Röteln weisen Symptome von Masern und Diphtherie in deutlich abgeschwächter Form auf, so als sollen ein „leiser Protest" gegen das Dienen müssen und die bestehende Form der Kommunikation zum Ausdruck gebracht werden.

Dem Rötelnpatienten geht es „ein bisschen" schlecht, aber nicht gravierend. Nur der anfängliche Temperaturanstieg ist etwas heftiger. Hier handelt um einen Wutausbruch, der allerdings, ebenso wie all die anderen, nur in leichter Form auftretenden Symptome, schnell wieder auf eine niedrige, unauffällige Stufe heruntergefahren wird.

Der Mensch bemüht sich um größtmögliche Unauffälligkeit und scheint seine eigenen Bedürfnisse nicht einfordern zu wollen.

Gravierender wird das Problem allerdings bei einer Schwangerschaft, da die so genannte Embryopathie für das heranwachsende Kind manifeste Folgen nach sich zieht. An diesem Embryo wird das Verhalten der Mutter deutlich sichtbar, all das, was sie eben nicht bzw. sich selbst antut. Wird das Embryo als unbewusster Anteil der betrachtet, dann drückt die Röteln-Embryopathie in der Erblindung das „Nicht sehen wollen", in der Taubheit das „Nicht belästigt werden wollen" und in der Herzmissbildung die fehlende Selbstliebe der Mutter aus. Der Wunsch, nicht aufzufallen und sich traditionell anzupassen, zieht diese Themen mit sich.

Repertorisierte Symptome

Nr.	R	Kap	Treffer	Symptom
1	SK	FI#	19	REIZFIEBER; allmählich ansteigendes
2	SK	HAS#	10	(Hautausschläge) ZUSAMMENFLIESSEND
3	SD	LOK#	49	LOKALISATION; Blut; Drüsen; LYMPHDRÜSEN; Schwellung
4	SK	SH#	171	(Schnupfen) KATARRH
5	SK	GAU#	11	(Gaumen) SCHLEIMHAUT; Belag
6	SK	OHR#	40	HAUT; Hautausschläge; Orte; hinter den Ohren

Nr.	R	Kap	Treffer	Symptom
7	SK	HAS#	146	(Haut) AUSSCHLÄGE
8	SK	H#	4	FARBE; rot; Flecke; blassrot
9	SK	IH#	67	ENTZÜNDUNG; einfache; Orte; Tonsillen
10	SK	K#	6	(Kopf) GESCHWOLLENE; Lymphknoten
11	SK	OHR#	34	ENTZÜNDUNG; Orte; Mittelohr
12	SK	B#	85	ENTZÜNDUNG; Bronchien (Bronchitis)
13	SK	B#	93	ENTZÜNDUNG; Lungen
14	SB	K#	50	GEHIRN; Entzündung, Meningitis; zerebrale, akut und chronisch
15	SK	R#	37	WIRBELSÄULE; Entzündung des Rückenmarks
16	SK	A#	48	LINSE; Katarakt
17	SK	HÖ#	97	TAUB
18	SK	B#	37	HERZ; organische Herzkrankheiten
19	BN	EMP#	12	HAUT UND ÄUSSERES; Ausschlag; Röteln
19	Kr	ALG#	8	Röteln (Rubeolae)

Auszug aus der Repertorisationsmatrix

Weitere mögliche Ausleitungsmittel für die Röteln-Impfentgiftung.

Med / Symp	Trf	Wrt	RelA	1	2	3	4	5	6	7	8	9	10	11	12	13	14	15	16	17	18
sulf	16	38	45	1	.	3	3	1	3	3	.	2	2	3	2	3	3	3	3	.	
sil	15	37	62	1	.	3	3	.	3	3	2	3	3	3	3	2	3	3	1	.	
merc	14	31	59	.	.	3	3	2	2	3	.	3	2	3	2	3	.	1	1	.	
calc	13	31	48	.	.	3	3	.	3	3	.	.	2	3	2	2	2	3	2	2	
phos	13	25	43	2	1	.	2	.	.	1	1	.	.	.	3	3	2	2	1	2	
lyc	12	31	43	2	.	3	3	.	3	3	.	2	.	3	3	3	.	2	3	.	
bell	12	28	47	.	.	3	3	.	.	1	.	3	.	2	2	2	3	1	3	.	
ars	12	28	44	3	.	3	3	.	1	3	.	2	.	.	3	3	2	.	1	2	
psor	12	24	160	.	.	1	3	.	3	3	.	2	2	2	2	2	.	1	1	2	
lach	12	22	56	1	.	.	2	2	1	1	.	3	.	.	2	2	2	.	1	3	
puls	11	27	40	.	.	.	3	.	2	2	.	1	.	3	3	3	.	2	2	3	
bar-c	11	23	93	.	.	3	2	.	3	3	.	3	2	2	1	1	.	2	1	.	
rhus-t	11	20	47	.	.	1	3	.	.	3	.	.	.	1	2	3	2	1	1	.	
nat-m	11	19	46	.	.	1	3	.	1	3	.	.	2	2	2	.	1	1	2		
hep	10	25	64	.	.	3	3	.	2	1	.	3	.	3	3	3	.	1	3	.	
acon	10	21	59	.	.	.	2	.	.	2	.	2	.	.	2	3	2	.	1	3	
caust	9	20	45	.	.	.	1	.	3	3	.	.	.	2	2	.	.	3	3	2	
apis	9	19	79	.	.	.	2	.	.	2	.	2	.	2	2	2	3	2	.	.	
nit-ac	9	18	49	.	.	1	3	2	.	2	.	3	.	.	2	2	.	2	1	.	
jod	9	17	90	.	.	3	2	1	.	1	.	2	.	.	2	2	2	.	.	2	
gels	9	15	99	.	.	.	1	.	.	.	.	2	.	1	2	2	2	.	1	1	
plb	9	12	77	1	.	.	1	.	.	1	.	2	.	.	2	.	2	1	1	.	
sep	8	17	29	.	.	.	3	.	2	3	.	1	.	.	2	3	.	2	1	.	
carb-v	8	17	48	.	.	.	3	.	1	2	.	.	.	2	2	3	.	.	2	.	
bry	8	17	39	2	.	.	1	.	.	2	.	.	.	.	3	3	2	.	1	.	
nat-s	8	15	117	.	.	1	2	.	.	.	2	.	.	2	3	2	.	.	1	.	
kali-c	8	15	42	.	.	.	2	.	1	3	.	.	.	2	2	2	.	2	1	.	
dulc	8	13	87	.	.	1	.	.	.	2	.	2	.	2	2	1	.	.	1	.	
ant-t	8	13	96	.	2	.	1	.	.	1	.	1	.	.	3	3	.	1	1	.	
hyos	8	11	70	.	1	.	.	.	.	1	.	.	.	.	2	2	.	1	2	1	

Charakteristische Arzneien

Arzneimittel	Psychologische Bedeutung
Barium carbonicum	Entwicklungshemmung aus Angst vor dem Leben und der Selbstverantwortung
Carbo vegetabilis	Lebenskraft wird nicht für gesundes Eigeninteresse genutzt
Causticum Hahnemanni	Durch starke Verletzung eine emotionale Mauer gebaut haben
Coffea cruda	Schuldgefühle, sich der Situation aber nicht stellen
Copaiva	Verachtet sich selbst aus übertriebener Selbstkritik
Pulsatilla pratensis	Steckt den Kopf in den Sand, fehlende Auseinandersetzung
Silicea	Verkopft sein, durch Verletzung sind Gefühle weggedrückt

Typische Lebenssituationen

Bisher wurden traditionelle Gewohnheiten im „Man tut, man macht" kritiklos über-nommen. Die eigene, persönliche Entschlusskraft ist kaum ausgebildet. Die innere Stimme wird nicht wahrgenommen. Generell liegt eine große Unsicherheit darüber zugrunde, ob es erlaubt sei, Stellung zu beziehen. Der Mensch lässt sich von den Ritua-len der Tradition oder seiner Umgebung beeinflussen und beugt sich dem, was „man tut". Die Idee, sich individuell zu entfalten, ist noch nicht vorhanden.

Der Drang, zu mehr Entschlusskraft zu kommen, wird durch die Rötelnerkrankung gefördert. Die innere Stimme wurde bisher zu wenig wahrgenommen. Ohne zu diffe-renzieren ist der Mensch dem „Üblichen" gefolgt, hat sich dem Individualisierungspro-zess nicht gestellt und ist sogar in jenen Situationen, in denen man Trotz entwickelt um sich Individualisierung zu ermöglichen, lediglich tradierten Mustern gefolgt.

Betrachten wir als Beispiel die junge Frau, die in einen jungen Mann verliebt ist, der aber nicht in das Bild der Familie passt. Als Persönlichkeiten würden sie und er gut zusammen passen, aber die "Vernunft" siegt und sie heiratet einen Mann, der gut in die elterliche Firma und zur Familie passt. All dies geschieht ohne Trotz, vielmehr folgt sie selbstverständlich der traditionellen Ordnung. Eine werdende Mutter, die an Röteln erkrankt, zeigt, dass sie nicht auf ihre innere Stimme gehört hat. Sie leistet vieles für andere und wenig für sich selbst. Konflikte bleiben im Unbewussten und gehen auf den Embryo über, der diese unbewusste Energie der Mutter übernimmt und darstellt. Die Röteln sind damit eine Erkrankung der Gleichgültigkeit, des „Sich nicht Stellens" und des gestörten Individualisierungsprozesses.

Verhaltensmuster

Das Verhalten ist von Anpassung geprägt. Die Orientierung an anderen, an ein Umfeld überlagert jegliche Individualisierung. Die Person ist farblos, ein Fähnchen im Wind. Konfliktsituationen werden vermieden. Möglich ist die Furcht solcher Persönlichkeiten vor lautstarken Äußerungen, abweichenden Meinungsäußerungen oder gar Streit in der Öffentlichkeit. Auch in Bezug auf Kleinigkeiten reagieren sie vielleicht übersensibel auf die von ihnen als „öffentliche Herabsetzung" empfundene Kritik.

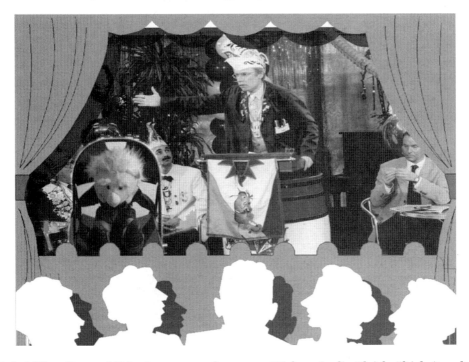

Dabei führt die angebliche Ignoranz anderer zum Rückzug in die Gleichgültigkeit anderen und sich selbst gegenüber. Man stellt sich aber nicht der Situation sondern flüchtet sich in falsche Bescheidenheit, verbunden mit intellektuellem Gestus oder Riten ohne wirklichen Hintergrund.

Diese Inszenierung findet fast ausschließlich im Rahmen traditioneller Vorgaben statt. Die damit verbundene Hoffnung, dass andere endlich bemerken, wie zugehörig und damit „wichtig" man doch sei, erfüllt sich jedoch nicht. Nicht Individualität sondern Konformität mit vorhandenen Werten werden zum Maßstabe genommen wird. So handelt man den eigenen Interessen in Wahrheit zuwider.

Mögliche Reaktionen auf den Impfstoff

Impfstoffe

Als Impfstoff werden attenuierte (abgeschwächte) Viren verwendet.

Gebräuchliche Zusatzstoffe

- Aminosäure
- Dextran 70
- Gelatine
- Glutaminsäure
- Harnstoff
- Humanalbumin
- Neomycin

- Peptide
- Phenolrot
- Phenolsulfonphthalein
- Saccharose
- Salze

Symptome, Neben- und Nachwirkungen

- Anurie (minimale Harnausscheidung)
- Armbeugung (krampfhaft)
- Bauchdeckenverhärtung
- Beinstreckung (krampfhaft)
- Darmverschluss
- Genickstarre
- Genickverspannungen
- Geräuschempfindlichkeit (schmerzhaft)
- Gesichtsausdruck (weinerlich grinsend)
- Harnstauung
- Hautwunden
- Kaubeschwerden
- Kaumuskelkrämpfe
- Kaumuskelschmerzen
- Kieferklemme
- Kieferschmerzen
- Krampfanfälle (klonisch-tonisch)
- Lachanfälle (sardonisch)
- Lichtempfindlichkeit (schmerzhaft)
- Mundwinkel (breit gezogen)

- Muskelkrämpfe (durch Helligkeit Geräusche)
- Muskelstarre (krampfartig)
- Muskelstörungen
- Muskelzuckungen (krampfartig)
- Muskulaturverspannung (im Gesicht)
- Nackenstarre
- Nackenverspannungen
- Oberbauchschmerzen
- Obstipation (Stuhlverstopfung)
- Reflexstörungen
- Rückenstarre
- Rückenverspannungen
- Starrkrampf
- Stirnrunzeln
- Wundinfektion
- Wundschmerzen
- Wundumgebungssteifigkeit
- Wundumgebungsziehen
- Zähneknirschen
- Zahnschmerzen
- Zentralnervensystemvergiftung
- Zwerchfellkrämpfe

Impfdeblockierung - Erfahrungen und Hinweise

Probleme und Impffolge der Rötelnerkrankung existieren hauptsächlich auf emotionaler Ebene. Die Gleichgültigkeit ist extrem ausgeprägt. Typische Röteln-Impfgeschädigte sind die so genannten „Fähnchen im Wind", die sich Problemen nicht stellen wollen. Auf der körperlichen Ebene erscheint eine Schwäche des Immunsystems, in dem ständig leichte Katarrhe, chronische Lymphknotenschwellungen und diffuse Hautausschläge, die immer wieder kommen und gehen, zu finden sind. Allerdings kann auch der Lungenentzündung eine Beteiligung der Röteln-Impfung vorliegen. Dies findet sich besonders in jenen Fällen, wo Bronchitis- und Lungenentzündungssymptome als Crescendo bisheriger Katarrhe auch durch die Gabe homöopathischer Arzneien nicht weichen wollen. Die Röteln-Impfblockierung ist außerdem ein immer wiederkehrender und wesentlicher Aspekt bei der Linsentrübung (Katarakt).

Auch wenn nicht bekannt ist, ob in der Schwangerschaft eine Rötelnerkrankung vorlag, kann dennoch eine Blockierung aufgrund dieser Thematik vorliegen. Da die Rötelnproblematik als Embryopathie auftritt, müssten zur Röteln-Impfdeblockierung noch zwei zusätzliche Arzneimittel gegeben werden: Opium, die Hauptarznei der Geburt, wie auch Hippomanes - „Das Kind übernimmt das Leid der Mutter". Diese homöopathischen Arzneien sind deshalb wichtig, weil die Blockade vor der Geburt als Prägung auftritt. Um das „Unbewusste" vor der Geburt zu erreichen sind Opium und Hippomanes unabdingbar notwendig.

Ein weiteres interessantes Thema der Rötelnimpfung ist die Entwicklungshemmung, die über Barium carbonicum - „ Entwicklungshemmung aus Angst vor dem Leben und der Selbstverantwortung" deutlich wird, aber auch viele so genannte Silicea-Patienten werden erst tiefgehend homöopathisch behandelbar, wenn die Rötelnimpfentgiftung durchgeführt wurde. Im Zuge dessen sind sie endlich in der Lage, zu ihren Emotionen zu stehen statt ihr Leben auf der rationalen Ebene zu verbringen.

Die Gabe der Impfstoffnosode in Verbindung mit dem oder den zusätzlich notwendigen Einzelmitteln ist in der Regel Erfolg versprechend. Im Folgenden aufgeführt die am häufigsten vorkommenden empfohlenen Ausleitungsmittel für die Röteln:

Ausleitungsmittel	Psychologische Bedeutung
Barium carbonicum	Entwicklungshemmung aus Angst vor dem Leben und der Selbstverantwortung
Silicea	Verkopft sein, durch Verletzung sind Gefühle weggedrückt

Mentale Arzneimittelprüfungen

Röteln aktiv - Proband/in 1 - C 10.000

Es wird alles ein wenig schwerer. Mein System fährt sich langsam herunter und macht sich zum Schlafen bereit. Die Hand, in der ich das Mittel halte, wird ganz warm. Die Wärme dehnt sich über den Arm aus, bis in den Körper. Es verbreitet sich ein angenehmes Gefühl. Mein Oberkiefer fühlt sich etwas steif an, aber nicht schmerzhaft. Die Farben vor meinem inneren Auge bewegen sich so in einem kühlen grüngrauen Bereich. Aber sonst passiert nicht viel. Ich fühl mich einfach wohl.

Röteln aktiv - Proband/in 2 - C 10.000

Der erste Impuls war Aktivität, ins Bild hineingehen, aber es hat mich gleich wieder zurückgezogen. Die Aktivität wäre von links nach rechts gegangen, aber jetzt geht es zurück. Langsam und stetig geht es zurück. Eigentlich hätte das Bild ansatzweise eine schöne Landschaft geben sollen, aber jetzt ist es nur so wie aus Ton, ohne Leben. Links oben guckt eine Sphinx um die Ecke. Alle Bilder, die ich anteste, die verlieren sofort an Form. Ich habe zum Beispiel an ein Segelschiff gedacht und habe ein schönes Bild davon gesehen und dann verliert es sofort an Form und Farbe. Es tropft einfach weg und dann ist es wieder so lehmig, farblos. Das ist die Hauptfarbe, lehmig farblos. Ich sehe Schemen von Personen. Ich fühle meinen Hals, hinten den Ansatz zum Kopf. Zwar nicht in der Mitte, sondern seitlich rechts und links. Da wo Blase- und Gallenblasenpunkte sind. Das ist spürbar. Ein leichter Anspannungsschmerz. Ich spüre Aktivität. Irgendetwas treibt mich. Ich könnte jetzt singen, schreien, laufen.

Jede Regung von mir verwandelt sich in ein Bild. Gerade habe ich in die Nase geblasen und habe sofort ein Pferd gesehen, das durch die Nüstern bläst. Aber die Bilder sind immer noch nicht farbig. Irgendwas will aus mir raus, aber es kommt nicht. Der Brust- und Bronchienbereich wird jetzt eng. Also da sitzt irgendwas drin. Ich könnte jetzt einen Ton loslassen oder anfangen zu singen. Ich müsste einfach meine Bronchien wieder frei singen, dann wäre es besser. Dazu hätte ich jetzt richtig Lust. Da taucht ein Lied auf: „Oh mammy blue". Ich möchte es jetzt nicht singen. Also wenn ich meinen Bronchienbereich öffne, dann platze ich wieder vor Lebensenergie und Lebensfreude.

Röteln aktiv - Proband/in 3 - C 10.000

Es entsteht ein seltsames Beklemmungsgefühl in der linken Halsseite. Es ist noch kein richtiger Schmerz, aber es ist unangenehm, wie ein Stau. Im Schlüsselbeinbereich staut sich der Druck an. Ich versuche gerade Giraffe zu spielen und den Hals ganz lang zu machen, damit das herunterrutscht. So bessert es sich ein bisschen. Jetzt entsteht ein Gefühl des Sodbrennens im Magenbereich und dieser Punkt im Magen verbindet sich mit dem Punkt im Hals, mit dem untersten Schmerzpunkt. Es erinnert mich an ein Beklemmungs- und Angstgefühl, das ich in meiner Kinderzeit öfters hatte. Meine Körperwahrnehmung wird sehr deutlich, als wenn mein Gesicht klare Konturen bekommt. Ich spüre sehr deutlich die Lippen, die Nase, als wenn ich mich selber sehen könnte. Ein Belastungsgefühl auf den Schultern wird spürbar und ich versuche mich zu entspannen. Der linke Teil der Nase juckt. Im Moment habe ich das Gefühl, als ob die ganze linke Körperseite, mit der ich öfters mal Probleme habe, leichter, heller, lichter wird. Ein angenehmes Gefühl.

Die beiden Körperseiten sind verschoben. Die linke Seite schiebt sich jetzt etwas nach vorne, die rechte ruht. Jetzt verändert sich das alles und geht auch auf die rechte Seite. Jetzt juckt das rechte Nasenloch. Die rechte Körperseite schiebt sich ebenfalls nach vorne und rastet wieder ein, so dass ein Gleichmaß beider Körperseiten entsteht. Das ist ein sehr entspannendes, angenehmes Gefühl. Vor meinem inneren Auge sehe ich eine Silhouette von einer Bergkette, die in Amerika sein könnte, mit einem Sonnenuntergang, so dass die ganze Bergkette rötlich erscheint. Ich sehe mich selbst als Indianerin, habe aber das Bewusstsein des derzeitigen Lebens gleichzeitig und trauere, dass ich nicht so leben kann, wie die Indianer es getan haben. Beide Anteile von mir sitzen jetzt nebeneinander und der indianische Anteil sagt zum andern: Ändere es doch. Leb doch die Werte, die wir früher hatten. Und es entsteht ein Streitgespräch, wobei der heutigen Seite klar wird, was sie eigentlich tun will und wie sie leben möchte. Es entsteht eine innere Klarheit, die ich aber nicht formulieren kann. Es fühlt sich so an, als wenn ein Weg, der bis jetzt verschlossen war, sich geöffnet hat. Dieser heutige Anteil wächst über sich hinaus, wird riesig groß und ich mit einer Art Sieben-Meilen-Stiefeln zwischen diesem und dem damaligen Leben hin und hergehen, ohne eine Grenze wahrzunehmen. Die rechte Körperseite bekommt eine große Leichtigkeit, während auf der linken noch eine Restlast liegt, die ich als Unterwerfung der Indianer wahrnehme. Die linke Seite repräsentiert sehr klar die Vergangenheit.

Beide Seiten brechen jetzt wieder auseinander und ich beschließe, dass die rechte Seite noch einmal zurückkehrt, um die linke nachzuholen. In der rechten Seite ist jetzt eine unbändige Kraft, die aber sehr klar strukturiert werden kann, besser gesagt, die ich selber klar strukturieren kann. Ich gehe soweit zurück, dass die linke Körperseite wieder einrastet und versuche, die Energie, die ich rechts habe, in den linken Körperanteil hinüber zu drücken.

Die linke Körperseite ist noch etwas zurückhaltend, aber das Gewicht auf der linken Schulter wird geringer. Ich sehe wieder die Indianerin da sitzen, und der rechte Körperteil, der sehr leuchtet, umhüllt diese Indianerin als Repräsentant des linken Körperanteils mit ganz viel Energie und integriert sie. Sie ist jetzt verschwunden und es gelingt, beide Körperseiten zum Leuchten zu bringen. Die linke ist zwar noch ein bisschen spürbar, sie ist langsamer, etwas träger als die rechte, und vor meinem geistigen Ohr entsteht der Satz: Gehe nicht zurück, sonder schau nach vorne. Alles das, was Du je erlebt hast, ist in dir. Und du kannst es immer nutzen. Ich bin etwas irritiert, stehe vor einer grauen Wand und bin mir bewusst, dass diese graue Wand durchlässig ist und für die Illusion steht. Ich muss nur durchgehen, was ich auch tue. Und hinter dieser grauen Wand ist so was wie ein Urwald.

Der strotzt vor Kraft und Energie. Es kommen ganz viele Tiere, Wir begrüßen uns und können miteinander spielen. Es ist eine unendliche, freie Kraft da, die wir alle zusammen nutzen und benutzen können. Die Geschwindigkeit der Gedanken ist die Geschwindigkeit, mit der ich mich fortbewege. Ein schönes Gefühl, endlich einmal wieder. Ich habe einen speziellen Freund, das ist ein Papagei und wir machen ziemlich viel Unfug miteinander. Dann kommt ein Falke, der dann sagt: Komm, es gibt etwas zu tun, auf geht's. Ich verabschiede mich von meinem Papageien-Freund, und flieg dem Falken nach. Ich habe das Gefühl, alles das, was ich machen will, kann ich tun. Es ist ein schönes, befreiendes Gefühl. Am Horizont taucht eine Stadt auf mit weißen Häusern, viele weiße Bungalows und die Leute stehen unten auf der Straße und winken uns, als wir drüber hinweg fliegen. Mich zuckt es auch, hinunter zu gehen, aber der Falke sagt: „Komm, wir haben etwas zu tun, das kannst du später machen.". Ich winke nur und fliege weiter. Dann kommen wir in einen Ort oder eine Stadt, die sehr dunkle Häuser hat. Die Leute sind alle gebeugt und traurig. Es herrscht viel Gewalt und ich weiß, dass wir da hin wollten. Mit Lichtenergie können wir diese Stadt kurzfristig erhellen, aber es wird ein Stück Arbeit, dass sich dieses Licht integriert. Das ist auf jeden Fall jetzt der nächste Job.

Deutung der Mentalen Arzneimittelprüfungen

In der Arzneimittelprüfung des Rötelnimpfstoffes wird die erste Probandin müde. Dies symbolisiert, dass sie sich dem Leben entzieht, sie zieht sich zurück auf eine andere Ebene, in der sie von ihrem Leben träumen kann, ohne es in die Tat umsetzen zu müssen. Dies scheint in der Familie üblich zu sein, da der Oberkiefer, der für die Auseinandersetzung und Kampfkraft der Vorfahren steht, sehr steif wird. Der Kampfgeist, das Leben als Herausforderung anzusehen, scheint in dieser Familie nicht erwünscht gewesen zu sein.

Auch der zweite Proband geht in den Rückzug. Jedes Bild, jede Aktivität wird farblos. Auch er verbietet sich, ins Leben zu gehen. Das einzige, was aktiv spürbar ist, ist sein Gallenpunkt, dieser Punkt symbolisiert jenen Teil der Gefühlswelt, der vor allem mit unterdrückter Aggressivität zu tun hat. Er möchte sich ausleben, fühlt sich aber immer wieder gehindert. Im Bronchialbereich meldet sich das Unterschwellige, das Streitsituationen symbolisiert. Vordergründiges Geschrei funktioniert nicht, da er sich nicht wirklich mit der Streitsituation auseinander setzt.

Bei der dritten Probandin zeigt sich eine emotionale Blockade, die aus der Kindheit zu kommen scheint und mit Nestwärme und Zugehörigkeit zu tun hat. Vermutlich haben alte Traumata bewirkt, dass sie sich emotional zurück nimmt. Die beiden Körperseiten spalten sich nun, was bedeutet, dass der männliche und der weibliche Anteil voneinander getrennt sind. Auch die Vergangenheit und die Gegenwart scheinen nicht miteinander vereinbart werden zu können. Aus dem Unbewussten, aus der Vergangenheit erscheint ein harmonisches Leben als Indianerin, an der die Probandin offenbar hängt. Vermutlich ist diese Vergangenheit eine große Sehnsucht, in die sich die Probandin flüchten kann. Allerdings entsteht nun der Entschluss, dies hier und jetzt zu verändern um sich entwickeln zu können. Alte Illusionen und Vorstellungen werden nun überwunden, der Auseinandersetzung steht jetzt nichts mehr im Wege.

Alle drei Probanden scheinen von alten Traumata so belastet zu sein, dass sie sich nicht entschließen können, ihr hier und jetzt zu genießen und das Leben, für das sie sich entschieden haben, auch wirklich eigenverantwortlich in die Tat umzusetzen. Die Röteln-Impfung scheint zu bewirken, dass sich ein Mensch seinem eigenen Leben mit allen notwendigen Entscheidungen entzieht.

Psychologische Bedeutung

- Die innere Stimme wird nicht gehört,
Anpassung um jeden Preis -

Tetanus

Erreger:	Clostridium tetani
Inkubationszeit:	4 bis 21 Tage, Tröpfcheninfektion
Klassische Behandlung:	Valium, Curare, Respiratorbeatmung, β-Rezeptorenblocker, Wundtoilette, da nur Vermehrung unter anaeroben Verhältnissen

Symptome und Verlauf der Erkrankung

Tetanus ist eine durch eine Wundinfektion mit Tetanusbakterien hervorgerufene schwere akute Vergiftungskrankheit des Zentralnervensystems, die zu krampfartiger Muskelstarre führt. Die Infektion erfolgt zumeist durch verschmutzte Kleinverletzungen, die eigentlich harmlos sind. Insbesondere durch im Gewebe verbliebene kleine Fremdkörper, zum Beispiel Holzsplitter oder Dornen, aber auch bei ausgedehnten Wundflächen mit starker Verschmutzung, zerfetzten Wundrändern und schlecht durchbluteten Gewebearealen, wie nach landwirtschaftlichen und Verkehrsunfällen, findet der Erreger Zugang zu tieferem Gewebe.

Die Inkubationszeit zwischen dem Eindringen des Erregers und der erkennbaren Giftwirkung des Toxins liegt, je nach Menge der in die Hautwunden eingetretenen Bakterien, zwischen 3 und 60 Tagen.

Die Erkrankung beginnt mit uncharakteristischen Beschwerden wie

- Kopfschmerz,
- Mattigkeit,
- Schwindel und
- Schweißausbrüchen.

Die dann entstehende

- Muskelstarre, krampfartige Muskelzuckungen (klonisch-tonische Krampfanfälle) sind ein führendes Krankheitszeichen. Infolge einer
- Starre der mimischen Muskulatur nimmt das Gesicht einen weinerlich grinsenden Ausdruck an.
- Starre von Nacken und Rücken,
- brettharte Bauchdecke und
- krampfhafte Bewegung der Arme bzw. Streckung der Beine vervollständigen das Bild.
- Harn- und Stuhlausscheidung wird oft unmöglich.

Kleinste Reize, wie Licht oder Geräusche, rufen schmerzhafte Anfälle von Muskelkrämpfen hervor, die oft mehrere Minuten andauern. Wer die ersten fünf Tage überstanden hat, hat gute Heilungschancen.

Komplikationen und Folgewirkungen

Durch den stark erhöhten Stoffwechsel der krampfenden Muskeln kommt es in der Folge zu Fieber mit über 40°C. Bei Krämpfen der Kehlkopf- und Rippenmuskulatur kommt es zu schweren Störungen der Atmung, bei Lähmung des Zwerchfells erstickt der Patient im Krampf. Die Letalität des Tetanus liegt ohne Behandlung bei 25 bis 30%, je nach Ausprägung des Beschwerdebildes und der Dauer der Inkubationszeit. Je kürzer die Inkubationszeit, desto schwerer ist der Verlauf der Krankheit. Die heftigen Krämpfe können sogar zu Wirbelkörperfrakturen und Dornfortsatzabrissen der Wirbel führen.

Im Durchschnitt dauert der Verlauf der Krankheit ca. sechs bis acht Wochen. Ist der Wundstarrkrampf überstanden, ist gegenüber dem Gift nur eine vorübergehende Immunität erworben.

Bedeutung der Symptome

Symptom	Bedeutung
Ziehen und Steifigkeit in der Wundumgebung	alte Verletzungen sind noch nicht bewältigt
Schmerzen im Oberbauch (als Folge eines Zwerchfellkrampfes)	hält an seiner Vorstellung vom Geben und Nehmen als Austausch im Leben fest
krampfartige Muskelstarre	versucht, seinen Standpunkt zu erhalten, zu erzwingen
krampfartige Muskelzuckungen	bietet Widerstand
weinerlich, grinsender Gesichtsausdruck	versucht Leid und Ohnmacht zu überspielen, will die Gefühle nicht zeigen
Nackenstarre	fühlt sich bedroht, hält deshalb hartnäckig an seinem Standpunkt fest
Rückenstarre	verzweifelter Versuch, aufrecht zu bleiben
Streckung der Beine	versucht, sich trotzig abzugrenzen.
Bauchdecke bretthart	will unbewältigte Konflikte verstecken, zeigt sich diszipliniert
krampfhafte Armbewegung	versucht, kontrolliert zu handeln
Harn- und Stuhlausscheidungen nicht möglich	will weder Gefühle noch Kritik äußern
Lichtempfindlichkeit	verweigert Erkenntnis
Geräuschempfindlichkeit	jeglicher weiterer Impuls wird abgelehnt

Symptom- und symbolsprachliche Zusammenhänge

Aus der Deutung der Tetanussymptome ist abzulesen, dass Menschen, die Tetanussymptome aufweisen, sich mit der Thematik Wille und Willensstärke beschäftigen. Aus einer tiefen Verletzung heraus, die möglichst versteckt bleiben soll, verteidigt sich die Person gegen andere und bemüht sich mit allem Trotz und aller Kraft, die ihr zur Verfügung steht, den eigenen Willen durchzusetzen. Muskelstarre, Muskelkrämpfe, Nackensteifigkeit - diese Symptome deuten auf die Durchsetzung des eigenen Willens hin.

Der weinerlich grinsende Gesichtausdruck wiederum zeigt eine Unehrlichkeit in Bezug auf das eigene Gefühl. Um ja nicht wieder an alte Verletzungen rühren zu müssen, wird gekämpft. Dieser Kampf findet allerdings mit dem Gefühl der Unterlegenheit statt, die aber um nichts in der Welt gezeigt werden darf. Der Tetanuserkrankte weicht aus, was bedeutet, dass er weder seine Gefühle, noch Kritik nach außen bringt. Er verteidigt einfach seine tiefe Gefühlsverletzung, nichts anderes ist wichtig für ihn. Nach außen hin erscheint das Verhalten der Tetanuserkrankten als trotzige Stärke, die jedoch eine tiefe innere Ohnmacht und das Gefühl des Unterlegenseins vor Entdeckung und Berührung beschützt.

Repertorisierte Symptome

Nr.	R	Kap	Treffer	Symptom
1	SS		ALG#	23	WUNDEN; schmerzhafte
2	SD		LOK#	18	MAGEN; Pylorusspasmus; Zwerchfell
3	SB		BEW#	4	NACKEN; Hals; Muskeln, Halskontraktion, Starre
3		Sb	NER#	1	KONVULSIONEN; Begleitsymptome; Blase, Brust, Gedärme, quer gestreifte Muskeln hauptsächlich betroffen; Schläfrigkeit, starre Gliedmassen, plötzliches Einsetzen,
3		Kr	ALG#	1	Krämpfe; Starrkrampf, Wundstarrkrampf; Gefühl wie zerschlagen, Spannung der Kiefermuskeln
3		Kr	ALG#	1	Krämpfe; Starrkrampf, Wundstarrkrampf; Reflexe zerstört, Muskel intakt, Herz schneller, Atmung lahm

Nr.	R	Kap	Treffer	Symptom
4	SK		ALG#	120	ZUCKEN einzelner Muskelfasern, leichtes
	4	BN	EMP#	63	ÄUSSERE UND INNERE KÖRPERTEILE IM ALLGEMEINEN; Zuckungen (vgl. klonische Krämpfe und Muskelzucken)
5	Kr		ALG#	13	Krämpfe; Krämpfe allgemein; des Gesichts
	5	Kr	ALG#	2	Krämpfe; Starrkrampf, Wundstarrkrampf; Kopf und Gesicht rot, auch Wundstarrkrampf
6	SB		BEW#	4	NACKEN; Hals; Muskeln, Halskontraktion, Starre
	6	SK	R#		144 EMPFINDUNGEN; Steifheit; Orte; Cervicalregion
7	SK		R#	84	EMPFINDUNGEN; Steifheit
8	SK		EX#	2	HALTUNG; Ausstrecken; Beine; krampfartig
	8	SK	EX#	9	HALTUNG; ausgestreckt; Beine
9	SK		ABD#	75	BAUCHDECKEN; hart
10	SK		EX#	45	KRAMPF; Konvulsionen; Orte; Arme
11	SB		HRO#	37	HARNFLUSS; Unterdrückung - Anurie
12	SK		REC#	159	OBSTIPATION; vergeblichem Stuhldrang, mit
13	SS		GM#	13	EMPFINDLICH, überempfindlich; Licht, gegen
14	SS		GM#	146	EMPFINDLICH, überempfindlich; Geräusche, gegen
15	SS		ALG#	143	KONVULS. T; tetanische Starre, Starrkrampf

Auszug aus der Repertorisationsmatrix

Weitere mögliche Ausleitungsmittel für die Tetanus-Impfdeblockierung.

Med / Symp	Trf	Wrt	RelA	1	2	3	4	5	6	7	8	9	10	11	12	13	14	15
bell	13	26	51	1	.	2	2	1	3	2	.	1	1	3	2	3	3	2
nux-v	11	25	41	1	2	.	2	.	3	3	1	1	.	.	3	3	3	3
ars	11	22	40	.	.	.	3	1	2	2	.	2	1	3	2	2	2	2
stram	11	18	92	.	1	.	3	.	1	2	.	1	2	3	1	1	1	2
sulf	10	20	28	1	3	.	3	.	2	3	.	1	2	.	3	.	1	1
phos	10	18	33	.	.	.	3	.	2	2	1	1	1	.	2	3	2	1
stry	9	19	445	.	2	3	2	.	3	2	1	.	3	.	.	.	1	2
ign	9	18	61	.	.	.	3	1	3	2	.	1	2	.	2	.	2	2
bry	9	17	44	.	3	.	2	.	2	2	.	.	1	2	2	.	2	1
con	9	16	54	1	.	.	2	.	2	1	.	1	.	.	3	1	3	2
acon	9	16	53	.	.	.	2	.	1	1	.	.	1	3	1	2	3	2
nat-m	9	15	37	1	.	.	3	.	2	1	1	1	1	.	3	.	2	.
sec	9	14	109	.	1	.	3	.	1	.	.	1	2	2	1	.	1	2
nit-ac	8	19	44	2	.	.	2	.	3	2	.	2	.	2	3	.	3	.
op	8	18	74	.	.	.	2	.	.	1	.	2	2	3	2	.	3	3
lyc	8	18	29	.	.	.	2	.	3	2	.	.	1	3	3	.	2	2
caust	8	17	40	.	.	.	3	.	3	3	.	1	1	.	3	.	2	1
calc	8	17	30	1	.	.	2	.	3	2	.	3	.	.	2	.	2	2
puls	8	15	29	.	.	.	1	.	2	2	.	1	.	2	3	.	2	2
zinc	8	14	47	.	1	.	3	1	2	1	.	.	.	.	2	.	3	1
verat	8	12	54	.	1	.	3	.	1	1	.	.	1	2	2	.	.	1
sil	7	19	29	.	.	.	2	.	3	3	.	3	2	.	3	.	3	.
sep	7	18	26	.	.	.	2	.	2	3	.	2	.	.	3	.	3	3
cic	7	17	109	.	.	3	3	.	3	2	.	.	2	.	.	.	1	3
merc	7	16	29	.	.	.	3	.	2	.	1	3	.	.	3	.	2	2
kali-c	7	16	36	.	.	.	3	.	3	2	.	2	.	.	2	.	3	1
lach	7	15	32	.	.	.	2	.	3	2	.	1	.	.	3	.	2	2
apis	7	14	61	2	3	.	1	.	2	2	.	.	.	3	.	.	1	.
cocc	7	13	58	.	.	.	2	.	2	1	.	.	2	.	2	.	2	2
cimic	7	13	113	.	1	2	2	.	3	3	.	.	.	.	.	.	1	1

Charakteristische Arzneien

Arzneimittel	Psychologische Bedeutung
Belladonna	Aus gestauter, unterdrückter Lebenskraft wird Zorn
Magnesium phosphoricum	Der ewige, stille Krieg
Nux vomica	Durch Überaktivität seine wirklichen Gefühle verstecken
Passiflora incarnata	Die Lebensvision soll erzwungen werden
Physostigma venenosum	Sucht Lösung in verzweifelter Situation, ohne die fixierte Sichtweise zu verändern
Stramonium	Panik, lange unterdrücktes Potential entlädt sich

Typische Lebenssituationen

Leid und Schwäche dürfen nicht sichtbar werden. Willenstärke und Rache ist das Ziel, welches bis zum bitteren Ende verfolgt wird. Der Drang eines Menschen, seine Vorstellungen auch gegen jede Widrigkeit für sich und sein Leben durchzusetzen, ohne sich Schwächen zuzugestehen.

Der eigene Wille wird höher bewertet als die Gefühlswelt. Erstarren und Verkrampfen in den Vorstellungen von Machbarkeit. Tunnelblick. Jegliche Leichtigkeit ist verloren gegangen. Alles wird zum starren Automatismus.

Verhaltensmuster Tetanus

Auf der Grundlage des Gewaltthemas der Pockenerkrankung werden innere Verletzungen überspielt. Der tiefen Verletzung wird eine als Willenstärke demonstrierte Willensstarre und Unflexibilität entgegengesetzt. Daraus entsteht häufig ein demonstrativer Machtanspruch, der letztlich nur dazu dient, die eigene Verletzung zu verbergen.

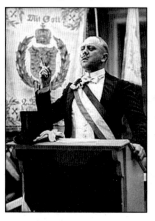

Emotionale Themen wurden nicht verarbeitet und können nicht wertfrei betrachtet werden. So steht der scheinbaren Stärke im Außen eine innerliche Hilflosigkeit entgegen, die extrem belastet und gleichzeitig den Willenszwang im Außen verstärkt. Das Dominanzgehabe im Außen wird zum Korsett, in welchem sich die Persönlichkeit selbst einengt und letztlich den Individualisierungsprozess selbst unmöglich macht.

Szene aus „Der Untertan", nach einem Roman von Heinrich Mann)

Mögliche Reaktionen auf den Impfstoff

Impfstoffe

Durch Formalin entgiftete, isolierte und gereinigte Tetanustoxine, adsorbiert an Aluminiumhydroxid. Gewonnen meist aus dem Darm von Pferden. Die Grundimmunisierung erfolgt durch zwei Injektionen in den Muskel im Abstand von vier bis acht Wochen und einer dritten Impfung nach sechs bis zwölf Monaten. Der Impfschutz reicht für ca. zehn Jahre vor, sollte aber im Verletzungsfall nach fünf Jahren wiederholt werden. Bei Kindern erfolgt die Immunisierung meist als Kombinationsimpfung mit Diphtherie und Keuchhusten als DTP-Impfung bis zum zweiten Lebensjahr oder in den neueren Multikombinationen.

Gebräuchliche Zusatzstoffe

- Aluminiumhydroxid
- Formaldehyd
- Natriumchlorid
- Thiomersal

Symptome, Neben- und Nachwirkungen

- Anurie (minimale Harnausscheidung)
- Armbeugung (krampfhaft)
- Bauchdeckenverhärtung
- Beinstreckung (krampfhaft)
- Darmverschluss
- Genickstarre
- Genickverspannungen
- Geräuschempfindlichkeit (schmerzhaft)
- Gesichtsausdruck (weinerlich grinsend)
- Harnstauung
- Hautwunden
- Kaubeschwerden
- Kaumuskelkrämpfe
- Kaumuskelschmerzen
- Kieferklemme
- Kieferschmerzen
- Krampfanfälle (klonisch-tonisch)
- Lachanfälle (sardonisch)
- Lichtempfindlichkeit (schmerzhaft)
- Mundwinkel (breit gezogen)
- Muskelkrämpfe (durch Helligkeit und Geräusche)
- Muskelstarre (krampfartig)
- Muskelstörungen
- Muskelzuckungen (krampfartig)
- Muskulaturverspannung (im Gesicht)
- Nackenstarre
- Nackenverspannungen
- Oberbauchschmerzen
- Obstipation (Stuhlverstopfung)
- Reflexstörungen
- Rückenstarre
- Rückenverspannungen
- Starrkrampf
- Stirnrunzeln
- Wundinfektion
- Wundschmerzen
- Wundumgebungssteifigkeit
- Wundumgebungsziehen
- Zähneknirschen
- Zahnschmerzen
- Zentralnervensystemvergiftung
- Zwerchfellkrämpfe

Wenn von den hier genannten Symptomen eines oder eine Symptomgruppe chronisch vorhanden ist oder sich immer wieder abbildet, ist eine Impfentgiftung mit der jeweiligen Impfstoffnosode und den repertorisierten Arzneien anzuraten.

321

Impfdeblockierung - Erfahrungen und Hinweise

Sollten sich oben genannte Symptome unter Gaben homöopathischer Arzneien nur kurzfristig bessern oder in kurzen Zeiträumen immer wieder auftreten, ist die Wahrscheinlichkeit einer Impfblockade kaum auszuschließen. Diese gilt es aufzulösen.

Gegen Tetanus geimpfte Kinder sind oft unausstehlich. Sie setzen ihren Willen gnadenlos durch, sie versuchen die ganze Familie zu beherrschen und sind stur und rücksichtslos. Ein solch „krasses" Bild ist besonders dann erkennbar, wenn Tetanus als Einzel-, Zwei- oder gar Dreifachimpfung gesetzt wurde. Bei Fünf- oder Sechsfachimpfungen ist dieses Bild nicht so deutlich.

Die emotionale Thematik der Tetanusimpfung ist die klare Durchsetzung des eigenen Willens, hinter der allerdings eine tiefe Verletzung geschützt werden soll. Aus diesem Grund findet der Kampf um den Machtanspruch in einer sinnlos erscheinenden Form statt. Die körperliche Symptomatik der Tetanusimpfblockade zeigt sich primär in der Nacken- uns Rückensteifigkeit. Wenn beispielsweise ein Patient nach Zugluft den Kopf nicht mehr drehen kann, ist oftmals eine Tetanusimpfentgiftung die geeignete Maßnahme um das Problem innerhalb von Minuten zu lösen. Auch bei Krämpfen oder nervösem Verhalten, wie Zucken, Zappeln etc ist u. a. die Tetanus-Impfdeblockierung wesentlich.

Menschen die leicht in Überreizungssituationen geraten, Kinder die über Bauchbeschwerden im Nabelbereich klagen, vielschichtige Atmungsprobleme mit Zwerchfellbeteiligung - all dies sind typische Zeichen für die körperlich manifestierende Tetanus-Impfblockade. Oftmals ist die Gabe der Tetanus-Impfstoffnosode aktiv wie passiv zusammen mit dem Arzneimittel Stramonium „Panik – lange unterdrücktes Potential entlädt sich" eine deutliche Hilfe für die ganze Familie. Eines der deutlich sichtbaren emotionalsten Themen von Tetanus ist das Lügen. Wenn Menschen nicht in der Lage sind, ihre Fehler zuzugeben und stur bei ihren Unwahrheiten bleiben, ist die Tetanus-Impfdeblockierung eine wesentliche Hilfe, damit die „Lügner" wieder zu ihren eigenen Verletzungen und zu ihrer eigenen Persönlichkeit stehen können.

Im Folgenden aufgeführt die am häufigsten vorkommenden, empfohlenen Ausleitungsmittel für Tetanus:

Ausleitungsmittel	Psychologische Bedeutung
Stramonium	Panik – lange unterdrücktes Potential entlädt sich
Magnesium phosphoricum	Der ewige, stille Krieg

Mentale Arzneimittelprüfungen

Tetanus aktiv - Proband/in 1 - C 10.000

Ich fühle mich wie ein Knäuel, welches den Berg herunterkullert. Über Steine, über kleine Abhänge, es rollt und rollt. Ich weiß weder wo oben noch unten ist. Ich lasse mich einfach rollen. Über Stock und über Stein – noch ein kleiner Abhang und dann kommt so was wie eine Schanze. Ich flieg drüber und da unten ist ein kleiner See und platsch, ich falle mitten hinein. Und da liege ich jetzt, mitten im Dreck. Ich sehe aus wie ein Neger. Ich steige dort heraus, versuche mich zu säubern, aber der Dreck bleibt kleben und es stinkt und fängt auch noch an zu jucken. Ich wälze mich im Gras, um den Dreck loszuwerden, so gut es eben geht. Leider nimmt dies nur noch schlimmere Formen an, denn da sind kleine Käfer und Ameisen im Gras, die sich auch noch an mich ranheften. Ich höre etwas Rauschen und denke, dass dies ein Bergbach ist.

Dort kann ich mich vielleicht waschen. Ich laufe darauf zu und übersehe dabei die Kuhfladen, die im Gras liegen. Da tappe ich dann direkt hinein. Doch darauf kommt es jetzt auch nicht mehr an. Ich gehe also weiter in Richtung des Rauschens und so gelange ich an einen mittelgroßen Wasserfall. Es ist steinig, aber ich versuche mich unter das Wasser zu stellen, welches doch ziemlich kalt ist. Aber das Wichtigste ist, dass der Dreck abgeht. Danach lege ich mich zum Trocknen auf einen Felsen. Eigentlich bin ich etwas doof. Ich sollte meine Kleider ausziehen und so trocknen lassen. Aber ich habe Angst, dass mich jemand nackt sehen könnte. Es ist zwar ein unangenehmes Gefühl, die nassen Kleider auf der Haut zu haben, trotzdem behalte ich sie lieber an. Ich höre Fliegen um mich herumschwirren. Es scheint, als ob ich doch noch nicht so sauber bin, wie ich sein sollte.

Die Mücken kommen auch noch. Also was bleibt mir übrig, ich gehe nochmals baden. Im Wasser hat es kleine Fische drin, die mich nun von unten anknabbern. Also wieder heraus aus dem Wasser. Es bläst ein frischer Wind und obwohl ich noch nass bin, entschließe ich mich, weiter zu ziehen. Jetzt sehe ich auch, warum es so kalt ist, da drüben liegt noch Schnee. Und so marschiere ich bergab und hoffe, dass es weiter unten wärmer ist. Aber eigentlich wäre ich lieber oben auf dem Gipfel, als unten im Tal. Ich kann nicht mehr rollen, ich muss marschieren. Aber alles sträubt sich in mir. Ich will eigentlich nicht nach unten, nur oben ist es zu kalt. Ich sehe neben mir eine Berghütte, aus deren Kamin Rauch aufsteigt. Ich habe aber keine Lust hinein zu gehen. Ich habe überhaupt keine Lust auf Kommunikation. Ich möchte lieber allein sein. Im Tal unten erwarten mich ebenfalls viele Menschen und darauf habe ich nun wirklich keine Lust. Meine Entscheidungsunwilligkeit lässt mich weder vor- noch zurückgehen. Ich setze mich hin und warte. Nichts passiert. Das wird mir nun doch etwas zu langweilig, also muss ich etwas verändern.

Leider weiß ich nicht, was ich verändern soll. Ich fühle mich ziemlich leer. Da kommt von hinten eine riesige Hand mit einem Billard Queue und stößt mich an, so dass ich wieder den Berg herunter rolle. Unten im Tal pralle ich gegen eine Tür von einem Haus und komme so zum Stillstand. Ich höre Stimmen im Inneren. Also klopfe ich an, die Tür wird geöffnet und es strömt mir ein Geruch von Käse entgegen. Da sitzen Leute in einer Runde und essen Fondue und haben es lustig. Sie laden mich ein, mitzuessen. Ich fühle mich nicht zugehörig, denn ich habe immer noch keine Lust auf Kommunikation. Also konzentriere ich mich auf den wohlschmeckenden Käse, ziehe Fäden, wickle ihn aufs Brot. Jetzt spielen sie auch noch volkstümliche Musik – also das reicht mir jetzt. Ich verabschiede mich mit dem Vorwand, müde zu sein, und verlasse das Haus. Draußen ist es inzwischen dunkel und ich weiß nicht, wo ich übernachten soll. Es gibt keine Hotels, das ist nur ein kleines Bergdorf. Nirgendwo anders brennt mehr Licht und so beschließe ich, mich irgendwo hinter ein Haus zu legen, und da ein bisschen zu schlafen. Es juckt mich wieder, denn überall krabbeln Viecher herum, die mir die Hosenbeine hinauf kriechen. Das passt mir nicht. Ich stehe auf und gehe weiter. Da komme ich zu einem Wald, aber der ist noch finsterer und der macht mir Angst. Da möchte ich nicht unbedingt hineingehen. Ich gehe wieder zurück zu dem Haus.

Da sind wenigstens Menschen, die mich notfalls beschützen könnten. Vielleicht kann ich ja da schlafen. Das Fondue-Essen ist inzwischen vorbei, auch die Musik ist inzwischen verstummt. Im Haus hat es Massenlager, da kann ich schlafen. Ich ekle mich ein bisschen vor den Wolldecken, die wohl schon lange nicht mehr gewaschen worden sind. Ich komme von dem Dreckgefühl nicht mehr los. Irgendwann wird es dann doch noch Morgen. Ich bin die letzte, die erwacht, alle anderen Menschen sind schon weg. Ich entschließe mich, wieder den Berg hoch zu kraxeln, denn dort oben auf dem Gipfel habe ich mich bisher am wohlsten gefühlt. Es ist zwar ein langer, anstrengender Weg, aber irgendwie schaffe ich es. Wie ich oben auf der Bergspitze angekommen bin, atme ich tief durch, genieße das Gefühl von Freiheit, Reinheit, sogar der Wind gefällt mir jetzt.

Tetanus aktiv - Proband/in 2 - C 10.000

Es entsteht ein Druck im rechten Schultergelenk. Es ist ein Gefühl von fehlender Beweglichkeit. Mein Bauch knurrt. Ich muss an Schokolade denken, Zartbitterschokolade, die ich sehr mag, aber eigentlich nicht essen will, um nicht zu dick zu werden. Ich sehe die Silhouette eines Adlers, der über einem Gebirge fliegt. Das ganze ist aber sehr dunkel, grau, so wie in der Nacht, wo ein bisschen Dämmerung ist. Ich sitze jetzt auf dem Adler und der fliegt. Er ist unterwegs zu seinem Adlerhorst und der hat da vier Junge, die mit riesig aufgesperrten Schnäbeln da sitzen. Ich habe ein bisschen Angst, dass sie mich fressen wollen. Und genau das wollen sie. Na ja, was soll's? Sie fressen mich, beziehungsweise einer davon. Meine Seele verlässt den Körper, aber das interessiert mich irgendwie gar nicht.

Jetzt kann der Adler mich nicht mehr sehen und ich kann mich viel schneller bewegen. Ich bin jetzt oberhalb eines Holzhauses. Im Haus ist ein kleines Kind, das Grießbrei essen soll, und das brüllt, keift und schreit: „Ich will aber nicht". Aber es wird gestopft. Ich sage dem Kind: „Hättest du es gleich gegessen, wäre es nicht so schlimm geworden". „Ich will aber nicht". Das Kind führt sich auf, hat aber keine Chance. Jetzt bekommt es von der Mutter eine Ohrfeige und das Kind der Mutter vors Schienbein. Beide jaulen und schreien und kämpfen gegeneinander. Da kommt die ältere Schwester herein und lenkt die Mutter ab. Der Kleine kann sich einen Augenblick erholen. Er ist sauer und lässt sich irgendeinen Unsinn einfallen. Er greift zu der halbvollen Grießschüssel und knallt sie auf den Boden, worauf hin die Mutter sich natürlich wieder um den Kleinen kümmert und stinksauer ist. Er kriegt noch eine gescheuert. Der Kampf geht munter weiter. Die ältere Tochter ist genervt, geht in ihr Zimmer. Sie scheint in der Pubertät zu sein und hat so schöne, rosarote Gedanken, Vorstellungen und Wünsche, wie eine heile Welt aussehen soll, und ekelt sich praktisch vor dem, was wirklich ist.

Die Mutter rast jetzt von einem zum andern, versucht irgendwie wieder Frieden herzustellen, macht aber alles nur viel schlimmer. Jetzt kommt der Vater nach Hause. Die Mutter ist aufgelöst und erzählt ihm alles. Er geht hinauf zu das Mädchen zu, gibt ihm noch eine Ohrfeige. Es sagt, sie solle der Mutter helfen und sie nicht so im Stich lassen. Worauf die Tochter sich völlig zu Recht ungerecht behandelt fühlt und an Selbstmord denkt. Sie geht aber nicht hinunter. Der Kleine spielt Rumpelstilzchen und freut sich, dass alle so schön lauthals miteinander schreien und kämpfen. Jetzt schlägt von oben der Blitz ein, das Haus steht in Flammen, und die sind alle tot. Mein Seelchen fliegt jetzt weiter, zuckt mit den Achseln und sagt: "Schade". Ich schaue jetzt in einige Häuser hinein und sehe öfters so keifende, schreiende, kämpfende Leute. Es geht mir aber völlig auf den Nerv. Die andere Seite in mir ist, das ganze noch ein bisschen zu ärgern und zu schüren, damit die sich so richtig aufregen und es vielleicht merken. Ich überlege, was mir gerade wichtiger ist und entscheide mich, Till Eulenspiegel zu spielen. Ich gehe wieder in ein Haus. Da ist eine Frau, die ihren Schlüsselbund sucht. Ich habe ihn gefunden und lege ihn oben in ihr Schlafzimmer. Sie rast durch die Gegend und sucht den Schlüsselbund, bezichtigt ihre Tochter, ihn ihr weggenommen zu haben. Sie zuckt mit den Schultern und ist sauer. Da ist noch eine kleine Tochter. Der flüstere ich ins Ohr, dass der Schlüsselbund da vor dem Spiegel im Schlafzimmer von der Mutter liegt. Die hat jetzt die Idee, den Schlüsselbund zu holen und bringt ihn herunter. Sie kriegt von der Mutter eine geknallt. „Du hast den Schlüsselbund". Die Tochter, die helfen wollte, fühlt sich natürlich ungerecht behandelt und ist sauer. Mir tut es auch leid, das wollte ich eigentlich nicht. Ich beschließe doch, mich herauszuhalten und schaue mir das ganze Theater in den einzelnen Häusern von oben an und sehe zu, dass ich weg komme. Keiner hat etwas vom Leben verstanden.

Tetanus aktiv – Proband/in 3 - C 10.000

Ich nehme einen Stab wahr, der durch die Schläfen und einen anderen, der durch die Hüften gezogen ist. Es ist ein Spielzeug, ein Turmmännchen, das sich über die Hüften dreht. Ich bin ein hölzernes Turmweibchen, das sich um die Achse drehen kann. Ich komme mir hölzern vor und es ärgert mich, dass ich sich um die Stange drehen muss. Jetzt kommt der Trotz. Ich reiße die Stangen heraus und laufe über den Tisch davon. Das Kind, das den Drehknopf betätigt hat, läuft wütend hinter mir her. Ich flüchte durch den Türspalt, der Junge hinterher. Ich kann mich hinter einem Papierkorb verstecken. Der Junge sucht nun die Zimmer ab. Ich fühle mich amüsiert, lasse ihn stehen und bringe mich ins nächste Zimmer in Sicherheit. So schaffe ich es aus dem Haus und laufe mit den hölzernen Beinchen die Straße entlang. Ich bin entschlossen, mich nie mehr einfangen zu lassen.

Der Holzkopf, der Junge, fängt mich nicht, obwohl ich selbst ein Holzkopf bin. Neben der Straße fließt ein Fluss in die Richtung wo sie herkommt. Am Ufer sind Schwäne. Ich laufe die Treppe hinunter und überrede einen der Schwäne mich auf dem Rücken mitzunehmen. Während der Schwan mich flussabwärts trägt, fragt er mich, wohin ich will und ich antworte, dass ich es nicht genau weiß. Meinesgleichen gehört nirgendwo hin. Da sagt der Schwan, er könne mich an einen Ort bringen, an dem ich spüre, wo ich hingehöre, aber dazu müsse er fliegen. Er breitet seine Schwingen aus und ich drücke mich in sein Gefieder. Wir fliegen übers Land. Es ist wunderschön in dem Gefieder des Schwanes und alles wird ganz klein da unten. Wir fliegen in den Abendhimmel. Wir fliegen in rosa Wolkenhimmel auf dem das Licht wie Gold liegt. Und während wir durch das goldene Licht fliegen, werden wir auch zu Gold. Mein Nacken wird steif. Es wird ganz schwer. Alles wird wieder besser und ich spüre wie der Schwan heftiger mit den Flügeln rudert. Er beginnt, abwärts zu fliegen. Gleichzeitig merke ich, dass sich mein Körper verändert hat. Er fühlt sich jetzt warm und wie belebt. Immer noch ist der leichte Druck im Nacken da und ich realisiere, dass ich nicht mehr als Holzfigur auf dem Schwan sitze, sondern als Mensch. Nur der Hals fühlt sich noch hölzern. Der Schwan soll bitte nochmals in die goldene Wolke fliegen, weil sie den „Holznacken" auch noch auflösen will.

Ich begründet das damit, wenn der Hals aus Holz ist, kann der Kopf auch nicht gescheit arbeiten und der sei doch wichtig. Der Schwan lässt sich aber nicht überreden. Er hat getan, was er konnte und für den Rest sei ich selbst verantwortlich. Ich glaube, weil ich den Jungen Holzkopf geschimpft habe, muss ich selbst spüren, wie sich ein solcher anfühlt. Es ist aber jetzt so viel Leben in mir, dass ich Hals und Kopf auch zurückverwandeln kann, wenn es auch etwas dauert. Mit der Visualisierung des Don Juan von Castaneda und seinem Peyotl Anhalonium verschwindet der hölzerne Hals.

Deutung der Mentalen Arzneimittelprüfungen

In der ersten Arzneimittelprüfung von Tetanus aktiv steigt die Probandin von einer Bergspitze herab. Dabei wird sie sehr schmutzig und fühlt sich ebenso. Sie findet Wasser um sich zu reinigen, allerdings gelingt es ihr nicht ganz, da sie den Mut nicht aufbringt ihre Kleidung auszuziehen um sich so zu zeigen, wie sie wirklich ist. Da es kalt ist, sucht sie Nähe, findet allerdings nur Menschen, die anders geartet sind als sie. Zunächst beschließt sie zu gehen, überwindet sich dann aber doch, bei den Menschen zu übernachten und mit ihnen in Kontakt zu bleiben. Am nächsten Morgen fühlt sie sich stark genug, um wieder auf ihren Gipfel zurück zuklettern. Der Gipfel symbolisiert den Zenit ihres Seins, den Zenit ihrer Persönlichkeit. Um sich selbst kennen zu lernen, ist es sinnvoll, Kontakt zu anderen zu haben, sich in anderen zu spiegeln, viele Erfahrungen zu sammeln, auch, wenn diese nicht immer angenehm sind. Erst wenn ausreichend Kraft, Wille und Selbstachtung gefunden sind, ist die Spitze des Berges ideal, um im Leben zu stehen und zu bestehen.

In der zweiten Arzneimittelprüfung von Tetanus aktiv entwickelt die Probandin einen Schulterschmerz. Sie hat offensichtlich zu viel Verantwortung für andere übernommen, was ihr die Beweglichkeit nimmt. Nun hat sie Verlangen nach Zartbitterschokolade, die Freude und die Fähigkeit sich auf andere freudvoll einzulassen, symbolisiert. Allerdings mit einem bitteren Beigeschmack. Jetzt fliegt sie auf einem Adler, der die Symbolik des Selbstwertgefühls trägt. Von dessen jungen lässt sie sich fressen und ist nun selber frei und kann alleine fliegen. In der Beobachtung anderer erlebt sie Kämpfe - Machtkämpfe, Willenskämpfe in den verschiedensten Variationen. Jeder mischt sich in die Thematik des anderen ein, dadurch entsteht Streit. Würde jeder bei sich bleiben, vielleicht noch mit einer Portion Humor mit anderen kommunizieren, wäre alles wunderbar.

In der dritten Arzneimittelprüfung ist die Probandin sogar ein Spielzeug für andere. Irgendwann hat sie dazu keine Lust mehr, demontiert sich und läuft davon. Der Junge, der sie bisher als Spielzeug benutzen konnte, ist natürlich ärgerlich. Beide kämpfen miteinander und be- und verurteilen sich. Die Probandin trifft nun einen Schwan, ein Wesen, welches aus seiner symbolischen Bedeutung heraus die Polarität ausgleichen kann und deshalb als rein und edel gilt. Der Schwan fliegt mit ihr in den Himmel. Im goldenen Licht wird sie lebendig. Bis auf den Zorn, den sie auf den ehemaligen Eigentümer, den Jungen, hat. Der verbleibende Zorn und das dazugehörige schlechte Gewissen lässt ihren Hals hölzern verbleiben. Sie bittet um eine zweite Chance der Heilung. Der Schwan verweigert dies. Somit ist sie auf ihre eigene Kraft zurück geworfen. Es dauert eine ganze Weile, bis sie mit Hilfe einer anderen homöopathischen Arznei, dem Anhalonium (Peyotl), dass ihr zur individuellen Freiheit verhilft, ihr Problem lösen kann.

In allen drei Arzneimittelprüfungen Tetanus aktiv geht es darum, die individuelle Kraft zu finden. Dies geschieht über das Loslassen des Willens. Die Entscheidung dies zu tun, ist die Grundlage, um zum Individuellen, zur eigenen Kraft zu finden. Wird der Wille dazu benutzt, andere verändern zu wollen, dann fehlen die Klarheit und der Bezug zu sich selbst. Bei der Impfentgiftung von Tetanus aktiv scheint es wesentlich zu sein, dass ein Mensch lernt, sein Gegenüber nicht als Gegner zu betrachten, sondern als Spiegel seiner selbst. Damit kann er bei sich selbst bleiben.

Psychologische Bedeutung

> - Verkrampft am Machbaren festhalten,
> scheinbare Willensstärke
> und Machtdemonstrationen
> überdecken tiefe Verletzungen -

Tollwut

Erreger:	Rhabdo-Viren
Inkubationszeit:	10 Tage bis 10 Monate
Klassische Behandlung:	nur <u>vor</u> den ersten Symptomen möglich, danach in fast allen Fällen zwingend letaler Verlauf

Symptome und Verlauf der Erkrankung

Tollwut ist eine in den allermeisten Fällen tödlich verlaufende Viruskrankheit, die zu einer Gehirn-Rückenmark-Entzündung führt und dadurch Erregungszustände, Krämpfe und Lähmungen hervorruft. Die Infektion erfolgt durch virushaltigen Speichel, der bei einem Biss oder einer Hautabschürfung durch die verletzte Haut in den Körper des gebissenen Tieres (nur Warmblüter) oder Menschen gelangt. An der Infektionsstelle vermehrt sich das Virus zuerst in den Muskelzellen, dann wandert es durch die Nerven ins Gehirn, wo sich eine weitere Vermehrungsphase anschließt.

Von dort aus gelangt es in die Speicheldrüsen, in die Bauchspeicheldrüse und die Haarbalgdrüsen, wo es sich weiter vermehrt und mit dem Sekret dieser Drüsen (Speichel, Verdauungssekret, Schweiß) abgegeben wird. In Europa finden sich diese Viren hauptsächlich in wildlebenden Fleischfressern (Fuchs, Dachs), in Amerika sind es Waschbären und Skunks, die diese Krankheit auf Hunde oder Katzen übertragen können. Durch die Bisse dieser Haustiere (fast ausschließlich Hunde) kann danach in Ausnahmefällen die Infektion auf den Menschen übertragen werden. Auch die aerogene Übertragung des Erregers durch Inhalation Virus beladener Staubpartikel (zum Beispiel in Fledermaushöhlen) ist möglich.

In Deutschland treten durchschnittlich nur ein bis drei Fälle pro Jahr auf, in Gesamt-Europa ca. 30. In Asien stellt die Tollwut jedoch ein weitaus größeres Problem dar (China ca. 5.000, Indien 15.000). Die Inkubationszeit beträgt im Durchschnitt ein bis drei Monate, in Extremfällen jedoch zehn Tage oder zehn Monate. Die Dauer der Inkubationszeit hängt stark von der Virusmenge und der Entfernung der Bisswunde vom Gehirn ab. Bei Kopfwunden ist mit kürzerer Inkubationszeit zu rechnen als bei Verletzungen an Armen oder Beinen.

Beim Menschen verläuft die Tollwut in drei Stadien:

Prodromalstadium

Nach durchschnittlich 30 bis 70 Tagen (selten 10 bis 240 Tage) beginnt das Vorläuferstadium.

- Fieber
- uncharakteristische Beschwerden wie Kopfschmerzen und Appetitlosigkeit
- Brennen, Jucken und
- vermehrt kribbelndes Gefühl und Berührungsempfindlichkeit im Bereich der Bisswunde
- leichter Temperatursteigerung
- Kopfschmerzen
- Unruhe
- Missmut

Exzitationsstadium - „Rasende Wut"

Einige Tage später beginnt das Erregungsstadium (Exzitationsstadium), welches ein Bild der „rasenden Wut" bietet: Versucht der Kranke zu trinken oder zu essen, oder sieht er nur Wasser, so treten schmerzhafte Schlundkrämpfe und Atemkrämpfe auf, die bis zur bläulichen Verfärbung der Haut (Zyanose) führen. Diese Anfälle werden schon durch kleine Reize ausgelöst, treten immer häufiger und stärker in Erscheinung und dehnen sich auf die Rumpf- und Gliedmaßenmuskulatur aus. Die Patienten können den Speichel nicht schlucken, müssen ihn daher aus dem Mund herauslaufen lassen. Das Fieber steigt auf 40 bis 41 °C an. Der Kranke gebärdet sich „tollwütig": Er wandert unruhig und zitternd umher, ist benommen, schreit und tobt, aber greift andere Menschen kaum an.

- Angstgefühle, Unruhe
- Krämpfe der Schluckmuskulatur, die durch das Schlucken ausgelöst werden
- Angst, zu trinken
- Speichelfluss aus dem Mund, um ihn nicht schlucken zu müssen
- abwechselnd aggressiver und depressiver Gemütszustand
- wasserscheu:
  die optische oder akustische Wahrnehmung von Wasser führt zu Unruhe und Krämpfen, die sich auf die gesamte Muskulatur erstrecken können.

Paralyse („stille Wut")

Diesem ein bis drei Tage dauernden Erregungsstadium folgt das Lähmungsstadium, mit dem Bild der „stillen Wut" mit motorischen und sensiblen Lähmungen. Kranke, die ungeimpft das volle Krankheitsbild der Tollwut entwickeln, sterben immer.

- Nachlassen der Krämpfe und der Unruhe
- fortschreitende Lähmungen
- Tod

Unbehandelt führt die Tollwut zuverlässig zum Tode (Letalität 100 %), zwischen dem Auftreten der ersten Symptome und dem Exitus liegen maximal sieben Tage.

Bedeutung der Symptome

Symptom	Bedeutung
Kopfschmerzen	will Emotionen rational lösen
Appetitlosigkeit	Ablehnung des Lebens
kribbelndes Gefühl an bereits abgeheilter Bissstelle	der Angriff und die Infiltration durch andere sind nicht verarbeitet
leichter Temperaturanstieg	aufkeimende Wut
Unruhe	möchte aktiv werden und handeln, hält sich aber zurück
Missmut	hält seine Gefühle und Meinung zurück
schmerzhafte Schlundkrämpfe (beim Versuch zu essen oder zu trinken oder beim Anblick von Wasser)	ist nicht mehr bereit, die Meinung anderer und nicht formulierte Gefühle zu „schlucken", zu verdrängen
schmerzhafte Atemkrämpfe (beim Versuch zu essen oder zu trinken oder beim Anblick von Wasser)	will nichts mehr geben oder nehmen, Ablehnung des Lebens
bläuliche Verfärbung der Haut (Zyanose)	zieht sich zurück, lehnt das Leben und jeglichen Austausch ab
Krämpfe häufig und ausdehnend auf Rumpf- und Gliedmaßenmuskulatur	hält jegliche Eigendynamik zurück

331

Symptom	Bedeutung
unfähig Speichel zu schlucken, (läuft aus dem Mund heraus)	lehnt jegliche Verbindung zu anderen ab
Fieberanstieg auf 40-41 ° C	extremer Zorn wird zurückgehalten
rasende Wut, Toben	kann seine Gefühle nicht weiter disziplinieren
Benommenheit	hat sich zurückgezogen, möchte mit der Realität wenig zu tun haben
Lähmungen	macht sich hilflos, ist resigniert

Symptom- und symbolsprachliche Bedeutung

Anhand der Tollwutsymptome ist abzulesen, dass der Mensch, der an Tollwut erkrankt ist, mit seinem bisherigen Leben äußerst unzufrieden ist. Er hat massive Kommunikationsprobleme, außerdem ist er nicht mehr bereit, vor allem auf der emotionalen Ebene, die Situation in der er sich momentan befindet, weiter zu dulden. Er ist in einem großen Wandlungsprozess, da die Gruppe, zu der er sich bisher zugehörig gefühlt hat, seinen Bedürfnissen und Ansprüchen – vor allem nach Ehrlichkeit und konsequenter Aufrichtigkeit - nicht mehr gerecht wird.

Offenbar hat er noch keine weitere Zugehörigkeit gefunden, somit geht er stark in den Trotz, lehnt die Verbindung mit anderen Menschen sogar ab und läuft Gefahr, in eine regelrechte Todessehnsucht zu verfallen. Der hohe Fieberanstieg symbolisiert gestaute Gefühle, die sich in Zornausbrüchen ausdrücken können. Da reine Gefühlsausbrüche im Leben nicht unbedingt zum Erfolg führen, kommt es letztendlich zu Resignation, die in Benommenheit oder Lähmung sichtbar wird. Diese innere Abkehr kann sich aber auch in Kopfschmerzen oder Appetitlosigkeit zeigen.

Repertorisierte Symptome

Nr.	R	Kap	Treffer	Symptom
1	SK	KS#	258	(Kopf)SCHMERZ
2	SK	M#	203	APPETIT; fehlt (Appetitlosigkeit)

Nr.	R	Kap	Treffer	Symptom
3	SS		ALG#	8	WUNDEN; Bisswunden; Hundebisse; tollwütiger Hunde
4	SK		FI#	19	REIZFIEBER; allmählich ansteigendes
5	SK		ALG#	65	UNRUHE, Besorgnis, ungutes Gefühl, kann nicht still sitzen
6	SS		GM#	289	MÜRRISCH, missmutig
7	SK		IH#	7	(Hals) KRAMPF; Zusammenschnüren; Trinken; beim
8	SK		HU#	1	ATMEN; Einatmen; krähender, heftiger, krampfartiger Husten fängt m. Schnappen n. Luft an
9	SK		ALG#	74	CYANOSE
10	SK		EX#	46	(Extremitäten) KRAMPF; Kontraktion von Muskeln und Sehnen
11	SK		IH#	5	SCHLUCKEN; erschwert; Speichel
12	SK		FI#	5	CONTINUA; nachts; Temperatur steigt sehr hoch
13	SK		GM#	4	DELIRIUM; toben
	13	SK	GM#	72	RASEREI, Wut
14	SK		GM#	115	BENOMMENHEIT, Betäubung, Stupor
15	SS		ALG#	112	LÄHMUNG; Organen, von
	15	SS	ALG#	17	LÄHMUNG; schmerzhafte
	15	SS	ALG#	80	LÄHMUNG; schmerzlose
16	SS		GM#	46	TOLLWUT, Hydrophobie
	16	Kr	ALG#	19	Tollwut - Hundswut (Lyssa)

Auszug aus der Repertorisationsmatrix

Weitere mögliche Ausleitungsmittel für die Tollwut-Impfdeblockierung.

Med / Symp	Trf	Wrt	RelA	1	2	3	4	5	6	7	8	9	10	11	12	13	14	15	16
ars	12	26	44	3	3	1	3	3	2	.	.	2	2	.	.	2	2	2	1
phos	11	24	36	3	3	.	2	3	2	.	.	1	2	.	.	2	3	2	1
bell	11	24	43	3	1	1	.	.	1	.	.	2	2	.	3	3	3	3	2
hyos	11	23	97	2	1	1	.	.	2	3	.	1	.	.	2	3	3	3	2
bry	11	22	54	3	2	.	2	2	3	.	.	1	1	.	2	1	3	2	.
sulf	11	21	31	3	3	.	1	3	2	.	.	1	1	.	.	2	2	2	1
stram	11	20	92	1	1	.	.	1	2	.	.	1	1	.	2	3	3	2	3
lyc	10	23	36	2	3	.	2	2	2	.	.	1	3	.	.	3	2	3	.
calc	10	21	37	3	3	.	.	2	3	.	.	1	3	.	.	1	2	2	1
nat-m	10	19	42	3	3	.	.	1	2	3	.	1	2	.	.	2	1	1	.
lach	10	19	46	3	1	.	1	.	2	.	.	3	.	3	.	2	1	1	2
cupr	10	18	115	2	1	.	.	2	1	.	.	3	2	.	.	2	2	2	1
plb	10	16	85	2	2	.	1	1	2	.	.	1	1	.	.	1	2	3	.
canth	10	14	98	1	1	1	1	2	1	.	.	.	1	.	.	3	.	1	2
rhus-t	9	19	38	2	3	.	.	1	3	1	.	2	.	.	1	.	3	3	.
sec	9	18	109	1	1	.	2	2	.	.	.	2	3	.	.	2	2	3	.
verat	9	17	60	1	1	.	2	1	.	.	3	.	.	.	.	3	3	2	1
merc	9	16	38	3	2	.	.	1	2	.	.	1	2	.	.	2	.	2	1
camph	9	16	120	1	1	.	2	3	1	.	.	3	.	.	.	2	2	1	.
chin	9	15	50	3	3	.	2	2	1	.	.	1	.	.	.	1	1	1	.
arg-n	9	15	85	2	2	.	.	3	1	.	.	2	.	.	.	1	1	2	1
agar	9	14	66	1	2	.	.	1	2	.	.	1	.	.	.	3	1	2	1
acon	9	13	53	1	2	.	.	1	2	.	.	1	1	.	.	2	1	2	.
puls	8	20	29	3	3	.	.	3	3	.	.	1	.	.	.	2	2	3	.
nux-v	8	19	30	3	3	.	.	3	3	.	.	1	2	.	.	.	3	1	.
sil	8	17	33	3	3	.	1	.	3	.	.	1	2	.	.	.	1	3	.
ph-ac	8	16	53	2	2	.	2	3	2	.	.	1	.	.	.	.	3	1	.
cocc	8	16	66	3	3	.	1	1	1	.	.	1	.	.	.	.	3	3	.
cham	8	15	56	2	3	.	.	3	3	.	.	1	.	.	.	1	1	1	.
con	8	14	48	1	2	.	.	1	2	.	.	2	1	.	.	.	2	3	.

(Die Spaltenüberschrift "Symptom-Nummer" erstreckt sich über die Spalten 1–16.)

Charakteristische Arzneien

Arzneimittel	Psychologische Bedeutung
Anantherum muriaticum	Fehlende innere Stabilität bewirkt die Angst, etwas zu verpassen
Belladonna	Aus gestauter, unterdrückter Lebenskraft wird Zorn
Cantharis	Aktiv gegen die eigenen Interessen handeln
Curare	Opferung der Vitalität, lieber einen friedlichen Tod als ein schmerzhaftes Leben
Stramonium	Panik, lange unterdrücktes Potential entlädt sich

Typische Lebenssituationen

Wut und Zorn bis hin zur Resignation werden wegen fehlender Zugehörigkeit entwickelt. Die Person steckt in einem Wandlungsprozess. Das Gewohnte, Bestehende ist nicht mehr gültig. Das Gefühl von Heimatlosigkeit macht unsicher.

Das Neue, der eigene Weg ist jedoch noch nicht klar definiert, die innere Sicherheit noch nicht gefestigt. Erst wenn dieser Punkt erreicht ist, kommt es zur konsequenten Ehrlichkeit mit sich selbst sowie der Anforderung an Ehrlichkeit bei anderen.

Verhaltensmuster

Auf dem Terrain der Pocken und der Schuldzuweisungsthematik der Polio-Erkrankung beginnt ein tiefer Wandlungsprozess mit dem Ziel, Veränderungen herbeizuführen und sich endlich selbst treu zu sein. Dabei sind die eigenen Bedürfnisse und Ziele spürbar geworden. Allerdings zeigt sich jetzt auch der Widerspruch zwischen diesen individuellen Bedürfnissen und der derzeitigen Lebenssituation. Dieser doppelbödige Zustand aber ist unerträglich.

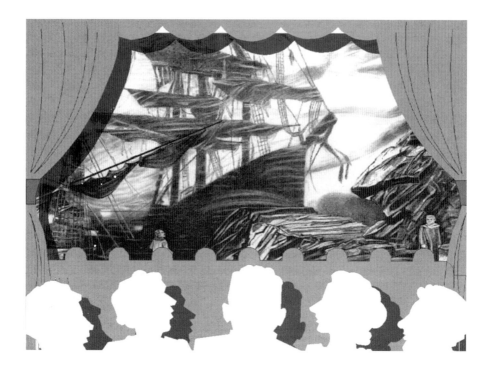

Das entstehende starke Schuldbewusstsein über die Tatsache, dass man die bisher gültigen, vorhandenen Werte oder Ansichten nicht mehr teilen kann, verunsichert. So ist der Weg, sind die notwendigen Schritte in diesem Entwicklungsprozess noch nicht vollständig klar oder von Selbstzweifeln geprägt. Ähnlich dem erkrankten Fuchs, der sich von der Gruppe isoliert und in die Nähe der Menschen begibt, sucht man in der Isolation den anderen, gemäßen Ort. Die Lebenssituation von Tollwutimpfpatienten ist infolgedessen häufig von Wohnortwechsel und beruflichen Veränderungen geprägt.

Mögliche Reaktionen auf den Impfstoff

Impfstoffe

Als Impfstoff werden inaktivierte Viren, die auf diploiden Zellen von Menschen (HDC) gewachsen sind, oder embryonale Hühnerfibroblastenzellen verwendet.

Gebräuchliche Zusatzstoffe

- Humanalbumin
- Neomycin
- Phenolrot
- Salze

- Saccharose
- Polygelin
- Amphotericin B
- Streptomycin

Symptome, Neben- und Nachwirkungen

- Atemkrämpfe
- Atemnot
- Bisswunden (von Tieren)
- Erregungszustände
- Fieber (hoch)
- Geifern
- Gehirn-Rückenmarks-Entzündung
- Gliedmaßenmuskulaturkrämpfe
- Halsschmerzen
- Hautverfärbungen (bläulich)
- Juckreiz, kribbelndes Gefühl an der abgeheilten Wunde
- Kopfschmerzen
- Krämpfe
- Kratzwunden (von Tieren)
- Lähmungen (motorisch und sensibel)
- Missmut
- Muskelkrämpfe

- Muskelverspannungen
- Reizbarkeit
- Rumpfmuskulaturkrämpfe
- Schluckbeschwerden
- Schlundkrämpfe (schmerzhaft)
- Schüttelkrämpfe
- Speichelauslauf (Speichel kann nicht geschluckt werden)
- Temperaturanstieg
- Unruhe
- Wutausbrüche
- Zittern
- Zyanose (bläuliche Verfärbung der Haut)

Impfdeblockierung - Erfahrungen und Hinweise

Sollten sich oben genannte Symptome unter Gaben homöopathischer Arzneien nur kurzfristig bessern oder in kurzen Zeiträumen immer wieder auftreten, ist die Wahrscheinlichkeit einer Impfblockade kaum auszuschließen. Diese gilt es aufzulösen. Die Gabe der Impfstoffnosode in Verbindung mit dem oder den zusätzlich notwendigen Einzelmittel(n) ist in der Regel Erfolg versprechend. Dieser zeigt sich insofern, dass das Symptom oder die Symptomgruppe nunmehr gänzlich geheilt wird und verschwindet.

Häufige Folgen der Tollwutimpfung sind chronische Kopfschmerzen und klare Fieberschübe. Außerdem zeigen sich äußerst deutliche Symptome beim Trinken von Wasser, wobei Wasser die Gefühlswelt symbolisiert. Beispielsweise handelt es sich dabei um krampfartige Zustände in der Halsmuskulatur, aber auch um chronischen Harndrang, welcher bereits nur durch das Hören von Wasser ausgelöst werden kann. Ähnlich wie bei Tetanus, sollte man bei Kindern, die undefinierbare Wutanfälle produzieren, ebenfalls an die Tollwutimpfentgiftung denken.

In häufigen Beobachtungen zeigt sich, dass Haustiere, die gegen Tollwut geimpft sind, offensichtlich Frequenzen auf Menschen übertragen. Somit ist eine direkte Tollwutimpfung nicht einmal vonnöten, sondern wird allein über das Haustier aktiviert. Besonders bei Symptomen im Halsbereich ist die Impfentgiftung über die Tollwut-Impfstoffnosode und „Belladonna – Aus gestauter, unterdrückter Lebenskraft wird Zorn" erfolgreich. Der chronische Harndrang, der sich auch als so genannte Reizblase darstellen kann, wird mit der Tollwut-Impfstoffnosode in Ergänzung von „Cantharis – aktiv gegen die eigenen Interessen handeln" oft geheilt. Auf der psychischen Ebene ist die Tollwutimpfentgiftung angezeigt, wenn Menschen der Idee von höheren Werten folgen und durch andere immer wieder enttäuscht werden.

Im Folgenden aufgeführt die am häufigsten vorkommenden, empfohlenen Ausleitungsmittel für die Tollwut:

Ausleitungsmittel	Psychologische Bedeutung
Belladonna	Aus gestauter, unterdrückter Lebenskraft wird Zorn
Cantharis	Aktiv gegen die eigenen Interessen handeln

Mentale Arzneimittelprüfungen

Tollwut aktiv - Proband/in 1 - C 10.000

Ich befinde mich auf einem Jahrmarkt. Da steht ein Mann, vor ihm eine Kartonschachtel aufgebaut, die er als Tisch benutzt. Er spielt darauf das Hütchenspiel mit der Erbse darunter. Man muss dabei erraten, unter welchem der drei Hütchen sich die Erbse befindet. Ich schaue mir die Szene aus der Ferne an, wie sich die Leute da abzocken lassen, weil es für sie unmöglich ist, die Erbse zu finden. Die Leute sind jetzt gegangen, da entdeckt mich der Mann und ruft mich zu sich. Er fordert mich auf, auch mal mitzuspielen. Ich habe aber eigentlich keine Lust dazu.

Dann überredet er mich doch zu einem Spiel. Er versteckt die Erbse und verschiebt die drei Hütchen mit flinker Hand. Ich mache dabei die Augen zu und schaue gar nicht hin. Ich höre nur, wie er die Hütchen verschiebt. Dann fragt er mich, wo sich die Erbse befindet. Ich öffne die Augen, konzentriere mich und zeige auf ein Hütchen. Er hebt es hoch und da ist die Erbse darunter. Er gratuliert mir und sagt, weil ich mich nicht habe täuschen lassen, bekomme ich etwas ganz Besonderes dafür. Er berührt meine Hand mit der seinen und sagt, ich hätte jetzt eine besondere Fähigkeit. Ich frage ihn, was das für eine Fähigkeit sei, doch er sagt, ich solle es selber herausfinden. Dann schickt er mich fort.

Ich gehe in die Stadt zurück und gehe in einen Obst- und Gemüseladen. Dort ist ein ziemliches Gedränge, weil es viele Leute drin hat. Ich gehe trotzdem hinein und stelle mich hinten an. Ich höre mir ein Gespräch zwischen zwei Frauen an, die vor mir anstehen. „Du warst heute beim Friseur? Sieht ja toll aus". „Ja und du trägst ein schönes Kleid". Da werde ich plötzlich von hinten gestoßen und berühre eine der Frauen, die vor mir in der Reihe steht. Auf einmal verändert sich das, was sie sagt: „Dein Kleid ist ja wirklich zum Schreien hässlich. Dass du dich überhaupt so auf die Straße traust.". Sie schaut völlig perplex drein - das war bestimmt nicht das, was sie gerade sagen wollte. Ich berühre die andere Frau und auch die dreht ihr vorhin Gesagtes um: „Mit der Frisur siehst du ja aus wie ein Besen." Auch sie ist verdutzt über das, was sie gerade gesagt hat. Dann fangen sie an zu keifen.

Ich werde neugierig, ob ich wirklich die Fähigkeit habe, mit meiner Berührung die Wahrheit ans Tageslicht zu bringen und starte einen Versuch. Ich berühre einen Mann, und auch bei dem kehrt sich das eben Gesagte in das komplette Gegenteil. Langsam fängt das Spiel an, mir Spaß zu machen und ich überlege, wie ich diese Fähigkeit noch einsetzen kann. Ich komme an einem Elektronik-Geschäft vorbei, wo viele Fernseher gleichzeitig laufen. Sie senden gerade eine politische Debatte, ein Streitgespräch zwischen zwei politischen Gegnern. Ob das hier wohl auch funktioniert? Ich höre ihnen eine Weile zu. Der eine verspricht eine Steuersenkung, der andere bessere Sozialbedingungen etc. Ich berühre den Fernseher und plötzlich tönt es: „Ich will Macht und Anerkennung" und vom anderen „Ich will reich und berühmt werden" usw. Auch die beiden sind völlig erstaunt über das eben Gesagte und sie verstehen die Welt nicht mehr.

Ich mache einen Zeitsprung ins Mittelalter. Da findet gerade eine Prozession statt. Dabei erteilen Geistliche die Absolution. Sie versprechen den Leuten Befreiung von allem Bösen, wenn sie genügend Geld dafür bezahlen. Ich berühre diese Priester und plötzlich tönt es „Gib mir dein Geld, die Befreiung deiner Seele kannst du dir sonst wohin schieben". Wieder verdutzte Gesichter. Ich spüre, wie mich jemand von hinten an meinen Kleidern zieht. Ich werde aus dem Bild herausgerissen und stehe plötzlich wieder mitten auf dem Jahrmarkt, vor dem Mann mit dem Hütchenspiel, der mir diese Kraft verliehen hat. Er fragt mich nach meinen Erfahrungen mit der Kraft und ich erzähle ihm von meinen Erlebnissen und sage ihm, dass ich es gut fände, wenn sich die Leute öfters die Wahrheit sagen würden. Er entgegnet mir, dass er mir die Kraft wieder wegnehmen muss, denn die Leute haben den freien Willen und sie müssen selber entscheiden, ob sie die Wahrheit sagen wollen oder nicht.

Das Ganze war nur ein Einblick, wie es sein könnte. Aber jetzt muss ich die Kraft zurückgeben. Er berührt wieder meine Hand und ich merke, wie mir diese Energie wieder entzogen wird. Dann schlendere ich über den Jahrmarkt und höre verschiedene Unterhaltungen, Heucheleien, falsche Komplimente und ich hoffe insgeheim, dass sich das irgendwann mal ändern wird.

Tollwut aktiv - Proband/in 2 - C 10.000

Ich sehe einen Sonnenaufgang. Einige Tiere kriechen aus ihren Höhlen und Löchern. Ein Wolf, ein Hase, ein Fuchs. Der Fuchs geht jetzt auf Hühnerjagd. Als die Hühner merken, dass der Fuchs in die Nähe kommt, machen sie einen Riesenalarm. Bauer und Bäuerin kommen aus dem Haus und verjagen den Fuchs. Der Bauer wollte ihn eigentlich fangen, aber der Fuchs ist zu schlau. Jetzt legen die ein verendetes Tier in die Nähe des Hühnergeheges und warten darauf, dass er wiederkommt. Dieses verendete Tier ist vergiftet. Der Fuchs hat das aber mitbekommen und sagt, dass er darauf nicht hereinfalle.

Er schleicht sich von hinten an, holt sich ein lebendes Huhn aus dem Gehege und verschwindet damit. Das Huhn sagt zum Fuchs, dass er gemein wäre und bettelt um sein Leben. Aber der Fuchs sagt: "Ich habe Hunger, macht doch nichts, Du kommst doch wieder." Mit diesen Worten beißt der Fuchs dem Huhn die Kehle durch. Jetzt sehe ich einen großen See, an dem der Fuchs entlang läuft. Da kommt ein Fisch ziemlich nah ans Ufer, und schwupp, hat er ihn. Der Fuchs läuft weiter an dem See entlang und gelangt jetzt zu einer Indianer-Zeltstadt. Er läuft direkt auf ein Zelt zu, macht sich bemerkbar, Ein kleiner Junge kommt heraus, die beiden sind offensichtlich Freunde. Der Fuchs erzählt dem Indianerjungen, was alles passiert ist.

Die zwei beschließen, einen gemeinsamen Ausflug zu machen. Der Fuchs zeigt dem Indianerjungen Teile seines Lebens, wie er jagt, wie sein Leben verläuft, und der Indianerjunge zeigt dem Fuchs, wie er läuft, wie er Fallen stellt, wie er lebt. Die beiden können eine Menge voneinander lernen. Es ist eine fruchtbare Symbiose mit viel Ehrlichkeit.

Tollwut aktiv - Proband/in 3 - C 10.000

Ich bin in einem Tempel oder einer Pyramide und sehe eine Kobra, die sich aufgestellt hat und sich neben dem Pharao befindet. Alles in Stein gemeißelt. Beim näher kommen wird die Schlange lebendig. Ich mag Kobras sehr. Die Schlange versucht, mich zu beißen, ich springe schnell genug weg und schwöre, dass die Schlange beim nächsten Mal einen Tritt in den Hintern bekommt. Nur die Autorität des Pharaos hält mich momentan noch zurück. Ich drehe mich um und gehe zum Ausgang. Dennoch bemerke ich, dass die Schlange hinter mir herschleicht und beißen will. Rasch springe ich mit einem Ausfallschritt zur Seite und klemme die Schlange unter meinen Arm. Ich erwarte, dass der Pharao ärgerlich wird und dazu etwas sagt (es ist ja seine Schlange), aber er bleibt wie versteinert. Um die Schlange zu ärgern, denke ich an Schlangenlederschuhe und darüber nach, wie ich aus ihr Schuhleder machen könnte. Die Schlange ist aufgeregt und zappelt.

Wärter kommen mir entgegen und ich frage sie nach dem Ausgang und danach, was ich jetzt mit dieser Schlage tun soll. Die Männer sagen, dass sie die Schlange auch gerne mit zurücknehmen würden, wenn ich die Pyramide verlassen will. Die Schlange teilt mir mit, dass sie nicht ans Licht darf, weil sie sonst zerfällt. Ich habe das Gefühl: Nichts wie auf den Ausgang zu! Ich soll nun mit gutem Essen bestochen und aufgehalten werden ins Licht zu gehen, das gelingt der Schlange aber nicht. Jetzt erreiche ich den Ausgang und tatsächlich: Die Sonne fällt auf die Schlange und diese zerfällt zu Staub. „Geschieht dir gerade recht!" Ich gehe in die Stadt auf den Markt und beobachte das Treiben. Plötzlich tippt mir jemand auf die Schulter, ich bekomme einen Kinnhaken und werde ohnmächtig.

Als ich aufwache, befinde ich mich wieder beim Pharao, der mich jetzt fragt, wo seine Schlange geblieben sei. Er ist über das Geschehen nicht begeistert, aber auch nicht böse und sagt, dass ich eine neue Schlange besorgen soll. Er müsse mich jetzt dazu entlassen. Ich verspreche, binnen drei Tagen eine neue Schlange zu besorgen, obwohl ich noch nicht genau weiß, wie. Aber ich lasse mich nicht von meinem schlechten Gewissen auffressen. Ich sitze im Schnellboot mit meinen Eltern und jage über den Nil. Dabei denke ich schon nicht mehr an die Schlange, aber irgendwann kommt das Boot des Pharao und erinnert mich daran. Ich schlage ihm vor, dass er sich doch im Zoo eine Schlange holen möge. An mir vorbei ziehen ganz unterschiedliche Landschaften, vor allem Wüstenlandschaften und die Schlange interessiert mich nicht wirklich.

Trotzdem denke ich, dass ich ihm eine Schlange zurückbringen sollte. Viele Sachen schießen mir wild durch den Kopf, die alle nicht mit dieser Sache zusammen hängen. Plötzlich fällt mir ein Bekannter ein, der Schlangen züchtet. Er wohnt in Süddeutschland an der Grenze; ich rufe ihn an und frage nach einer Kobra. Er besitzt eine und ich fahre zu ihm, hole eine jüngere Kobra, die intensiv wächst. Ich stecke die Schlange in einen Sack und frage, ob sie Lust hat, die Kobra des Pharao zu sein. Sie nickt und ich bringe sie zum Pharao. Er ist ziemlich verwundert, dass ich zurück komme nach allem, was ich „ausgefressen" habe. Ich überreiche ihm den Beutel mit der Schlange, er solle sehen, ob er sich damit anfreunden kann. Als ich jedoch den Sack öffne, ist keine Kobra mehr darin, sondern eine Taube. Die Taube fliegt umher und ich frage mich, was jetzt passieren wird. Ich erkläre ihm Symbolik der Taube in unserer Kultur und er zeigt erstaunlicherweise Verständnis. Der Pharao richtet seinem Stab auf die Taube und sie wird zur Kobra. Ich hatte ihm die richtige Schlange beschafft.

Ich sehe zu, dass ich wieder herauskomme aus der Pyramide, denn mich beschleicht ein unsicheres Gefühl.

Deutung der Mentalen Arzneimittelprüfungen

In der ersten Arzneimittelprüfung der Tollwut-Impfstoffnosode kommt es zunächst einmal auf eine gute Beobachtungsgabe an, um ein Geheimnis zu lüften. Der Gewinn dafür ist die Fähigkeit, alles was existiert, in klarer Aufrichtigkeit und Ehrlichkeit sehen zu können. Dass es in der Kommunikation zwischen Menschen viel Unaufrichtigkeit und Unehrlichkeit gibt, zeigt sich in großer Klarheit. Eine klare, direkte Kommunikation ist damit schwierig.

Auch in der zweiten Arzneimittelprüfung geht es um Unehrlichkeit und Betrug. Der Fuchs im Hühnerhaus soll geködert und vergiftet werden, aber er fällt nicht darauf herein. Er hat eine direkte, reale Wahrnehmung, die ihn schützt. Ebenso verbindet ihn eine offene, direkte Freundschaft mit einem Indianerjungen. Beide können sich trotz ihrer Unterschiedlichkeit ehrlich und unvoreingenommen begegnen.

In der dritten Arzneimittelprüfung geht es erneut um Ehrlichkeit und um Macht. Die Kobra, das Symbol des Pharaos, symbolisiert seine Macht, mit welcher er offensichtlich nicht sehr direkt und fair umgegangen ist, denn die Schlange will ihn heimlich beißen. Als die Schlange und die mit ihr verbundene Macht ans Licht kommen, zerfällt sie. Die Probandin hat die Aufgabe, dem Pharao eine neue Schlange, Synonym für eine andere Macht, zu beschaffen. Nach einiger Sorge findet sie eine, bringt sie zum Pharao und entdeckt, dass sie eine Taube bei sich hat, die die Symbolik des Friedens trägt. Macht kann nur in Ehrlichkeit und Aufrichtigkeit zum Frieden führen. Sämtliche Unehrlichkeit hat ihre Folgen.

So verschieden diese drei Arzneimittelprüfungen auch sind, so zeigen sie, dass das Thema Tollwut den Umgang mit Werten wie Ehrlichkeit und Aufrichtigkeit bedeutet. Erst dann, wenn Menschen das sagen können, was sie denken, findet eine ehrliche und aufrichtige Kommunikation statt. Diese aber wird Unterschiede zwischen Menschen klären. Menschen, die zueinander passen, werden sich finden, andere werden sich in Ehrlichkeit lösen. Die Tollwutimpfentgiftung wird vermutlich eine Menge zur Ehrlichkeit der Menschen untereinander beitragen können.

Psychologische Bedeutung

- zwischen den Welten zu sich selbst finden -

Tuberkulose (BCG)

Erreger:	Mycobaterium tuberculosis
Inkubationszeit:	4 bis 6 Wochen, Tröpfchen- und seltener Staubinfektion
Klassische Behandlung:	Antitussiva, Tuberkulostatika strikt über mindestens 6 Monate

Symptome und Verlauf der Erkrankung

Vorwiegend die Lunge wird von dieser chronischen bakteriellen Infektionskrankheit befallen. Weniger häufig ist der Befall von anderen Organen.

Primärkomplex (das Stadium der Ausbreitung)

Der Primärkomplex, bestehend aus dem ersten Entzündungsherd im Organgewebe mit Entzündung der zugehörigen Lymphbahnen und Lymphknoten, bildet sich innerhalb von ca. 30 Tagen aus. Krankheitssymptome wie:

- Appetitlosigkeit,
- Müdigkeit,
- Mattigkeit,
- leichter Husten,
- Kopfschmerzen,
- rheumatische Beschwerden und manchmal
- leicht erhöhte Temperatur, besonders nachts

Nicht selten hat der Angesteckte **gar keine Krankheitszeichen.**

Untersucht man den Primärherd in der Mundhöhle, ergeben sich umschriebene Schleimhautveränderungen und Schwellungen der Halslymphknoten. In der Lunge selbst liegt der Primärkomplex meist einseitig in einem Lungenoberlappen und ist zu Beginn bei einem Röntgenbild nur schwer zu erkennen.

Zur Diagnose wird der Nachweis einer Allergie gegenüber Tuberkulin wichtig. Der Herd wird im Verlauf von zwei Jahren durch Bindegewebe abgekapselt. Tuberkulosebakterien können hier, d. h. in den verkalkten Herden noch Jahrzehnte lebensfähig bleiben.

Komplikationen und Folgewirkungen

Höhlenbildung aus dem Primärherd in der Lunge (Primärkaverne):

Besonders bei Säuglingen, Kleinkindern und Jugendlichen, also Menschen mit schlechter Abwehrlage, schreitet die Verkäsung zur Einschmelzung des Primärherdes fort. Hieraus folgt die Möglichkeit einer Streuung der Tuberkulosebakterien über die Luftröhrenäste oder Blutwege.

- Käsige Lungenentzündung (Pneumonie):
  Die käsige Entzündung des Lungenherdes führt bei schlechter Abwehrlage zur Lungenentzündung mit hohem Fieber, das dann im Vordergrund steht.
- Entzündliche Rötung mit Knotenbildungen:
  Rötlichblaue, druckschmerzhafte Knötchen wechselnder Größe erscheinen hauptsächlich an den Unterschenkeln, die nach zwei bis vier Wochen wieder zurückgehen.
- Skrofulose:
  Eine Haut-, Schleimhaut- und Lymphknotenerkrankung im Gesicht-Hals-Nacken-Bereich, die besonders bei Kindern vorkommt.
- Feuchte Rippenfellentzündung:
  Aus der erst trockenen entwickelt sich die feuchte Rippenfellentzündung, die im 2. bis 4. Lebensjahrzehnt häufig das einzige Krankheitssymptom einer durchlebten Erstinfektion ist.

Lymphknotentuberkulose

Hervorgehend aus den entzündeten Lymphknoten des Primärkomplexes. Am Hals, im Dünndarmgekröse und an der Lungenwurzel tritt sie auf. Drei Arten der Lymphknotentuberkulose unterscheiden wir:

- Halslymphknotentuberkulose
- Mesenteriallymphknotentuberkulose
- Hiluslymphknotentuberkulose

Bei der **Halslymphknotentuberkulose** sind auf einer Seite des Halses derbe, schmerzhafte Lymphknotenschwellungen, die „Pakete" bilden können. Kaum erkennbar ist die Eintrittspforte in der Mundhöhle, vor allem in den Mandeln. Meist ist sie bereits abgeheilt. Die Knoten schmelzen häufig käsig ein und entleeren ihre käsigen Massen nach außen, wobei wir lang andauernde „kalte" Eiterungen beobachten können, die unter starker Vernarbung ausheilen.

Mesenteriallymphknotentuberkulose nennt man die Tuberkulose der Lymphknoten im Dünndarmgekröse, die man meist erst nach Jahren auf dem Röntgenbild durch die inzwischen eingetretene Verkalkung feststellen kann.

Liegt im Röntgenbild eine ein- oder doppelseitige knotige Vergrößerung des Lungenhilus vor, handelt es sich um die **Hiluslymphknotentuberkulose.** Sofern auch die neben der Luftröhre liegenden Lymphknoten entzündet sind, hat die knotige Vergrößerung eine Schornsteinform.

Wie beim Primärkomplex bewirken alle genannten Lymphknotentuberkulosen keine oder nur uncharakteristische Krankheitszeichen, zu denen

- Müdigkeit,
- Mattigkeit,
- Blässe,
- leicht erhöhte Temperaturen,
- Reizhusten bei Hiluslymphknotentuberkulose und
- Leibschmerzen bei Mesenteriallymphknotentuberkulose

gehören.

Komplikationen und Folgewirkungen der Lymphknotentuberkulose

Ein Einbruch käsiger Lymphknotenmassen in die Lymph- und Blutbahn bewirkt die Streuung von Tuberkulosebakterien. Bei der Hiluslymphknotentuberkulose auch in die Luftröhrenäste. Durch fortschreitende Entzündung von Lymphknoten oder Organen im Bauchraum oder durch Streuung auf dem Blutwege entstandene tuberkulöse Bauchfellentzündung (Peritonitis tuberculosa).

Vergrößerte Hiluslymphknoten drücken Luftröhrenäste zusammen, so dass Teile einer Lunge nicht belüftet werden. Die Folge sind Hustenanfälle, keuchende Atmung und Atemnot. Man spricht von Luftleere in den Lungen (Atelektase).

Ausbreitungsstadium (General- oder Sekundärstadium)

In dieses Stadium fallen:

- Miliartuberkulose (gefürchtet)
- Tuberkulöse Hirnhautentzündung (Meningitis tuberculosa)
- Örtlich begrenzte (lokalisierte) Herdbildung
- Tuberkulöse Rippenfellentzündung (Pleuritis tuberculosa)

Miliartuberkulose

Hier liegt eine Art von tuberkulöser Sepsis vor, die meist zu Beginn des Ausbreitungsstadiums bei Kindern und Jugendlichen auftritt. Sie kann akut oder schleichend beginnen.

Im akuten Fall kommt es sieben Tage nach der Streuung zu

- hohem Fieber, das oft gleich bleibt (Kontinua),
- beschleunigter Herzschlagfolge,
- Atemnot (Dyspnose),
- Husten und
- Benommenheit.
- Die Haut verfärbt sich bläulich (Zyanose), die
- Atemgeräusche sind leise, es kommt zu
- bronchitischen Geräuschen und
- zuweilen zu einer weichen Milzschwellung.

Ist der Beginn schleichend, sind die Symptome deutlicher, sowohl bei der Temperaturerhöhung als auch bei den entzündlichen Veränderungen der befallenen Organe.

Nach zehn bis vierzehn Tagen kann man auf dem Röntgenbild, verstreut über die ganze Lunge, besonders aber in den Spitzenfeldern, feine stecknadelkopfgroße Herde erkennen. Bakterielle Absiedlungen (Metastasen) können in Form von Roseolen auf der Haut oder auf der Aderhaut als kleine Tuberkuloseknötchen bei der Spiegelung des Augenhintergrundes entdeckt werden. Manchmal treten bei der Miliartuberkulose keine Krankheitszeichen auf, dann ist die Verlaufsform verborgen (latent), ist sie milde (blande) oder langsam verlaufend (chronisch), so sind auch die Beschwerden und Krankheitszeichen abgemildert.

Tuberkulöse Hirnhautentzündung (Meningitis tuberculosa)

Es handelt sich hier um eine Form der Miliartuberkulose. Die Krankheitszeichen sind die einer eitrigen Hirnhautentzündung, beginnend mit

- Appetitlosigkeit,
- Gewichtsabnahme, übergehend zu
- allgemeiner Überempfindlichkeit.

Gibt es dann Hinweise, dass die Hirnhaut betroffen ist:

- Kopfschmerzen,
- Erbrechen,
- Nackensteifigkeit,
- Krampfzustände der Rückenmuskulatur mit Rückwärtsbeugung (Opisthotonus) und
- Hirnnerven-, insbesondere Augenmuskellähmungen.

Beim Aufsetzen des Erkrankten wird ein sofortiges Beugen der Beine registriert. Der Puls ist verlangsamt und Fieber wird gemessen. Oft bleiben nach tuberkulöser Hirnhautentzündung bleibende Schäden, wie Lähmungen und Minderung der geistigen Fähigkeiten, zurück.

Örtlich begrenzte (lokalisierte) Herdbildung

Organtuberkulosen treten vorwiegend in der Lunge, am Rippenfell, an Knochen und Gelenken, Geschlechtsorganen, Niere und Nebenniere auf. Doppelseitig sind die Streuherde meist in den Lungen und dort in den schlecht durchlüfteten Spitzenfeldern; häufig sind es die Erstherde (Initialherde) einer fortschreitenden Lungentuberkulose. Streuherde in Knochen, Gelenken oder Geschlechtsorganen führen gewöhnlich nach einer mittleren Latenzzeit von ein bis 3 Jahren zum Ausbruch von Organtuberkulose. Die Nieren- und Nebennierentuberkulose hat jedoch eine lange Latenzzeit von 7 - 20 Jahren.

Tuberkulöse Rippenfellentzündung (Pleuritus tuberculosa)

Das schmerzempfindliche Lungenfell (Pleura pulmonalis) und das Rippenfell (Pleura costalis) werden durch diese Entzündung rau. Mit der Entzündung geht eine Auflagerung des Fibrins (Faserstoff im Blut) einher. Beim Atmen treten stechende Schmerzen auf, ein schmerzhafter Reizhusten entsteht und es wird versucht, die erkrankte Brustseite durch Lagerung auf der gesunden Seite zu schonen. Die erkrankte Brustseite dehnt sich beim Einatmen weniger weit aus und man kann beim Abhorchen dieser Seite ohrnahe Reibegeräusche wahrnehmen, die sich wie „Lederknarren" anhören. Meist kommt eine mäßige Temperaturerhöhung bis leichtes Fieber hinzu.

Bei flüchtigen Beschwerden wird von einer Rippenfellreizung gesprochen, oder aber die Erkrankung beginnt gleich mit einer feuchten Rippenfellentzündung. Diese Entzündung ist mit einer Ausschwitzung (Exsudat) verbunden. Es werden das Lungen- und das Rippenfell voneinander getrennt, so dass beim Atmen keine Schmerzen entstehen. Husten mit normaler, erhöhter oder hoher Temperatur ist genauso zu beobachten wie das Zurückbleiben der erkrankten Brustseite bei der Atmung. Ist die Ergussmenge größer, erfolgt eine oberflächliche und beschleunigte Atmung.

349

Über der Ausschwitzung entdeckt man beim Abklopfen des Brustkorbes eine Dämpfung, beim Abhorchen der Lunge ein abgeschwächtes oder aufgehobenes Atemgeräusch. Innerhalb einiger Wochen wird der Erguss allmählich aufgesaugt. Der Rest der Ausschwitzung wird häufig mit Bindegewebe durchwachsen, woraus dann strangförmige Verklebungen (Adhäsionen) oder flächenhafte Schwarten aus vernarbtem Bindegewebe entstehen.

Verziehungen von Lunge, Herz, Gefäßband, Zwerchfell, Brustwand und Wirbelsäule, verursacht durch die Verklebungen und Schwarten, führen zu Atemeinschränkungen und einer Belastung des rechten Herzens. Die durch Eitererreger verursachte Umwandlung der Ausschwitzung in eine Eiteransammlung im Lungenfell-Rippenfell-Raum (Epyem) ist die gefürchtetste Komplikation.

Organmanifestationsstadium oder Tertiärstadium

In diesem Stadium entsteht die Lungentuberkulose mehr von innen (endogen), und zwar durch die Reaktivierung alter Streuherde, die im vorangegangenen Ausbreitungsstadium entstanden sind, als von außen (exogen) durch Wiederansteckung (Reinfektion).

Folgende Krankheitsbilder dieses Stadiums werden unterschieden:

- Frühinfiltrat
- Kavernöse Lungentuberkulose
- Käsige Lungentuberkulose
- Produktive Lungentuberkulose
- Zirrhotische Lungentuberkulose

Frühinfiltrat

Gestörtes Allgemeinbefinden, Appetitmangel, erhöhte Temperatur, Nachtschweiß, Husten und leichte Gewichtsabnahme sind meist uncharakteristisch und schleichend. Die Krankheitszeichen können aber auch akut einsetzen. Veränderungen beim Abklopfen und Abhorchen der Erkrankten können nur dann festgestellt werden, wenn der Lungenherd groß ist und wandnah liegt. Auf dem Röntgenbild ist eine wolkige, nicht deutlich gegen die Umgebung abgegrenzte Verschattung zu erkennen.

Bei günstiger Abwehrlage ist eine Rückbildung des Infiltrates oder eine Umwandlung durch bindegewebsartige Vernarbung in einen Rundherd (Tuberkulom) möglich. Ist die Abwehrlage weniger günstig, kann das Infiltrat einschmelzen, in die Luftröhrenäste durchbrechen und sich so in eine Höhle (Kaverne), die so genannte Frühkaverne, umwandeln.

Kavernöse Lungentuberkulose

Hier setzen die Krankheitszeichen etwas akuter als bei dem Frühinfiltrat ein: Verstärkter Husten, vermehrter, jetzt oft bröckeliger Auswurf, Bluthusten oder Blutspucken (Hämoptyse), entweder als Blut im Auswurf oder als Aushusten von hellrotem, häufig schaumigem Blut. Auf Röntgenaufnahmen sind als charakteristische Zeichen eine rundliche Aufhellung zu sehen, die von einem mehr oder weniger dichten Ringschatten umgeben ist (die Kaverne). Zusätzlich wird ein strangartiger Schatten zwischen der runden Aufhellung und der Lungenwurzel, dem ableitenden Luftröhrenast, beobachtet.

Bei ungünstiger Abwehrlage können weitere Einschmelzungen in der Nachbarschaft der Frühkaverne entstehen; die Kaverne wird größer und verliert die runde Form und Nachgiebigkeit der Wand. Oft ist das der Beginn der langsam verlaufenden (chronischen), mit Rückfällen (Rezidiven) einhergehenden Lungentuberkulose. Die Gefahr, dass sich die Erreger in den Atemwegen und durch Verschlucken im Magen-Darm-Kanal ausbreiten, besteht ständig.

Die kavernöse Lungentuberkulose breitet sich, durch Streuung über die Luftröhrenäste von der Lungenspitze nach unten und auf der Gegenseite besonders in den Mittelfeldern, aus. Entweder heilen die Streuherde ab oder sie werden größer, schmelzen ein und bilden neue Kavernen, womit das Bild einer chronisch-rezidivierenden Verlaufsform mit Schub weisen Verschlimmerungen (Exazerbationen) entstanden ist. Kehlkopf- oder Darmtuberkulose können bei schlechter Abwehrlage ausbrechen.

Käsige Lungentuberkulose

Das Allgemeinbefinden ist schwer gestört, hohes Fieber, Atemnot und Herzjagen bestimmen das Bild. Der eitrige Auswurf ist gelegentlich auch blutig. Über den befallenen Lungenlappen stellt man eine Dämpfung fest, das so genannte Bronchialatmen und feuchte Rasselgeräusche sind zu hören. Bei blitzartigem Verlauf entstehen oft Kavernen. Ist er weniger akut, sind auf dem Röntgenbild zahlreiche, teilweise zusammenfließende bronchopneumonische Herde zu sehen.

Tuberkulom (kleine Geschwulst)

Das Tuberkulom ist ein gut abgekapselter Käseherd, der Tuberkosebakterien enthält. Ein Krankheitsbild ist nicht vorhanden, sofern das Tuberkulom seine Gestalt und Größe ändert oder einschmilzt. Eine regelmäßige röntgenologische und bakteriologische Kontrolle ist erforderlich. Bei ungünstigem Verlauf wird eine Vergrößerung und Einschmelzung des Tuberkuloms festgestellt und damit der Beginn zu einer kavernösen Lungentuberkulose.

Produktive Lungentuberkulose

Produktiv wird diese Tuberkulose deshalb genannt, weil sie ein spezifisches gefäßreiches Bindeglied, das Granulationsgewebe, hervorbringt; der käsige Gewebsuntergang tritt in den Hintergrund.

Das Blutbild zeigt eine Vermehrung der Lymphozyten (Lymphozytose). Bei Lungenschädigungen ist die Atemtätigkeit beeinträchtigt. Feinere bis gröbere Fleckschatten und feine Streifenschatten mit Schrumpfungsvorgängen können auf dem Röntgenbild der befallenen Lungenabschnitte, hauptsächlich in den Spitzen- und Oberfeldern, beobachtet werden. Auch hier können bei ungünstigem Verlauf Kavernen durch Einschmelzung entstehen.

Zirrhotische Lungentuberkulose

Durch unspezifische Bindegewebswucherungen führt diese Tuberkulose zur narbigen Schrumpfung der Lungen. Häufig ist sie Folge einer chronisch-rezidivierenden Verlaufsform und spricht für eine günstige Abwehrlage.

Zum Krankheitsbild gehört eine

- allmählich zunehmende Atemnot,
- Husten,
- Auswurf und eine
- bläuliche Verfärbung der Haut (Zyanose). Die Zeichen einer
- chronischen Entzündung der Luftröhrenäste (Bronchitis) und
- Lungenbläschen (Emphysem) wird beim Abhorchen und Abklopfen festgestellt.

Flächigstreifige Verschattungen der Spitzen- und Oberfelder, nach oben geraffte Lungenwurzeln, erhöhte Strahlendurchlässigkeit der Unterfelder und Tiefstand und Abflachung des Zwerchfells sind im Röntgenbild zu erkennen. Die zirrhotische Lungentuberkulose hat als wesentlichste Folge eine erhebliche Einschränkung der Atemtätigkeit und eine zunehmende Belastung des rechten Herzens.

Bedeutung der Symptome

Primärtuberkulose

Appetitlosigkeit	will am Leben nicht mehr teilnehmen, Interesselosigkeit
Müdigkeit und Mattigkeit	der Lebenskampf hat müde gemacht
leichter Husten	als Eigenpersönlichkeit anerkannt werden wollen
Kopfschmerzen	emotionale Probleme sollen rational gelöst werden
rheumatische Beschwerden	Leid als Lebensinhalt, lieber leiden als Beziehungen klären
leicht erhöhte Temperatur	ansteigende Aggressivität
Schleimhautveränderungen	die Verbindlichkeit anderen gegenüber wird pathologisch
Schwellungen der Halslymphknoten	fühlt sich unfähig sich zu wehren und das zu sagen was man denkt
Entzündung in einem Lungenoberlappen	Zorn, dass Geben und Nehmen nicht im Ausgleich sind
Höhlenbildung in der Lunge (Primärkaverne)	Enttäuschung und Ärger wird verkapselt
Käsige Lungenentzündung (Pneumonie)	Zorn über ungleiches Geben und Nehmen wird übergangen
Hohes Fieber	starke innere, aber nicht geäußerte Aggressivität
Entzündliche Rötung mit Knotenbildung (rötlichblau) und Druckschmerz an den Unterschenkeln	verkapselter, unausgesprochener Zorn engt die eigene Position und Lebensdynamik ein
feuchte Rippenfellentzündung	unechte, schleimige Freundlichkeit wird als Lebensabsicherung beibehalten

353

Lymphknotentuberkulose

derbe, schmerzhafte Lymphknotenschwellungen auf einer Seite des Halses	fühlt sich einer Person schweigend und wehrlos ausgeliefert (re-männlich, li-weiblich)
käsige Einschmelzung der Lymphknoten	übergeht das Gefühl von Wehrlosigkeit
„kalte" Eiterungen, heilen unter starker Vernarbung aus	aggressive Situationen bleiben ungeklärt und hinterlassen seelische Verletzungen
Entzündung der Lymphknoten im Dünndarmgekröse mit anschließender Verkalkung	hat spezielle Themen aus scheinbarer Hilflosigkeit nicht bewältigt und legt einen Schutzwall um sie herum
Entzündung der Lymphknoten neben der Luftröhre	Zorn, gepaart mit Hilflosigkeit nehmen fast die Luft zum Atmen
Blässe	Farblosigkeit, weigert sich, Stellung zu beziehen
Reizhusten	als Eigenpersönlichkeit anerkannt werden wollen
Leibschmerzen	Lebensthemen nicht verdauen können
Hustenanfälle	als Eigenpersönlichkeit anerkannt werden wollen
keuchende Atmung	ist lange erfolglos der Zuwendung anderer hinterhergelaufen
Atemnot	Lebens- und Kommunikationsverweigerung
Luftleere in den Lungen (Atelektase)	weigert sich, vom etwas vom Leben anzunehmen

Miliartuberkulose

beschleunigte Herzschlagfolge	Erwartungsangst, welche Probleme treffen mich....
Benommenheit	hat sich zurückgezogen, möchte mit der Realität wenig zu tun haben
bläuliche Verfärbung der Haut (Zyanose)	Ablehnung des Lebens
bronchitische Geräusche	ungeklärte Konflikte machen sich deutlich
weiche Milzschwellung	hält stur an Abhängigkeit und Verpflichtung fest
Roseolen auf der Haut	nicht formulierte Aggression wird körperlich sichtbar
Tuberkuloseknötchen auf der Aderhaut	sichtbare Konfliktthemen wurden übersehen und illusioniert
tuberkulöse Hirnhautentzündung	Massive Traumata wurden unterdrückt und bleiben unbewältigt
Gewichtsabnahme	möchte sogar durch den Tod Konflikten aus dem Weg gehen
Überempfindlichkeit	der innere Reizzustand im Schauspiel des Lebens wird unbeherrschbar
Erbrechen	das Leben ist „zum Kotzen"
Nackensteifigkeit	will nur eine Richtung sehen, Erwartungsangst
Krampfzustände der Rückenmuskulatur	will seine Vorstellungen vom Leben gegen jeden Widerstand durchsetzen
Augenmuskellähmungen	die Flexibilität ist verloren gegangen
verlangsamter Puls	das Interesse am Leben ist immer stärker gewichen
Minderung der geistigen Fähigkeiten	will sich keinesfalls mit Konflikten auseinandersetzen

Tuberkulöse Rippenfellentzündung

stechende Schmerzen beim Atmen	von Dritten beeinflusste Sichtweise wie Geben und Nehmen ausgeglichen werden muss
schmerzhafter Reizhusten	ist in der Forderung nach Anerkennung seiner Persönlichkeit verletzt
Reibegeräusche (Lederknarren) beim Einatmen	jede Konfrontation mit dem Leben erinnert daran, dass Konflikte nicht gelöst sind
Rippenfellreizung	Scheinfreundlichkeit weicht innerem Zorn
erkrankte Brustseite bleibt bei Einatmung zurück	will aus entweder rationalen oder emotionalen Verletzungen nichts mehr mit dem Leben zu tun haben
strangförmige Verklebungen (Adhäsionen), flächenhafte Schwarten aus vernarbtem Bindegewebe	Verletzungen werden übergangen um die Zugehörigkeit nicht zu gefährden
Eiteransammlung im Lungenfell-Rippenfell-Raum (Epyem)	ungeklärte, schwelende Wut über Ungerechtigkeiten

Symptom- und symbolsprachliche Zusammenhänge

Aus der Deutung der Tuberkulosesymptome ist abzulesen, dass der Erkrankte grundsätzlich zur Weltflucht tendiert. Ein freudiges, aktives Leben wird verweigert, Konflikte werden verkapselt, die Persönlichkeit nimmt sich selbst zurück. Die Möglichkeit sich zu wehren, wird gar nicht erst in Betracht gezogen. Es scheint ein Ideal zu geben, welches an Stelle des wirklichen Lebens gesetzt wird und diesem wird gefolgt, es wird zum Lebensinhalt. Dieses Ideal, diese Vorstellung, dieses ideologische Gebilde steht als Lebensersatz. Das wirkliche Leben wird verleugnet, wie an den Symptomen Benommenheit und Atemnot deutlich zu erkennen ist.

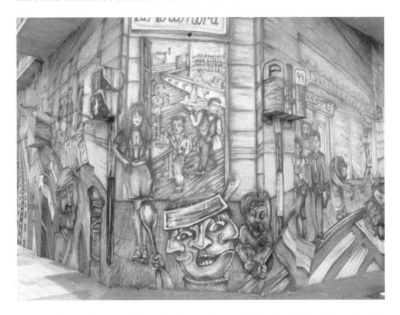

Wenn das Leben auf der Illusionsebene abläuft, findet keine konkrete Auseinandersetzung mehr statt, ein natürliches Geben und Nehmen kann auch schon deshalb nicht erfolgen, da keine konkreten Forderungen formuliert werden. Je stärker diese Lebensflucht betrieben wird, je fanatischer ist die Persönlichkeit, je weniger will sie die Realität zu ihrer Kenntnis nehmen (Augenmuskellähmungen). Wiederum sind es tiefe, nicht bewältigte Verletzungen, die einen Menschen dazu bringen, Weltflucht zu betreiben, damit die alte Verletzung nicht wieder gefühlt werden, bzw. bearbeitet werden muss. Das Idealbild der heilen Welt, des idealen Lebens, die beste Kommunikation die vorstellbar ist, tritt anstelle der älteren Verletzungen, die komplett ignoriert werden.

Repertorisierte Symptome

Nr.	R	Kap	Treffer	Symptom
1		SK	M#	203	APPETIT; fehlt (Appetitlosigkeit)
2		SK	ALG#	140	MÜDIGKEIT
3		SK	ALG#	139	MATTIGKEIT
4		SK	HU#	108	(Husten) ANFÄLLE; anfallsweise
5		SK	KS#	258	(Kopf)SCHMERZ
6		SK	EMP#	3	SCHMERZ; ziehend; rheumatisch
7		SK	ÄH#	70	(Hals) SCHWELLUNG; Orte; Drüsen
8		SK	B#	1	ENTZÜNDUNG; Lungen; links; Oberlappen
	8	SK	B#	2	ENTZÜNDUNG; Lungen; rechts; Oberlappen
	8	SK	B#	1	LUNGEN; Hepatisation; rechts; Oberlappen
9		SK	B#	17	LUNGEN; Kavernen
10		SK	B#	93	ENTZÜNDUNG; Lungen
11		SK	FI#	5	CONTINUA; nachts; Temperatur steigt sehr hoch
12		SK	EX#	1	HAUTAUSSCHLÄGE, Orte; Beine; Knoten, rötliche, harte
13		SB	ATM#	40	LUNGE; Entzündung; Pleuritis
14		SK	ÄH#	70	(Hals) SCHWELLUNG; Orte; Drüsen
15		SD	LOK#	25	LOKALISATION; Blut; Drüsen; LYMPHDRÜSEN; Entzündung
	15	SS	ALG#	33	ENTZÜNDUNGEN; Lymphangitis
16		SK	AW#	1	(Auswurf) KONSISTENZ; verkalkte Tuberkel

Nr.		R	Kap	Treffer	Symptom
17		SK	G#	233	(Gesicht) FARBE; blass
18		SK	HU#	18	HÜSTELN von stetem Reize
19		SD	LOK#	20	ATMUNG; Keuchend
20		SK	ATM#	259	ATEMNOT, Dyspnoe
21		SK	B#	2	LUNGEN; Atelektase
22		SK	B#	3	HERZKLOPFEN; Bewegung; heftiger oder schneller B., nach
23		SK	GM#	115	BENOMMENHEIT, Betäubung, Stupor
24		SK	ALG#	74	CYANOSE
25		SB	ATM#	54	BRONCHIEN; Bronchitis - Entzündung; akute
26		SD	LOK#	36	LOKALISATION; Milz; SCHWELLUNG, ENTZÜNDUNG
27		SK	HAS#	14	ROSEOLEN
28		SD	KON#	8	KONSTITUTION; Durchfall; MIT HIRNHAUTREIZUNG
29		SK	ALG#	116	ABMAGERUNG
30		SK	GM#	111	EMPFINDLICH, überempfindlich
31		SK	M#	177	ERBRECHEN; überhaupt; Erbrechen
32		SB	BEW#	46	NACKEN; Steifheit
33		SK	R#	49	(Rücken) KRAMPF; Opisthotonus
34		SK	A#	10	LÄHMUNG; einfache; Augenmuskeln
35		SK	ALG#	104	PULS; langsam
36		SK	GM#	77	NEURASTHENIE, Schwäche, Übermüdung des Geistes

Nr.		R	Kap	Treffer	Symptom
37		SB	ATM#	63	BRUST; Schmerzen; Sticheln, Reißen, Stechen, Schiessen
38		SK	HU#	26	(Husten) SCHMERZHAFT
39		SK	ATM#	2	(Atmung) GERÄUSCHE; Krächzen
	39	SK	ATM#	50	(Atmung) GERÄUSCHE; laut
40		SK	B#	53	ENTZÜNDUNG; Rippenfell
41		Kr	ALG#	2	Rippenfellverwachsungen - Schwarten
	41	Kr	ALG#	1	Rippenfellverwachsungen - Schwarten; gegen zurückbleibende Beklemmung und Atemnot
	41	Kr	ALG#	1	Rippenfellverwachsungen - Schwarten; mit Schmerzen an äußeren Seiten und im Rücken
42		SB	ATM#	4	LUNGE; Entzündung; Tuberkulose; Begleitsymptome, Zustände; Fibroid, Lungenfibrose
43		SB	ATM#	104	LUNGE; Entzündung; Tuberkulose; Phthisis pulmonalis, allgemeine Mittel

Auszug aus der Repertorisationsmatrix

Weitere mögliche Ausleitungsmittel für die BCG-Impfdeblockierung.

Med / Symp	Trf	Wrt	RelA	1	2	3	4	5	6	7	8	9	10	11	12	13	14	15	16	17	18
phos	29	68	97	3	3	2	1	3	.	2	.	3	3	.	.	2	2	.	.	2	1
sulf	27	71	76	3	3	2	2	3	.	3	.	2	3	.	.	3	3	3	.	3	.
bry	27	61	132	2	2	1	1	3	.	.	.	.	3	2	.	3	.	.	.	2	.
bell	26	61	102	1	1	2	3	3	.	3	.	.	2	3	.	2	3	3	.	2	.
rhus-t	26	50	111	3	2	2	.	2	.	3	.	.	3	1	.	2	3	3	.	2	.
sil	24	60	99	3	3	3	1	3	.	3	.	3	2	.	.	2	3	3	.	2	.
calc	24	57	90	3	1	3	2	3	.	3	3	3	2	.	.	.	3	.	.	3	.
ars	24	56	89	3	2	2	2	3	.	.	.	.	3	.	.	3	.	3	.	3	.
puls	23	53	84	3	3	1	3	3	.	2	.	1	3	.	.	.	2	.	.	2	.
merc	23	48	98	2	3	2	1	3	.	3	.	.	3	.	.	3	3	3	.	2	.
acon	23	48	137	2	1	3	1	1	.	.	2	.	3	.	.	3	.	.	.	2	.
kali-c	23	47	120	1	1	2	2	2	.	3	.	3	2	.	.	3	3	.	.	2	1
nux-v	22	51	83	3	3	3	3	3	.	.	.	.	1	.	.	.	.	.	.	2	.
sep	22	48	81	3	3	2	3	3	.	2	.	1	3	.	.	2	2	.	.	3	.
lach	22	48	102	1	3	3	2	3	.	2	.	.	2	.	.	.	2	3	.	2	1
chin	22	48	124	3	1	3	2	3	.	.	.	1	2	.	.	2	.	.	.	3	.
nit-ac	22	43	121	1	1	1	1	3	.	2	.	2	2	.	.	2	.	.	.	2	.
ant-t	22	41	264	1	2	2	.	1	.	1	.	.	3	.	.	2	1	.	.	3	.
lyc	21	50	76	3	3	2	1	2	.	3	.	2	3	.	.	3	.	.	.	3	.
hep	21	43	134	1	2	2	3	2	.	2	.	.	3	.	.	2	2	3	.	.	.
carb-v	21	43	127	2	2	2	3	2	1	2	.	1	3	.	.	.	2	1	.	3	.
nat-m	20	42	84	3	3	2	1	3	.	2	.	.	2	.	.	.	2	.	.	3	.
cupr	20	42	231	1	2	3	3	2	.	1	.	.	2	.	.	.	1	1	.	3	.
jod	20	38	200	2	.	1	1	2	.	2	.	.	2	.	.	3	2	1	.	2	.
hyos	20	38	177	1	2	1	3	2	.	.	.	.	2	2	.	.	.	.	.	2	.
agar	20	31	148	2	1	.	2	1	.	2	.	.	2	.	.	.	2	.	.	1	.
apis	19	40	167	1	.	3	.	3	.	2	.	.	2	.	.	3	2	3	.	2	.
chel	19	38	181	3	3	2	2	1	1	.	2	.	3	.	.	.	.	.	.	2	.
ferr	19	37	179	3	3	3	1	2	.	1	.	.	2	.	.	.	1	.	.	3	.
con	19	36	115	2	2	3	2	1	.	2	.	.	2	.	.	.	2	.	.	2	.

Charakteristische Arzneien

Arzneimittel	Psychologische Bedeutung
Arsenicum album	Existenzangst, lieber sterben, als sich verändern
Arsenicum jodatum	Überzeugung lebenslang nie ernährt und geliebt zu werden
Bryonia alba	Festhalten an Normen und Traditionen, da die Individualität noch nicht entfaltet ist
Kalium carbonicum	Ignoranz der eigenen Bedürfnisse
Sanguinaria canadensis	Glaubt, am Leben nicht mehr teilnehmen zu dürfen
Stannum metallicum	Nicht erlaubter Lebensgenuss

Typische Lebenssituationen

Der Drang, eine oft familiär übernommene Struktur für sich als richtig zu idealisieren. Die Individualität muss hinter der übernommenen Struktur zurückstehen. Die Flucht vor der als hart empfundenen Realität; der Mensch resigniert lieber, anstatt die Eigenverantwortlichkeit auch gegen mögliche Widerstände zu übernehmen.

Die Illusion wird der Wirklichkeit vorgezogen. Der Patient flüchtet sich in eine Illusionswelt und erträumt sich eine künstliche Realität, in der Verantwortung und Individualität unbewusst abgelehnt wird. Flucht und Resignation vor der als hart empfundenen Realität scheint einfacher, als die Eigenverantwortlichkeit auch gegen mögliche Widerstände zu übernehmen. Das Negative und die Aggression im Leben werden abgelehnt und zum "nicht vorhanden" erklärt. Durch die einseitige Polarisierung wird der vernachlässigte Pol im Unbewussten aktiv und äußert sich als Krankheit.

Die Impfung prägt und fixiert die obig beschriebene Thematik. Der Mensch setzt sich nun, fast zwanghaft, mit dem Thema auseinander. In diversen Erlebnissen wird er obigem Thema begegnen, bis es als körperliche Störung in Form von Symptomen in das Bewusstsein kommt.

Verhaltensmuster

Basierend auf der Resignation des Pockenterrains und der scheinbaren Unverletzbarkeit der Diphtherie wird jede Art von Konflikten vermieden. Die Flucht in die Illusion, in eine selbst gebaute Vorstellungswelt scheint der einzige Weg zu sein, das Leben zu meistern. Die Realität wird voller Gewalt und Hoffnungslosigkeit empfunden. Unvereinbare Interessenkonflikte, zum Beispiel zwischen Eltern und Kind, werden permanent überspielt.

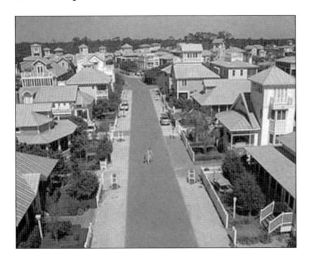

Es erfolgt eine scheinbare Anpassung, ohne dass Kritik offen geäußert wird. Diese wird oft nur Dritten gegenüber offenbart, so dass keine wirkliche Konfliktlösung zwischen den Betroffenen erfolgen kann. Die eigene Anpassung und die Befürchtungen bezüglich einer weiteren Verschlechterung der eigenen Position sind zu stark als dass man den Mut zu offener Konfrontation mit anderen oder mit sich selbst aufbringen will.

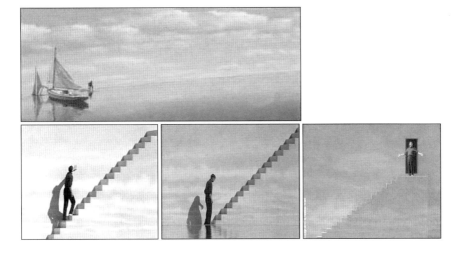

Mögliche Reaktionen auf den Impfstoff

Impfstoffe

Bacillus Calmette-Guerin, ein Rindertuberkulose-Bakterium

Gebräuchliche Zusatzstoffe

- Aluminiumhydroxid
- Formaldehyd
- Natriumchlorid
- Thiomersal

Symptome, Neben- und Nachwirkungen

- Abklopfgeräusch (gedämpft)
- Absiedlungen in Organen (hirsekorn-
  bis erbsengroß)
- Abwehrschwäche (körperliche
  seelische Belastungen)
- Albuminurie (Eiweiß im Urin)
- Allergie gegenüber Tuberkulin (als
  Rötung Schwellung)
- Appetitlosigkeit
- Atelektase (Luftleere in den Lungen)
- Atemeinschränkung
- Atemgeräusch (abgeschwächt
  aufgehoben leise)
- Atemgeräusch (feucht rasselnd)
- Atemnot
- Atmung (keuchend)
- Atmung (oberflächlich beschleunigt)
- Atmungsschmerzen (stechend)
- Augenbindehautentzündung
- Augenmuskellähmung
- Ausschwitzung mit Entzündung
- Auswurf (eitrig blutig)
- Auswurf (vermehrt bröckelig)
- Auswurf enthält Tuberkulosebakterien
- Bauchraumentzündung
- Beine gebeugt (sofort nach Aufsetzen)

- Benommenheit
- Bindegewebekapseln
- Bindegewebeverkalkung
- Bindegewebevernarbung
- Bindegewebsadhäsionen
  (strangförmige Verklebungen)
- Bindegewebsverklebungen
  (strangförmig)
- Bindegewebswucherungen
- Blässe
- Blut (Auflagerung von Faserstoff
  Fibrin)
- Blut husten (hellrot; oft schaumig)
- Blut spucken (hellrot; oft schaumig)
- Blutsenkung (beschleunigt erhöht)
- Bronchitis (chronisch)
- Bronchitis-Atemgeräusche
- Brustschmerzen (druck-
  klopfempfindlich)
- Brustwandverziehung
- Dünndarmlymphknoten, Veränderung
  der
- Dyspnose (Atemnot)
- Emphysem (Lungenblähung)
- Entzündungen im Gesicht-Hals-
  Nacken-Bereich

- Erbrechen
- Exsudat (Entzündung mit einhergehender Ausschwitzung)
- Fieber (gleich bleibend hoch)
- Fieber (hoch)
- Gefäßbandverziehung
- Gehirn-Rückenmark-Flüssigkeit (erhöhter Druck; erhöhte Zellzahl; Eiweißvermehrung; Zuckerverminderung)
- Gelenkabsiedlungen -herde
- Gelenkentzündungen
- Geschlechtsorganabsiedlungen -herde
- Geschlechtsorganentzündungen
- Geschwulstbildungen
- Gewebsreaktionen (exsudativ produktiv)
- Gewebsuntergang (käsig)
- Gewichtsabnahme
- Halsgeschwülste
- Halslymphknotenschwellung
- Halslymphknotenvergrößerung
- Hämoptyse (Blut spucken)
- Hautentzündungen
- Hauterkrankungen
- Hautknotenbildungen
- Hautrötungen
- Hautverfärbung (bläulich)
- Herdbildung an Organen
- Herzjagen
- Herzschlag (beschleunigt)
- Herzschwäche
- Herzverziehung
- Hiluslymphknotenvergrößerung
- Hirnhautentzündung
- Hirnnervenlähmung
- Hustenanfälle
- Hustenreiz
- Kavernenbildungen
- Knochenabsiedlungen -herde
- Knochenentzündungen
- Knötchenbildungen
- Kopfschmerzen
- Lagerung auf gesunder Brustseite zur leichteren Atmung
- Lähmungen
- Leberentzündung
- Leberknötchenbildung
- Leibschmerzen
- Leukopenie (Verminderung der Leukozyten mit Linksverschiebung)
- Leukozytose mit Linksverschiebung
- Luftröhrenastentzündung
- Luftröhrenlymphknotenentzündung
- Lungenabsiedlungen -herde (meist doppelseitig)
- Lungenblähung
- Lungenentzündung (käsig)
- Lungenfell (schmerzempfindlich)
- Lungenfellvereiterung
- Lungengewebeentzündung
- Lungenherd (kirsch- bis pflaumengroß Nähe Schlüsselbein)
- Lungenherd verkäsend (erbsen- bis haselnussgroß)
- Lungenhiliusvergrößerung (knotig)
- Lungenknötchenbildung
- Lungenoberlappen-Primärkomplex (meist einseitig)
- Lungenschrumpfung (narbig)
- Lungenverziehung
- Lungenwurzeln (nach oben gerafft)
- Lymphbahnenentzündung
- Lymphknotenentzündungen
- Lymphknotenkapseln
- Lymphknotenmasse in der Blutbahn
- Lymphknotenrötungen
- Lymphknotenschwellung (schmerzhaft)
- Lymphknotenverkalkung
- Lymphknotenvernarbung

- Lymphopnie (Verminderung der Lymphozyten)
- Magen-Darm-Entzündung
- Magensaft enthält Tuberkulosebakterien
- Mandelentzündung
- Mattigkeit
- Mesenteriallymphknoten (vergrößerte Lymphknoten im Dünndarm)
- Metastasen (auf der Haut im Augenhintergrund in der Lunge)
- Milzentzündung
- Milzknötchenbildung
- Milzschwellung (weich)
- Müdigkeit
- Mundhöhlenentzündung
- Mundhöhlenrötung
- Nachtschweiß
- Nackensteifheit
- Nebennierenabsiedlungen -herde
- Nebennierenentzündung
- Nierenabsiedlungen -herde
- Nierenentzündung
- Opisthotonus (Rückenmuskulatur rückwärts gebeugt)
- Organentzündungen (im Bauchraum)
- Organgewebeentzündung
- Organveränderungen (entzündlich)
- Pleuritis exsudativa (feuchte Rippenfellentzündung)
- Pleuritis sicca (trockene Rippenfellentzündung)
- Pneumonie (Lungenentzündung)
- Reizhusten (stechend)
- Rheumatische Beschwerden
- Rippenfell (rauh)
- Rippenfellabsiedlungen -herde
- Rippenfellentzündung
- Rippenfellreizung
- Rippenfellvereiterung
- Rippfellentzündung (feucht)
- Rippfellentzündung (trocken)
- Roseolen
- Rückenmuskulaturverkrampfungen
- Schleimhautentzündungen
- Schleimhautknotenbildungen
- Schleimhautrötungen
- Schleimhautschwellung
- Schleimhautveränderungen
- Sputum (Auswurf)
- Temperatur (leicht erhöht)
- Temperaturerhöhung (mäßig bis leichtes Fieber)
- Überempfindlichkeit (allgemein)
- Unterernährung
- Unterschenkelbeschwerden (zum Beispiel Knotenbildungen)
- Unterschenkeldruckschmerzen
- Unterschenkelentzündung
- Unterschenkelknoten (rötlich blau)
- Unterschenkelrötung
- Urinveränderungen (eiweißhaltig)
- Wirbelsäulenverziehung
- Zwerchfellabflachung
- Zwerchfelltiefstand
- Zwerchfellverziehung
- Zyanose (bläuliche Hautverfärbung)

Sollten sich oben genannte Symptome unter Gaben homöopathischer Arzneien nur kurzfristig bessern oder in kurzen Zeiträumen immer wieder auftreten, ist die Wahrscheinlichkeit einer Impfblockade kaum auszuschließen. Diese gilt es aufzulösen. Die Gabe der Impfstoffnosode in Verbindung mit dem oder den zusätzlich notwendigen Einzelmitteln ist in der Regel Erfolg versprechend.

Impfdeblockierung - Erfahrungen und Hinweise

Die Tuberkuloseimpfung scheint zu bewirken, dass Menschen die in ihren Idealen und Vorstellungen fest gefangen bleiben. Wenn die Realität sie jedoch einholt, verläuft die Reaktion gemütsseitig, emotional wie auch körperlich sehr aggressiv. Die Aggressionen dienen alleine dazu, Ideale und Vorstellung festzuhalten. Sie werden nicht erzeugt, um die existierenden Konflikte zu bewältigen. Die Konflikte sind uninteressant, werden ignoriert, die Vorstellungsbilder sind das jenige, was geschützt werden muss und soll.

Aus diesem Grund ist es die schwierigste Aufgabe, einen Patienten aus seiner Phantasie- und Vorstellungswelt herauszuholen. Schon bei kleinen Kindern ist dies sichtbar. Müssen sie beispielsweise in die Schule oder schon frühzeitig in den Kindergarten und es treten dabei Konflikte auf, ziehen sie sich häufig zurück in ihre Phantasiewelt und wollen in Ruhe gelassen werden. Auch in der Welt der Erwachsenen ist dieser Zustand deutlich in Imagebildern und Vorstellungen, die oftmals an das Märchen „des Kaisers neue Kleidung" erinnern, wieder zu finden.

In der homöopathischen Therapie wird oft die miasmatische Behandlung eingesetzt, um tiefe auch erbgenetische Probleme zu lösen. Ein wesentliches Miasma ist das der Tuberkulose. Allerdings wird dieses Miasma nach wie vor immer wieder manifest in Erscheinung treten, auf körperlicher oder auch auf seelischer Ebene, wenn die BCG-Impfentgiftung übersehen wurde. Auf der körperlichen Ebene ist die BCG-Impfblockade besonders an dem Erscheinen der Symptome des Arzneimittels Kalium carbonicum - „Ignoranz der eigenen Bedürfnisse" zu erkennen.

Ob es sich dabei um Ischias, um Ängste usw. handelt spielt keine Rolle. Die BCG-Impfstoffnosode und Kalium carbonicum sind äußerst hilfreich, um einen Menschen in die Realität zu führen. Ein anderes wesentliche Arzneimittel finden wir in Arsenicum jodatum - „Überzeugung ein Leben lang nie ernährt und geliebt zu werden". In diesem Zusammenhang wird die Aufgabe, uns als Menschen zu individuellen Wesen zu entwickeln, völlig missverstanden.

Das Gefühl nie geliebt zu sein, bringt die Persönlichkeit dazu, sich zu separieren, allerdings immer mit einem Verletzungsgefühl, von anderen nicht geliebt zu sein. Bin ich als Persönlichkeit dazu gezwungen geliebt zu werden, wird der Weg zum eigenen Individuum blockiert sein. Es gibt Menschen die zu mir passen und es gibt Menschen, die nicht zu mir passen. Dies entspricht natürlichen Organsystemen, in denen die einzelnen Zellen sich gegenseitig ernähren können und miteinander kommunizieren. Eine Gesäßzelle und eine Gehirnzelle wird dies nicht unbedingt tun.

Eine weitere, wichtige homöopathische Arznei, die zur Tuberkuloseimpfentgiftung fast zwingend dazugehört, ist Stannum metallicum, das Zinn - „der nicht erlaubte Lebensgenuss". Patienten, die von dieser Thematik belastet sind, manifestieren sich nicht nur Idealzustände, sondern sie „pflegen" ihre traumatischen Erlebnisse, wie zum Beispiel Kriegssituationen, alte Schocks usw.. Aus diesen fixierten Erlebnissen heraus beweisen sie sich täglich, dass es den angestrebten Idealzustand nicht gibt und es überhaupt keinen Sinn macht sich mit der Realität und den Konflikten auseinander zusetzen.

Um überhaupt existieren zu können, werden alle Ideale im tiefsten Herzen als nicht erfüllbar angesehen werden, in diesem Lebensgefühl wird die Tradition sehr wichtig. Dies geschieht über das Arzneimittel Bryonia alba „Festhalten an Normen und Traditionen, da die Individualität noch nicht entfaltet ist". Je fester der Glaube an Tradition ist, je mehr Sicherheit benötigt wird um existieren zu können, desto deutlicher handelt es sich um die Tuberkulose und/oder um die BCG-Impfung, deren Folgen nicht bewältigt sind.

Die BCG-Impfung zu entgiften ist eine der wesentlichsten Aufgaben, um einen Menschen überhaupt auf die reale Ebene zu bringen damit er sich mit Konflikten auseinander setzt und sein Leben und seine Möglichkeiten erkennt. Die BCG-Impfdeblockierung ist wesentlich um die wichtigen spirituellen Fähigkeiten entwickeln zu können. Während der Tuberkulose- oder BCG-Vergiftung werden die Möglichkeiten der Idealzustände erträumt, nach der Impfdeblockierung wird es möglich, sich die eigenen Fähigkeiten frei gestalten zu können. Der Weg zur Spiritualität wird bodenständig und umsetzbar.

Im Folgenden aufgeführt die am häufigsten vorkommenden, empfohlenen Ausleitungsmittel für die Tuberkulose:

Ausleitungsmittel	Psychologische Bedeutung
Kalium carbonicum	Ignoranz der eigenen Bedürfnisse
Arsenicum jodatum	Überzeugung ein Leben lang nie ernährt und geliebt worden zu sein
Stannum metallicum	Der nicht erlaubte Lebensgenuss
Bryonia alba	Festhalten an Normen und Traditionen, da die Individualität noch nicht entfaltet

Mentale Arzneimittelprüfungen

BCG - Proband/in 1 – C 10.000

Ich verspüre leichte Magenschmerzen, erkenne vor dem inneren Auge eine tiefdunkle Umgebung. Ich bin in einem Haus, indem es stockfinster ist. Dieses Haus kann ich sowohl von außen als dunkle Silhouette wie auch von innen wahrnehmen. Ich stehe im Zimmer, habe kaum Mut vorwärts zu gehen. Immer wieder ertappe ich mich beim Betrachten von außen und verweigere damit den Anblick des Hauses von innen. Jetzt habe ich den Trick gefunden: das dritte Auge lässt sich wie eine Lampe ausschalten. Ich fühle mich wie ein Untertage-Arbeiter mit Lampe und Helm. Ich stehe mit anderen Personen um einen Tisch herum, wir haben eine Landkarte vor uns und beratschlagen etwas. Wir wollen an einen bestimmten Ort, da ist jemand gefangen, sitzt in einem unterirdischen Kerker. Wir fassen einen Plan zur Befreiung dieser Personen, es ist ein Kind.

Diese Szene wechselt, ich sehe mich jetzt selbst als Kind in diesem halbunterirdischen Loch, über dem eine Art Käfig gebaut ist. Meine Haartracht ist wie die als Kind, die Zöpfe sind um den Kopf gebunden. Ich trage ein Kleidchen und einen Schürze, bin vier Jahre alt. Ich lebe mit der inneren Gewissheit, dass mich gleich jemand rausholt. Wieder komme ich als Grubenarbeiter zu diesem Kerker, umrunde ihn und finde keinen Eingang, keine Tür.

Mit kommt der Gedanke, dass man von oben hinein müsste. Tatsächlich ist oben eine unverschlossene Klapptür aus Gitterstäben. Wenn ich da jetzt hineingehe, wie komme ich dann wieder heraus? Ich nehme ein langes, dickes Tau, mache eine Schlinge und teile dem Kind mit, dass es sich diese um die Taille binden soll. Jetzt teilt sich das Bild in zwei Bilder, die sich überlagern. Das eine Kind tut es und lässt sich von mir herausziehen. Ich ziehe diesen „willigen" Anteil des Kindes hoch. Als das geschafft ist, nehmen wir uns in die Arme und werden eins. Im zweiten, überlagernden Bild bleibt das Kind freundlich lächelnd sitzen. So sitzt der Anteil des träumenden Kindes immer noch im Kerker. Dieser Prozess wiederholt sich häufig, immer wieder wird ein williger Anteil herausgeholt und der träumende bleibt. Als das träumende Kind sich auch bewegen will, erscheint die Mutter mit erhobenem Zeigefinger sagt: Du bleibst da drin, das ist zu deinem und meinem Schutz! Dieser Satz reißt das Kind aus den Träumen, es wird stinksauer und tobt.

Nun werfe ich das Seil nochmals herunter und auch dieses Kind lässt sich herausziehen. Der Kerker ist leer. Die Frau, die Mutter fällt in sich zusammen und sitzt plötzlich selbst im Käfig. Ich frage, ob ich nun auch sie herausziehen soll, aber sie starrt nur apathisch in eine Ecke. Nichts bewegt sich. Ich nehme den letzten Teil des Kindes an die Hand und wir gehen davon. Alles ist immer noch dunkel und geheim.

Erst als wir das Haus verlassen, ist es draußen Tag und helle Sonne. Wir treffen eine alte Frau, eine Großmutter und das Kind erzählt ihr, was alles vorgefallen ist. Sie streichelt das Kind über den Kopf und sagt: Hast du gut gemacht und jetzt bist du frei! Das Kind hüpft vor Freude, springt mir auf den Arm und ist nun mit mir vereinigt. Tief in meinem Innern verändert sich ein Gefühl, wird freudiger und der Anteil den ich als fehlend wahrgenommen habe, ist ausgeglichen.

Ich schalte jetzt die Lampe auf dem Kopf aus, weil diese völlig unnötig ist, denn die Sonne scheint. Ich wandere aus dem Ort hinaus in den Wald hinein. Es ist so als würde ich die Umgebung völlig neu entdecken, eine ganz neue Qualität von Gefühl und Wahrnehmung ist entstanden. Ich pflücke Beeren und genieße deren Geschmack. Ich stutze und frage mich, ob ich nicht jener Frau, die meine Mutter war, helfen müsste. Ich denke nach, ob ich zurückgehen soll, beschließe dann aber, dass sich meine Mutter selbst retten muss. Dennoch erzeugt dieser Gedanken immer wieder Unwohlsein, während mir die Ratio etwas anderes sagt. Ich nehme eine Schere und durchtrenne das Band des inneren Zweifels. Ich gelange in einen Stadt, finde Freunde, lasse mich nieder. Dennoch kommt dieses Gefühl zu meiner Mutter immer mal wieder. Immer wieder muss ich es erneut abschneiden um bei mir bleiben zu können.

BCG - Proband/in 2 - C 10.000

Zuerst sehe ich nur Wolken und Dunst über dem Meer. Vögel stürzen sich ins Meer und jagen Fische. Auch unter Wasser holen sie sich ihre Beute. Ich kann mich jetzt selbst wie der Vogel im Wasser bewegen und spüre die Jagdlust. Der Vogel fliegt auf einen Baum am Strand und frisst die Fische ziemlich schnell. Ich kann den Fisch riechen und spüren, dass sich der Magen füllt und wie der Vogel oder ich das Überflüssige ausscheiden. Auf der Ebene der Tiernatur empfinde ich große Verbundenheit mit der Instinktnatur.

Es ist einfach kein Denken, Grübeln usw. Der Vogel, eine Art Reiher, fliegt zur Wolkengrenze kann die Freude spüren. Die Kraft in den Flügeln ist körperlich spürbar. Es gibt nichts Abstraktes. Alle Wahrnehmung ist körpergebunden. Wenn ein gleichartiger Vogel vorbeifliegt spüre ich ihn, ohne ihn zu sehen. Es ist meinesgleichen und ich fühle mich verbunden. Es liegt eine Betonung auf der oberen Körperfläche von der Taille aufwärts. Im Flug brauche ich keine Beine. Ich fliege in klarer Ausrichtung mit dem Kopf nach vorn. Und wieder diese Jagdlust beim Sturz ins Wasser um Beute zu machen. Alles ist zutiefst befriedigend. Jetzt fliegt der Vogel höher als er es gewohnt ist, sehr hoch. Es ist wie das Gefühl, eine Grenze auszuloten. An irgendeinem Punkt führt ihn sein Instinkt in die gewohnte Atmosphäre zurück. Dennoch sucht er immer wieder die Grenze auf und landet immer ein Stückchen weiter dahinter in dem für ihn neuen Raum.

Immer wenn er den neuen Raum berührt, wenn diese Grenze überschritten wird, entsteht das Gefühl des Mutierens. Es schien erst als ob die Federn sich anders färben. Mit jedem Mal wenn er die Grenze überschreitet verändert sich auch sein Gefühl von Gewohntem. Die alte Beutelust verändert sich, als würde sich das körperliche Bewusstsein verändern. Er spürt es in anderer Weise wie bisher.

Eine neue Identität entsteht. Das Gefieder ist heller, ähnlich einem Storch. Er nimmt seine Artgenossen entfremdet wahr. Es entsteht das Bedürfnis, die Gegend, in der er gelebt hat, zu einer bestimmten Jahreszeit zu verlassen. Jetzt sehe ich ihn in ein weit entfremdetes Gebiet wegfliegen. Ich sehe viele Störche und jener Vogel kreist suchend über die anderen „Gegend": Gehöre ich hierher, stimmt der Platz? Dann lässt er sich in der Nähe eines Flussufers nieder. Es schaut so aus, als ob er sich hier orientiert um zu bleiben. Er schaut was passiert. Gibt die Gegend auch Nahrung, ist sie freundlich oder feindlich gesonnen? Er findet heraus, was er braucht, was ihm schmeckt. Jetzt kommen die anderen Vögel die ähnlich aussehen. Ein Paarungsverhalten findet statt. Gefühle von Ausprobieren, das Alte, Gewohnte ist nicht mehr vorhanden. Es scheint jetzt so weiter zu gehen, so dass er beschließt, an dieser Stelle zu leben bis der Punkt kommt, wo neue Grenzen ausprobiert werden.

BCG - Proband/in 3 - C 10.000

Ich spüre ein Bizzeln, meine Augenlider werden unruhiger. Ein Druck im Bereich meiner Kehle macht sich bemerkbar. Ich spüre Druck, außerdem ein Brennen im dritten Auge. Vor mir erscheint ein flaches Gesicht. Die Augenbrauen sind schräg gestellt. Mein drittes Auge pulsiert. Sein Mund ist ein richtiger Spiegel, wie eine dunkle Wasseroberfläche. Ich habe ein flaues Gefühl. Das Gesicht hat mich angefaucht und sich die Lippen geleckt. Alles ist in rot getaucht, als läge ein Schleier darüber.

Das Gesicht sieht sich jetzt selbst, es hat sich zur Seite gedreht. Die Fratze betrachtet sich, wie Stirn an Stirn. Mein flaues Gefühl hat sich aufgelöst, da die Fratze jetzt alles mit sich ausmacht. Nun sehe ich einen Hügel mit einer Straßenlaterne. Eine Stabpuppe tanzt um den Laternenpfahl. Sie wird nicht bewegt, sondern hat sich selbst in der Hand.

Ich würde sie gerne motivieren, doch ich habe Angst davor. Ich vermute sie könnte mit den Stäben auf mich losgehen. Ich habe Angst, dass sie mir diese Stäbe ins Kreuz haut. Ich will weglaufen, doch ich kann nicht, diese Puppe flitzt wie ein Kobold hinter mir her. Plötzlich befinde ich mich auf einem grünen Pferd mit roten Augen. Es sieht aus wie in der Ausstellung „Körperwelten". Diese Gestalten haben von sich aus schon ein bestimmtes Licht, die Muskeln sind eklig grün.

Nun steige ich selbst in den Sattel. Wir verschwinden im dunklen Nichts, ohne Bodenkontakt. Mit der Beschleunigung werden wir immer dünner, wie ein Wurm. Jetzt bin ich weg, wie eingesaugt, wie eine Spaghetti, und tschüss. In einem Loch befinde ich mich mit diesem Pferd, wie ein Regenwurm bin ich verschwunden. Wir kommen nun aus einer dunklen transparenten Kugel, wir sind jetzt im Universum.

Ich kann die Sterne sehen, wir treiben ins Nichts. Ich selbst bin jetzt kein Wurm mehr. Ich nutze ihn wie eine Nackenrolle. Der Wurm würde bestimmt gerne seinen eigenen Weg gehen. Es ist aber gleichgültig, ob wir gemeinsam gehen, der Wurm will nach rechts, ich möchte nach links. Und tschüss! Jetzt wird es heller, der Wurm verschwindet in der hellen Milchstraße, nach links. Links ist es hell, rechts ist es garstig, gruselig, wie Lava. Eine Biegung ist hell, weich und angenehm. Wie ein zweifarbiger Reißverschluss, das eine Ende möchte nach rechts, das andere nach links.

Dieser Reißverschluss möchte sich teilen. Ich versuche, ihn wieder und wieder zusammen zu bekommen. Es ist sehr anstrengend. Die dicke Trennungsnaht ist jetzt grau. Wir sind jetzt aber wieder zusammen in einem leberwurstgrauen Raum. Er ist wieder eins. Wir haben keinen Darm um uns herum, wie gewöhnliche Wurst. Es ist unklar, wabbelig, eine undefinierbare, durch gemahlene Masse. Es ist eine heraus gelöste Struktur, die sich neu finden muss. Die graue Masse befindet sich in einem Gefährt, dessen Zündschlüssel steckt. Der Zündschlüssel ist nun umgedreht, die Masse verkrustet.

Das Auto sieht aus wie ein Oldtimer, Fensterscheiben hat er nur auf der Fahrerseite, er fliegt durch das Universum. Niemand sitzt aber hinter dem Steuer. Der Mond taucht auf, das Auto wird angestrahlt. Das Auto biegt in die Umlaufbahn ein, es entfernt sich langsam. Zwei Holzspäne kringeln sich wie Löckchen, eines nach rechts, das andere nach links. Irgendetwas kommt von oben herunter, es teilt sich. Wenn eins weg ist, kommt das Neue von vorn. Dort sitzt ein kleiner Buddha, von dem diese Teilungen kommen.

Um ihn herum befindet sich eine Art Regenbogen. Fies, es ist nur die Puppe mit vielen Stäben. Diese Stäbe und die Puppe sehen aus wie ein Insekt. Er ist dunkel, will mit den Füßen nach mir greifen. Er will aus seiner Seifenblase raus, wie ein Käfer dreht er sich und lässt die Seifenblase platzen. Der Käfer verschwindet nach rechts. Am meinen Ohr piepst es plötzlich. Es ist, als wäre der Käfer in mir. Als wäre er durch mein rechtes Auge hinein und durch mein Ohr wieder heraus gekommen.

Die Seifenblase ist noch aktiv. Hinter dem Buddha befinden sich viele Flammen. Die Farben greifen nach hinten und holen sich Geschosse. Er ist ein großes Rundes und wird zur Stabpuppe usw.. Eine dunkle, kleine Figur hinterlässt die vielen Farben. Buddha will mich auf etwas aufmerksam machen. Ich weiß schon, was er will. Er will sich mit mir vereinigen. Ich gehe also hin, sehe wie es oben ist, wenn wir uns treffen. Es fühlt sich an wie Wasserringe, wie ein schönes Pulsieren. Jetzt fühlt es sich wirklich gut an. Meinem Magen und meinem Nacken geht es ebenfalls gut. Vom Solarplexus ausgehende pulsiert alles. Nun sitze ich an dem Platz des Buddhas. So kuschelig soll es bleiben.

Deutung der Mentalen Arzneimittelprüfungen

In der ersten Arzneimittelprüfung von Tuberkulose geht die Probandin in ihr eigenes Inneres und findet ein Kind in einem Kerker vor. Es ist ihr eigenes inneres Kind, das dort gefangen ist und dass sie nun retten möchte. Aber ein Teil dieses inneren Kindes hat sich verpflichtet, hat eine Verantwortung, eine Illusion auf sich genommen, der es treu bleiben möchte. So schafft es die Probandin, in kleinen Teilabschnitten immer wieder Anteile von sich selbst zu integrieren.

Der blockierende Teil, der die Verpflichtung übernommen hat, konfrontiert sich letztendlich mit der eigenen Verpflichtung, nämlich einem Versprechen, einer Verantwortung der eigenen Mutter gegenüber. Als die Mutter den Anteilen des inneren Kindes verbietet, sich zu befreien, in dem Augenblick kann das innere Kind wütend werden und in der Wut die Verpflichtung, die innere Grenze endgültig überschreiten. Da die Mutter anschließend in einem Käfig sitzt, zeigt sich, dass das Kind Anteile der Mutter übernommen und Energien für sie getragen hat, obwohl es sich hierbei eigentlich um eine Illusion handelt. Ein Mensch kann für einen anderen Konflikte oder Themen letztlich nicht lösen.

Diese quasi im zornigen Affekt entschiedene Tat, wird offensichtlich erst legalisiert, als die Großmutter eine Erlaubnis dazu gibt. Trotzdem ist die illusionäre Verpflichtung noch nicht gänzlich aufgelöst. Erst als die klare Entscheidung getroffen wird, nicht mehr so weiterzumachen und damit der Mutter die Verantwortung zurückzugeben, wird das Thema gelöst. Gelegentliche Rückfälle werden mental bewältigt.

In der zweiten Arzneimittelprüfung der Tuberkulose wird die Probandin zum Vogel. Die „Instinktnatur" dieser Vogelart ist klar definiert und Zugehörigkeit wird deutlich wahrgenommen. Irgendwann entsteht der Mut, sich artfremd zu verhalten und die Grenzen zu überschreiten. Damit geht allerdings auch ein Sicherheit- und Zugehörigkeitsgefühl verloren und es kommt zu einer Mutation in eine andere Art. Es entwickelt sich wieder ein Gefühl von Zugehörigkeit, bis weitere Grenzen überschritten werden und eine weitere Mutation stattfinden kann. Die schützende Sicherheit wird überschritten, es entsteht Neues, woraus wieder Sicherheit entsteht, die wiederum überschritten wird. In diesem Sinne scheint es weiter zugehen.

In der dritten Arzneimittelprüfung von Tuberkulose konfrontiert sich die Probandin mit einem unbewussten unerlösten Anteil, mit einer Fratze, die über einen Spiegelungsprozess integriert werden will. Eine weitere Konfrontation mit einem inneren Anteil, der als Stabpuppe erscheint, macht Angst und die Integration wird verweigert. Die Probandin flieht auf einem Pferd, welches sich ebenfalls als ihr innerer, männlicher herausstellt. Sie ist polarisiert, ein Pol möchte nach rechts, der andere nach links. Mit Mühe versucht sie die Pole zusammen zuhalten was ihr auch gelingt. Daraus entsteht eine neue Struktur. In neuer Mobilität fliegt sie ins Universum. Es kommt zu neuen Teilungen, die von einem Buddha ausgelöst werden.

Dieser Buddha ist das Symbol innerer Sicherheit und Stabilität. Offensichtlich machen ihr die Teilungen wiederum Angst, sie fühlt sich bedroht. Ihr Höheres selbst, ihr „Buddha" lebt den Impuls der Vereinigung. Als die Probandin sich darauf einlassen kann und fusioniert, kommt sie zur Ruhe und die Angst vor Teilung und Loslösung ist verschwunden.

Die drei Arzneimittelprüfungen beschreiben Entwicklungswege zu sich selbst. Der Weg zur Individualität führt über verschiedene Stufen, über Mutationen, Veränderungen, über den Weg von der Angst zur eigenen inneren Sicherheit, zum inneren Buddha und/oder zur Erlösung des inneren Kindes.

Psychologische Bedeutung

> - Die Flucht in die Illusion
> blockiert den Auseinandersetzungswillen und
> die Persönlichkeitsentwicklung -

Typhus

Erreger:	Salmomella enteritica Serova r typhi
Inkubationszeit:	10 - 12 Tage
Klassische Behandlung:	Antibiotika, symptomatische Behandlung

Symptome und Verlauf der Erkrankung

Der Typhus ist eine schwere bakterielle Infektionskrankheit, die mit Benommenheit, Darmgeschwüren, Milzschwellung, Hautausschlag und charakteristischem Fieberverlauf einhergeht. Etwa zehn bis zwölf Tage nach der Ansteckung treten Symptome wie

- Missstimmung
- Mattigkeit
- Kopfschmerzen,
- treppenförmig ansteigendes Fieber

auf.

Der Krankheitsverlauf erstreckt sich über vier Wochen, in denen Fieber und die Im Folgenden aufgeführten Veränderungen am Zentralnervensystem, an Haut- und Schleimhäuten, am Darm, an Milz, an Herz und Kreislauf und an den Atem- und Harnorganen beobachtet werden können.

Das Zentralnervensystem wird durch Gift geschädigt. Es treten Benommenheit, Teilnahmslosigkeit, Verwirrtheitszustände und motorische Erregungszustände auf. Die Apathie setzt gewöhnlich mit Beginn des gleich bleibend hohen Fiebers in der zweiten Woche ein, die Erregungszustände enden mit dem Abfall des Fiebers. Neben Bewusstseinsstörungen zeigen sich Klopfempfindlichkeit der Kopfschwarte, Nackensteifigkeit und Erbrechen sowie Schwerhörigkeit, entstanden durch die Giftschädigung der Gehörnerven.

Das Fieber steigt in der ersten Krankheitswoche langsam an, bleibt in der zweiten und dritten Woche auf gleicher Höhe von 40°C und fällt in der vierten Woche nachlassend in schwankender Fieberhöhe ab, wobei die Abendtemperatur 1 bis 2°C höher als die Morgentemperatur ist. Die Haut des Rumpfes zeigt Mitte bis Ende der zweiten Woche kleine rosarote Flecken (Roseolen), max. 5 bis 15 Fleckchen, die mit dem Absinken des Fiebers verschwinden. Die Haut ist gewöhnlich blass, trocken und heiß, die Lippen sind rissig. Auf der Zunge bilden sich trockene Borken. Rachen, Mandeln und Nasenschleimhaut sind zu Beginn öfter gerötet, Nasenbluten kann auftreten. In der Rekonvaleszenz fallen die Haare häufig aus, wachsen aber nach einigen Wochen oder Monaten wieder nach.

Durch Veränderungen im Darmkanal kommt es in den ersten zwei Wochen meist zu einer Verstopfung, in der dritten Woche häufig zu Durchfall (so genannte „Erbsenbreistühle"). Dieser Durchfall wird durch Veränderungen im unteren Abschnitt des Dünndarms, des so genannten Krummdarms (Ileums) hervorgerufen, wo Darmgeschwüre aus vorher entzündeten lymphatischen Organen entstanden sind. Bereits am Ende der ersten Woche ist die Milz vergrößert. Diese Milzschwellung bleibt bis in die Zeit der Genesung bestehen. Oft besteht auch eine Lebervergrößerung. Das Herz schlägt im Verhältnis zur Fieberhöhe zu langsam, etwa 80 bis 90mal in der Minute. In der zweiten Krankheitshälfte kann es durch Giftschädigung zur Herzmuskelentzündung (Myokarditis) kommen, wodurch der Puls unregelmäßig oder beschleunigt wird. Im Stadium der Abnahme führt die nachlassend (remittierend) schwankende Fieberhöhe zur Kollapsneigung mit Blutdruckerniedrigung und Pulsbeschleunigung.

In der ersten Krankheitswoche zeigt sich eine Schleimhautentzündung des Kehlkopfes (Laryngitis), die zu Heiserkeit, bellendem Husten und Atemnot führt. Ebenso eine Entzündung der Bronchien (Bronchitis), die leicht auf die Lunge und weiter auf das Brustfell (Pleura) übergreifen kann: eine Lungenentzündung (Bronchopneumonie) oder Brustfellentzündung (Pleuritis) entsteht. Der Auswurf enthält oft Typhusbakterien. Häufig bildet sich in der zweiten Krankheitshälfte eine Entzündung der Blase (Zystitis) oder eine Nierenbeckenentzündung (Pyelitis). Bereits in der zweiten Krankheitswoche werden im Urin Typhusbakterien ausgeschieden. In der zweiten Krankheitshälfte beherrscht zunächst die Benommenheit, dann ein schwerer allgemeiner Verfall das Bild. Oft treten Rückfälle (Rezidive) auf, meist in der ersten fieberfreien Woche. Auch bei noch bestehendem Fieber kann ein Rückfall („Nachschub") einsetzen.

Komplikationen und Folgewirkungen

Eine überstandene Typhuserkrankung führt zu weitgehender Immunität, Zweiterkrankungen sind jedoch möglich. Folgende schwerwiegende Komplikationen können auftreten.

- Durchbruch (Perforation) eines Darmgeschwürs
- Darmblutung.
- Örtliche Entzündungen, auch mit Bildung von Eiterhöhlen (Abszessen), an vielen Organen: Gehirn, Hirnhaut, Nieren, Lungen, Hoden, Vorsteherdrüse, Ohrspeicheldrüse, Schilddrüse, Gallenwege und Gallenblase, Knochenmark und Knochenhaut.

Bedeutung der Symptome

Symptom	Bedeutung
Missstimmung	Kommunikationsprobleme mit anderen
Mattigkeit	der Lebenskampf hat müde gemacht
Kopfschmerzen	emotionale Probleme sollen rational gelöst werden
Fieber ansteigend	Zorn baut sich auf
Teilnahmslosigkeit	das Leben und seine Konflikte ignorieren
motorische Erregung	kann die innere Disziplin nicht mehr meistern
hohes Fieber, gleich bleibend	chronischer Zorn
Kopfschwarte klopfempfindlich	das innere Kontrollzentrum ist hoffnungslos überfordert
steifer Nacken	hartnäckig, stur sein aufgrund von Erwartungsangst
Erbrechen	das Leben ist "zum Kotzen"
Schwerhörigkeit	die innere Stimme wird vor dem Außen geschützt
Hautausschläge am Rumpf	sein Leid zeigen

Symptom	Bedeutung
Haut trocken, blass, heiß	Emotionen sind verdrängt, unterschwelliger Zorn
Lippen rissig	unentschlossen in seiner Ausdrucksweise, will über Verletzungen nicht sprechen
trockene Borken auf der Zunge	verletzliche und verletzende Themen werden umgangen
Rachen gerötet	der Wunsch zu schreien wird diszipliniert
Mandeln gerötet	Wut, zuviel schlucken zu müssen
Nasenschleimhaut gerötet	Zorn, die eigene Persönlichkeit versteckt zu haben
Nasenbluten	durch Missachtung der Persönlichkeit die Lebensfreude verloren haben
Haarausfall	Verlust der Vitalität
Verstopfung	fürchtet sich, Kritik zu üben, lässt nichts mehr von sich raus
Durchfall („Erbsenbreistuhl")	Lebensangst
Darmgeschwür	nicht verarbeitete Aggressionsthemen machen sich bemerkbar
Milzschwellung	hält stur an Abhängigkeit und Verpflichtung fest
Lebervergrößerung	passt sich aus Furcht vor dem Leben anderen an
Herzschlag verlangsamt	geringer Lebensimpuls
Herzmuskelentzündung	Zorn, sich selbst nicht geachtet zu haben
Puls unregelmäßig oder beschleunigt	fühlt sich getrieben, treibt sich selbst
Kollapsneigung	möchte sich entziehen
Blutdruck niedrig	die lebende Leiche

Symptom	Bedeutung
Schleimhautentzündung des Kehlkopfes	versteckt seine ohnmächtige Wut, zeigt keine Aggression
Heiserkeit	will sich nicht mehr deutlich machen
Husten, bellend, mit Auswurf	als Eigenpersönlichkeit anerkannt werden wollen ohne „schleimen" zu müssen
Atemnot	Ablehnung des Lebens
Entzündung der Bronchien	Zorn über versteckte Differenzen in der Umgebung
Entzündung der Lunge	Zorn, weil Geben und Nehmen nicht im Einklang sind
Entzündung des Brustfells	Zorn über die selbst auferlegte Zurückhaltung
Blasenentzündung	sich nicht formulierter aggressiver Gefühle entledigen wollen
Nierenbeckenentzündung	Zornig, weil der Wunsch und Bedürfnis nach Zuwendung wurde nicht erfüllt
Fieber nachlassend, Höhe schwankend	Zorn lohnt sich nicht mehr

Symptom- und symbolsprachliche Zusammenhänge

Aus der Deutung der Typhussymptome ist abzulesen, dass die Erkrankten oder Geimpfte sich von den Anforderungen, die das Leben für sie bereit hält, überfordert fühlen. Notwendige Probleme oder Konfliktlösungen werden von Erwartungsängsten überschattet (steifer Nacken, Kopfschwarte klopfempfindlich). Schocksituationen und Enttäuschungen, aus denen ein Gefühl von Hilflosigkeit entstanden ist, sind vermutlich die Ursache für diesen Zustand.

Die Typhuserkrankten haben sich seelisch abgeschottet. Die Kommunikation mit dem Außen ist schwierig geworden (Schwerhörigkeit, gerötete Mandeln und Rachen). Wichtige Lebensthemen sind nicht verarbeitet (Darmgeschwüre) und bewirken Ängste.

Repertorisierte Symptome

Nr.		R	Kap	Treffer	Symptom
1	SS		GM#	289	MÜRRISCH, missmutig
2	SK		ALG#	139	MATTIGKEIT
3	SK		KS#	258	(Kopf)SCHMERZ
4	SK		FI#	19	REIZFIEBER; allmählich ansteigendes
5	SK		GM#	115	BENOMMENHEIT, Betäubung, Stupor
6	SK		GM#	146	TEILNAHMSLOSIGKEIT, Apathie, Gleichgültigkeit, Indifferenz
7	SS		GM#	42	VERWIRRT
8	SS		GM#	268	ERREGUNG
8		Kr	ALG#	17	Nervenkräftigung; für motorische Nerven anregend
9	SK		GM#	146	TEILNAHMSLOSIGKEIT, Apathie, Gleichgültigkeit, Indifferenz
10	SK		FI#	5	CONTINUA; nachts; Temperatur steigt sehr hoch
11	SS		ALG#	66	KONVULS. B - D; Bewusstsein; ohne
12	SK		KS#	21	(Kopfschmerz) GEHIRN empfunden, wird tief im; Berührung, durch; verschlechtert
13	SK		R#	144	EMPFINDUNGEN; Steifheit; Orte; Cervicalregion
14	SK		M#	177	ERBRECHEN; überhaupt; Erbrechen
15	SK		HÖ#	171	SCHWERHÖRIG
16	SK		HAS#	146	(Haut) AUSSCHLÄGE

Nr.	R		Kap	Treffer	Symptom
17	SK		FI#	100	TROCKENE Hitze bei Fieber
	17	SK	H#	60	(Haut) FARBE; blass
18	SK		G#	83	LIPPEN; Risse, tiefe Risse; in den
19	SK		ZU#	1	(Zunge) SCHLEIMHAUT; Krusten, Bewegung erschwert durch krustigen Belag
20	SK		IH#	80	(Hals) FARBE; rot
21	SK		IH#	16	(Hals) FARBE; rot; Orte; Tonsillen
22	SK		N#	24	ÄUSSERE NASE; rot; innen
23	SK		N#	195	NASENBLUTEN
24	SK		K#	94	HAAR; fällt aus
25	SK		REC#	213	OBSTIPATION
26	SK		REC#	215	DIARRHOE
27	SD		LOK#	12	LOKALISATION; Darm; GESCHWÜR
	27	Kr	ALG#	9	Darmgeschwüre (Ulcus entero)
	27	Kr	ALG#	58	Zwölffingerdarmgeschwür (Ulcus duodeni)
28	SK		ABD#	20	MILZ; Schwellung
29	SD		LOK#	36	LOKALISATION; Milz; SCHWELLUNG, ENTZÜNDUNG
30	SK		ABD#	54	LEBER; Vergrößerung
31	SB		KR#	31	HERZ; Puls; langsam, Bradykardie
32	SK		B#	26	ENTZÜNDUNG; Herz
33	SK		ALG#	104	PULS; unregelmäßig
	33	SS	ALG#	396	PULS; jagender, unzählbarer, schneller

Nr.	R	Kap	Treffer	Symptom
34	SS		ALG#	97	KOLLAPS
35	SS		ALG#	27	HYPOTONIE
35	SD	LOK#	16	HERZ; Hypotonie
36	SK		KT#	144	ENTZÜNDUNG; Reizung der Luftwege; Orte; Kehlkopf
37	BN		KÖR#	120	LUFTWEGE; Stimme; heiser (Heiserkeit)
38	SK		HU#	34	(Husten) KLANG; bellend
39	SK		ATM#	259	ATEMNOT, Dyspnoe
40	SB		ATM#	54	BRONCHIEN; Bronchitis - Entzündung; akute
40	Kr	ALG#	66	Bronchialkatarrh (Bronchitis)
41	SK		B#	93	ENTZÜNDUNG; Lungen
42	Kr		ALG#	1	Bronchialkatarrh; nach Lungen und Brustfellkatarrhen
42	Kr	ALG#	1	Lungenentzündung; hitziges Seiten- und Rippenstechen, oft Brustfellentzündung
42	SB	ATM#	40	LUNGE; Entzündung; Pleuritis
43	SB		HRO#	54	BLASE; Entzündung, Zystitis; akute
43	SK	HBL#	71	SCHLEIMHAUT; Entzündung
44	SB		HRO#	27	NIEREN; Pyelitis - Beckenentzündung; akute
44	Kr	ALG#	1	Nierenentzündung; auch des Nierenbeckens durch Gries und Steine
45	SK		FI#	37	REMITTIERENDES Fieber
46	SK		FI#	65	CONTINUA (Typhus, Fleckfieber)

Auszug aus der Repertorisationsmatrix

Weitere mögliche Ausleitungsmittel für die Typhus-Impfdeblockierung.

				Symptom-Nummer.																	
Med / Symp	Trf	Wrt	RelA	1	2	3	4	5	6	7	8	9	10	11	12	13	14	15	16	17	18
sulf	38	89	108	2	2	3	1	2	2	.	2	.	2	1	2	3	3	3	3	3	2
ars	37	87	137	2	2	3	3	2	2	.	2	.	2	.	2	3	2	3	3	2	2
phos	36	83	120	2	2	3	2	3	3	.	3	.	1	.	2	3	3	1	3	2	1
bry	35	80	172	3	1	3	2	3	.	.	2	2	.	1	2	3	2	2	3	3	1
lach	34	75	159	2	3	3	1	1	2	1	3	.	1	.	3	2	2	1	1	3	2
bell	33	77	129	1	2	3	.	3	2	1	3	3	2	.	3	2	3	1	3	1	3
chin	33	74	186	1	3	3	2	1	3	.	2	.	1	1	2	3	3	1	2	3	.
lyc	33	71	120	2	2	2	2	2	2	1	2	.	1	.	3	2	3	3	3	.	3
merc	33	70	141	2	2	3	.	.	2	.	2	.	1	1	2	2	2	3	2	2	2
acon	31	70	185	2	3	1	.	1	2	2	3	.	1	.	1	3	.	2	3	.	3
rhus-t	31	62	133	3	2	2	.	3	1	1	1	1	.	.	3	1	2	3	2	2	1
sil	30	67	124	3	3	3	1	1	2	2	2	.	2	.	3	3	3	3	2	2	1
nit-ac	30	66	166	2	1	3	.	.	2	.	3	.	1	.	3	2	3	2	3	1	2
verat	30	56	202	1	1	1	.	3	2	.	2	.	1	.	1	3	2	1	3	2	1
kali-c	29	59	152	2	2	2	.	.	2	1	1	.	2	.	3	1	2	3	2	1	.
ant-t	29	48	348	2	2	1	.	1	1	.	1	.	1	.	2	3	.	1	1	1	1
puls	28	66	102	3	1	3	.	2	3	.	3	.	.	.	2	3	2	3	1	.	.
calc	28	64	105	3	3	3	.	2	2	.	2	.	3	.	3	2	3	3	3	3	1
carb-v	28	63	169	1	2	2	.	.	3	2	1	.	.	.	2	.	3	2	2	3	1
apis	28	59	246	1	3	3	.	3	3	.	2	.	.	.	2	3	2	2	2	.	2
nux-v	27	59	102	3	3	3	.	3	1	1	3	.	1	.	3	3	2	.	3	1	2
kali-bi	27	53	263	3	.	2	.	.	1	.	1	.	.	1	2	2	2	1	.	1	2
hyos	27	53	239	2	1	2	.	3	2	1	3	2	3	.	1	2	3	1	1	.	2
caust	27	53	136	1	2	2	.	1	1	.	2	.	2	.	3	1	3	3	1	1	1
sep	26	55	96	2	2	3	.	1	3	.	2	.	2	.	2	2	2	3	2	.	1
ph-ac	26	52	172	2	3	2	2	3	3	1	3	.	.	.	1	1	3	1	2	1	.
dig	26	51	285	2	2	2	.	.	1	2	2	.	1	.	2	2	1	1	2	.	.
stram	26	50	218	2	2	1	.	3	1	.	2	2	2	.	1	.	2	1	2	2	3
colch	26	40	312	2	2	1	.	.	.	.	1	.	.	.	1	3	1	1	2	1	1
nat-m	25	60	105	2	2	3	.	1	3	.	3	.	1	1	2	2	3	3	2	3	.

Charakteristische Arzneien

Arzneimittel	Psychologische Bedeutung
Arsenicum album	Existenzangst, lieber sterben, als sich verändern
Baptisia tinctoria	Hält den Mund und passt sich an, zu stolz, sich zu artikulieren
Carbo vegetabilis	Lebenskraft wird nicht für gesundes Eigeninteresse genutzt
Acidum muriaticum	Seelisches Chaos
Acidum phosphoricum	Resignation, Probleme wiederholen sich ständig

Typische Lebenssituationen

Bestehende Konflikte und Aufgaben im Leben erscheinen so gewaltig, dass der Mut fehlt, sie in Angriff zu nehmen. Trotz mehrmaliger Aufforderung durch das Leben in Form von Schicksalsschlägen wurde die Eigenverantwortlichkeit bisher verweigert. Die Herausforderungen des Lebens erscheinen zu gewaltig.

Auf Veränderungen der Lebenssituation wird nicht konstruktiv reagiert, vielmehr wird an Altem festgehalten, bisherige Verpflichtungen werden nicht verändert, aber auch nicht ausgefüllt.

Die Typhuserkrankten sind in sich tief erschütterte Menschen, die diese Erschütterung nach außen aber nicht unbedingt zeigen wollen. Vermutlich hatten sie bisher weitgehende Unterstützung in ihrem Leben. Diese aber plötzlich durch einen Schicksalsschlag, z. B. den Tod, weggefallen ist. Das Typhus-Terrain ist durch eine passive Lebenssicht geprägt. Umstände sind „Gott gegeben" oder Schicksal und ein Aufbäumen dagegen sinnlos. Der Schock des Verlassenseins prägt ein tiefes Einsamkeitsgefühl, innerhalb dessen nur noch mechanische stereotypische Reaktionen möglich scheinen.

Nun kommen sie allein mit dem Leben nicht mehr klar, sind hin- und her gerissen zwischen Zorn und Resignation, wobei letzteres mit der Zeit die Oberhand gewinnt und durch den Heilungsprozess von Typhus aufgelöst werden kann.

Diejenigen, die an Typhus sterben, konnten ihre Konflikte, die aus Verlassenheit, Hilflosigkeit und fehlender Unterstützung entstanden sind, nicht bewältigen. Wird die Krankheit überstanden, ist Eigeninitiative und Selbstverantwortung als wesentliche Lernaufgabe aktiviert. Die bisherige kindliche Hilflosigkeit und der bisher erfüllte Unterstützungswunsch wurden von dem Impuls, die Eigenverantwortung zu übernehmen, abgelöst.

Verhaltensmuster

Dieses Verhaltensmuster auf der Basis unverarbeiteter Schicksalsschläge ist geprägt von der Furcht vor Veränderungen und dem stoischen Festhalten an Traditionen und Ritualen. Schicksalhafte Veränderungen der Lebenssituation bewirken Unsicherheit. Eine bisher gewohnte Unterstützung und Kalkulierbarkeit scheint verloren und bewirkt Gefühle des Vernachlässigt seins und der Überforderung.

Mit übertriebener Disziplin, stolzer Würde und Haltungsstarre wird versucht, sich der Dynamik von Veränderungen entgegen zu stellen. Letztendlich bestimmt der Grad der Bereitschaft zur Veränderung die Chance auf das eigene Überleben auf jeder Ebene.

Mögliche Reaktionen auf den Impfstoff

Impfstoffe

In Deutschland gibt es mehrere Impfstoffe. Es handelt sich entweder um orale Lebendimpfstoffe(zu schluckende Kapseln) oder zu injizierende Impfstoffe. Injiziert wird gereinigtes Vi-Kapselpolysaccharid von Salmonella typhi, die Schluck"impfung" enthält Salmonella typhi, mindestens eine Milliarde apathogener Lebendkeime und mindestens fünf Milliarden inaktivierter Keime.

Gebräuchliche Zusatzstoffe

- Natriumdihydrogenphosphat,
- Natriummonohydrogenphosphat,
- Natriumchlorid,
- Phenol
- Wasser für Injektionszwecke
- gepufferte isotonische Kochsalzlösung
- Salze
- Vitamine
- Saccharose

Symptome, Neben- und Nachwirkungen

- Apathie
- Appetitlosigkeit
- Atemnot
- Bauchfellentzündung (Peritonitis)
- Bauchschmerzen, stark
- Benommenheit
- Blähungen
- Blasenentzündung (Zystitis)
- Blutdruck (niedrig)
- Bronchienentzündung (Bronchitis)
- Brustfellentzündung (Pleuritis)
- Darmgeschwür
- Darmperforation
- Darmwandblutungen
- Durchfall (Erbsenbreistuhl)
- Erbrechen
- Fieber (hoch)
- Fieber (schwankend)
- Fieber (treppenförmig ansteigend)
- Fieber mit Frösteln
- Gehörnerven geschädigt
- Gelenkentzündung (Arthritis)
- Gewichtsabnahme
- Haarausfall
- Harnorgane
- Haut (blass, heiß, trocken)
- Hautausschlag (Roseolen, rosarote Flecken)
- Hautausschlag (Rötung, wegdrückbar)
- Hautausschlag (Rumpf)
- Hautveränderungen
- Heiserkeit
- Herz-Kreislauf-Beschwerden
- Herzmuskelentzündung (Myokarditis)
- Herzschlag (verlangsamt)
- Hirnhautentzündung (Meningitis)
- Husten (bellend, mit Auswurf)
- Husten (trocken)
- Kehlkopf-Schleimhautentzündung (Laryngitis)
- Knochenhautentzündung (Periostitis)
- Knochenmarkentzündung (Osteomyelitis)
- Knorpelentzündung (Chondritis)
- Kollapsneigung
- Kopfschmerzen
- Kopfschwarte klopfempfindlich
- Kräftezerfall
- Leber, schmerzhaft
- Lebervergrößerung
- Lippen (rissig)
- Lungenentzündung (Bronchopneunomie)

- Mandeln (gerötet)
- Mattigkeit
- Milzschwellung
- Milzvergrößerung, tastbar
- Missstimmung
- motorischer Erregungszustand
- Nackensteifigkeit
- Nasenbluten
- Nasenschleimhaut (gerötet)
- Nervenentzündungen
- Nierenbeckenentzündung (Pyelitis)
- Nierenentzündung (Pyelonephritis)
- Puls (unregelmäßig, beschleunigt)

- Rachen (gerötet)
- Schleimhautveränderungen
- Schwerhörigkeit
- Stuhl, bluthaltig
- Taubheitsgefühl
- Teilnahmslosigkeit
- Venenthrombose (Phlebothrombose)
- Verstopfung
- Verwirrtheit
- Zentralnervensystem, Veränderungen des
- Zunge (Borkenbildung)

Sollten sich die genannten Symptome unter Gaben homöopathischer Arzneien nur kurzfristig bessern oder in kurzen Zeiträumen immer wieder auftreten, ist die Wahrscheinlichkeit einer Impfblockade kaum auszuschließen. Diese gilt es aufzulösen. Die Gabe der Impfstoffnosode in Verbindung mit dem oder den zusätzlich notwendigen Einzelmittel(n) ist in der Regel Erfolg versprechend. Dieser zeigt sich insofern, als dass das Symptom oder die Symptomgruppe nunmehr gänzlich geheilt wird und verschwindet.

Impfdeblockierung – Erfahrungen und Hinweise

Die emotionalen Themen, die nach einer Typhus-Impfung immer wieder auftreten, sind Hilflosigkeitsgefühle, Vernachlässigung und das Gefühl, nicht unterstützt zu sein. Bei jenen Menschen, die diese psychischen Themen aufweisen, sollte dringend eine Typhus-Impfdeblockierung durchgeführt werden. Auf der körperlichen Seite stehen die Darmprobleme im Vordergrund, die sich in Bauchschmerzen, aber auch in Verstopfung abwechselnd mit Durchfällen zeigen.

Scheinbar nicht reparable Schwächezustände sind möglicherweise ein Zeichen für eine Typhusimpfblockade. Ohnmachtgefühle, Hypotonie und Kollapsneigung treten immer wieder auf und können durch kein homöopathisches Mittel stabilisiert werden. Symptomatisch ist die Typhusimpfblockade u. a. daran zu erkennen, dass Patienten immer wieder Probleme mit der Zunge haben, sie ist zu breit oder zu dick. In diesem Falle ist die Typhus-Impfstoffnosode mit der Arznei Baptisia tinctoria - „Hält den Mund und passt sich an, zu stolz sich zu artikulieren", als Ausleitung deutlich.

Chronische Kummersituationen, die scheinbar nicht zu bewältigen sind, können ebenfalls dem Typhus zugeordnet werden. Um diese Thematik auszuheilen, empfiehlt sich die Impfstoffnosode zusammen mit dem Mittel Acidum phosphoricum - „Resignation, Probleme wiederholen sich ständig". Der gesamte Bereich der Magen- und Darmproblematik lässt sich in der Arznei Acidum muriaticum - „Seelisches Chaos" finden. Bei dieser Arznei handelt es sich um Salzsäure, die eine wesentliche Rolle in der Verdauung und Verarbeitung von wesentlichen Lebensthemen spielt. Verweigert eine Persönlichkeit die Verarbeitung von Konflikten, entweder auf der psychischen oder eben auf der, sich als Darmproblematik zeigenden, körperlichen Ebene, dann ist die Typhus-Impfstoffnosode mit der homöopathischen Arznei Acidum muriaticum ebenfalls empfehlenswert.

Die Typhus-Impfung scheint die Menschen in eine emotionale Disziplin zu bringen, die bewirkt, dass Gefühle gestaut werden, nicht mehr beherrschbar sind und Katastrophen hervorbringen. Über die Typhus-Impfentgiftung werden gestaute bzw. disziplinierte Gefühle wieder frei. Der Mensch hat die Aufgabe, wieder Eigenverantwortung für sich zu übernehmen und sein Leben in einen harmonischen Fluss zu bringen. Der Satz, „In der Ruhe liegt die Kraft", scheint signifikant für die Typhus-Impfentgiftung zu sein.

Im Folgenden aufgeführt die am häufigsten vorkommenden empfohlenen Ausleitungsmittel für die Typhus-Symptomatik

Ausleitungsmittel	Psychologische Bedeutung
Baptisia tinctoria	Hält den Mund und passt sich an, zu stolz sich zu artikulieren
Acidum phosphoricum	Resignation, Probleme wiederholen sich ständig
Acidum muriaticum	Seelisches Chaos

Mentale Arzneimittelprüfungen

Typhus aktiv - Proband/in 1 - C 10.000

In meinem hinteren Zungenbereich bildet sich vermehrt Speichel. Meine Sinneswahrneh-mungen sind etwas verstärkt, ich nehme Gerüche und Geräusche bewusster wahr. Ich sehe einen laufenden Wasserhahn. Das Abflussbecken ist verstopft und das Wasser läuft über und setzt alles unter Wasser. Kinder laufen im Haus herum und die freuen sich über die Pfützen am Boden. Sie hüpfen darin herum und spritzen sich gegenseitig nass. Die Mutter schimpft, weil sich die Kinder nass machen und sie jagt sie nach draußen. Selber versucht sie mit ei-nem Lappen das Wasser aufzuwischen, aber da ist viel zu viel Wasser, als dass sie damit erfolgreich werden könnte. Ich sehe wieder ein Haus, dessen Dachstock brennt. Die Feuer-wehr kommt und versucht zu löschen. Überall ist jetzt Wasser.

Der Wasserstand steigt und steigt, es ist eine Überschwemmung. Man sieht nur noch die Dächer von den am Straßenrand geparkten Autos. Leute werden evakuiert. Einige wehren sich und versuchen, in ihren Häusern zu bleiben. Ein Hund steht auf einem Balkon. Dessen Familie ist in ein Boot verfrachtet worden. Sie wollten den Hund mitnehmen, aber die Ret-tungsleute haben das nicht erlaubt, weil zuwenig Platz vorhanden sei. Der Hund bellt und kämpft mit sich, ob er ins Wasser springen soll oder nicht, - er könnte ja schwimmen, aber irgendetwas scheint ihn davon abzuhalten. Er geht vor und zurück, vor und zurück, unent-schlossen, hineinzuspringen. Ein penetranter Gestank von dem Wasser schwebt über der Stadt. Ich sitze in einem Boot und fahre so durch die Straßen. In den oberen Etagen der Häuser sehe ich Menschen, die aus den Fenstern herausschauen. Sie wirken apathisch, trau-rig, resigniert.

Es sind alte Leute. Man sieht ihnen keine Gemütsrührung an. Ich treibe auf meinem Boot aus der Stadt heraus, ich bin allein auf dem Boot. Und wie ich da draußen bin, ist es eigent-lich wieder schön. Ich fahre auf einem Fluss, Wiese links und rechts. Nichts deutet mehr auf das Elend hin, das ich soeben gesehen habe. Bäume blühen rosafarben, das könnten Kirsch-blüten sein. Ich habe wieder meinen Frieden gefunden und lasse mich treiben. Nichts be-rührt mich mehr von dem, was ich vorhin erlebt habe.

Typhus aktiv - Proband/in 2 - C 10.000

Ich sehe einen großen, schnell fließenden Strom, der ist auch über die Ufer getreten. Er erinnert mich ein bisschen an den Neckar in Heidelberg. Ich könnte es mir so vorstellen, wenn die Uferstraße überschwemmt ist. Wenn der Strom von rechts nach links fließt, dann fließt er sehr schnell. Wenn ich mich um 180 Grad drehe, dann sehe ich einen riesigen, breiten Strom, sicher einen Kilometer breit und sehr langsam fließend. Der schnell fließende Strom, der fließt ins Meer, dort wo gerade die Sonne steht. Diese ist kurz vor dem Untergehen. Jetzt erkenne ich einen alten Indianer, dem bin ich von einem anderen Indianer vorgestellt worden und der alte Indianer lacht, dann zeigt er ca. 80 Zentimeter an und sagt: „Der war so klein, als ich ihn das erste Mal gesehen habe". Also er kennt mich schon seit langem. Ich möchte, dass er mir bei der Flussregulierung hilft. Ich muss den Fluss irgendwie regulieren, dass er nicht über die Ufer tritt, er ist zu stark. Ich sehe den Alten wieder im Kanu sitzen und paddeln. Ich bin jetzt wieder beim ersten Bild, dort, wo der Fluss in die Sonne hinein fließt, ins Meer. Die ganzen Bergbilder vorher, die waren zwar blau oder grün vom Farbton, aber wenn ich dorthin aufs Meer gehe, sind es goldene Farben und rot. Wenn ich mit meinem Schiff auf dem Meer bin, ist alles OK. Auf dem Fluss war alles grau und trist. Auf dem Meer ist es schön und warm, gute Stimmung, gutes Gefühl, auch wenn jetzt gerade ein Dampfer auf mich zufährt und mich und mein Boot auseinander zu schneiden droht.

Es ist gerade noch einmal gut gegangen. Ich erschrecke mich, denn wenn ein so großer Dampfer an vorbeifährt, besteht natürlich die Gefahr, dass man in den Sog der Schraube gerät, aber das ist auch noch einmal gut gegangen. Aber „die Säcke" haben natürlich nichts bemerkt, sie sind einfach darauf zugefahren. Der Mann von der Ladenbesitzerin, die Hüte herstellt, erzählt mir jetzt, wann seine Frau wieder zurückkommt. Wenn ich hinaus schaue, sehe ich, dass das Wasser kommt. Der Laden ist wasserdicht, aber das Wasser steigt, man sieht es am Fenster. Wir sind im ersten Stock und das Wasser steigt und ist gleich da. Ich gehe zu meinem Schiff hinüber, auch wenn ich schwimmen muss und verschwinde, das gefällt mir nicht. Hinaus aufs Meer, schauen, dass man nicht von einem Dampfer überfahren wird, dann ist es OK.

Typhus aktiv - Proband/in 3 - C 10.000

Ich sehe einen Tunnel, der gelb ist und ganz zum Schluss, am hinteren Ende, ist es sehr schwarz. Ich lasse mich von dem Schwarzen ziehen und sause durch diesen Tunnel durch. An dessen Ende werde ich ausgespuckt in den Kosmos. Ich bin etwas orientierungslos, ich weiß nicht so recht, wo ich hin will. Es sind überall um mich herum Sterne. Ab und zu kommt mir ein Gesteinsbrocken entgegen, dem ich dann ausweiche. Es ist so, als ob ich vergessen hätte, wo ich hinwollte. Irgendetwas zieht mich an, und ich lasse mich treiben.

Ich komme auf einen Planeten, der stark bewachsen ist, urwaldähnlich, aber sehr friedlich. Es sind ganz viele unterschiedliche Tiere da und ich sehe mich jetzt inmitten dieser Tiere stehen, die mit mir reden und mir ziemlich dramatische Geschichten erzählen.

Die Geschichten werden zu Ideen und Ratschlägen, was man anders machen könnte. Die Tiere sind sehr aufgeregt und reden von Katastrophe und Ende, wenn nicht irgendwas Besonderes passiert. Es scheint jemand aus der Galaxie Einfluss auf die Erde nehmen zu wollen. Die Tiere erzählen, dass das nicht passieren dürfe, weil sonst das Ganze ins Ungleichgewicht gerät und nicht mehr harmonisch wäre. Jeder davon wäre betroffen. Ein Känguru holt aus seinem Beutel einen kleinen Ledersack, der mit blauen Steinen gefüllt ist und gibt ihn mir und sagt, ich solle das an beiden Polen verteilen. Dann wäre ein Schutz da. Dann kommt noch ein Hase, gibt mir ein gelbes Pulver und sagt, ich solle das um die Mittellinie der Erde verteilen. Dann kommt noch ein Tiger auf mich zu, fletscht etwas mit den Zähnen. Ich bin schon ganz erschrocken, dann fängt er an zu lachen. Er fragt "Hast Du noch immer Angst?". Ich nicke mit dem Kopf und verabschiede mich und fliege wieder zurück. Ich sehe unten noch die Tiere winken, ich sage nochmals Dank, und bin verschwunden.

Ich komme irgendwann wieder zu dem Tunnel, lasse mich einsaugen und bin wieder auf der Erde. Zunächst bringe ich die blauen Körnchen, die eine Hälfte an den Südpol, die andere an den Nordpol, und das gelbe Pulver verteile ich um die Erde. Das geht relativ einfach. Und sofort bildet sich aus diesem Pulver und den Körnchen etwas wie eine embryonale Schutzhaut. Ich bin sehr erstaunt und verblüfft, in welcher Schönheit sich das Innere, was sich in der Schutzhaut befindet, darstellt. Die Pflanzen schütteln sich, alle freuen sich und lachen. Es ist eine ähnliche Atmosphäre wie auf dem Planeten, auf dem ich gewesen bin. Draußen vor der Schutzhaut sehe ich einige Gespenster oder Wesen, die an die Schutzhaut klopfen, aber nicht mehr hindurch kommen. Ich beschließe jetzt, überall nachzusehen, ob auch alles dicht ist, ob die Schutzhaut völlig geschlossen ist. Ich sehe nur einen Eisberg, der so hoch wird, dass er mit seiner Spitze die Schutzhaut eventuell durchdringen könnte.

Ich stehe davor und überlege, was ich machen kann. Und auf einmal schmilzt die oberste Spitze und der Eisberg lacht, so ähnlich wie der Tiger und sagt "Na, hast Du immer noch Angst?"

Ich bin etwas irritiert und entschließe mich, noch einmal überall nachzusehen, ob alles in Ordnung ist. Aber es ist alles friedlich. Die Verbindung zu den Tieren auf jenem anderen Planeten ist so angenehm direkt. Sie freuen sich, dass alles so gut funktioniert hat. Ich beschließe jetzt, zu prüfen, wer auf der Erde von dieser Rettungsaktion etwas bemerkt hat. Ich spüre, dass zwar große Freude und größeres Lockersein auf der Erde existieren, aber wirklich gemerkt hat es, glaube ich, niemand. Aber es ist ja egal. Hauptsache, dass es in Ordnung ist.

Deutung der Mentalen Arzneimittelprüfungen

In der ersten Arzneimittelprüfung der Typhus-Impfstoffnosode geht es um viel Wasser. Ein verstopftes Abflussbecken, das Löschen eines Dachstuhls, es kommt zur intensiven Überschwemmung. Da Wasser immer Emotionen bedeutet, scheint es sich um gestaute, zurückgehaltene Gefühle zu handeln, mit denen die Probandin konfrontiert ist. Lange zurückgehaltene Gefühle werden zur Katastrophe. Katastrophen machen Lebensangst. Erst wenn Gefühle akzeptiert werden, wenn man sich darauf einlässt, erst dann kehrt Ruhe und das Gefühl von Getragensein zurück. Es laufen Rettungsaktionen, vor allen Dingen für diejenigen, die die Verantwortung für ihr Leben nicht übernommen haben und in die Verweigerung ihrer Gefühle gegangen sind. Es entstehen Bilder, die vermitteln, dass das Leben emotionslos angenommen zu werden scheint. Nur derjenige, der sein Gefühl als Wahrnehmungsorgan erkennt, kann für sich und sein Leben Verantwortung übernehmen.

Auch in der zweiten Arzneimittelprüfung geht es um Wasser, welches über die Ufer getreten ist. Starke Emotionen gilt es unter Kontrolle zu bringen. Dafür übernimmt der Proband die Verantwortung, die im von dem alten Indianer übertragen wird. Es geht darum, sich auf den Fluss des Lebens einzulassen und sich durch Beobachtung Klarheit zu schaffen.

In der dritten Arzneimittelprüfung geht es um eine Aufgabe die übernommen wird. Die Erde scheint in Gefahr und muss geschützt werden. Ängste müssen in Mut und Verantwortungsbewusstsein verwandelt werden, damit die Aufgabe gelingen kann.

In allen drei Arzneimittelprüfungen ist die Thematik des „Sich Einlassen" auf Emotionen und der Überwindung bzw. Entwertung von Ängsten wieder zu finden. Die Aufgabe besteht darin, das Korsett aus Angst, Verlassenheitsgefühl und Disziplin durch Gelassenheit und die Annahme der Eigenverantwortung zu sprengen.

Psychologische Bedeutung

- Die Lebensverweigerung,
Übernahme von Eigenverantwortung
als Herausforderung -

Windpocken (Varizellen)

Erreger:	Varicella-Zoster-Virus, Familie der Herpesviridae
Inkubationszeit:	variabel, 7 - 14 manchmal bis 21 Tage, Tröpfcheninfektion
Klassische Behandlung:	Minderung des Juckreizes

Symptome und Verlauf der Erkrankung

Die Windpocken sind eine sehr ansteckende, aber meist leicht verlaufende Viruskrankheit im Kindesalter. Die Eintrittspforte bei Tröpfcheninfektion liegt in der Schleimhaut der oberen Luftwege, auch Kontakt- und Schmierinfektion sind möglich. Windpocken gehen mit einem juckenden, pockenähnlichen Hautausschlag (gleichzeitig Fleckchen, Knötchen, Bläschen und Eiterbläschen) einher und hinterlassen eine lebenslange Immunität. Windpocken sind eine akute zyklische Infektionskrankheit: Zum Ende der Inkubationszeit haben sich die Viren vermehrt, kreisen Im Folgenden Generalisationsstadium im Blut und verursachen das

Prodromalstadium

mit

- gelegentlichen masern- oder scharlachähnlichen Vor-Hautausschlag, dem so genanntem „Rash",
- Abgeschlagenheit und
- leichtem Fieber.

Meist wird jedoch nur das

Organstadium

symptomatisch sichtbar und die Krankheit beginnt sofort mit dem charakteristischen Windpockenausschlag:

- schubweise Bildung von Knötchen und Bläschen an Rumpf und Kopf
- starker Juckreiz
- mäßiges, schubweise ansteigenden Fieber
- Kopfschmerzen

An verschiedenen Hautstellen bilden sich gleichzeitig linsengroße, leicht erhabene, blassrote Flecken, die sich in wenigen Stunden in Knötchen und Bläschen umwandeln. Dieser Hautauschlag führt zu starkem Juckreiz. Befallen sind hauptsächlich Rumpf, Gesicht und sogar die Kopfhaut. Es ist die Bildung eines roten Hofes, eine allmähliche Trübung ihres zuerst wasserklaren Inhalts und eine zentrale Dellenbildung zu beobachten bevor die Bläschen nach zwei Tagen eintrocknen.

In den folgenden vier bis sechs Tagen bilden sich schubartig neu entstehende Bläschen in stark schwankender Anzahl, so dass unterschiedliche Stadien der Hautblüten gleichzeitig sichtbar sind. Auch auf die Schleimhäute von Mundhöhle, Bindehaut, Harnröhre, Geschlechtsteilen und After kann der Ausschlag übergreifen. Die so entstehenden gelbbraunen Krusten fallen nach ein bis zwei Tagen ab, hinterlassen jedoch Narben, wenn es im Organstadium zu Eiterungen gekommen ist. Es kommt zu mäßigem, gleichzeitig mit der Hautblüte schubweise ansteigendem Fieber. Dieses Fieber ist häufig mit Kopfschmerzen verbunden.

Komplikationen und Folgewirkungen

Es kann zu Eiterhöhlen (Abszesse) und flächenhaft fortschreitenden Zellgewebsentzündungen (Phlegmonen) durch Sekundärinfektionen infolge Kratzens oder schlechter Pflege kommen. Nierenentzündung (Nephritis), Lungenentzündung (Pneumonie), Mittelohrentzündung (Otitis media) und Gelenkentzündungen (Polyarthritis) gehören ebenfalls zu den möglichen Komplikationen. Ist das Zentralnervensystem beteiligt, so kommt es zur Entzündung der Hirnhaut (Meningitis serosa), des Gehirn (Enzephalitis) und des Rückenmarks (Myelitis).

Nach einer überstandenen Windpocken-Erkrankung bleibt ein lebenslanger Schutz gegen Windpocken – man *kann* aber noch immer an Herpes Zoster erkranken. Dabei handelt es sich entweder um eine Reinfektion oder eine Reaktivierung im Körper verbliebener Viren. Bei einer Resistenzminderung persistieren Viren in Gliazellen und werden nun reaktiviert. Somit ist die natürliche Immunität gegen Varizellen eine Teilimmunität.

Bedeutung der Symptome

Symptom	Bedeutung
Kopfschmerzen	emotionale Themen sollen rational gelöst werden
Abgeschlagenheit	der Lebenskampf hat müde gemacht
leichtes bis mäßig hohes Fieber (bei jedem Schub ansteigend)	immer deutlicher werdende Aggression
Hautausschlag (Flecken, Knötchen, Bläschen)	zeigt das Leid der nicht gelebten Emotionen
Eiterbläschen	verkapselte, meist aggressive Emotionen
Juckreiz durch Hautausschlag	die Lebenslust wird stärker als der Leidensdruck
gelb-braune Hautkrusten	alte Narben verhindern das Einlassen auf Neues
Ausschlag auf Schleimhäuten (Mundhöhle, Bindehaut, Harnröhre, Geschlechtsteilen, After)	fühlt sich den Übergriffen anderer ausgeliefert, schützt sich nicht
Abszesse	schwelende, verdrängte Wut
schmerzhafte Geschwüre des Schleimhautausschlages	unterdrückte, schwelende Wut über die Übergriffe anderer
Nierenentzündung	feste Vorstellungen von Partnerschaft und Beziehung, Zorn, dass diese in der Realität den Wunschvorstellungen nicht entsprechen
Lungenentzündung	fühlt sich missachtet und ist zornig über den fehlenden Ausgleich von Geben und Nehmen
Mittelohrentzündung (Otitis media)	Divergenz zwischen dem, was von außen an ihn herangetragen wird und dem, was die innere Stimme sagt
Gelenkentzündung	Zorn über die familiäre Verbindung zu anderen

Symptom	Bedeutung
Hirnhaut-/Gehirnentzündung	will kindliches „versorgt sein" erzwingen, verweigert die Entwicklung zur Individualität, Konfliktunwille
Rückenmarksentzündung	Zorn, dass die individuelle Lebensüberzeugung nicht umgesetzt werden kann

Symptom- und symbolsprachliche Zusammenhänge

Aus der Deutung der Windpockensymptome ist abzulesen, dass Menschen, die an Windpocken erkrankt sind, in einem Konfliktpotential gefangen sind. Dieses besteht einerseits aus Leid und Angst vor dem Leben, andererseits aus Interesse am Leben. Allerdings ist die Angst vor Leid, die Angst vor negativen Erfahrungen, beispielsweise mit anderen Menschen nicht klarzukommen oder missachtet zu werden, stärker, als der Impuls, leben zu wollen. Der Windpockenpatient befindet sich in einem „Erdungsprozess", er hat in der Erkrankung die Aufgabe, seine Angst vor dem Leben und vor dem Leid zu bewältigen.

Repertorisierte Symptome

Nr.		R	Kap	Treffer	Symptom
1		SK	KS#	258	(Kopf)SCHMERZ
2		SD	KON#	51	KONSTITUTION; Empfindungen; ABGESCHLAGENHEIT
3		SK	FI#	19	REIZFIEBER; allmählich ansteigendes
4		SK	H#	40	KNÖTCHEN
	4	SK	HAS#	120	BLÄSCHEN
	4	Sk	H#	106	(Haut) FARBE; rot; Flecke
5		Kr	ALG#	12	Hautausschlag; Eiterblasenausschlag
6		SK	HAS#	109	(Hautauschlag) JUCKEND

397

Nr.		R	Kap	Treffer	Symptom
7		SK	EX#	1	HAUTAUSSCHLÄGE; Orte; Arme; Krusten, Schorfe; gelblichbraun
	7	SK	HAS#	24	(HautaUSSCHLAG9 KRUSTEN, mit; gelb
	7	SK	HAS#	3	KRUSTEN, mit; braun
8		SK	MU#	48	(Mund) SCHLEIMHAUT; Bläschen
9		SK	ALG#	44	ABSZESSE
10		SK	M#	21	(Magen) SCHLEIMHAUT; Geschwüre
11		SB	HRO#	56	NIEREN; Entzündung, Nephritis
12		SK	B#	93	ENTZÜNDUNG; Lungen
13		SK	OHR#	34	ENTZÜNDUNG; Orte; Mittelohr
14		SK	EX#	39	ENTZÜNDUNG; Orte; Gelenke
15		SB	K#	50	GEHIRN; Entzündung, Meningitis; zerebrale, akut und chronisch
	15	SK	R#	37	WIRBELSÄULE; Entzündung des Rückenmarks
	15	SD	LOK#	9	LOKALISATION; Nacken; MUSKELKRAMPF von Hirnhautreizung
16		SB	NER#	33	RÜCKENMARK; Entzündung; Myelitis
17		Kr	ALG#	1	Rückenmarksleiden; Reizung; Entzündung (Myelitis) verschiedener Art
18		SK	HAS#	24	WINDPOCKEN
	18	Kr	ALG	1	Pocken - Blattern; Windpocken

Auszug aus der Repertorisationsmatrix

Weitere mögliche Ausleitungsmittel für die Windpocken-Impfdeblockierung.

Med / Symp	Trf	Wrt	RelA	1	2	3	4	5	6	7	8	9	10	11	12	13	14	15	16	17	18
merc	14	31	59	3	1	.	3	1	2	2	2	3	.	.	3	3	2	1	3	.	2
ars	13	31	48	3	.	3	3	1	3	.	3	1	2	3	3	.	.	2	3	.	1
sil	13	29	53	3	3	1	3	1	2	.	.	3	1	.	2	3	3	3	.	.	1
rhus-t	13	27	55	2	3	.	3	.	3	1	1	.	.	2	3	1	2	2	2	.	2
sulf	12	28	34	3	.	1	3	.	3	1	1	2	.	.	3	3	2	3	.	.	3
lach	11	24	51	3	3	1	3	.	2	.	.	3	.	2	2	.	1	2	2	.	.
nat-m	11	23	46	3	3	.	3	.	3	.	2	1	.	.	2	2	2	1	.	.	1
calc	11	23	41	3	.	.	3	.	2	2	2	1	1	.	2	3	2	2	.	.	.
dulc	11	20	120	2	2	.	3	.	1	1	.	2	.	2	1	2	.	2	2	.	.
phos	10	26	33	3	.	2	3	.	2	.	1	.	3	3	3	.	.	.	3	3	.
bell	10	25	39	3	.	.	3	.	1	.	.	.	.	3	2	2	3	3	3	.	2
bry	10	24	49	3	3	2	2	.	2	.	.	2	.	.	3	.	3	2	2	.	.
acon	10	21	59	1	3	.	1	.	1	.	.	.	.	3	3	.	3	2	3	.	1
kali-j	10	19	169	3	1	.	2	1	2	.	.	.	.	.	2	2	2	2	2	.	.
kali-c	10	18	52	2	.	.	2	.	2	.	1	1	2	2	2	2	2	.	.	.	.
lyc	9	21	32	2	.	2	3	.	2	.	.	.	3	.	3	3	2	1	.	.	.
arn	9	20	65	2	3	.	2	.	2	.	.	.	.	.	2	2	2	2	3	.	.
caust	9	18	45	2	3	.	3	.	3	.	.	.	1	.	2	2	1	.	.	.	1
nux-v	9	17	34	3	.	.	1	.	3	.	1	1	2	.	1	.	.	2	3	.	.
kreos	9	16	101	2	1	.	2	.	2	1	.	.	2	.	2	.	2	2	.	.	.
canth	9	15	88	1	.	1	3	.	2	.	2	.	.	3	1	.	.	1	.	.	1
apis	8	21	70	3	3	.	2	.	.	.	.	.	.	3	2	2	3	3	.	.	.
sep	8	19	29	3	2	.	3	.	3	.	.	1	.	.	3	.	2	.	.	.	2
puls	8	19	29	3	.	.	2	.	2	.	.	1	.	.	3	3	2	.	.	.	3
hep	8	19	51	2	.	.	2	1	2	.	.	3	.	3	3	3	.	.	.	.	.
nit-ac	8	18	44	3	.	.	3	.	3	.	1	2	2	2	2	.	.	.	.	.	.
kali-bi	8	17	77	2	.	.	2	.	1	2	.	.	3	2	2	3	.	.	.	.	.
calc-s	8	17	250	3	.	1	2	.	2	2	1	3	.	.	.	3	.	.	.	.	.
carb-v	8	15	48	2	.	.	2	.	1	1	.	2	.	.	3	2	.	.	.	.	2
ph-ac	8	14	53	2	2	2	2	.	1	1	.	.	.	2	2	.	.	.	.	.	.

Charakteristische Arzneien aus der Repertorisation

Arzneimittel	Psychologische Bedeutung
Antimonium crudum	Die Polarität ist grausam; mit dem hartem Leben nichts zu tun haben wollen
Antimonium tartaricum	Sich abhängig und nicht geachtet fühlen
Carbo vegetabilis	Lebenskraft wird nicht für gesundes Eigeninteresse genutzt
Hyoscyamus niger	Sich um sein Leben betrogen fühlen
Rhus toxicodendron	Fühlt sich festgelegt und eingeengt, möchte fliehen
Sinapis nigra	Unberechtigte Schuldgefühle blockieren die Kreativität, Folgen von sexuellem Schock

Typische Lebenssituationen

Die von anderen Familienmitgliedern geteilte Sichtweise, dass das Leben nur Verletzung und Leid mit sich bringt, muss bewältigt werden. Die Persönlichkeit lernt das Leben als Herausforderung anzugehen, die zwar nicht immer leicht ist, aber in ihrer Bewältigung großen Spaß und Anerkennung bringen kann. Es geht in diesem Prozess um die „Erdung", die Bereitschaft, das Leben mit und in der Materie wirklich anzunehmen. Der Mensch sagt (endlich) „Ja" zum Leben, vieles wird jetzt besser akzeptiert; Die Selbstachtung wird zum wesentlichen Entwicklungsinhalt.

Eine Windpockeninfektion kann auch mit nur spärlichem Ausschlag verbunden sein. Man spricht dann davon, dass die Erkrankung „nicht richtig durchbricht". Dann ist der Wille zur Umsetzung zwar vorhanden, aber die Umsetzung selbst scheitert noch. Dieses „noch nicht ganz bei sich sein" kann sowohl eine Meningitis, das „auf den Arm wollen", versorgt sein wollen, als Folge auslösen, als auch zu einer Verkapselung der Thematik führen und damit den Nährboden bieten für eine Gürtelrose, dem „Leid aufgrund fehlender Transformation hin zum Eigenen".

Verhaltensmuster

Auf der Basis von Angst vor jeglicher Gewalt entwickelte sich einen Grundhaltung der ständigen Reaktionsbereitschaft. Man rechnet mit Angriffen, will diese beantworten und versucht oft, ihnen zuvorzukommen. Diese Spannungssituation führt zu einer latenten seelischen Unausgeglichenheit, da eine Trennung von Körper und Seele stattgefunden hat. Die Seele scheint irgendwann bei einem Schock aus dem Körper ausgetreten zu sein und „traut" sich nicht mehr sich darin wieder zu integrieren.

Verbunden mit spiritueller Empfindsamkeit führt dieses hohe Furchtpotential in ein dem Leben gegenüber abweisendes Verhaltensmuster mit extremen Stimmungsschwankungen und dauerhaften negativen Befürchtungen über den Ausgang von Situationen. Im pathologischen Zustand teilen diese Menschen häufig ihre Befürchtungen anderen nicht mit, sondern beharren vielmehr auch bei gegenteiligen Aussagen und sogar bei gegenteiligen positiven Erfahrungen auf ihrer Sicht der kommenden Katastrophe. So versperren sie sich selbst die Möglichkeit einer Auflösung der jeweiligen Thematik.

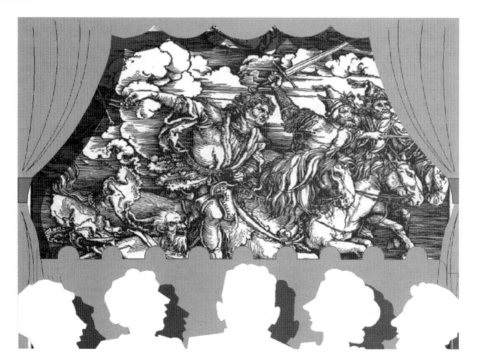

Patientenbeispiel

Besonders die Infiltration durch die Impfung oder die nicht ausgereifte, sich später als Gürtelrose äußernde Windpockeninfektion manifestierten eine extrem negative Erwartungshaltung. Die neunjährige Maria hatte als Vierjährige eine Windpockeninfektion durchlebt, die sich fast nicht gezeigt hatte und nach nur wenigen Tagen abgeheilt schien. Der Stiefvater des Mädchen, den sie als leiblichen Vater ansah, war zu diesem Zeitpunkt beruflich bzw. ausbildungsbedingt nur am Wochenende zu Hause, die Mutter voll berufstätig. Das Verhältnis der Eltern war durch die völlig unterschiedlichen Lebensentwürfe sowie die unbehandelte Alkoholabhängigkeit des Stiefvaters zerrüttet, obwohl an der Oberfläche der familiäre Schein gewahrt wurde. Eine Trennung der Eltern war zwar noch nicht sichtbar, schien jedoch früher oder später unvermeidbar.

In dieser Situation entwickelte Maria eine Gürtelrose am linken Oberschenkel, die diesen fast komplett umschloss. Der linke Oberschenkel steht hier symbolisch für den Entwicklungsweg der Mutter, welchen sie aufgrund der Lebensumstände negativ bewertete und für welchen sie, sowohl für die Mutter als auch für sich selbst, negative Befürchtungen hegte. Nach schulmedizinischer Behandlung wurden die körperlichen Symptome unterdrückt und scheinbar geheilt. Das damit verbundene Verhaltensmuster der Furcht vor Herausforderungen und negativer Lebenssicht manifestierte sich jedoch in der weiteren Lebenssicht. Maria hatte in ihrem weiteren Leben noch einige Situationen zu bewältigen, denen sie zunächst mit destruktiver Grundhaltung begegnete.

Mögliche Reaktionen auf den Impfstoff

Impfstoffe

Immunisiert werden soll aktiv mit einem so genannten Lebendimpfstoff und passiv mit Varicella-Zosterimmunglobulinen.

Gebräuchliche Zusatzstoffe

- Framycetinsulfat
- Humanalbumin
- Lactose
- Sorbitol
- D-Mannitol
- Aminosäurenmischung
- Gelatine
- Harnstoff

- Natriumchlorid
- Natriumglutamat
- Natriummonohydrogenphosphat
- Kaliumhydrogenphosphat
- Kaliumchlorid
- Neomycin
- Bovines Kälberserum

Symptome, Neben- und Nachwirkungen

- Abgeschlagenheit
- Atemnot
- Atmung beschleunigt
- Bewegungsstörungen
- Bläschen
- Blutungsneigung, erhöht
- Brustkorbschmerzen (pleuritisch)
- Effloreszenzflecken (verschiedenste entzündliche Hautveränderungen, Fleckchen, Knötchen, Bläschen, Eiterbläschen, Krusten)
- Eiterbläschen
- Eiterhöhlen (Abszesse)
- Fieber (leicht bis hoch)
- Gehirnentzündung (Enzephalitis)
- Gelenkentzündungen (Polyarthritis)
- Hautausschlag (flüchtig, masern-scharlachartig)
- Hautausschlag (juckend, eingedellt mit rotem Hof)

- Hautentzündungen
- Hautflecken (linsengroß, leicht erhaben, blassrot)
- Herzmuskelentzündung
- Hirnhautentzündung (Meningitis serosa)
- Hofbildung (roter Hof um die Entzündungen)
- Hornhautschädigungen
- Husten
- Husten mit blutigen Auswurf
- Juckreiz
- Kopfschmerzen
- Krustenbildung (gelb-braun)
- Leberentzündung (Hepatitis), asymptomatisch
- Lungenentzündung (Pneumonie)
- Lungenfunktion eingeschränkt
- Mittelohrentzündung (Otitis media)
- Narbenbildung

- Nierenentzündung (Nephritis)
- Rash (masern-scharlachähnlicher Vor-Hautausschlag)
- Rückenmarksentzündung (Myelitis)
- Schleimhautausschlag (Mundhöhle)
- Schleimhautausschlag mit Geschwürbildung, schmerzhaft
- Schleimhautveränderungen (an Geschlechtsteilen und am After)
- Schleimhautveränderungen (Bindehaut)
- Schleimhautveränderungen (Harnröhre)
- Zellgewebsentzündungen (Phlegmone), flächenhaft fortschreitend
- Zentralnervöse Störungen

Sollten sich oben genannte Symptome unter Gaben homöopathischer Arzneien nur kurzfristig bessern oder in kurzen Zeiträumen immer wieder auftreten, ist die Wahrscheinlichkeit einer Impfblockade kaum auszuschließen. Diese gilt es aufzulösen. Die Gabe der Impfstoffnosode in Verbindung mit dem oder den zusätzlich notwendigen Einzelmittel(n) ist in der Regel Erfolg versprechend. Dieser zeigt sich insofern, dass das Symptom oder die Symptomgruppe nunmehr gänzlich geheilt wird und verschwindet.

Impfdeblockierung - Erfahrungen und Hinweise

Häufige Folgen der Windpockenimpfung sind immer wiederkehrende, juckende Hautausschläge, die auch als Schleimhautbefall sichtbar werden können. Eine schlechte Wundheilung kann auftreten und Narben werden wulstig und optisch unschön. Bei Kindern ist ein Rückenschmerz in Höhe der Nieren immer wieder zu finden, der unklar und undefinierbar erscheint, schließlich auch wieder verschwindet. Hier hilft, die Windpockenimpfentgiftung mit der Windpocken-Impfstoffnosode sowie „Rhus toxicodendron – Fühlt sich festgelegt und eingeengt, möchte fliehen" oder „Antimonium tartaricum – Sich abhängig und nicht geachtet fühlen".

Sollten die Ausleitungsmittel der Windpocken mit der Impfstoffnosode nicht komplett ausreichen, wäre es sinnvoll, die Pockenimpfentgiftung mit einzusetzen. Im Folgenden aufgeführt die am häufigsten vorkommenden, empfohlenen Ausleitungsmittel:

Ausleitungsmittel	Psychologische Bedeutung
Rhus toxicodendron	Fühlt sich festgelegt und eingeengt, möchte fliehen
Antimonium tartaricum	Sich abhängig und nicht geachtet fühlen

Mentale Arzneimittelprüfungen

Windpocken aktiv - Proband/in 1 - C 10.000

Ich gehe eine asphaltierte Straße entlang. Mein Kopf befindet sich oberhalb der Wolken. Ich sehe nicht, was sich unterhalb abspielt. Oben scheint die Sonne, die Vögel fliegen. Was unten liegt kann ich nur erahnen. Aber es fühlt sich eintönig, farblos, grau an, was unten ist. Ich laufe und laufe. Die Straße macht Biegungen und irgendwie schaffe ich es, ihr zu folgen, obwohl ich den Weg gar nicht sehe. Jetzt bin ich irgendwo dagegen gelaufen. Da steht ein Wegweiser. Ich kann aber nicht erkennen, was darauf steht. Die Gabelung teilt sich in drei verschiedene Richtungen auf. Ich kann mich nicht entscheiden, welchem Weg ich folgen soll. Ein Weg geht nach oben, der zweite nach unten und der dritte geradeaus. Ich tendiere stark zum Weg, der nach oben führt. Ich folge diesem Weg.

Mit jedem Schritt komme ich mehr aus den Wolken heraus, bis ich gänzlich oberhalb marschiere. Die Wolken deuten sich nun nur noch als ein leichter Bodennebel an. Dieser Weg findet nicht so ganz meine Befriedigung, denn da passiert nichts weiter. Neugierde plagt mich, wo wohl die anderen Wege hinführen. Und so gehe ich eben wieder zurück und nehme den zweiten Weg, der bergab führt. Da brodelt es und es funkt und sprüht. Ich laufe in einer Art Lava, die mich aber nicht verbrennt. Ich kann sie nur sehen, nicht spüren. Plötzlich fängt die Straße an zu blubbern, wie bei einem kochenden giftigen Tümpel. Es dampft. Zu beiden Seiten der Straße sehe ich nun Höhleneingänge. Das wird mir nun doch ein bisschen unheimlich. Ich möchte da nicht hineingehen. Auch diesen Weg möchte ich nicht weiter verfolgen und kehre deshalb zum Ausgangspunkt zurück. Zwei von den wegweisenden Schildern kann ich nun lesen: Das eine ist der Himmel, das andere die Hölle.

Das dritte kann ich immer noch nicht genau erkennen. Jetzt nehme ich den dritten, geradeaus führenden Weg. Und wie ich da so entlang gehe, sehe ich, dass die beiden ersten Wege in diesem Weg vereinigt sind. Auf der linken Seite brodelt es, zu meiner Rechten ist es harmonisch und schön. Jetzt sehe ich auch Menschen, die den Weg säumen. Auf der linken Seite sehe ich heruntergekommene, kriechende, dunkle, monströse Gestalten, die mich zu packen versuchen, auf der rechten Seite befinden sich helle, angenehme Lichtgestalten, die mir die Hände reichen wollen. Ich lasse mich weder von der einen, noch der anderen Seite beeinflussen, sondern marschiere mitten hindurch.

Der Weg führt ins Unendliche. Ich weiß nicht, was mein Ziel ist. Ich lasse mich weder auf die einen noch auf die andere Seite richtig ein, sondern bleibe einfach neutral. Auf der Straße liegen Dinge herum, wie zum Beispiel ein Portemonnaie mit Geld drin. Etwas weiter entfernt entdecke ich einen funkelnden Kelch. Aber auch hier greife ich nicht zu. Mich beschleicht ein Gefühl, als ob die jeweiligen Seiten mich verführen und mich für sich gewinnen wollen. Ich bleibe weiterhin neutral und unbeeinflussbar.

Windpocken aktiv - Proband/in 2 - C 10.000

Ich empfinde einen Druck unter dem rechten Schulterblatt. Das rechte Bein, da scheinen die Venen sehr gespannt zu sein, vor allen Dingen im Unterschenkel und oberhalb des Knies auf der Außenseite spüre ich einen starken Druck. Da ist eine Art Labyrinth, dass, von außen betrachtet, so aussieht wie eine Erdbeere, in der verschiedene Gänge zu finden sind. Ein Gang sieht aus wie ein Wurmloch und das ist für mich so das Spannendste. Ich komme in eine Höhle, in der eine Kreuzung aus Riesenschlange und kleinem Drachen lebt. Diese faucht mich auch gleich an, als ich erscheine und ich frage sie, warum sie sich so aufregt. Sie wolle ihre Ruhe und ich habe hier nichts verloren. Ich erkläre ihr, dass ich neugierig bin und wissen will, was sie hier tut.

Da sagt sie: „Schlafen, das siehst du doch, sofern ich nicht gestört werde.". Ich bin absolut nicht zufrieden mit der Antwort und will wissen, was sie außerdem tut. „Ich werde es dir gleich zeigen", dann spuckt sie richtig Feuer, aber ich lasse mich davon trotzdem nicht vertreiben. Ich sage zu ihr: „Nun gut, dann schlaf halt weiter, ich schaue mich mal in aller Ruhe um.". Die Schlange knurrt so vor sich hin und schläft. Ich sehe mir die Höhle, was sich da so alles findet.

Da ist eine Menge Schmuck, viel Edles und dann eine ganze Herrenboutique. Das Bild erinnert mich an Arabien, an die Märkte dort. Plötzlich erscheint ein Raum nach dem anderen und es ist wirklich dem Markt sehr ähnlich. Ich kann durch die verschiedenen Räume, die voll mit Waren sind, einfach so durchmarschieren. Es schiebt sich ein Gewürzmarkt dazu, es gibt viel zu sehen. Ich liebe es, alles zu durchstöbern. Es gibt eine ganze Menge zu beobachten und ich bin sehr beschäftigt. Jetzt treffe ich auf einen kleinen Jungen, der nimmt mich mit zu einem älteren Mann, der eine Kobra besitzt und sie mit seiner Flöte zum Aufrichten bringt. Ich denke mir noch, ach so geht das, der Aufrichtungsprozess passiert also nur, wenn ich gereizt werde, wenn ich Interesse und Freude habe. Botschaft angekommen! Ich bedanke mich bei dem älteren Herrn und dem Jungen und gehe wieder ein Stückchen weiter.

Jetzt befinde ich mich wieder in der Höhle mit dem Schlangendrachen. Der schaut mich an und fragt: „Weißt du jetzt, was du wissen wolltest, jetzt kannst du ja endlich wieder verschwinden und mir meine Ruhe lassen?" Ich bedanke mich auch bei ihm und gehe weiter.

Ich gehe wieder aus der Höhle hinaus und in mein Blickfeld fällt ein wunderschönes Meer, grünblaues Wasser, die Sonne scheint, es ist ein Traum. In der erdbeerartigen Höhlenkluft befinden sich jedoch noch mehr Höhlen und ich bin jetzt ziemlich hin- und her gerissen, ob ich mich in die Fluten werfe oder die Höhlen weiter erforsche. Da liegt sogar eine Luftmatratze. Ich würde mich darauf legen können und es genießen können, das ist sehr verlockend. Aber ich stelle fest, dass meine Neugierde größer ist. Ich gehe in den nächsten Raum hinein.

Die nächste Höhle scheint leer, nur in der letzten Ecke finde ich dann eine ganze Spinnenfamilie. Und oben an der Decke hängt eine Fledermaus. Ein der Spinnen sagt, ich solle der Fledermaus mitteilen, dass sie hier verschwinden soll, sie gehöre hier nicht hin. Auf sie würde die Fledermaus nicht hören, vielleicht ja auch mich. Ich frage, wieso denn die Fledermaus stört, die hängt doch da nur und schläft vor sich hin. Ja, ich könne das nicht hören, die piepst so laut. Dieser Ton würde die Kreise stören.

Die Spinnen könnten sich gar nicht mehr richtig entspannen. Das hört sich nach Abenteuer an. Ich frage die Spinnen, ob sie mal eine Leiter haben. Das ist natürlich nicht der Fall. Sie zeigen mir aber eine Treppe, die in die Felswand geschlagen ist. Da kletterte ich hinauf und komme ziemlich in die Nähe der Fledermaus. Die hatte aber nur so getan, als ob sie schläft und grinst mich mit einem Auge an. „Ich habe alles gehört, ich bin doch dazu da, um „die" zu nerven. Gehe wieder hinunter und sage, dass ich da bleibe, sie können ja weggehen." Das ist mir alles viel zu nervig. Ich frage die Fledermaus, ob sie sich denn hier wohl fühlt. Die Spinnen würden doch auch einen ziemlichen Krach machen. „Nein", sagte die Fledermaus, „ich habe hier einen Job, eine Aufgabe, ich muss das machen. Ich soll die Spinnen so lange ärgern, bis sie verschwinden."

Irgendwie ist mir das alles zu mühsam, ich klettere wieder die Treppe herunter und berichte den Spinnen, dass ich keinen Einfluss auf die Fledermaus habe. Plötzlich greifen mich die Spinnen an: „Du bist ja nichtsnutzig, du bekommst ja nicht einmal diese Fledermaus hier heraus". Ich hätte hier in der Höhle nichts mehr verloren. Na ja, irgendwie ist mir das alles auch viel zu schwierig und zu dumm. Ich drehe mich um und gehe hinaus. Sollen sie sich doch ärgern, ist mir doch gleichgültig.

Ich gehe in die nächste Höhle. Da ist eine Tigerfamilie, vor der ich jetzt doch einen gewissen Respekt habe. Nun frage ich die Tiger, was sie hier tun. „Na ja, wir wohnen hier. Weil es draußen zu kalt ist, sind wir halt da". Plötzlich war mir etwas mulmig, ich wollte ja nicht unbedingt von den Tigern gefressen werden und frage dann höflich nach, ob sie denn schon was gegessen hätten. Irgendwie geht ein Leuchten durch die Augen und ich habe so das Gefühl, als hätte ich etwas Falsches gefragt. Ganz diskret mache ich mich wieder aus dem Staub. In der nächsten Höhle finde ich höllisch lärmende Horde Affen. Das gefällt mir nicht, schnell mache ich mich wieder aus dem Staub. In der nächsten Höhle sind Papageien, die ebenso einen Mordslärm machen.

Die Papageien begrüßen mich und ich fühle mich willkommen. Die erzählen mir dann, was alles im Einzelnen los wäre, dass sie schon seit vielen Jahren hier wohnen und wie schade es sei, dass die einzelnen Tierarten so getrennt voneinander wären, dass da ganz wenig Kommunikation untereinander herrschen würde. Jeder würde sein eigenes Ding machen und der Zusammenhalt wäre nicht mehr da. Und die Papageien geben auch zu, dass sie die Fledermaus aufgestachelt hätten, sich zu den Spinnen zu bewegen und diese so lange zu ärgern, bis wieder Nähe und Kommunikation entsteht.

Wenn man sich gegenseitig ärgert, ist das ja auch schon eine Form der Kommunikation. Besser als nichts, sagen die Papageien und kichern herum. Ab und zu käme dann die Feldermaus und würde erzählen. Manchmal wären das lustige Geschichten. Ich bekomme den Auftrag, hilfreich einzugreifen. Ich soll mir etwas einfallen lassen, um zu bewirken, dass die Tiere wieder mehr Kontakt zueinander bekommen. Ich gehe wieder hinaus, sehe das Meer und entscheide mich jetzt, mich auf die Luftmatratze zu legen und hinaus zu fahren.

Die Luftmatratze treibt weiter weg und mir fällt auf, dass das Ufer irgendwie keine Bindung mehr an mich hat. Da kommt eine Stimme, die mir sagt: „Du hast ja deine Aufgabe nicht erfüllt.". Ich habe das Gefühl, dass mir das egal ist, sie sollen mich alle in Ruhe lassen. Ich treibe auf der Luftmatratze und beschließe, mein Leben so zu leben, wie ich mir das vorstelle, ohne mit anderen zuviel zu tun zu haben.

Windpocken aktiv - Proband/in 3 - C 10.000

Ich erkenne einen Schlot, schmal und hoch dessen Ende man kaum mit bloßem Auge sehen kann. In diesem Schlot nehme ich eine Auf- und Abwärtsbewegung wahr. Innen ist eine Leiter auf der Arbeiter auf- und absteigen. Der Schlot ist so hoch, dass er sich von allen anderen Gebäuden abhebt. Jemand sagt: Das ist der moderne Turm von Babel. Alle Arbeiter tragen blaue Arbeitsanzüge, einen weißen Helm und eine blaue Lampe. Es sind dort zwei Leitern. Eine führt noch oben, die andere nach unten. Die, welche herunterklettern, tragen einen leeren Sack, die anderen einen vollen Sack auf dem Rücken. Oben, wo der Turm endet, blinkt ein Lichterkranz. Ich beobachte das alles aus einem vorüber fliegenden Flugzeug. Mir wird ganz schwindelig. Es ist wie Höhenangst. Das Flugzeug umkreist den Turm.

Die Säcke werden vom Turm aus nach oben geworfen und steigen als kleine weiße Wolken hoch. Ich bitte den Kapitän, näher an diese Säcke zu fliegen. Ich springe heraus auf einen der Säcke und steige mit ihm nach oben, um zu wissen wo es hingeht. Die Wölkchen steigen hoch und lösen sich in Dunst auf. Ich löse mich ebenfalls auf und steige immer weiter. Ein angenehmer Zustand. Irgendwie schien vorher die Sonne. Jetzt kommt eine Region, in der es dunkler und kühler wird. Ich spüre, wie sich die Dunstbeschaffenheit verändert, schwer wird, wie sich der Aufwärtstrieb verlangsamt bis er ganz aufhört und sich umkehrt. Es bilden sich kleine Wassertröpfchen die langsam nach unten fallen. Ich verbinde mich mit anderen Tröpfchen. Ich habe ein flaues Gefühl im Magen, weil sich der Fall beschleunigt.

Der Turm kommt in Sicht und ich falle immer schneller und schneller bis auf die Erde. Von dem Fall bin ich noch ganz benommen und froh ins Erdreich einzudringen. Ich brauche jetzt eine Pause. Meine Augen schmerzen, als ob ich länger kaltem und scharfem Wind ausgesetzt war. Ich sinke immer tiefer ins Erdreich, immer tiefer. Es wird wärmer. Ich habe das Gefühl, müde zu werden. Die Augen sind so schwer und müde. Es ist so langsam und zäh. Es ist, als würde ich etwas suchen. Jetzt befinde ich mich schon tief in der Erde, die heiß ist. Ich gelange zum Eingang des Turmes. Endlich habe ich ihn gefunden. Dort sind die Arbeiter in den blauen Anzügen. Ich spüre nicht genau, welche Form ich selbst habe. Ich bitte darum, nach oben transportiert zu werden. Und schwupp schon bin ich im Sack. Der Arbeiter trägt mich hinauf. Alleine wäre es für mich zu schwer gewesen. Ich hätte es nicht allein schaffen können. Ich bin ihm sehr dankbar und frage, ob ich auch nicht zu schwer wäre. Der Arbeiter lacht und sagt: „Warum solltest du. Ich bin du und du bist ich.". Jetzt geht es wieder nach oben.

Deutung der Mentalen Arzneimittelprüfungen

In der ersten Arzneimittelprüfung der Windpocken-Impfstoffnosode zieht die Probandin eine illusionäre, erd abgewandte Richtung vor. Allerdings wird sie an der Gabelung der verschiedenen Möglichkeiten neugierig, betreibt zunächst komplett Weltflucht und geht in die Wolken, um sich dann auf den Weg in die Tiefe, auf die Erde, zu begeben. Die drei Möglichkeiten, die sie an dieser Abzweigung vorfindet, einmal der Himmel, Hölle und die Wahl, sich mit dieser Polarität auseinanderzusetzen oder der neutrale Weg, auf dem sie bei sich selbst bleiben kann. Trotz einiger Verführungen und Verlockungen bleibt sie sich selbst treu und geht ihren eigenen Weg.

In der zweiten Arzneimittelprüfung sind die Möglichkeiten, einen bestimmten Weg einzuschlagen, noch vielfältiger. Die Probandin steht den unterschiedliche Möglichkeiten zunächst sehr offen gegenüber und erlebt verschiedene Lebensaspekte, die allerdings voneinander getrennt sind. Das Bedürfnis, alles in eine friedliche Verbundenheit zusammenzuführen, ist vorhanden, wird aber nicht umgesetzt. Jeder Lebensaspekt hat seine spezielle Berechtigung. Auch die Erkenntnis, dass nur aktive Lebensimpulse den Aufrichtungs- und Persönlichkeitsprozess aktivieren können, bewirkt noch keine tief greifende Veränderung im Leben der Probandin. Die einzelnen Lebensaspekte erscheinen abenteuerlich und lustig. Es lohnt, sich darauf einzulassen, eine Vereinnahmung ist jedoch unerwünscht und findet auch nicht statt. Letztlich fällt die Entscheidung für die eigenen Interessen, die Steuerung des eigenen Lebens bleibt weiter frei und unbeeinflusst.

In der dritten Arzneimittelprüfung des Windpocken-Impfstoffes lässt sich die Probandin komplett auf das Leben eine und gibt sich dem Wechsel der Polaritäten hin, um in diesem Wechsel wieder die Einheit des Ganzen erkennen zu dürfen. Letztlich ist alles gleich und alles ein Spiel.

Die Windpocken-Impfung scheint zu bewirken, dass ein Mensch dazu gezwungen wird, sich auf das Leben einzulassen und die unterschiedlichen Aspekte des Lebens anzunehmen und zu durchleben. Es geht hier um das Einlassen, das „sich Einlassen" auf das Leben. Die Windpocken-Impfentgiftung gibt dem Menschen wieder die Möglichkeit, sich aus der Polarisierung zu lösen und den Weg zurück zu sich selbst zu finden. Ohne dass sich ein Mensch auf das Leben einlässt, sind Erfahrungen nicht möglich und ohne Erfahrung gibt es keine Erkenntnis.

Psychologische Bedeutung

- Fehlende Erdung,
das Leben ist Herausforderung,
in Erwartung gewohnter Katastrophen
wird das Leben verweigert -

Mehrfachimpfungen - Manifestierte Vernetzung

Jede Impfung hat, wie wir in den letzten Kapiteln deutlich erkennen konnten, ein Thema, welches sowohl auf der spirituellen Ebene als Entwicklungsaufgabe als auch auf körperlicher Ebene als Symptominformation, als Krankheit, in Erscheinung treten kann. Dabei ist es unwesentlich, ob es sich um eine natürliche oder eingeimpfte Erkrankung handelt. Das Bemühen eines jeden Lebewesens ist es, zu gesunden. Dieser Gesundungsprozess zieht nach sich, dass ein Konflikt, der sich sowohl geistig als auch körperlich als Symptomgruppe darstellen kann, so oft wiederholt wird, bis er gelöst ist, d. h. sich das Gefühl „relativiert" und die Thematik bewertungsfrei betrachtet werden kann.

Bei den Impfungen allerdings werden die zum Terrain gehörenden Emotionen und Themen nicht nur künstlich initiiert, sondern können auch immer manifester werden, vermutlich deshalb, weil sie als „artfremde", oft tierische Information, gespeichert sind. Durch die Tatsache, dass seit langem Mehrfachimpfungen eingesetzt werden und dadurch die Impfungen zwingend und manchmal zwanghaft miteinander verknüpft und nicht lösbar sind, ist ein fast einmaliges, komplexes Niveau der Vernetzung von Informationen zustande gekommen. Hier findet das Gesetz „Innen wie Außen" wiederum seine Anwendung.

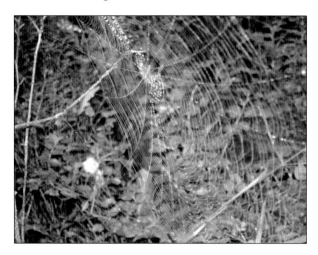

Die Vernetzung von Informationen findet im Innen, im Menschen selbst, wie auch im Außen, in seiner Umgebung statt. Wissenschaft, Forschung und Telekommunikation verändern und erweitern sich täglich und die thematische Vernetzung zwischen den Impfterrains findet im Außen einen beispielhaften, adäquaten Spiegel in den aber Millionen Kommunikationswegen der Informationsgesellschaft.

Setzen wir voraus, dass Impfungen die Menschen in bestimmte Verhaltensmuster fixieren. Diese Fixierungen nötigen die Menschen dazu, ständig neue Informationen und Möglichkeiten zu kreieren, letztlich mit dem Ziel, sich wiederum aus diesen fixierten Verhaltensmustern zu lösen. Letztlich sind also auch Zwänge Motivationen und damit Ursache für geistige Entwicklung. Jeder Zwang jedoch geht Gefahr in Trotz oder in Resignation zu münden. Global betrachtet wird unsere Kultur, wenn sich der Trend der Verweigerung von Eigenverantwortung und des zwangsbestimmten Handelns fortsetzt, ebenfalls in einer Resignation enden.

Es sollte also unser Ziel sein, diese Zwänge zu bewältigen, jedoch auch die darin verborgenen positiv wirksamen Motivationen und Entwicklungsmöglichkeiten zu integrieren. Hierzu bedarf es der Übernahme der Eigenverantwortlichkeit jedes Einzelnen, ein hohes aber erstrebenswertes Ziel.

Sicherlich sind die Ursachen für die Fixierungen der Verhaltensmuster nicht nur in den Impfungen zu suchen. Die tägliche Praxis der homöopathischen Arbeit zeigt jedoch: Menschen, bei denen die Impfungen entgiftet wurden, haben häufig sofort Zugang zu der Thematik der Eigenverantwortlichkeit. Es ist oft erstaunlich, mit welcher Dynamik sich die geistige Entwicklung eines Menschen nach der Impfentgiftung bzw. Impfdeblockierung entfaltet. Die Impfentgiftung ist so für alle, die sich eine geistige und Bewusstseinsentfaltung wünschen, eine große Chance.

Dreifachimpfung (DTP)

In dieser Impfung sollen die Erkrankungen Diphtherie, Pertussis (Keuchhusten) und Tetanus berücksichtigt werden. Sie enthält gereinigtes Diphtherie-Toxoid, gereinigtes Pertussis-Toxoid sowie gereinigtes Tetanus-Toxoid.

Kombinierte Verhaltenmuster

Da heutzutage immer mehr Kombinationsimpfungen gegeben werden, ist es nicht ganz einfach, die Impfreaktion dem richtigen Thema zuzuordnen. Erinnern wir uns an die einzelnen Impfthemen, dann ist es erstaunlich, wie passend die einzelnen geistigen Themen der Impfung in den Kombinationsimpfungen zusammengefügt wurden.

Das Tetanus-Terrain ist geprägt von tiefen emotionalen Verletzungen, die unter allen Umständen verborgen und vor „Berührung" oder gar Wiederholung der zugehörigen Erfahrung geschützt werden müssen. Diese, nach außen als Willenstärke und Machtanspruch dargestellten Verletzungen, und die damit verbundene innere Hilflosigkeit führen zu einem einengenden Korsett aus Dominanzgehabe und Willensstarre. In Wahrheit werden jedoch emotionale Themen nicht verarbeitet und können nicht wertfrei betrachtete werden.

In der Diphtherie entwickelt der Mensch auf der Basis von Enttäuschung und Frustration und dem Eindruck, dass seine Person nichts gelte, ein resigniertes und gleichzeitig verschlossen-geheimnisvolles Verhalten. Hier spielt eine nicht stimmige Frequenz mit der Umgebung außerdem eine verstärkende Rolle. So manifestiert sich der Widerspruch zwischen Ansprüchen und Realität und die Kommunikationsform wird fixiert in stereotypen Oberflächlichkeiten und fast schon pathologischer seelischer Erstarrung.

Das Keuchhusten-Terrain verstärkt dies weiter mit einem Verhalten, das von nach Aufmerksamkeit heischender Symbolik geprägt. Fehlende innere Sicherheit soll durch lautes „Säbelrasseln" übertönt werden. Typisches Verhalten sind Hysterie, hochfahrende Äußerungen anderen gegenüber und Ungeduld, verbunden mit permanenter Forderung nach Anerkennung, die nun erzwungen werden soll.

Die Impfthematik von Tetanus mit ihrer Verkrampfung ist die Fixierung des Willensimpulses. Der tetanusgeimpfte Mensch hat den Zwang, seinen unbedingten Willen zu trainieren. Der Diphtheriegeimpfte besteht darauf, Emotionen nach außen nicht mehr mitteilen zu wollen bzw. zu müssen. Der Pertussis-Geimpfte fordert mit Vehemenz die Anerkennung seiner Eigenpersönlichkeit ein.

Dieser Themenkreis trainiert über die Willensstärke letztlich die Eigenverantwortlichkeit. Diese soll dabei verstanden werden, dass die Persönlichkeit immer zu jeder Zeit hinter dem steht, was sie tut, gleichgültig, ob etwas falsch oder richtig zu sein scheint, denn das größte Problem ist nicht das Tun sondern das „Nicht-Tun", die Erstarrung im Selbstzweifel.

Die Tetanus- Diphtherie- und Pertussis-Impfung manifestiert den Themenkreis Schutz vor Verletzung durch Willensbetonung, Willenstraining, Resignation aufgrund selbst missachteter Emotionen und leiden unter fehlender Anerkennung, welche immens eingefordert wird. Sinnvoller wäre, wenn diese Persönlichkeit sich selbst anerkennen und damit jeglichen Abhängigkeit von anderen lösen würde.

Derjenige, der willensbetont ist, wird versuchen, sich durchzusetzen (Tetanus). Derjenige, der so resigniert ist, dass er seine Emotionen nicht mehr zeigt, kommt irgendwann an einen Punkt, dass es aus ihm herausbrechen muss oder er verlässt die Bühne des Lebens und stirbt (Diphtherie). Derjenige, der im Außen die Anerkennung seiner Individualität einfordert, wird irgendwann begreifen, dass er sich selbst achten muss, damit andere ihn achten (Pertussis). Diese Dreifachimpfung, die sich körperlich wie thematisch im Geimpften manifestiert, bewirkt langfristig, dass die Persönlichkeit fast daran verzweifelt, dass sie eigene, ganz individuelle Gefühle und Prägungen hat. Im Vergleich mit anderen empfindet sich die Persönlichkeit als völlig anders und zweifelt, wer nun richtig ist. Je nach Wirkung der Persönlichkeit auf ihr Umfeld entscheidet sich, wer gerade „richtiger" ist. Im Rahmen der Kommunikation mit anderen, ebenfalls Geimpften, haben alle ähnliche Themen. Somit wird die Kommunikation zum Kampf.

Die geimpfte Persönlichkeit kann sich aus ihrem geprägten Lebensmuster nicht lösen und versucht somit immer intensiver, um Anerkennung und Lebensberechtigung zu kämpfen. Manche laufen auch in ihrer Ideenvielfalt, ihr Ziel zu erreichen, zu voller Größe auf. Kreativität und Erkennen von Möglichkeiten gehören zu den täglichen Anforderungen des Lebens. Bedauerlicherweise kann das andere viele Menschen einfach anders sind und trotzdem und gerade deshalb ihre Lebens- und Existenzberechtigung haben. Der Vergleich mit anderen muss fehlgehen. Die kraftvollen Geimpften streben dem oben genannten unerreichbaren Ziel nach. Die schwach gewordenen Geimpften fallen in Resignation. Die Lösung der Problematik liegt darin, sich selbst als Eigenpersönlichkeit anzuerkennen. Es sollte mich nicht stören, wenn andere anders sind. Jeder hat seine Berechtigung, jeder hat auf seine Weise Recht. Toleranz und Akzeptanz des Anderen und Anerkennung des Eigenen ist die Lösung. Erfreulicherweise wird die Entwicklung der Patienten in Richtung Toleranz und Akzeptanz von sich und anderen durch die Impfentgiftung massiv gefördert.

Mentale Arzneimittelprüfungen

DTP aktiv - Proband/in 1 - C 10.000

Mein Unterkiefer verengt sich. Ich fange an zu schwitzen und sehe Flammen vor meinem inneren Auge. Ich kann aber nicht erkennen, was da ist. Ich sehe einen Kaninchenstall mit großen weißen Kaninchen darin. Die springen von Ecke zu Ecke und möchten gerne heraus. Irgendetwas scheint ihnen große Angst zu machen.

Nun sehe ich Gitterstäbe von einem ziemlich primitiv gebauten Gefängnis. Die Insassen des Gefängnisses rütteln an den Gitterstäben und wollen raus. Ein Wächter sitzt auf einem Stuhl vor den Gefängnistüren. Er trägt einen großen Schlüsselbund an seinem Gürtel und schläft. Aus einer Ecke des Raumes kommen nun Flammen angezüngelt, als ob mit Benzin eine Spur gelegt worden wäre. Sie bewegen sich genau auf den schlafenden Wärter zu, bis ihn die Flammen ganz verschlucken. Die Insassen rebellieren nun noch mehr, aber der Wärter merkt gar nicht, wie ihm geschieht und verbrennt vor ihren Augen. Es entwickelt sich ziemlich viel Rauch in dem Raum, der eigentlich auf eine Seite hin offen ist. Die Insassen husten sich nun fast die Seele aus dem Leib. Der Wärter ist nun vollständig verbrannt. Aber die Asche zeigt immer noch die Hüllen des Wärters. Nun kommt ein Windstoss und das ganze Aschengebilde fällt wie ein Kartenhaus in sich zusammen. Der Schlüsselbund fällt auf den Boden. Jetzt sehe ich außerhalb von dem Raum einen Acker. Da ist ein Bauer, der mit einer Maschine Kartoffeln erntet.

Die Maschine, die die Kartoffeln ausgräbt, befördert nebst den Kartoffeln auch einen abgetrennten Kopf zutage. Er sieht aus wie ein Schrumpfkopf eines Eingeborenen. Aus dem Mund dieses Kopfes rinnt eine rotgrüne Flüssigkeit und überall, wo diese Flüssigkeit die Erde berührt, zerfrisst es die Kartoffeln. Sie lösen sich einfach in Nichts auf. Die Flüssigkeit breitet sich immer weiter aus, auch um die Maschine herum, denn der Bauer hat inzwischen angehalten Da ruft ihn seine Frau zum Mittagessen. Er springt von der Maschine herunter und kann der Flüssigkeit grade noch so entkommen. Jetzt löst sich das Bild in Luft auf, als ob es abgewaschen wird, läuft es einfach aus dem Rahmen raus. Alle Farben vermischen sich und fließen ineinander. Diese Farbe läuft jetzt eine Straße herunter, wo Kinder spielen. Sie haben mit Kreide weiße Zeichnungen auf den Boden gemalt und hüpfen nun von einer Zeichnung zur andern. Die Farbspur nähert sich jetzt langsam den Kindern. Diese bemerken das und wollen die Farben zum Malen verwenden. Doch in diesem Moment ruft die Mutter nach diesen Kindern, weil sich noch Hausaufgaben machen müssten. Die Kinder laufen schnell nach Hause.

Die Spur fließt weiter, und wie sie über die Zeichnungen auf dem Pflaster rinnt, verdampfen die Farben und hinterlassen einen eigenartigen Gestank. Jetzt sehe ich eine schwarze, mit Pech verschmierte Wand. Die Sonne scheint darauf und lässt das Pech weich werden. Jemand hat in das weiche Pech seltsame Zeichen eingraviert. Daneben steht ein Kaminfeger, schwarz gekleidet, mit einer Leiter und einer Drahtbürste unter dem Arm. Ich sehe, wie der Kaminfeger Zeichen in das Pech einritzt. Ich frage ihn, was das zu bedeuten hat, und er sagt, das seien Schutzzeichen. Ich frage, wen er denn damit beschützen will und er sagt, dass die Stadt von einer fremden Macht eingenommen wird. Dann geht er davon. Ich frage ihn, wo er hin will. Er antwortet, er muss zu den andern, die sich in einem Schutzkeller versteckt haben. Da die Stadt menschenleer erscheint, beschließe ich, dem Kaminfeger zu folgen. Dieser verschwindet in einem Haus. Dort hebt er eine Luke im Boden an. Er geht eine Treppe hinunter und ich ihm hinterher. Da sitzen alle Menschen versammelt. Sie sehen ziemlich ängstlich aus. Ich frage, wovor sie sich verstecken. "Vor dem Gas", antworten sie. Das verwirrt mich etwas, aber ich bekomme keine weiteren Erklärungen. Jetzt kommen grüne Nebelschwaden aus der Ritze von der Deckenluke. Die Leute brechen in Panik aus. Sie suchen nach einem Ausweg aus dem Kellerloch, aber hier unten sind sie gefangen. Der Nebel hüllt sie langsam ein. Die Menschen werden ruhiger, apathischer, bis sie sich überhaupt nicht mehr rühren. Auch ich lasse mich fallen, mache die Augen zu und bin für einen Moment weg. Im nächsten Augenblick stehe ich inmitten einer wunderschönen Landschaft, blauer Himmel ist über mir, grüne, weite Flächen und schöne Farben.

Ich begegne wieder den Leuten, die sich nun frei bewegen und staunend die neue Umgebung erkunden.

DTP aktiv - Proband/in 2 - C 10.000

Da sind Arbeiter, die sind ganz weiß vom Kalkstaub. Es sind aber keine Menschen, die da arbeiten. Die haben Seppelhosen an und sehen von hinten aus wie arbeitende Ratten mit großen Ohren. Ich habe die Assoziation, dass es um gelöschten und ungelöschten Kalk geht. Es ist windig. Sie kippen Säcke aus und es staubt, alles ist weißgrau verstaubt. Ich habe aber keine Ahnung, was da vergraben wird. Ich habe ein Haus gesehen, jetzt ist das Haus eine Lokomotive. Ich versuche da hinein zu kommen. Mit der Nase, mit der Spitze oder mit der einen Seite steht es da im Kalkbereich, das Ding. Es ist eine Dampflokomotive. Sie steht. Sie ist defekt, die kann man aufgeben.

Da ist ein Drehkreuz, wie in einem Lokschuppen. Loks stehen darin, mit der Vorderseite nach vorne stehen sie so halb in den Schuppen. Das ganze Gebäude ist verfallen und kaputt. Die Lokomotiven funktionieren nicht mehr. Die stehen alle da bereit, aber funktionieren nicht. Jetzt habe ich es mit Teenagern zu tun. 12, 13-, 14-jährig. Da sind Mädchen in Röcken mit Schottenmustern und Sonnenkappen auf den Köpfen. Und die fahren mit Rollschuhen, Inlineskates. Da kommt auch dieser weiße Kalk. Der wird verstreut von der Mäuse- oder Rattenpolizei. Mit der Polizei darf man ja nicht sagen, aber das ist mir jetzt so eingefallen. Das weiße Zeug ist auf dem Vormarsch. Die Mädchen fahren ganz unbekümmert vorbei.

Ich verlasse das Bild. Ich kann mir jetzt vorstellen wie das ist, wenn sie erwischt werden von dem weißen Kalk, dann geht einfach der Boden weg und sie drehen sich weiter in der Luft. Die sterben nicht, aber die drehen sich einfach in der Luft, es ist kein Boden mehr da. Ich überlege, wie ich dem entkommen kann. Unter Wasser, wenn ich in ein U-Boot steige. Aber da ist das Zeugs auch schon drin. Den Körper einfach verlassen und weg. Aber es gibt kein Entkommen. Ich habe gerade ein schönes Bild gehabt mit Urlaub und Früchten und eine Straße mit Touristen, aber da kommt dieser Mist schon wieder an. Jetzt lasse ich einfach und werde passiv. Das Zeug häuft sich an Es wächst höher und höher, wie bei einer Lawine, aber ich werde davon nicht berührt. Ich sitze wie in einem durchsichtigen Kunststoff-Ei. Ganz schön einsam. Jetzt bin ich in einem Biotop, ich habe mich einfach entspannt und zugelassen. Da ist es grün und schick. Da sind auch andere Menschen. Es ist irgendwie zugedeckt von einer durchsichtigen Plastikdecke, die ist aber auch schon weiß bestäubt. Die Sonne guckt ein bisschen rein.

Hier drin ist alles sauber, aber ich traue dem Frieden nicht so ganz. Ich denke, dieses komische weiße Pulver könnte doch einen Zugang finden. Ich weiß eigentlich gar nicht, warum ich davor weglaufe. Na, es macht die Landschaft kaputt, alles ist nur noch weiß. Und wenn die Sonne wieder aufgeht, zerfließt das weiße Pulver und alles, die ganze Landschaft ist erstarrt, wie Zuckerguss. Es trifft mich nicht, ich flitze als Beobachter hier herum. Ich bin allein, die Menschen sind tot. Die Erde ist kaputt. Egal wo, unter Wasser, über Wasser, auf den Bergen. Es wäre gut, wenn ich mich in ein Raumschiff setzen und wegfliegen könnte, aber im Raumschiff ist das Zeug auch schon überall. Vielleicht sind sie irgendwo unter der Erde, die Leute. Ich habe jetzt keine Lust mehr. Ich kann mir schon vorstellen, dass die alle unter der Erde sind, in Stollen und arbeiten. So als Trostgedanke.

DTP aktiv - Proband/in 3 - C 10.000

Ich sehe eine goldfarbene Pyramide und darüber ist ein Halbmond. Ich bin mir aber nicht sicher, ob der Halbmond auf der Pyramide ist oder ob er gerade zufällig eine solche Position eingenommen hat. In der Pyramide gibt es einen Eingang, wo jetzt jemand rauskommt. Der hat ein Fernglas und schaut sich um, als ob er kontrollieren wolle, wie es draußen aussieht. Draußen ist eine ziemlich trockene, steinerne Umgebung. Viel Fels, auf dem nichts wächst. Das steinerne Gebirge ist sehr wellig. Inzwischen ist es recht dunkel, aber die Pyramide leuchtet immer noch in Gold. Vor allen Dingen die Ränder, da wo die Seitenteile aneinander stoßen, die leuchten sehr hell. Derjenige, der mit dem Fernglas überprüft hat, geht wieder rein. Ich stehe genau gegenüber auf einem ziemlich hohen Felsen und kann das alles gut beobachten, weiß aber nicht, was da passiert ist. Ich ziehe meine 7-Meilen-Stiefel an und kann damit sehr viel schneller zur Pyramide hinüber laufen. Vor der Türe der Pyramide schrumpfe ich wieder und klopfe an das Tor. Die Wesen innen drinnen scheinen ziemlich erschrocken und lassen mich nach einer Weile doch rein.

Man bringt mir etwas zu essen, Trauben, Wein, Wasser und Brot und ich frage, was eigentlich los ist. Es heißt, dass das Land unfruchtbar gemacht worden ist und alle warten darauf, dass die Gefahr vorbei geht. Aber noch traut sich keiner richtig heraus, weil alles ausgetrocknet und versteinert ist und man möchte doch sichergehen, dass dem Rest das nicht auch passiert. Aber die Vorräte gehen langsam zur Neige und die Situation wird bedenklich. Ich werde gefragt, wie ich es geschafft hätte, da herüber zu kommen. Sie meinen, ich solle doch meine 7-Meilen-Stiefel mal untersuchen, ob sie irgendwo Schaden gelitten hätten. Ich sehe mir die mal kontrollierend an und es könnte sein, dass die Sohle etwas dünner geworden ist, aber ich kann nichts Aufregendes entdecken. Die Leute aus der Pyramide fragen mich, ob ich nicht einmal die Umgebung inspizieren könnte. Da ich ja offensichtlich so gefahrlos umhergehen könnte, hätte ich vielleicht die Möglichkeit, sie zu retten. Ich hätte zwar eher Lust eine Runde zu schlafen und es mir gut gehen zu lassen, aber ich verspreche es dann doch. Aber zuerst will ich ein paar Stunden schlafen, sie sollen mich in drei Stunden wieder wecken.

Pünktlich um vier Uhr nachts werde ich geweckt, ziehe mir meine 7-Meilen-Stiefel an, gehe hinaus und inspiziere die Umgebung. Es ist tatsächlich kein Grashalm, kein Lebewesen zu sehen, alles ist versteinert. Selbst da, wo das Meer gewesen sein muss, gibt es nur Steinwellen. Ich bin nun schon ziemlich entsetzt und versuche herauszufinden, wo die Ursache liegt. Ich wandere gen Osten und komme irgendwann an eine Grenze. Von einem Zenitmeter zum nächsten ist die Versteinerung verschwunden und die Landschaft ist wieder fruchtbar, friedlich und angenehm.

Etwas entfernt erkenne ich ein Haus, fast schon ein Schloss und ich beschließe dort hinzu-gehen, vielleicht weiß dort jemand, was passiert ist. Es kommt ein weißbärtiger Mann her-aus, der ein bisschen so aussieht wie der Druide bei Asterix und frage ihn, was denn passiert sei. Der Druide ist nicht so ganz sicher, ob er mir etwas erzählen soll oder darf, und lädt mich erst einmal ein, ins Haus zu kommen. Ich werde sehr gastfreundlich empfangen, mit Essen versorgt und auch eingeladen, ein Bad zu nehmen und mich ein bisschen verwöhnen zu lassen. Ich nehme das gerne an und als nach ein paar Tagen doch ein gewisses Vertrauen gewachsen ist, erzählt mir der Druide, dass jemand in der Pyramide experimentiert habe. Dieses Experiment hätte zur Folge, dass alles in der Umgebung versteinert sei. Der Bereich des Zaubers wäre komplett betroffen, bis zu den Grenzen dieses Reiches wäre alles verstei-nert. Ich frage ihn, ob er wisse, wie man das alles rückgängig machen könne, aber er scheint nicht so richtig mit der Sprache herauszuwollen.

Nach weiteren drei Tagen frage ich ihn erneut und er erklärt mir, dass in der Pyramide ein Verräter wäre, einer der genau wüsste, wie der Zauber funktioniert, und der letztendlich die anderen an jemanden verkaufen wolle. Ich bitte mir, mir denjenigen zu beschreiben. Er zeigt mir eine Glaskugel, in dem ich ihn mir selbst ansehen kann. Zu meinem Erschrecken war es genau jener Mann, der mir die Türe geöffnet hatte, und der auch durch das Fernglas ge-schaut hatte. Der Druide erzählte mir weiter, dass in der Pyramide ein gewaltiges Wissen existiere und dass dieses Wissen an andere, die nicht auf diesem Planeten leben, verkauft werden solle. Nur wenn das Wissen verkauft wird, leidet die gesamte Erde, weil das fehlende Wissen dann sehr viele Löcher macht, die sich dann durchziehen.

Ich konnte mir das zwar nicht vorstellen, das Wissen ist doch einfach das Wissen. Man kann es weitergeben, aber dass es Löcher machen sollte, habe ich nicht verstanden. Ich habe auch versucht, dem Ausdruck zu verleihen, und der Druide sagt: „Das kannst du dir nicht vorstel-len, glaube es mir einfach. Wenn du willst, dass das Wissen auf der Erde bleibt, kann ich dir helfen, und in der nächsten Nacht stehst du um 3 Uhr auf, dann werden wir zusammen ei-nen bestimmten Trunk produzieren und der wird dir dann weiterhelfen." Ich willige ein, ich bin inzwischen sehr neugierig geworden und Punkt 3 Uhr stehe ich mit dem Druiden in seiner Zauberküche. Es ist sehr spannend, was da alles zu finden ist. Am liebsten würde ich hier blieben. Er bemerkt meine Begeisterung und amüsierte sich darüber und sagt, wir müs-sen jetzt erst mal den Trunk machen, damit die Erde gerettet werden könne. Er mischt etli-che Sachen, rührt sie zusammen und probiert dann diese Mischung an einem Stein aus, den ich zufällig in aus der Gegend mitgebracht habe. Dummerweise verändert sich der Stein überhaupt nicht.

Der Druide ist sichtlich irritiert, setzt sich hin und denkt nach. Ich bekomme den inneren Impuls, in die Flüssigkeit hinein zu spucken. Wir versuchen es nun noch einmal und siehe da, der Stein verschwindet und es entsteht ein Grasbüschel, saftig und gesund. Der Druide macht mir nun diesen Trunk fertig, gibt mir zwei Flaschen davon mit und sagt: „Sei ja vorsichtig und lasse dich nicht erwischen. Zuerst mal musst Du den Verräter fangen hier einsperren". Er gibt mir einen ganz kleinen Käfig, wo man vielleicht einen kleinen Spatz hätte hineinsetzen können. Aber auch der hätte dann auch fast keine Bewegungsfreiheit. Ich frage: „Was soll ich damit? Der Mann ist doch sehr viel größer."

Aber er meint, das wird funktionieren und gibt mir noch einen Schlüssel dazu. Ich nehme jetzt also diesen Mini-Käfig und den Schlüssel in meine Brusttasche, die beiden Glasflaschen mit dem Zaubertrank in meine Manteltasche und gehe mit meinen 7-Meilen-Stiefeln wieder zurück. Vor der Pyramide lasse ich mich schrumpfen, ziehe die Schuhe aus und klopfe. Es macht mir jemand auf, allerdings ist das jemand anderes. Sie freuen sich, dass ich wieder da bin, fragen mich aus, ob ich eine Lösung gefunden hätte. Irgendwas in mir sagt, ich sollte vorsichtig sein. Ich muss erst etwas ausprobiere, erkläre ich jetzt und dass ich da etwas an Gras gepflückt und zusammengerührt habe. Den Druiden erwähne ich nicht.

Die anderen fragte ich nach diesem ehemaligen Türöffner, und die schauen ganz entsetzt und erzählen, dass er verzaubert worden, zu Fels geworden sei. Er wäre wohl zu lange draußen gewesen. Sie trauern sehr um ihn. Aber sie wissen ja nicht, dass er ein Verräter ist. Ich frage, ob ich ihn irgendwo finden könne und sie zeigen ihn mir unten im Keller. Ich nehme etwas aus der Flasche und streiche es ihm über den Kopf. Er wird sofort wieder lebendig und beschimpft mich. Ich schicke die anderen weg und spreche recht eindeutig mit ihm. Er scheint es einzusehen und verspricht mir zu helfen, den ganzen Fluch und Zauber wieder aufzuheben. Ich glaube aber nicht daran.

Von den anderen lasse ich ein Befeuchtungssystem zusammenbauen, was ich im ganzen Land verteilen will, denn die Versteinerung muss mit einem einzigen wieder aufgelöst werden. Wenn es nicht gleichzeitig geschieht, würde ein Teil verloren sein. Ich biete unserem „Freund" an, die Anlage in Betrieb zu nehmen. Ich will ihn testen. Er freut sich, diese wichtigste Position zu bekommen. Ich sehe aber in seinen Gedanken, dass er das Ganze in Wahrheit vereiteln will.

Deshalb schaffe ich eine zweite, gleiche Zentralschaltung für das System und stellte diesen Herren von der Pyramide an die falsche. Um 12 Uhr Mitternacht bei Vollmond muss diese Bewässerungsanlage angestellt werden. Der Zeitpunkt kommt immer näher und um Punkt 12 Uhr stelle ich selbst die richtige an und innerhalb von Sekunden war alles frei. Der Pyramidenbewohner aber verändert sich und wird extrem hässlich, und es zeigte sich, dass er eigentlich gar nicht zu der Gattung der Pyramidenbewohner gehört, sondern dass er von einem Planeten außerhalb kommt. Durch die Veränderung in der Umgebung ist er wie gelähmt. Ich lasse ihn schrumpfen und setze ihn in den Käfig, den mir der Druide mitgegeben hatte. Diesen Käfig hänge ich draußen an einem Baum auf, führe ihn den anderen vor und sage, „das passiert, wenn ihr die Gemeinschaft verratet". Das Land war gerettet, ich ziehe meine Sieben-Meilen-Stiefel wieder an, und spaziere weiter.

Deutung der Mentalen Arzneimittelprüfungen

In der ersten Arzneimittelprüfung von DTP verengt sich der Unterkiefer des Probanden. Der Unterkiefer symbolisiert die Willenskraft. Er sieht Flammen, die die Symbolik von Transformation und Veränderung tragen. Eingesperrte Kaninchen werden panisch und möchten raus. Ein weiteres Symbol für Einengung sieht der Proband im Gefängnis. Die eingesperrten Insassen rebellieren, obwohl sie vermutlich den Schlüssel hätten erreichen können, aber der Ausbruch wäre mit Transformation verbunden. Ein Windstoß lässt das ganze Bild verfallen. Nun sieht er einen Bauern, der Kartoffeln erntet. Kartoffeln symbolisieren die spirituelle Kraft vor der die Persönlichkeit aber selbst Angst hat, weil in diesem Falle die Spiritualität mit Gewalt verknüpft ist. Das Leid wird dargestellt, durch den Schrumpfkopf eines Eingeborenen. Etwas Uraltes, Ursprüngliches wurde konserviert und hat jetzt die Fähigkeit, das Bestehende aufzulösen. Eine scheinbar giftige Flüssigkeit verbreitet sich in der Umgebung. Die Menschen die in dieser Umgebung leben, können sich zwar noch zufällig vor dieser Flüssigkeit retten, weil offensichtlich ein Kaminfeger Warnzeichen gegeben hat. Der Kaminfeger, der Glück symbolisiert, schützt und rettet die Menschen der Umgebung in dem er sie in einen Schutzkeller bringt. Der Schutzkeller wieder als einengendes Element, kann dem bisherigen auch keinen Schutz geben, da ein Gas für eine Transformation sorgt. Der Proband, dessen Transformation offensichtlich geglückt ist, steht in einer neuen, schönen und weiten Umgebung, in der er sich frei bewegen kann. Einengung und Vergiftung scheinen überstanden.

In der zweiten Arzneimittelprüfung sieht die Probandin rattenartige Wesen, die weißen Kalkstaub verteilen und das Bisherige offensichtlich eingraben möchten. Die Ratte, die fast so intelligent ist, wie ein Mensch, lebt allerdings nur in Schmutz und Dreck. Die Probandin erkennt nun eine alte Lokomotive, die leider nicht mehr funktioniert. Die Lok symbolisiert einen der ersten Schritte der jener technischen Entwicklung die zu dem geführt hat, was wir heute vorfinden. Die auftauchenden Jugendlichen symbolisieren die fortgeschrittene Entwicklung. Der weiße Kalk wird allerdings weiterhin verbreitet. Er scheint die Symbolik der Illusion inne zu haben, denn allen die damit in Berührung kommen, wird der Boden weg gerissen. Sie haben kein Fundament mehr. Es scheint kein Entkommen zu geben. Unter Wasser, in den Tiefen des Gefühls, ist der Kalkstaub schon verteilt. Die Probandin stellt nun fest, dass die gesamte Umgebung von der illusionären Entwicklung betroffen ist, ihr kann diese Entwicklung allerdings nichts anhaben. Sie ist geschützt. Die morgendlich aufgehende Sonne hat die Kraft, das weiße Pulver zu zerstören. Allerdings ist alles Dagewesene zerstört tot, die bisherige Entwicklung hatte keinen Bestand. Die Idee in den Untergrund zu gehen, wird zum Trost.

In der dritten Arzneimittelprüfung wird das zerstörende Element einer Entwicklung noch deutlicher. In einer Pyramide, die das Wissen, besonders das spirituelle Wissen symbolisiert, sitzt ein Verräter. Er blockiert das spirituelle Wissen und lässt alles erstarren. Der Proband, dem der Verrat nichts anhaben kann, wird um Hilfe gebeten. Der Proband betrachtet sich das Ausmaß der Versteinerung und Blockierung. Er beschließt zu helfen und trifft auf einen Druiden, auf einen Weisen, auf seinen eigenen spirituellen Anteil, mit dem er zunächst Kontakt aufnimmt und lernt ihm, bzw. sich selbst zu vertrauen. Der Druide, sein innerer Anteil, kennt die Lösung für das Problem der Versteinerung und der Blockierung. Der Verursacher dieses Geschehens, der Verräter, symbolisch gesehen der Selbstverrat, der nach äußeren Werten und Gewinn strebt, wird entlarvt und letztlich festgelegt. Die Rückführung zu einem friedvollen und erfüllten Wissen, kann nun gelingen.

In allen drei Arzneimittelprüfungen scheint eine fremde Macht das bisherige Leben beeinflusst zu haben. Die Menschen, die für diese Macht anfällig sind, diejenigen, die offensichtlich ihr spirituelles Wissen verleugnen oder verloren haben, sind dieser scheinbar fremden Macht ausgeliefert. Es scheint so zu sein, dass eine Gewinnorientierung und ein Gewinnstreben, was alles vergiftet und gelähmt hat, gegen Spiritualität wieder ausgetauscht wird, damit das neue Leben und die Nutzung alten Wissens wieder gewonnen werden kann. Es findet sich eine eigenverantwortliche Rückbesinnung auf das Ursprüngliche, auf eigenen Interesse und gelebte Kreativität.

Vierfachimpfung (DTPP)

In dieser Impfung sollen die Erkrankungen Diphtherie, Pertussis (Keuchhusten) Tetanus und Poliomyelitis berücksichtigt werden.

Kombinierte Verhaltensmuster

Tetanus, Diphtherie und Pertussis in Kombination (siehe vorangegangenes Kapitel) manifestieren die Themen Schutz vor Verletzungen durch Willensbetonung, Willenstraining, Resignation an den selbst missachteten Emotionen und Leiden unter fehlender Anerkennung. Sinnvoller wäre. wenn sich eine Persönlichkeit selbst anerkennen und sich damit aus jeglicher Abhängigkeit von anderen lösen würde.

Mit der Poliomyelitis kommt mit der vermeintlichen Schwäche ein weiteres Manipulationswerkzeug hinzu. Hier wird, basierend auf einer Rückzugssituation, Leid zunächst nicht verarbeitet. Die eigene Position in der Gruppe stimmt nicht oder wird nicht gefunden. Aus leidvoll gewonnenen Erfahrungen oder dem Gefühl unerwünscht zu sein wird ein Verhalten entwickelt, bei welchem andere über eigene scheinbare Hilflosigkeit manipuliert werden.

Auch hier ist Frage der Schuldsuche bestimmend und Eigenverantwortung bzw. die Möglichkeit, diese im Sinn einer positiven Veränderung wahrzunehmen, wird abgelehnt. Die Darstellung von Schwäche entspricht weitestgehend dem Grad des Dominanzanspruches, der dazu dient andere zu kontrollieren.

Erfasst man die hier nun hinzugefügte Impfung im Gesamtkontext DTPP stellt man fest, dass dieser Kontext grundsätzlich ungelöst, bewertet, sozusagen „unerlöst" bleibt und stattdessen ein weiteres Instrument hinzugefügt wurde. Das Repertoire an Möglichkeiten ist erweitert, das „Spielfeld" größer geworden. Gemeinsam ist allen Themenkreisen eine tief verwurzelte, stark bewertete Schuldthematik und das Bedürfnis, durch Suchen und Finden von schuldigen Anderen oder Umständen, jegliche Form von Verantwortung abzugeben. Signifikant für diese Musterkombination ist die Unfähigkeit oder Unwilligkeit in Lösungsansätzen statt in Entwicklungen zu denken. Es werden Energien für die Bestandswahrung einer Situation verbraucht, die an sich unbefriedigend ist. Der Mensch bewegt sich nun so lange innerhalb dieses jetzt erweiterten Spielfeldes und wiederholt diverse Erfahrungen bis er sich in seinem Individualisierungsprozesses auf eine Position begeben hat, die ihm ermöglichen, die hier verknüpften Themen mit Gelassenheit zu betrachten.

Mentale Arzneimittelprüfungen

DTPP aktiv - Proband/in 1 - C 10.000

Meine Unterarme fühlen sich fremd an. Ich sehe einen belebten Platz, auf dem viele Menschen herumspazieren. Da sind Familien mit Kindern, Männer mit Hüten und schwarzen Anzügen und daneben sitzt ein Mann auf einer Decke. Der Hautfarbe nach zu urteilen könnte es ich dabei um einen Inder handeln. Diesem Mann fehlen die Hände und Unterarme. Er sitzt da und bettelt. Die Menschen gehen aber alle an ihm vorüber und kümmern sich nur um ihre eigenen Angelegenheiten und beachten den Mann gar nicht. Die meisten Leute sehen zwar ziemlich wohlhabend aus, aber sie machen keine Anstalten, dem Inder etwas Geld zu geben. Jetzt habe ich ein kurzes Schmerzgefühl im Hals, so als ob eine Nadel hinein gestochen würde. Es ist aber gleich wieder weg. Was übrig bleibt ist eine Verkrampfung in der Halsgegend und ich habe etwas Mühe, zu schlucken. Ich sehe immer noch den Platz vor mir - keiner kümmert sich um den andern. Es sieht aus, als ob die Menschen einen Sonntagnachmittagspaziergang machen, aber jeder bleibt für sich. Auch die Familien versuchen zusammen zu bleiben.

Wenn die Kinder herumtoben wollen, werden sie gleich zurück gerufen, sie sollen schön in der Nähe bleiben und anständig nebenher trotten. Die Männer mit den schwarzen Anzügen haben Regenschirme dabei, obwohl die Sonne scheint und kein Wölkchen am Himmel ist. Keine Ahnung, wozu sie die Regenschirme brauchen. Die ganze Szene sieht aus wie aus einem Bilderbuch, nicht realistisch. Ich blättere die Seiten um, aber ich stoße immer wieder auf das gleiche Bild. Ich gehe über den Platz und mit jedem Schritt, den ich auf den Boden setze, wird die Umgebung um mich herum farblos, bis nur ich noch in farbigen Kleidern zu sehen bin. Alles rundherum ist grau in grau. Jetzt entdecke ich einen Springbrunnen auf dem Platz, der das Wasser in hohem Bogen ins Becken reinspritzt. Ich sehe dabei einen Regenbogen. Die Wassertropfen von diesem Springbrunnen sind wie fröhliche kleine Gestalten, die wie auf einer Rutschbahn diesen Regenbogen hinunter rutschen. Dann sausen die Tropfen über den Platz und jeder Tropfen, der auf einem Menschen oder am Boden landet, verleiht dem Bild wieder Farbe. Einige Menschen sind jetzt schon wieder in Farbe. Ich sehe einen Mann, auf den gerade ein solcher Wassertropfen zufliegt. Doch der macht schnell den Schirm auf, so dass er nicht nass wird.

Dieser Mann bleibt zunächst farblos. Ein paar Kinder haben es geschafft, sich von den Eltern loszureißen und die tummeln sich jetzt da um den Brunnen herum. Hier versuchen sie, ein paar Wassertropfen zu erhaschen. Sie spielen damit, als ob es ihre Kameraden wären. Ein Kind versucht mit seinen kleinen Händchen den Wasserstrahl runterzudrücken und das Wasser aufzustauen, bis es den Strom nicht mehr aufhalten kann.

Dann spritzt das Wasser in weitem Bogen über den Platz hinweg. Fast der ganze Platz ist jetzt wieder in Farbe getaucht. Die Kinder lachen fröhlich und spritzen ihre Eltern nass. Diese werden nun auch ein bisschen lebendiger und lassen sich sogar zu dem Spiel hinreißen. Es vergeht eine Weile, bis sich alle Menschen um das Wasser herum scharen, bis auf den Bettler, der sitzt immer noch in seiner Ecke. Auch er könnte eigentlich zu uns hinüber laufen, aber er macht keine Anstalten alle Leute an den Händen und tanzen in zwei Reihen, eine im Uhrzeigersinn, die andere entgegengesetzt, um den Brunnen herum. Sie haben es recht lustig miteinander.

DTPP aktiv - Proband/in 2 - C 10.000

Ich sehe alles grau in grau, jetzt wird es ein bisschen farbiger, das Bild. Ich sehe Hügel und dort führt eine Treppe hinunter. Die Hügel sind Heidekrauthügel also mit Heidelbeeren, rötlichen Büschen, bewachsen. Die Treppe ist wie eine Gartentreppe aus leicht gelblichen Bruchkieseln zusammengesetzt, Ich gehe die Treppe hinab, Anfänglich glaubte ich, der Weg würde aufhören und in einen Abgrund führen, aber jetzt sehe ich, da ist eine Betontreppe, schmutziger, grauer Kellerbeton. Das ist links und rechts geht die Treppe auch im rechten Winkel hinunter, gefällt mir besser diese rechte Seite. Dort geht es hinunter in ein Tal mit vielen Pflanzen und Büschen. Ich habe von oben gesehen, dass dieses Tal am Meer endet, so ein sanft abfallendes Tal. Ich befinde mich jetzt in diesem Tal, das Wasser habe ich auch schon ausgespäht und viele verschiedene interessante Pflanzen. Ich schlage mich dort so durch. Der Boden ist wechselnd ständig, mal braune Tannennadeln, mal ist er torfartig und stellenweise ist es auch Felsen oder auch Beton.

Jetzt komme ich an eine Wasserrutsche, die rutsche ich hinunter. Es geht dann um die Kurve, dann halte ich an, dann kommt die nächste. Dort sind lauter Rutschbahnen, mit unzählig vielen Wasserbecken, die da eine nach der anderen ins Tal führen. Ich suche eine Abkürzung, eine Rutsche, die alles umgeht. Auf der linken Seite gibt es eine große Rutsche. 50 Meter geht es erst mal spiralförmig hinunter. Es geht immer noch schnell genug. Ich rutsche im Kreis da hinunter. Die Idee mit dem Meer ist wohl eine Illusion. Alles geht noch so einen Moment lang. Ich sehe wieder Gärten, es ist wieder weiß mit blauen Badewannen oder kleine Sitzplanschbecken. Da ist ein leichtes Gefälle. Da kann man laufen. Ich muss also nicht von einer Badewanne zur nächsten hüpfen. Ich schrumpfe mich ein bisschen, bis ich so groß bin, wie ein kleines Schiffchen und fahre den Kanal hinunter. Blau, ein Bächlein, rundherum ist der gelbe Stein, so wie Gartenplatten.

Jetzt gibt es da ein Stück Wiese, das ist grün. Ein knorriger Apfelbaum darauf und da hat es gelbe und weiße Blumen, das ist eine Wildwiese, oder eine verwilderte Zuchtwiese. Ich sehe das Meer. Jedoch ist jetzt wieder nichts mehr mit Wasser, jetzt kommen Treppen, sie führen hinunter bis zum Meer. Ich steige die Treppen hinab, es sind sicher 100 Meter. Jetzt bin ich unten auf der Straße angekommen. Sie liegt auf Meereshöhe.

Das Meer jedoch ist wieder verschwunden. Ich komme einfach nicht ans Meer. Ich versuche ans Meer zu kommen, aber das Meer geht immer weiter weg, weiter weg. Ich sehe es schon, dann laufe ich auf einem steinigen Weg und laufe und laufe. Dann ist das Meer wieder unter mir an der Steilküste zehn Meter tiefer. Ich springe jetzt einfach von der Klippe hinunter, hopp. Das Meer ist eine Illusion, es ist auch wieder ein Schwimmbassin, blau angemalt. Jetzt geht irgendwo eine Klappe auf, jetzt geht es wieder auf Wassertuschen nach unten. Ich fühle mich diesem Klappenmechanismus total ausgeliefert. Ich stelle mich jetzt an den Rand von der Klippe und springe waagerecht mit leichter Tendenz nach oben. Ich komme nicht ans Meer. Ich bin auf dem Land, in der Stadt, in einem Dorf, einer Ortschaft im südfranzösischen Stil. Ich könnte einen Orden bekommen für meine Bemühungen, aber nicht dafür, dass ich ans Meer gekommen bin.

DTPP aktiv - Proband/in 3 - C 10.000

Ich schaue geradewegs in eine Sonne, die erst sehr hell ist. Dann geht das Licht in Dämmerung über, wobei es eher rötlich-braun wird. Als Beobachter sehe ich in diesem rötlich-braunen Licht eine Landschaft, die eher orientalisch zu sein scheint, mit einem großen hohen Turm, der links in meinem Blickfeld erscheint. Auf der rechten Seite sehe ich das Meer, an dessen Ufer eine große Stadt liegt. Das Bild mit der Stadt und dem Meer ist etwas heller, als das andere. Das andere scheint mir näher zu sein. Aus meiner Beobachterposition sehe ich also zunächst mal den Turm, die Silhouette von orientalischen Gebäuden und rechts davon das etwas hellere, weißere Bild der Stadt mit dem Meer. Ich sehe mich jetzt selbst da sitzen mit einer Sonnenbrille auf, die ich normalerweise nie trage und damit erklärt sich auch dieses braun-gelbe Licht.

Wenn ich sie herunter nehme, ist das Licht sehr hell. Ich sitze auf einer Parkbank und scheine durch etwas Fensterähnliches durchzusehen, wo diese Bilder entstehen. Ich schaue an mir herunter und sehe, dass ich schwarze Lackschuhe anhabe, und Schleifchen im Haar. Ich bin rothaarig und habe eine Hochfrisur. Neben mir sitzt ein ebenfalls rothaariger junger Mann, wir scheinen ein Paar zu sein. Von der Optik her würde ich uns Irland zuordnen. Wenn ich die Sonnenbrille herunternehme sehe ich helles Licht, aber eine ganz normale Landschaft. Wir sitzen offensichtlich auf einem Berg, wo sich die Parkbank befindet und schauen in Wiesen und Wälder, die so abschüssig sind. Jetzt wollte er die Brille haben. Ich gebe sie ihm und lasse mir dann erzählen, was er sieht. Große Wellen mit Strand. Vor meinem geistigen Auge ist das Bild von eben noch vorhanden, ich kann es aber ausblenden und die Realität anschauen.

Offensichtlich scheint die Brille uns zu helfen, in irgendwelche Wunschvorstellungen hineinzugehen. Nach einer gewissen Zeit bekomme ich die Brille wieder und sehe Gebirge, die sich vermutlich in Amerika befinden. Auch da ist viel rot-braune Farbe.

427

Wir wechseln die Brille hin und her und jeder sieht offensichtlich so seine Wunschvorstellungen. Wir können uns über die Brille vorstellen, dort zu sein. Nach einer Weile sage ich ihm, dass mir das alles viel zu langweilig ist. Ich möchte es wirklich erleben. Er sagt, er ist aber mit der Brille zufrieden, dann gebe ich ihm die Brille und mache mich auf den Weg. Zunächst öffne ich die Frisur, schüttle meinen Kopf, um wieder etwas normaler auszusehen. Der Weg ist ziemlich steinig, sonst hätte ich auch die blöden Schuhe weggeworfen, obwohl sie an allen Stellen sowieso drücken und ich laufe weiter. Jetzt komme ich an eine Treppe, die ziemlich steil ist, aber aus Steinstufen besteht, und ich gehe die Treppe runter. Ich bin auf einmal in einer völlig anderen Gegend mit einem völlig anderen Stil. Von den Bauwerken und von der Ausstrahlung könnte es sich um Monaco handeln. Auf jeden Fall fühle ich mich da erheblich wohler. Ich streife durch die Straßen und sehe mir die Häuser an. Ich habe immer noch diese blöden Schuhe an. Leute schauen mich an, mustern mich von oben bis unten, und ich schäme mich ein bisschen. Ich gehe an einem Bekleidungsgeschäft vorbei, das allerdings geschlossen hat und orientiere mich, dass offensichtlich Sonntag ist und ich wahrscheinlich heute nichts anderes zum Umziehen bekommen werde. Ich beschließe durchzuhalten, und weiter zu gehen. Dann komme ich auf einen Platz, auf dem viele Menschen sind. Es sieht schon wieder sehr französisch aus. Es wird Billard und Schach gespielt. Das scheint der Ortsmittelpunkt zu sein und viele Leute haben sich dort versammelt, auch jede Menge Kinder.

Ein Junge sieht mich, ruft ein paar Jungs und Mädels zusammen. Sie laufen auf mich zu und lachen sich alle halb tot über mich. Ich bin verletzt, beschließe aber, dass ich es ihnen zeigen werde. Ich setze mich auf eine Mauer, sie stehen alle vor mir und lachen noch immer. Irgendwann habe ich die Möglichkeit zu sagen, dass ich aus einem Märchen komme. Wenn sie sich besser benehmen, würde ich ihnen das Märchen erzählen. Die Mehrheit der Gruppe wird ruhig und ich beginne zu erzählen. Ich berichte von der Stadt am Meer, wo alles ganz hell, ganz fröhlich und nur Frieden ist und dass es da Feen und Geister gibt, nur gute Geister. Ich steigere mich so in meine Phantasie, dass ich erst nach längerer Zeit merke, dass die Kinder sich auf den Boden gesetzt haben und mir gebannt zuhören. Selbst der Junge, der die anderen gegen mich aufgewiegelt hat, hängt fasziniert an meinen Lippen und ich bin zufrieden. Ich erzähle das Märchen aber nicht ganz zu Ende und sage den Kindern, dass ich morgen wieder käme, es dann fertig erzählen würde. Aus der Spannung heraus entsteht ein ziemlicher Unmut, aus dem ich mir aber nichts mache. Ich sage noch einmal, dass ich morgen weitererzählen würde. Sie sollten pünktlich um zehn Uhr hier erscheinen, dann würde ich weiter erzählen. Der Junge, der die Truppe angeführt hat, sagt aber, morgen wäre Schule, dann könnte sie nicht um zehn da sein. Dann sage ich nur: „Ist mir egal, ihr müsst wissen, was euch wichtiger ist.".

Damit sind die Kinder ziemlich beschäftigt und irritiert und sie diskutieren, was sie nun tun sollten. Diese Zeit nutze ich, um mich dezent zu entfernen. Ich grinse in mich hinein und sage mir, na ja, mal schauen. Eigentlich hatte ich nicht vor, wiederzukommen, aber es wäre halt schon spannend, zu sehen, wer die Schule oder mich vorzieht. Ich überlege mir das und halte mir die Entscheidung offen. Ich wandere nun weiter und komme an ein Hotel, greife in meine Schürzentasche und stelle fest, dass dort ein Portemonnaie ist, mit Geld. Ich gehe an die Hotel-Rezeption, zeige das Geld vor, sie nehmen es an und ich bekomme eine Zimmer. Ich frage nach Kleidung, nach einer Boutique. Die im Hotel ist zwar geschlossen, aber der Chef ist ganz freundlich und hilft mir und öffnet, so dass ich mir etwas aussuchen kann. Zuerst werde ich diese blöden Schuhe los und auch mein Kittel-Kleid. Ich suche mir etwas Nettes aus und gefalle mir schon sehr viel besser. Dann lege ich mich in das Bett, es ist ein Himmelbett, versinke darin und schlafe ganz entspannt. Morgens früh werde ich um halb neun wach und überlege, ob ich nochmals zu den Kindern gehe. Ich beschließe, dass ich mein Märchen fortsetzen werde.

Nach dem Frühstück gehe ich wieder an diese Mauer, setze mich da hin und siehe da, fast alle Kinder sitzen da und warten auf mich. Ich erzähle nun weiter von der Schönheit dieser Stadt, am Wasser gelegen, und wer von dem Wasser trinkt, hat inneren Frieden. Ein Kind fragt mich dann, ob ich wüsste, wo diese Stadt sei, und ich erzähle, dass sie rund 500 km von hier entfernt liegt und wenn man bestimmte Bedingungen erfüllt, dass man die Stadt dann auch finden kann. Es kommt zu einer heißen Diskussion und die Kinder wollen von mir die Bedingungen wissen. Ich erzähle ihnen einiges, dass sie zum Beispiel Tag und Nacht durchwandern müssen, und dass sie nur zu Fuß zu erreichen sei, und unter den Kindern entsteht so die Idee, dass sie sich jetzt auf den Weg machen wollen. Irgendwie bin ich ein bisschen erschrocken über das, was ich da angerichtet habe. Was soll's. Vielleicht finden ja die Kinder die Stadt. Gesehen habe ich sie ja auch.

Die Idee, da hin zu wandern wird immer stärker, immer mehr Kinder entscheiden sich, da mitgehen zu wollen, und zum Schluss fragen sie mich, ob ich nicht mitkomme. Ich überlege mir das eine Weile. Eigentlich, warum nicht? Dann beschließen wir, heute Nachmittag um 16 Uhr loszuwandern. Es ist jetzt 13 Uhr, ich gehe in ein schönes Restaurant, wähle ein Essen, von dem ich dann sehr zufrieden wieder aufstehe, und bin dann Punkt 16 Uhr am Treffpunkt. Da ist gerade eine Katastrophe im Gange. Die Eltern sind da und schimpfen mich aus und sagen, ich solle den Blödsinn lassen, und diese Stadt existiert überhaupt nicht. Die Kinder wollen jedoch mit, und ich hätte die Kinder verzaubert, usw. Ich sage nur, es ist mir völlig egal, ich gehe jetzt und wer mitkommen will, kann mitkommen.

Zu guter Letzt habe ich dann einen Sack Kinder und auch einige Eltern, die sicherheitshalber mitlaufen. Ich komme mir ein bisschen vor, wie der Rattenfänger von Hameln, aber ich laufe einfach weiter und versuche, diese Stadt zu finden. Wir kommen an eine weiße Mauer mit vielen Treppen und diese Treppen führen in ein Labyrinth. Ich gehe vor und weiß auf einmal, dass am Ende diese Labyrinths diese Stadt zu finden ist.

Es macht mir überhaupt keine Probleme durch das Labyrinth durchzukommen und siehe da, hinter dem Labyrinth liegt diese wunderschöne Stadt. Sie mutet etwas griechisch an und als wir in die Nähe der Stadt kommen, kommt uns eine Delegation der Stadt entgegen und sagt „Wir freuen uns, dass ihr uns gefunden habt.". Dann werden wir eingeladen und auf ein riesengroßes Schiff gebracht. Auf diesem Schiff gibt es reichlich zu essen, Tanz und Spiele und wir werden eingeladen, dort zu bleiben, wenn wir wollen. Die Kinder sind sehr zufrieden, denn sie müssen nicht mehr zur Schule gehen. Sie können lernen, was sie wollen. Auch die Eltern sind begeistert, weil alles ohne Druck und ohne Spannung abläuft. Ich selber überlege mir, ob ich da bleiben will, oder ob ich weitergehe. Ich entscheide mich aber, weiterzugehen und zu schauen, was es sonst alles noch im Leben gibt.

Deutung der Mentalen Arzneimittelprüfungen

In der ersten Arzneimittelprüfung fühlt der Proband sich handlungsunfähig. Er empfindet seine Unterarme, die sein Persönliches tun symbolisieren, als fremd. Er ist ein armer, behinderter Inder, der normalerweise in seiner Umgebung Emotionen auslösen würde. Allerdings die Menschen, die dort traditionell spazieren gehen, scheinen keine Gefühle zu haben.

Der Proband ist sich selbst nicht sicher, ob er sich nicht den traditionellen Leuten anschließen soll, denn er hat ein infiltrierendes Schmerzgefühl im Hals und eine Verkrampfung. Die Menschen bleiben für sich isoliert, sind farblos, starr, stolz und nüchtern. Nur Familien bleiben zusammen. Emotionale Nähe scheint es nicht zu geben. Sie haben Regenschirme in der Hand. Da Wasser Emotion symbolisiert, scheinen sie sich vor jeder Emotion schützen zu wollen. Das Leben ist sehr grau in grau, bis der Proband einen Springbrunnen findet. In dem Wasser des Brunnens erkennt er einen Regenbogen, in dem alle Farben enthalten sind.

Das Leben wird auf einmal fröhlich, dynamisch und spannend. Jeder der vom Wasser berührt wird, wird farbig. Die Kinder versuchen zum Wasser zu kommen und spielen, werden lebendig, das Leben macht Spaß, es entstehen Gefühle und Freude. Sie spritzen ihre Eltern nass und durch die Kinder kommt Emotion in das Traditionelle. Emotion und Freude scheinen ansteckend zu wirken, denn immer mehr Menschen kommen zum Wasser. Der einzige, der dem Brunnen fern bleibt, ist der Bettler, der Inder, der offensichtlich weiterhin handlungsunfähig leiden möchte.

In der zweiten Arzneimittelprüfung beginnt alles ebenso grau in grau. Erst langsam entstehen Farben, in Hügeln und Heidelbeeren. Eine Treppe führt in eine andere Welt. Die eine Seite der Treppe führt nach links, die andere nach rechts. Die nach links, scheint in einen Abgrund zu führen. Etwas, das nicht überschaubar ist, der Weg nach rechts, führt in ein Tal mit vielen Pflanzen und Büschen. Der Proband wählt den Weg nach rechts. Von oben ist schon mehr zu sehen. Er findet Wasserrutschen, die er benutzt, er möchte auf dem schnellsten Weg ans Meer. Die Abkürzung wirkt allerdings irritierend.

Die Rutschen drehen sich seltsamerweise im Kreis, das Meer wird zunächst nicht erreicht. Aus den Rutschen werden blaue Badewannen. Der Weg wird weiterhin erschwert. Der Proband sieht zwar das Meer, aber es scheint unerreichbar zu sein. Selbst die Straße, die auf Meereshöhe liegt, weicht immer weiter zurück, wenn der Proband in die Umgebung kommt.

Er fasst allen Mut zusammen und springt an der Steilküste zehn Meter hinunter, um ins Meer zu kommen. Doch auch das scheinbare Meer stellt sich als Schwimmbad heraus. Es ist nicht authentisch, sondern nur blau angemalt. Es geht zwar weiter, aber das Meer erreicht er nicht. Der Weg nach rechts, ist der Weg zum Verstand, der Weg nach links, ist der Weg zum Gefühl. Seine tiefen Emotionen, seinen emotionale Heimat bleibt ihm noch verwehrt.

In der dritten Arzneimittelprüfung sitzt ein Paar in einer orientalischen Umgebung am Meer, beide sind offensichtlich stilisiert und nutzen eine Sonnenbrille, um das Leben zu beobachten. Durch die Brille wird eine schöne Stadt sichtbar, mit Wellen und Strand. Diese Stadt ist allerdings nicht real, durch die Brille werden Wunschvorstellungen simuliert. So als wäre die Sonnebrille so etwas wie Fernsehen.

Es handelt sich nicht um das reale Leben, sondern um Vorstellungsbilder. Die Probandin, die sich mit der stilisierten Dame identifiziert hat, beschließt, das reale Leben nun doch wahrnehmen zu wollen. Sie zerstört ihr künstliches Styling so gut es geht und läuft die Treppe hinunter ins Leben. Es beginnt ihre Entwicklung. Sie kommt sich zuerst sehr deplaziert vor, sie würde gerne der Umgebung anpassen. Sie trifft auf Kinder, die sie auslachen, sie gehört eben nicht dazu. Sie rettet sich damit, dass sie die Kinder manipuliert. Sie erzählt ihnen die Geschichte von der wunderschönen Stadt, die sie selbst sucht und die sie durch die Brille gesehen habe. Sie wird zur Märchentante, sie schafft es die Kinder, symbolisch ihr inneres Kind, so zu inspirieren, dass diese von ihrer Vision überzeugt sind.

Die Eltern der Kinder, das bestehende Ordnungssystem in dem jemand lebt, sind natürlich nicht begeistert. Allerdings schafft die Probandin es auch, die Eltern zu begeistern. Die Vision scheint wertvoll zu sein, denn sie bekommt Hilfe und Unterstützung indem sie Geld findet und jemandem gibt, der ihr hilft, der jetzigen Umgebung anzupassen. Sie hat ihr inneres Kind geprüft, ob es die Vision es wert ist, sich ins Reale umsetzen zu lassen. Die Begeisterung hält an und sie machen sich in großer Zahl auf den Weg, die Vision in der Realität zu erreichen.

Das Labyrinth, ein Irrweg wird bewältigt und die Vision setzt sich um. Die Probandin selbst bleibt allerdings neugierig und wandert, nachdem sie ihre Vision genossen hat, weiter und geht neuen Abenteuern entgegen.

Alle drei Arzneimittelprüfungen beschreiben, die zum Teil qualvolle Entscheidung zwischen scheinbarer Realität, dem Leben von Gefühlen und der Umsetzung von Visionen. Die Menschen, die sich für ihre Gefühle entscheiden, hatten die Möglichkeit und die Fähigkeit ihre Visionen in die Tat umzusetzen. Diejenigen, die mit Gefühlen wenig zu tun haben wollen, die zu beherrscht und zu starr sind, werden ein begrenztes und eingeschränktes Leben führen müssen. Der Mut, zu seinen Gefühlen zu stehen, ist der Schlüssel für ein glückliches Leben.

Fünffachimpfung (Pentavac)

In dieser Impfung sollen die Erkrankungen Diphtherie, Pertussis (Keuchhusten), Tetanus, Poliomyelitis und HIB (Haemophilus influenzae TypB) berücksichtigt werden.

Kombinierte Verhaltensmuster

Mit der Poliomyelitis (siehe vorangegangenes Kapitel) kam mit der vermeintlichen Schwäche ein weiteres Manipulationswerkzeug zur Kombination von Tetanus, Diphtherie und Pertussis hinzu. So manifestieren sich die Themen Schutz vor Verletzungen durch Willensbetonung, Willenstraining, Resignation aufgrund missachteter Emotionen, Leiden unter fehlender Anerkennung und Schwäche als Kontroll- und Machtinstrument.

Gemeinsam ist allen Themenkreisen eine tief verwurzelte, stark bewertete Schuldthematik und das Bedürfnis, durch Suchen und Finden von schuldigen Anderen oder Umständen jegliche Form von Verantwortung abzugeben. Signifikant für diese Musterkombination ist die Unfähigkeit oder Unwilligkeit, in Lösungsansätzen und Entwicklungen zu denken. Stattdessen werden Energien für die Bestandswahrung einer Situation verbraucht, die an sich unbefriedigend ist. Der Mensch bewegt sich nun so lange innerhalb dieses jetzt erweiterten Spielfeldes und wiederholt diverse Erfahrungen bis er sich innerhalb seines Individualisierungsprozesses in eine Position begeben hat, die ihm ermöglicht, die hier verknüpften Themen mit Gelassenheit zu betrachten

In der HIB sind Gewalt und Leid als scheinbar unumgängliches Schicksal geprägt. Tief verwurzelt ist dabei ein Ungeliebt- oder Unerwünschtsein. Häufig ist dieser Aspekt tatsächlich oder genetisch bzw. karmisch determiniert vorhanden. Die daraus resultierende scheinbare Machtlosigkeit und Passivität werden unerträglich. Die einzige Rettung erscheint in der Umkehr der Passivität in Aktivität und freiwillige Pflichterfüllung. Es wird ein Schutzmechanismus aus Selbstdisziplin und Verstandesdenken entwickelt. Eigene Gefühle werden vernachlässigt und materielles Zweckdenken entsteht als Ausgleich für das Gefühl des Ungeliebtseins.

Während die Verhaltensmuster bis zur vorangegangen Impf-Kombination ein insgesamt als resignativ zu bezeichnendes Ausweichverhalten darstellen, da alle diese Muster vom Versuch, wahre Emotionen und den tatsächlichen Ausdruck der Persönlichkeit zu verbergen, gekennzeichnet sind, führt das HIB-Impfterrain in eine Ausdrucksform, die in gewissem Sinne als versteckt aggressiver Trotz zu bezeichnen ist. Dabei sind die aus dieser selbst kasteienden Verhaltensweise entstehenden und nun auch offen nach außen formulierten Aggressionen noch in eine selbst zerstörerische, destruktive Richtung kanalisiert und von einer gegenseitigen Verstärkung der Ausdrucksmöglichkeiten der anderen Impfungen geprägt.

In dieser Kombination verschärfen sich die inneren Widersprüche auf ein fast unerträgliches Maß. Die Verhaltensmuster sind von extremen Stimmungsschwankungen und Unberechenbarkeit aber auch von einer Verstärkung willentlicher Handlungen, von echter Individualisierung, gekennzeichnet. Gleichzeitig besteht ein unglaubliches Repertoire an Möglichkeiten, so dass emotional bedingte, für den Beobachter unlogische Übersprungshandlungen die Verhaltensmuster bestimmen können.

In diesem Zusammenhang wäre in der symptomatischen Betrachtung die These zu diskutieren, inwieweit die seit 1998 eingeführte Fünffachimpfung Verhaltensauffälligkeiten, wie z.B. ADHS oder Sprachentwicklungsstörungen, gefördert hat oder noch fördern wird. Berücksichtigt man, dass diese Kinder durch die Impfungen mit einer Vielzahl von Ausdrucks- oder „Spiel"möglichkeiten konfrontiert und je nach geistiger Entwicklung, davon eventuell so überfordert sind, dass sie noch nicht verantwortungsbewusst und sicher mit diesen Möglichkeiten umgehen können oder wollen.

Mentale Arzneimittelprüfungen

Pentavac - Proband/in 1 - C 10.000

Ich sehe helle Farben und spüre eine Wärme in mir, die sich über den ganzen Körper ausbreitet. Das Licht vor meinem inneren Auge ist orangefarben. Ich spüre einen leichten Druck auf der Schädeldecke, links und rechts vom Scheitel, es fühlt sich so an, als ob ich einen Helm tragen würde. Jetzt sehe ich einen Traktor vorbeifahren, er ist ziemlich laut und der tuckert da seelenruhig die Straße entlang und zieht eine riesig lange Autoschlange hinter sich her. Die Autofahrer hinter dem Traktor scheinen ziemlich nervös zu werden. Sie möchten gerne überholen, aber der Traktor ist zu breit und die Straße zu schmal. Es ist nicht möglich. Einige hupen, andere fluchen. Sie möchten gerne vorwärts kommen, aber da ist nun mal nichts zu machen. Der Traktor gibt das Tempo vor. Es gibt Leute, die versuchen, ihr Auto auf der Straße zu wenden, aber links und rechts von der Straße ist ein steiler Abhang und einige fallen beim Versuch des Wendemanövers den Abhang runter. Das haben sie jetzt davon. Es gibt nur einen Weg und der führt hinter dem Traktor her.

Die Kolonne wird immer länger und die Leute immer ärgerlicher. Je mehr sie ausgebremst werden, desto aggressiver werden sie. Sie steigen aus, streiten sich mit den anderen Wartenden herum, schlagen sich sogar die Köpfe ein. Je langsamer sich die Schlange fortbewegen kann, desto aggressiver werden die Menschen. Die aufgestaute Energie wird nur destruktiv eingesetzt, da sie gar keine Möglichkeit haben, diese in kreative Bahnen zu leiten. Man ist in dieser Rolle gefangen.

Ich sitze auf einem Baum am Straßenrand und beobachte das ganze Szenario und ich wundere mich darüber, wie man so primitiv werden kann. Ein Vogel sitzt neben mir. Dann kommt ein zweiter Vogel dazu. Sie die hüpfen auf den Ästen herum, dann fliegen sie nach oben, über das ganze Geschehen hinweg und ich ihnen hinterher. Es gibt ja doch eine Richtung, in die man ausbrechen kann. Man muss nur dafür offen sein. Nun schaue ich mir das Ganze von oben an und bin einfach nur froh darüber, dass ich nicht in dieser Verdichtung stecken geblieben bin.

Pentavac - Proband/in 2 - C 10.000

Ich sehe so etwas wie eine Einstiegsluke, allerdings brennt es da unten. Ich erkenne ein loderndes Feuer. Mich hatte das ursprünglich helle Licht durchaus eingeladen, dort hinunter zu klettern. Ich schaue mir das Ganze doch einmal von Nahem an. Das Feuer ist also nicht oben an der Einstiegsluke, man konnte es da nur sehen. Da ist so etwas Ähnliches wie ein Altar, vor dem es brennt. Es gehen Steinstufen nach unten, die ich jetzt heruntergehe. Plötzlich ist alles dunkel um mich herum. Von oben konnte ich auf dieses Feuer, das vor dem Altar brannte, sehen und sah auch ein Zeichen, was den Altar ausgemacht hat. Es war in Gold, fast wie ein Geweih, es teilte sich ab einem Punkt und ging jeweils in einem rechten und einem linken Blitz weiter und die Blitze vereinigten sich in einem Kreis, der mit Edelmetallen und Edelsteinen geschmückt war. Das, was ich sehen konnte, sind rote und schwarze Steine, ebenfalls türkise, und obwohl es dunkle Farben sind, wirken sie trotzdem sehr leuchtend und eher hell als dunkel. Wenn ich jetzt die Treppe weiter heruntergehe kann ich diesen Schein nicht mehr sehen und ich bin in absoluter Dunkelheit. Ich gehe weiter hinunter und stoße auf eine Wand, in der das Zeichen des Altars auch eingeschlagen ist. Das ist das, was ich schwach erkennen kann.

Ich suche eine Tür, um in den offensichtlichen Tempel hinein zu kommen, finde aber erst mal keine. Ich laufe dieser Wand entlang und taste mich eher durch, denn sehen kann ich nicht viel. Irgendwann komme ich an eine Türklinke, will sie runterdrücken und höre nur von hinten großes Gelächter. Es ist gar keine Tür, da hat jemand nur eine Türklinke in die Wand gehauen. Ich versuche es noch eine Weile, mir schwant aber, dass ich auf andere Weise durch diese Wand hindurch muss.

Ich dematerialisiere mich und gehe einfach durch die Wand. Da sitzen einige Wesen drin, die eben gelacht haben und wundern sich. Ich setze mich dazu und kann nun sehen, dass relativ viele die Treppe hinuntersteigen und an der Wand die Tür zu öffnen versuchen, und letztendlich, je länger sie es versuchen, immer schwächer werden und irgendwann kraftlos zusammenbrechen, bis sie tot sind. Von der anderen Seite der Wand kann ich am einen Ende jede Menge Skelette liegen sehen, von Wesen, die es nicht geschafft haben. Ich frage die anderen, warum sie das machen, und es auch noch lustig finden, das ist doch gemein.

Die schauen mich alle etwas erstaunt an und sagen "Wie wollen wir denn herausfinden, wer zu uns gehört und wer nicht?" Ich höre mich antworten "aber sie haben doch alle den göttlichen Anteil in sich". "Ach quatsch, nur wer die Probe besteht, kann rein".

Mir gefällt das gar nicht und ich überlege mir, etwas zu tun ist. Die anderen sehen meine Gedanken und sagen "Unterstehe dich. Erst wenn jeder die Selbstverantwortung gelernt hat, kann er sein Ziel erreichen". Im Prinzip haben sie ja recht, aber es gefällt mir trotzdem nicht. Ich schaue mich jetzt etwas näher um im Tempel und im Tempelsaal. Es ist ein sehr heimatliches, angenehmes Gefühl, mit dem einzigen Wermutstropfen, dass die armen Wesen da draußen so verarscht werden. Das geht mir ziemlich gegen den Strich. Ich sage den andern, dass ich jetzt wieder gehen müsse und gehe wieder durch die Wand zurück auf die andere Seite. Jetzt sehe ich mich auf einem dunklen Stein sitzen und überlegen, was man da machen kann. Es tut mir körperlich weh, wenn ich sehe, dass andere Wärme und ein Zuhause suchen, dieses Ziel aber so nie erreichen können. Aber ich muss vorsichtig vorgehen. Ich darf es ja nicht. Ich entscheide mich trotzdem, darüber nachzudenken und mit der Zeit einen Weg zu finden, wie man das verändern kann.

Pentavac - Proband/in 3 – C 10.000

Ich spüre ein starkes Stechen im linken Ohr. Es hört langsam wieder auf. Ich sehe eine Wiese, auf der ganz viel Mohn wächst, wie kleine rote Herzchen im Gras – sehr romantisch. Jemand pflückt die Blumen und hat ganz dreckige, braun-klebrige Finger. Ich erkenne, dass die Wiese künstlich angelegt ist und von Lampen bestrahlt wird. Das ganze findet in einer Halle statt. Dies sieht man nur an den Rändern, sonst ist alles täuschend echt. Eine Frau schiebt gebückt einen Kinderwagen. Ein junges Mädchen versucht einen Jungen anzumachen, wie im Zeichentrick-Stil.

An der Seite der Halle ist ein Kieseingang, der sieht ziemlich hässlich aus. Gegenüber dem wunderschönen aufbereiteten Grün, beim genauen Hinsehen, ist eine Plastikwand zu erkennen, die den inneren Bereich umgibt. Aus Pflanzenstängeln kommt scharfe Flüssigkeit, Arbeiter dürfen da nicht hin, sie werden sonst verätzt. Ein kleiner Hund kommt herein gelaufen, rennt durch die Plastikwand auf die Wiese und verendet ziemlich übel. Eine Frau wird völlig hysterisch, da packen die Helfer die Frau und schmeißen sie auch ins Gras. Nach wenigen Stunden sind Frau und Hund zersetzt.

Ich greife mir jetzt den Pfleger und frage ihn, warum er das macht. Er behauptet, er könne sonst keine Arbeit finden, von irgendetwas müsse er ja leben. Aber geheuer ist es ihm auch nicht. Der Mann der inzwischen zersetzten Frau kommt herein, läuft auch in den Gang und spricht einen der Pfleger an und fragt, wo seine Frau ist. Dahinter kommen Polizisten. Diese schützen ihn davor, auch in die Wiese geworfen zu werden. Die Pfleger belügen ihn vor der Polizei und sagen, da wären keine Frau und kein Hund herein gekommen.

Der Mann muss irgendwann irritiert abziehen. Ich hätte gerne als Zeugin gedient, bin aber für den Mann unsichtbar. Sie überlegt was sie noch machen könnte, um diesen Herren das Handwerk zu legen. Ich gehe hinaus, fliege über die Halle und habe die Idee, die Halle in eine goldfarbene Kugel zu setzen. Ich bringe die Kugel in Bewegung und bemerke, wie die Halle immer mehr schrumpft. Irgendwann liegt nur noch ein Häufchen mit irgendwas da. Die Halle ist aufgelöst und die umgebrachten Leute sind wieder lebendig. Sie bedanken sich und freuen sich, dass ich sie aus ihrer Verbannung erlöst habe.

Deutung der Mentalen Arzneimittelprüfungen

In der ersten Arzneimittelprüfung von Pentavac beobachtet die Probandin was passiert, wenn die Kreativität und die Energie von Menschen gestaut werden. Ein Traktor blockiert eine riesige Autoschlange, welche immer länger wird. Die Menschen in ihren Autos nutzen die gestaute Energie dazu, sich aufzuregen; der Energiestau, den jeder einzelne produziert, entwickelt sich zu einer geballten Ladung Dynamit, das zerstörerische Element wird größer. Die gestaute Energie peitscht sich immer mehr auf. Keiner der Beteiligten ist in der Lage, die Situation an sich zu akzeptieren und darüber nachzudenken, wie man auf dieser Basis eine positive Entwicklung herbeiführen kann. Die Probandin ist erschüttert über diese Beobachtung, jedoch befindet sie sich selbst bereits außerhalb dieser Situation, was darauf hindeutet, dass sie die Gelassenheit, den einzig richtigen, den konstruktiven Weg bereits gewählt hat.

In der zweiten Arzneimittelprüfung geht es um die Sehnsucht nach Harmonie und Zugehörigkeit, um den Widerspruch zwischen einem Bedürfnis, dass man als moralische Integrität bezeichnen könnte und dem Bedürfnis nach Gruppenzugehörigkeit sowie den damit verbundenen notwendigen Entscheidungen. Der Proband kennt seine persönlichen Schlüssel, seine Möglichkeiten und Wege, um Harmonie zu erreichen und es ist ihm ebenso klar, dass er dieses und alle andere Ziele mit Disziplin und Bewusstseinsarbeit selbst erreichen kann. Gleichzeitig wird klar, dass diejenigen, die sich nur der Sehnsucht verschreiben und selbstverantwortliche Entscheidungen nicht treffen oder ertragen können, ihr Ziel nicht erreichen werden. So hilft auch das Mitleid des Probanden „denen auf der anderen Seite" nicht weiter. Er erkennt, dass jene ihre Entscheidungen selbst treffen und ihre hilfreichen Motivationen, beispielsweise in einer spirituellen Entwicklung, eigenverantwortlich entdecken und begründen können.

In der dritten Arzneimittelprüfung geht es eindeutig um Manipulation und Unterdrückung. Die auf den ersten Blick scheinbare Schönheit und Harmonie einer Szene, einer Blütenwiese, eines Gartens, wird nicht nur als unecht und damit betrügerisch wahrgenommen, sondern gleichzeitig erkannt, dass dies einem komplexen System der Manipulation dient. All diejenigen, die den Betrug nicht durchschauen und sich der Illusion des scheinbar Schönen hingeben, erstarren in einer Art Verbannung. Die Probandin, die dieses Spiel durchschaut, sieht sich vor eine Entscheidung gestellt und nutzt ihre spirituellen Kräfte dazu, dieses verführerische Idealbild zu zerstören und alle Verbannten, die mit spirituellen Werten in Verbindung kommen und diese Spiritualität auch für sich selbst annehmen, werden nun wieder lebendig.

Alle drei Arzneimittelprüfungen beschreiben konsequente, fast schon brutale Prüfungssituationen, in denen die Frage gestellte wird, ob Menschen bereit sind, sich zu entwickeln, Entscheidungen zu treffen und ihre spirituellen Fähigkeiten anzunehmen und zu nutzen. Geschieht dies nicht, bleibt nur noch die Destruktion, die bildhaft als Hölle beschreibbar wäre.

439

Sechsfach-Impfung (Hexavac)

In dieser Impfung sollen die Erkrankungen Diphtherie, Pertussis (Keuchhusten), Tetanus, Poliomyelitis, HIB (Haemophilus influenzae TypB) sowie Hepatitis B berücksichtigt werden.

Kombinierte Verhaltensmuster

Mit der HIB (siehe vorangegangenes Kapitel) kam zur Kombination aus Tetanus, Diphtherie, Pertussis und Poliomyelitis der Aspekt aktiver Pflicht- und Schutzhandlungen, der Verschärfung innerer Widersprüche und der Entscheidungsfähigkeit hinzu. So werden die Verarbeitungsmethoden und scheinbar unbeeinflussbaren persönlichen Konsequenzen der unterschiedlichen Impfterrains nach und nach erfasst und hinterfragt. Es entsteht die Bereitschaft, sich mit den Themen Schutz vor Verletzungen durch Willensbetonung und Willenstraining, Resignation aufgrund selbst missachteter Emotionen, Leiden unter fehlender Anerkennung, Schwäche als Kontroll- und Machtinstrument und dem eigenen aktiven, „pflichtschuldigen" Verhalten auseinanderzusetzen.

In der Hepatitis B hat sich das von Illusionen geprägte Verhaltensmuster der Tuberkulose manifestiert. Während tiefe emotionale Verletzungen und der daraus resultierende Zusammenbruch des Selbstwertgefühls zu massivem inneren Rückzugsverhalten, Hoffnungslosigkeit und dem Einfrieren sozialer Kontakte geführt hat, wird der eigene Perfektionsanspruch als Abgrenzung benutzt und zum Beispiel in der Rolle des „unverstandenen Künstlers" kultiviert.

Dabei wird die eigentliche Ursache der Entwicklungsstarre, die Angst vor allem, also letztlich die Angst vor der Angst, entweder ignoriert oder diese sogar als Kommunikationsmittel genutzt.

Dieser Aspekt verstärkt wiederum die aktiven und passiven Rückzugsterrains Tetanus, Diphtherie und Pertussis und verschärft durch die daraus entstehende Gewichtung die inneren Widersprüche aus der HIB. Eine Auflösung wird nun zu komplex und fast nicht mehr zu bewältigen. Es folgt entweder eine grundsätzliche Ablehnungs- und Verkapselungsreaktion, wie wir sie möglicherweise in der schulmedizinisch scheinbaren „Nicht-Wirksamkeit" der HIB-Komponente beobachten oder eine explosionsartige, aggressive Entladung gestauter, nicht mehr beherrschbarer Energien. In dieser Weise können die die extrem schnellen, sehr hohen Fieberschübe der Impfreaktionen bis hin zu den tödlichen Hirnschädigungen angesehen werden.

Mentale Arzneimittelprüfungen

Hexavac - Proband/in 1 - C 10.000

Ich spüre ein beklemmendes Gefühl im Kopfbereich, als ob eine Kraft von oben zieht und versucht, meine Gedanken zu übernehmen und zu bestimmen. Auf meiner Stirn läuft eine Leuchtschrift von rechts nach links. Ich kann aber nicht erkennen, was darauf steht, es läuft einfach durch. Ich sehe Leute um mich herum, die bewegen sich wie im Zeitlupentempo, fast schwebend, mit langsamen Bewegungen. Es kommt mir so vor, als befände ich mich in einem Terrarium, welches eine eigene Vegetation hat. Dort ist irgendeine Macht, der wir untergeordnet sind. Ich sehe das Bild von einer Schnecke. Sie sitzt auf dem Arm eines Mädchens und wenn es dem Mädchen nicht mehr passt, packt es die Schnecke beim Haus und setzt sie woanders hin. Genauso wie diese Schnecke fühle ich mich in diesem Terrarium. Die Leute gehen so lange in eine Richtung, bis es der übergeordneten Macht nicht mehr passt, dann werden sie einfach woanders hingesetzt und in eine andere Richtung gelenkt. Die Atmosphäre in diesem Glaskasten scheint friedlich zu sein, aber wenn man die Gesichter der Leute genauer betrachtet, sieht man Angst. Ich selbst fühle mich mehr als Beobachter, als dass ich sehr in das Geschehen involviert wäre. Nun gibt es ein riesiges Durcheinander. Jemand hat den Kasten genommen, und kräftig durchgeschüttelt.

Alles fliegt umher. Ich selber habe dabei nichts empfunden, ich habe nur zugeschaut. Es ist jetzt mehr so, als ob ich von außerhalb des Kastens reinschaue. Jetzt sehe ich ein fließendes Wasser, ein ziemlich breiter Fluss. Ich sitze auf einer großen Nussschale und paddle darin gegen den Strom. Es kommen mir andere Menschen entgegen, die sich mit dem Strom fortbewegen. Ich muss aufpassen, dass sie mich nicht rammen. Die Leute halten mich für ziemlich verrückt und begreifen nicht, dass ich gegen den Strom schwimme. Aber mir fällt das überhaupt nicht schwer. Sie fordern mich auf, mit ihnen mit der Strömung zu treiben. Also gut, ich versuche das mal und höre auf zu paddeln, aber auch wenn ich keine Anstrengungen vornehme, treibe ich doch flussaufwärts, anstatt mit den anderen hinunter. Ich habe Rückenwind. Plötzlich höre ich ein Riesengeschrei, schaue mich um und sehe, wie die Leute, die da an mir vorbeigeschwommen sind, einen Wasserfall hinunterstürzen. Ich lasse mich weiterhin flussaufwärts treiben und entferne mich immer weiter von dem Geschrei der Menschen, die hinunterfallen. Ich fühle mich zwar etwas einsam auf meinem Weg, aber eigentlich ist mir das auch recht so.

Hexavac - Proband/in 2 - C 10.000

Vor meinem inneren Auge bilden sich Ornamente, herzchenförmig, dann wieder Blümchen dazwischen, dann wieder Herzchen, so ähnlich wie die Bordüren an Trachtenmoden. Ich gewinne jetzt etwas Abstand und stelle fest, dass sich diese Bordüre an einer Tischdecke befindet, die auf einem Tisch liegt, um den einige Leute sitzen und Kaffee trinken. Alle sind bayrisch gekleidet, mit Hut, Feder und Dirndl, sehr „trachtig" das Ganze. Wir reden und diskutieren. Die Männer haben ein typisch bayrisches Bier vor sich. Einer hält eine Rede. Er spielt sich sehr in den Vordergrund und die anderen staunen ihn an. Das Bild ist immer nur partiell vor dem inneren Auge. Es sieht aus wie ein Filmausschnitt, der nebenbei läuft. Ich nehme das Ganze als ein Dia wahr, was jetzt durch ein anderes ersetzt wird. Auf dem Dia nächsten scheint jemand ein Schiff zu verlassen und hat Blumenkränze um den Hals. Es sieht ziemlich hawaiianisch aus, so ähnlich wie diese Kitschfilme, "Lieschen Müller macht Urlaub in Hawaii".

Kleinliche, im Denken eingeschränkte Menschen werden konfrontiert mit anderen Kulturen. Diese Kulturen sind so modifiziert, dass es nicht zu artfremd erscheint. Jetzt kommt das nächste Bild, da sehe ich einen Gletscher mit einer Gruppe, drei Erwachsene und drei Kinder, die sich in Siegerpose vor den Gletscher gestellt haben und sich dort haben fotografieren lassen. Auf dem nächsten Bild ist eine holländische Windmühle zu sehen, mit einem Tulpenfeld davor. Ein sich küssendes Paar steht neben der Mühle, um sich offensichtlich so ablichten lassen. Es scheinen alles Klischee behaftete Urlaubsbilder zu sein. Die Frage, die im Raum steht, ist, ob das alles etwas mit dem wirklichen Leben zu tun hat.

Fest gefügte, scheinbar indoktrinierte Motive und Vorstellungen sind manifestiert und auch die Situation, in der diese Dias gezeigt werden, ist wiederum ein sehr traditioneller Rahmen. Nachbarn sind eingeladen und es werden Dias vom Urlaub gezeigt. Außerhalb dieses Hauses, wo das Ganze stattfindet, da gewittert und regnet es. Wenn ich mich davon entferne, komme ich in eine Entspannung. Innen drin hat mich das sehr angestrengt. Wenn ich in mich reinhorche, dann strengt mich das sehr an, ruhig zu bleiben, denn eigentlich finde ich das alles lächerlich. Das Gewitter stärkt in mir das Wissen, aber auch die Sehnsucht, dass eine andere Qualität von Leben existiert, nur ist diese Qualität von Leben mit Einsamkeit verbunden. Ich habe aber die Wahl, entweder mit anderen in einem Klischee zu sein, oder im wirklichen Leben, aber einsam. Kein wirklich toller Gedanke. Im Moment gewinne ich den Eindruck, dass das Leben auf der Erde generell so eine Art Kino ist.

Alles Klischeebilder und -themen. Das unangenehme an diesen Themen ist, dass ich darin gefangen bin und schwer herauskomme, weil ich das alles gar nicht bemerke. Ich versuche, wegzukommen, werde durchsichtig und kann mit meinen 7-Meilen-Stiefeln einmal um die Erde laufen, um zu schauen, was es noch gibt. Aber eigentlich ist überall alles gleich. Dann beschließe ich, in die Erde hineinzugehen. Es gibt eine bestimmte Stelle, wo es einen Tunnel ins Erdinnere gibt. Eine Erleichterung überkommt mich, weil einige mir ähnliche Wesen mich lachend begrüßen und sagen "Mein Gott, ist das ein Blödsinn, da oben, das ist zum Kaputtlachen". Wir sitzen in einer Runde, amüsieren uns köstlich und ich habe das Gefühl, aus einer tiefen Einsamkeit wieder nach Hause gekommen zu sein. Ich denke grade über den großen Unterschied nach, der darin liegt, dass sich zu Hause alles mit Gedankenkraft sofort verändern lässt und zu Hause passiert das, was ich möchte. Im Außen ist das Gefühl, von anderen bestimmt zu sein, oder ausgestoßen zu sein, riesig groß.

Hexavac - Proband/in 3 - C 10.000

Es spaltet meinen Kopf in vier Teile. Die Querspaltung geht über die Augen. Die Längsspaltung zieht sich jetzt über den gesamten Torso. Die Gürtellinie ist ebenfalls geteilt. In Teile zerlegt, sehe ich mich aus der Vogelperspektive in einem dunklen Wald. Es ist ein Wald, aber unter dem Wald bewegt sich ein Drache oder schlangenförmiges Gebilde. Unterirdisch sind die Wurzeln und Steine durch die sich der Drache windet. Die Bäume erzittern wenn er sich bewegt. Die Waldinsel liegt inmitten von Felsen. Außerhalb ist alles kahl und ohne Tiere. Ich bekomme den Impuls, die Bäume wie eine Moosschicht einfach abzuheben. Der beleuchtete Drachen schellt auf die Felsen. Er ist hässlich mit Pockennarben und Stacheln am oberen Rücken entlang. Er versucht etwas Dunkles zu finden. Ich steige in dieses Tier ein. Ich empfinde Farben, gelbgrün, gallig.

Ich versuche das Grundgefühl dieses Tieres zu erspüren. Aber ich spüre nichts, keine Aggression oder Absicht. Es ist wie ein angesammelter Giftpool. Das Tier ist ein lebender Speicher. Irgendetwas muss geschehen. Ich nehme das Tier und werfe es in Richtung Sonne. Auf dem Weg nach oben entzündet es sich und wird zum brennenden Drachen. Einige verkohlte Reste fallen herunter und liegen rauchend auf dem Felsen. Ich schaue auf den Wald und sehe, dass er vertrocknet ist. Die Kuhle ist leer und das Regenwasser sammelt sich darin. Aus der Vogelperspektive sieht es aus wie ein glänzendes Auge. Um dieses Wasser entsteht neue Vegetation. Ich sitze am Rand des Wasserbeckens und koste das Wasser. Es ist bitter. Ich habe das Bedürfnis, mich darin zu wasche und es heilt die Zerstückelung. Das letzte was ich sehe, ist dass die Landschaft sich mit Flecken überzieht und ein paar Sträucher wachsen. Auch Vögel die sich im Wasser waschen bleiben unversehrt. Ein Kaninchen kommt. Langsam scheint es sich zu beleben.

Deutung der Mentalen Arzneimittelprüfungen

In der ersten Arzneimittelprüfung von Hexavac hat die Probandin das Gefühl, manipuliert zu werden und überhaupt keinen eigenen Willen mehr zu besitzen. Es scheint Pflicht zu sein, in eine bestimmte Richtung zu gehen und in einem Denkmuster zu verbleiben, bestimmte Dinge so zu tun wie man sie auch gewöhnlich verrichtet, doch nur so lange, bis jemand das Konzept ändert. Irgendwann wird die gestaute Energie erneut freigesetzt, es entsteht Chaos. Die wenigsten Menschen wissen, wo sie hin sollen. Der Fluss, der eine gemeinsame Emotion symbolisiert, nimmt alle mit. Die Probandin nimmt wahr, dass sie selber, ohne viel Kraft zu brauchen, gegen die Strömung treiben kann. Sie hat offensichtlich ihre Individualität soweit entwickelt, dass das Massentreiben ihr nichts anhaben kann. Sie geht ihren Weg, der zwar einsam ist, sie aber leben lässt und ihre Lebensqualität vermittelt.

In der zweiten Prüfung erlebt die Probandin Klischees mit unterschiedlichen Inhalten. Konzepte, die von Menschen ausgefüllt werden, ersetzen das Leben. Diese Klischees haben den großen Vorteil, dass sie kalkulierbar sind, doch eigentlich haben sie mit dem Leben nichts zu tun.

In der dritten Arzneimittelprüfung, erlebt die Probandin, dass sie in vier Teile geteilt ist, ebenso ist oben und unten voneinander getrennt. Die Verbindung von Gefühl und Verstand ist auf allen Ebenen gespalten. Sie kehrt in ihr Unbewusstes, in einen dunklen Wald und findet einen Drachen, der ihr eigenes Vitalitätspotential widerspiegelt. Sie versucht, sich mit diesem Vitalitätspotential zu vereinigen und versucht den Drachen zu verstehen. Sie nimmt ihn aber nur als Giftpool, als Fremdkörper wahr. Sie transformiert den Drachen durch Bewusstsein und Erkenntnis, dargestellt durch die Sonne, und erlebt, dass sie nun wieder mit vielen Gefühlen konfrontiert wird und das Leben auf eine andere Weise wahrnehmen kann. Zunächst ist die Wahrnehmung dieses Gefühls bitter. Sie begreift allerdings, das Gefühle, die Auseinandersetzung mit diesen und ihren Teilungen, heilen kann. Sie löst ihre Polarisierungen auf und kann sich selbst wieder in unterschiedlichen Facetten wahrnehmen, das Leben ist wieder zurück.

Diese drei Arzneimittelprüfungen von Hexavac beschreiben, dass gedankliche Konzepte und ausgedachte Strukturen Polarisierungen im Leben bewirken können. Das Ganze zerfällt in einzelne Teile, wobei jeder Teil oder Anteil alleine existieren zu können scheint. Es entstehen Klischees, festgesetzte Strukturen, die weit ab vom eigentlichen Leben, von der Wahrnehmung, vom Eigenen selbst und des Individualisierungsprozesses sind. Es ist wichtig, zu den eigenen Gefühlen zurückzukehren, damit die Klischees und Strukturen auflösbar sind. Es ist wichtig, sich selbst darauf zu besinnen ein ganzheitliches, vollkommenes spirituelles Lebewesen zu sein.

Masern-Mumps-Röteln-Impfung

In dieser Impfung sollen die Erkrankungen Masern, Mumps (Ziegenpeter) und Röteln berücksichtigt werden.

Kombinierte Verhaltensmuster

Im dienenden Anpassungsmuster der Masern stellt man sich aus dem Unvermögen, für sich selbst einzustehen, zugunsten einer Gruppe, Familie etc. bis zur Selbstaufgabe bzw. Selbstaufopferung zurück. Diese Orientierung kann bis hin zu religiösem Fanatismus reichen oder in Sekten enden. Die Sinnhaftigkeit des eigenen Daseins wird nur schwer erkannt, Individualität nicht gelebt.

In den Röteln führt diese Anpassung zur Unauffälligkeit und falscher Bescheidenheit. Die Person ist farblos, ein Fähnchen im Wind. Konfliktsituationen werden vermieden. Dabei führt die angebliche Ignoranz anderer zum Rückzug in die Gleichgültigkeit allem gegenüber. Man stellt sich aber nicht der Situation, sondern flüchtet sich in eine Inszenierung im Rahmen traditioneller Vorgaben. Die damit verbundenen Hoffnung, dass andere endlich bemerken, wie zugehörig und damit „wichtig" man doch sei, erfüllt sich jedoch nicht, da nicht Individualität sondern Konformität mit vorhandenen Werten zum Maßstab genommen wird und man so den eigenen Interessen in Wahrheit zuwider handelt.

Diese Anpassung führt aber nicht zum gewünschten Ergebnis, so wird versucht, sich auf anderem Wege die gewünschte Anerkennung zu verschaffen. Das nun folgende, für die Mumps-Blockade typische Verhalten ist von introvertierten Überreaktionen begleitet. Es folgen zunächst keine klaren Äußerungen, vielmehr werden Emotionen ausgedrückt, indem man den sprichwörtlichen „dicken Hals" zeigt und durch abweisende Gestik und Mimik demonstriert, dass man mit einer Situation so nicht einverstanden ist.

Betrachtet man die Signaturen dieser Einzelimpfungen stellt man fest, dass sich diese miteinander im Konflikt befinden oder einen inneren Konflikt erzeugen könnten, jedoch gleichzeitig in sinnfälliger Folge zu- bzw. nacheinander stehen.

Während Masern und Röteln die teilweise kongruente Themen Anpassung und Selbstaufopferung bzw. Rückzug und Gleichgültigkeit als Folge einer Anpassung bearbeiten und sich sogar in logischer Folge einander ergeben, steht der „introvertierte Trotz der Mumpsimpfung im scheinbaren Gegensatz hierzu.

Dennoch ist dieser Trotz, sind die „dicken Backen", die logische Konsequenz und scheinbar einzige Möglichkeit, der sich selbst opfernden, in der inneren Isolation befindlichen Persönlichkeit, einen Protest auszudrücken. Diese scheinbare Logik birgt jedoch die Gefahr einer Fixierung in der inneren Isolation und verlangt nach Öffnung hin zu klarer Kommunikation und selbst bestimmter, bewusster Existenz.

Mentale Arzneimittelprüfungen

MaMuRö aktiv - Proband/in 1 - C 10.000

Ich fühle mich wie ein kleines Hündchen auf der Hutablage von einem Auto, welches mit dem Kopf wackelt, wenn das Auto fährt. Ich sehe einen Drachen fliegen, der an einer Schnur festgemacht ist. Er zieht einen langen Papierschwanz hinter sich her. Unten steht ein Kind und hält den Drachen an einer Schnur fest. Er lässt ihn immer höher steigen und im Wind tanzen, bis über die Wolken hinaus. Man sieht jetzt nur noch die Schnur und einen Zipfel vom Schwanz. Der Rest befindet sich über den Wolken. Am Ende der Schnur ist ein Schlüssel angebunden. Ein Draht geht vom Schlüssel bis zum Drachen hoch. Plötzlich blitzt und donnert es, ein Blitz schlägt in den Drachen ein und Energie strömt über den Draht bis in den Schlüssel. Das Kind erschrickt, lässt den Drachen los. Dieser dreht sich noch eine Weile im Wind, bis er irgendwann wieder auf der Erde landet.

Das Kind läuft zum Drachen hin, will ihn greifen, fasst aus Versehen an den Schlüssel und verbrennt sich die Finger. Ich mache einen Zeitsprung, stehe auf einem Marktplatz, wo ein Ziehbrunnen steht und Häuser rundherum. Mittendrin ist ein Stapel Bücher, der verbrannt wird. Die Leute stehen drum herum und schauen zu. Irgendwelche Männer, die sich für sehr wichtig halten, schimpfen mit den Leuten und versuchen ihnen klar zu machen, dass es ihnen verboten ist, Bücher zu besitzen. Das Feuer frisst sich durch das Papier. Ab und zu wird ein Stück Papier vom Wind erfasst und wird davongetragen. Ich sehe einen Mann, der an mir vorbei geht. Er bleibt mit seinem Gewand an einem vorstehenden Eisen hängen. Es gibt einen Riss im Gewand.

Da, wo der Stoff eingerissen ist, sehe ich ein Licht herausleuchten. Ich folge dem Mann. Bald hole ich ihn ein und fasse ihn von hinten an. Er dreht sich um und ich blicke direkt in sein freundliches, gut aussehendes Gesicht. Ich ergreife seine Hand, sogleich durchströmt mich ein Gefühl von Geborgenheit, von Freiheit und Liebe, von Eins-Sein. Angenehme Bilder ziehen an meinem inneren Auge vorbei. Es ist einfach überwältigend, die Farben, die Wärme, das Licht. Es ist ein Gefühl, als ob ich hier zu Hause wäre. Ich spüre, wie mich der Mann an den Schultern packt. Er schaut mir in die Augen. Er selbst hat kristallklare, blaue Augen und ich versinke in seinem Blick und wieder ziehen Bilder an mir vorbei. Fruchtbare Landschaften, helle Farben, fröhliche Menschen, erfrischendes Wasser. Dann lässt er mich los und mein Bewusstsein kehrt wieder auf den Marktplatz zurück. Ich frage ihn, ob ich die Bilder und die Gefühle behalten könne und ob es eine Möglichkeit gäbe, dorthin zu kommen, wo ich eben war. Er antwortet: „Du hast alles bereits in dir, du musst es nur entdecken und zulassen". Daraufhin berührt er mich noch einmal und ich sehe ein helles Licht und ein Funkeln wie Kristall – hellblau, wie Eis oder Wasser, das im Sonnenlicht glitzert. Ich lasse mich da hinein sinken. Und wie ich wieder zu Bewusstsein komme, sitze ich auf dem Marktplatz mit all den Leuten rund herum. Ich weiß nicht, ob das alles Wirklichkeit war, aber es war auf alle Fälle eine wunderschöne, aufschlussreiche Erfahrung.

MaMuRö aktiv - Proband/in 2 - C 10.000

Ich schaue aus dem Kajütenfenster eines kleinen Bootes. Ich habe nur ein Bild, keinen Ton. So, wie es von der Konstruktion her aussieht, müsste es ein Segelboot sein, das ziemlich flott fährt. Das Wasser spritzt vorbei, die Wellen so Auge in Auge mit dem Wasser. Ich schaue in die Kajüte hinein und sehe, wie das Boot sich bewegt. Wie es schaukelt, und sich in den Wellen aufbäumt. Jetzt ist der Kiel abgerissen. Es läuft sofort voll mit Wasser. Unten, wo der Kiel war, da ist es ganz hell. Ich habe keine Probleme unter Wasser. Es ist hell, aber das Wasser ist nicht so besonders klar. Sandboden. Das Segelboot liegt jetzt unten auf dem Boden ohne Kiel und ich schwimme dort herum, Sand, vereinzelt ein Fisch, aber nur ganz wenig. Das Wasser kommt mir ziemlich tot vor. Mich zieht es auch gar nicht nach oben an die Wasseroberfläche.

Da oben scheint jetzt sowieso keine Sonne im Augenblick. Ich erkenne eine Höhle und tauche in diese ein. Jetzt bin ich irgendwo drin mit vielen Leuten, ich weiß noch nicht, was es ist. Alles ist in einer Reihe, kein Flugzeug, es ist sehr seriös mit Stühlen und Tischen, dunklen Sesseln. Leute mit Anzug und eine Art gehobene Gesellschaft. Sehr gut gekleidete Frauen und Männer. Sie sind alle dunkelhaarig, es hat keine blonden dabei. Ich war zwar noch nie dort, aber ich habe so das Gefühl, das ist die Kabine von einem Luftschiff, so sieht es aus. Es bewegt sich auch und ist ziemlich schnell.

Ich sehe zwar nicht richtig nach draußen, aber ich habe das Gefühl, es ist schnell. Es ist also eine luxuriöse Gesellschaft. Es wird getrunken und auch vereinzelt geraucht. Es hat etwas von dem Look der 20er Jahre, nur so ein bisschen, alles ist schwarzweiß. Es ist schon farbig, aber die Leute haben dunkle Kostüme und Kleider an, weiße Blusen, dunkle Krawatten, es gibt zwar hier und da auch eine bunte, aber im Prinzip ist alles dunkel. Die Haare sind auch dunkel, schwarz, dunkle Augenbrauen, normal helle Gesichter, wie gesagt, keine Blonden. Ich weiß nicht, was das für ein Ding ist, das da fährt.

Es könnte auch ein ganz modernes Schneemobil sein, das da durch die Landschaft fährt. Es bewegt sich auch, es geht hoch und runter. Es sieht doch aus wie ein Flugzeug, denn jetzt ist plötzlich Ruhe und ich gehe hinunter und ich sehe unten im Wasser ein riesiges Flugzeug liegen. Im Wasser ist alles mit Lichtern erleuchtet und dieses Flugzeug, dem fehlt irgendwie ein der obere Teil. Jener Teil, in dem wir sitzen, passt genau hinein, in dieses Riesenflugzeug. Wir docken dort an, wir gehen jetzt ins Wasser, es wird irgendwie verbunden und ich bin mal gespannt, was das wird. Da sind ein paar Taucher draußen. Wir sind jetzt verbunden. Jetzt kommt eine ganz andere Qualität von Energie. Das ganze Gerät ist ein riesiges Raumschiff und geht ab in den Weltraum. Jetzt machen alle lange Gesichter. Es schwebt einfach im Weltraum, es hat kein Ziel, nur eine Riesenpower, Riesenmöglichkeiten. Wir könnten jetzt überall hinfliegen, aber es schwebt einfach da. Es kommt irgend so ein Schlaukopf auf die Idee, wir könnten ja statt des Weltraums, mal die Tiefsee erforschen. Und jetzt sind wir in der Tiefsee. Wir sehen Fische, große Haie oder Delphinen ähnlich, ich kann es nicht genau erkennen. Es geht noch tiefer. Da unten in der Tiefsee sehen wir jetzt eine Stadt mit Lichtern. Ich bin jetzt in dieser Tiefseestadt und es gibt einen Wassereinbruch. Das macht aber nichts, das wird schnell gestoppt. Die Tiefseestadt ist riesig. Das ist auch eine Form zu leben, unter dem Meer. Jetzt habe ich gerade gesehen, wie ein Beobachtungsschnorchel zur Wasseroberfläche oben rausguckt. Ganz lustig, er inspiziert rundherum, wie es oben aussieht. Alles ist voll mit spanischen Schiffen, das ganze Meer. Aber Land ist nicht greifbar. Man sieht es im Hintergrund, aber es sieht eher so aus, als ob die ganze Erde überflutet wäre. Ab und zu guckt mal so ein Landrücken zum Wasser raus, aber sonst ist alles überflutet. Es lebt sich so auch gut. Ich sehe eine Dusche, aus der kräftige farbige Tropfen herauskommen. Eine Weltraumdusche. Die farbigen Tropfen fallen auf die Erde nieder. Die Erde kriegt wieder Farbe. Jetzt stimmt wieder alles.

MaMuRö aktiv - Proband/in 3 - C 10.000

Ich sehe eine Meeresküste, an der eine Schiffsschlacht stattfindet. Es scheinen Piraten zu sein, die die Flotte, die an der Küste lag, bestehlen wollen. Es ist ein harter Kampf und es geht um Leben und Tod. Die Kämpfer sind sich ziemlich ebenbürtig und bis auf wenige Männer sterben fast alle. Das war wohl eine französische Flotte, Männer mit blauen Jacken. Zum Schluss bleiben der Flottenchef, der Oberpirat und noch vier, fünf Männer übrig. Um weiter überleben zu können, bleibt ihnen nichts anderes übrig, als sich zusammen zu tun. Sie stellen fest, dass sie sich recht gut verstehen und letztlich nur auf unterschiedlichen Seiten gekämpft haben. Sie beschließen, alle Obrigkeiten sein zu lassen und entscheiden sich für sich selbst. Jetzt sammeln sie das interessante Hab und Gut, das noch übrig geblieben ist, zusammen auf ein Schiff und fahren auf eine versteckte Insel, auf der die Frauen der Piraten leben. Sie tun sich dort zusammen und leben ganz friedlich. Wenn sie nichts mehr zu essen haben, gehen sie gemeinsam auf Beutejagd.

Deutung der Mentalen Arzneimittelprüfungen

In der ersten Prüfung von Masern-Mumps-Röteln fühlt sich die Probandin sehr einge-engt und funktional wie ein kleines Hündchen, dass mit dem Kopf wackelt. Sie beobachtet ihr inneres Kind, wie es einen Drachen steigen lässt, bis über die Wolken, in absoluter Freiheit. Der Schlüssel zur Freiheit ist am Ende der Drachenschnur angebunden. Über diesen bekommt das Kind einen Energieimpuls, wie bei einem Gewitter. Es geht um Erkenntnis und den Blitz, der treffen kann. Die Probandin erinnert sich an eine Zeit, in der Wissen und damit Freiheit nicht erwünscht war. Bücher werden verbrannt, Kontrolleure achten darauf, dass sich Wissen nicht verbreitet. Einer dieser Kontrolleure zerreißt sich sein Gewand, sein Kostüm.

Es erscheint ein Licht, ein Licht, aus dem alle Wirklichkeit und Möglichkeiten entstehen, leuchtet aus seinem Gewandt. Die Probandin ist ergriffen von den Möglichkeiten, der Geborgenheit und Freiheit und will wissen, wie sie diese Bilder, diese Erfahrungen behalten kann. Die Botschaft, „es ist bereits alles in dir, du musst es nur entdecken und zulassen", wird ihr vermittelt. Der Weg vom Kopf wackelnden Hund bis zur Selbstbestimmung, bis zum spirituellen Bewusstsein, ist sicherlich lang, vielleicht aber auch nur ein Augenblick der Erkenntnis.

In der zweiten Arzneimittelprüfung konfrontiert sich der Proband mit Wasser, mit Gefühlen, mit seinen Gefühlen. Als das Boot kentert und sinkt, entscheidet er sich, in seinen Gefühlen unter Wasser zu bleiben. Er gelangt in eine Höhle, in der eine seriöse Gesellschaft ihr Image pflegt und kultiviert. Immer noch unter Wasser, entdeckt er ein Raumschiff, das sich zwar in den Weltraum erhebt, allerdings seine Möglichkeiten nicht nutzt, sondern einfach nur im Weltraum umherschwebt, ohne Ziel und ohne Richtung. Ein innerer Teil des Probanden beschließt, wieder unter Wasser zu gehen und sie landen in einer Tiefseestadt. Auch so kann man leben und existieren. Es ist keine Erde da, alles scheint überflutet, der Boden für den Aufrichtungsprozess scheint derzeit nicht zu existieren. Erst als farbige Tropfen fallen, das Leben damit bunter wird, und die vorhandenen Möglichkeiten wieder sichtbar werden, kommt alles wieder in Ordnung.

In der dritten Arzneimittelprüfung kämpft eine Flotte gegen Piraten. Der Befehl, dass etwa gleichstarke Gegner gegeneinander kämpfen sollen, sich aufreiben sollen, wird zunächst erfüllt. Aber irgendwann wird die Sinnlosigkeit der Polarisierung deutlich und erkannt. Es kommt zum Zusammenschluss des scheinbar Gegensätzlichen, jeder übernimmt die Eigenverantwortlichkeit, ohne sich weiter manipulieren zu lassen. Aus der Vereinigung dieser Gegensätze, entstehen nun viele neue Möglichkeiten.

Alle drei Arzneimittelprüfungen von Masern-Mumps-Röteln weisen darauf hin, dass die Möglichkeiten, die wir als Menschen haben, aus der eigenen Entscheidung heraus genutzt werden müssen. Es hilft wenig, sich auf der Illusionsebene in den Wolken oder sich in seiner Gefühlswelt zu verstecken. Es ist wichtig, für sich selbst zu entscheiden. Erst dann ist das Spektrum der Möglichkeiten individuell nutzbar.

Zweifachimpfung Hep A+B (Twinrix)

In dieser Impfung sollen die Erkrankungen Hepatitis A und Hepatitis B berücksichtigt werden. Twinrix enthält inaktivierte Hepatitis-A-Viren und Teile der Hülle des Hepatitis-B-Virus.

Kombinierte Verhaltensmuster

Sich selbst in einer scheinbaren Ausweglosigkeit gefangen haltend, sucht die Persönlichkeit in der Hepatitis A immer wieder nach anderen, neuen Ausflüchten. warum „etwas" nicht möglich sei. Es wird an der aktuellen Lebenssituation starr festgehalten um die eigene Unflexibilität, Konfrontationsunlust und Bequemlichkeit sozusagen als höhere Gewalt darstellen zu können. Die Berechtigung für diese Bequemlichkeit wird durch sozusagen erkauft, indem man sich in helfendem Übereifer anderen gegenüber unentbehrlich macht.

Dabei spiegelt die Persönlichkeit die un- oder unterbewussten Missstimmungen anderer über die durch diesen Helfertrieb ausgeübte Kontrolle und leidet unter den negativen Emotionen, die in dieser Spiegelung mitschwingen. Desto mehr sich die Persönlichkeit weiterhin über den Helfertrieb bemüht, die Situation zu kontrollieren, desto mehr bietet sie sich als Opfer von Emotionen an, unter welchen sie dann weiterhin leiden darf. Dementsprechend wird sie von der Umgebung als „Verlierer" oder „Jammerlappen" wahrgenommen.

In der Hepatitis B führen tiefe emotionale Verletzungen und der daraus resultierende Zusammenbruch des Selbstwertgefühls zu massivem inneren Rückzugsverhalten, Hoffnungslosigkeit und dem Einfrieren sozialer Kontakte. Dabei wird der eigene Perfektionsanspruch als Abgrenzung benutzt und zum Beispiel in der Rolle des „unverstandenen Künstlers" kultiviert. Die eigentliche Ursache der Entwicklungsstarre, die Angst vor allem, also letztlich die Angst vor der Angst, wird entweder ignoriert oder diese sogar als Kommunikationsmittel genutzt.

Betrachten wir die Verhaltensmuster beider Impfblockaden, so erkennen wir, dass sich insbesondere das Gefühl der Notwendigkeit des Anpassungsmusters verstärken könnten Das Repertoire der Persönlichkeit, sich einen vermeintlichen Schutz durch Anpassung zu verschaffen, wird noch vergrößert und mündet gleichsam in *einem* angsterfüllten, ahnungsvollen Verhaltensmuster aus vorauseilender Selbstdisziplinierung und introvertierter Abgrenzung.

Mentale Arzneimittelprüfungen

Twinrix - Proband/in 1 - C 10.000

Ich laufe auf einer asphaltierten Straße, mich verfolgt eine blaue Kugel, die mit dem Rollen auf dem Asphalt immer größer wird. Ich renne und renne, habe dabei einen pulsierenden Hinterkopf. Die Kugel wird so groß, dass sie eine Bahnschranke wegreißt und es zu einem Kurzschluss kommt. Aber sie verfolgt mich weiter. Ich renne nun durch einen Ort, mit Metzger, Bäcker und anderen diversen Läden. Die Leute sehen mich rennen und lachen, ich fühle mich ausgelacht, doch das ist mir egal, ich flüchte weiter. Nach einer gewissen Strecke, komme ich an einen Tunnel, in den ich mich dann rette. Die Kugel ist so groß, dass sie nicht in den Tunnel passt. Endlich bin ich sicher und kann langsam gehen.

Der Eingang ist durch die Kugel verdeckt. Somit ist alles dunkel, den Ausgang kann ich noch nicht sehen. Es ist zwar dunkel, doch ich habe keine Angst, ich fühle mich sicher. Ich bin sehr müde und setze mich an die Tunnelwand und schlafe ein. Als ich wieder aufwache, ist es hell, die Kugel ist weg und es kommt wieder Licht in den Tunnel. Ich gehe den Weg zurück und komme auch wieder an den Ort... Dort werde ich freundlich begrüßt, die Menschen gratulieren mir, dass ich gegen die Kugel gewonnen habe. Ich bin sehr erstaunt, aber lasse die Gratulationen zu. Nun sehe ich kleine blaue Steinchen und Splitter, diese werden zum Teil auch als Schmuck getragen. Es muss die Kugel gewesen sein, sie ist offensichtlich zerstört und verteilt. Es geht mir richtig gut und ich freue mich.

Twinrix - Proband/in 2 - C 10.000

Mein rechter Knöchel schmerzt, an dem ich mal operiert worden bin, mein Herz klopft stark, ich bin sehr nervös. Ich sehe Soldaten an der Front, die warm angezogen sind, mit Mantel und grauer Kleidung in einem Schützengraben. Sie haben eine große Plane, in der etwas eingewickelt ist. Es ist nicht klar, ob in der Plane eine Leiche mit einem Gewehr, oder nur Waffen sind. Die Soldaten sind recht junge Kerle und rufen sich etwas zu. Die Umgebung ist ruhig, von Krieg ist nichts zu spüren. In der Plane ist tatsächlich eine Leiche von einem Freund, der offensichtlich getötet worden ist. In die Plane haben die zwei noch einige Gewehre hineingelegt. Sie beginnen nun, die Plane und ihren Kumpanen einzugraben und zu beerdigen.

Der Schützengraben liegt in der Nähe eines großen, wunderschönen Baumes. In ziemlicher Geschwindigkeit füllen sie das Loch mit Erde, sie scheinen etwas Verbotenes zu tun, weil sie sich ständig umschauen, ob jemand kommt. Sie sind bald fertig und gehen vermutlich wieder zu ihrer Truppe zurück. Plötzlich bin ich selbst einer der beiden, bin im Gespräch mit einem Vorgesetzten, der mich fragt, wo sich unser Freund befindet. Wir tun so, als wüssten wir nicht. Es scheint so, als hätten wir ihn versehentlich erschossen. Immer wieder werden wir vernommen, halten aber beide dicht. Ich quäle mich mit Selbstvorwürfen. Er hatte sich von hinten an mich herangeschlichen und ich hatte in der Angst geschossen, ohne ihn zu erkennen. Er war sofort tot. Es war eine sehr unangenehme Situation, ich hätte gerne mein Gewissen erleichtert, doch ich wäre selbst sofort erschossen worden. Irgendwann nach vielen Verhören, hatte man uns unsere Aussagen abgenommen und man ließ uns in Ruhe. Wir gingen unseren Kumpel oft besuchen, es tut mir sehr leid, doch ich kann es nicht ändern. Wir waren dort stationiert und wohnten dort länger.

Ein halbes Jahr später ging es mir immer noch schlecht. Mein Freund konnte überhaupt nicht verstehen, dass ich nicht vergessen konnte. Das ganze Leben war mir gleichgültig geworden, eigentlich wollte ich auch sterben. Das Leben schien mir trost- und geistlos. Die Sauferei und das Training, der Alltag gefallen mir überhaupt nicht. Ich entschied mich dazu, ebenfalls sterben zu wollen. Ich entwickelte ganz bewusst eine Lungenentzündung, an der ich tatsächlich starb. Als meine Seele dann meinen Körper verließ, war ich sehr glücklich, dieses trostlose Leben hinter mir lassen zu können. In diesem Augenblick hatte ich das Gefühl, meinem Freund, den ich erschossen hatte, einen Gefallen getan zu haben. Ich traf ihn wieder und er bestätigte mir das lächelnd. Nun ging es mir wieder gut. Ich sah viele, die ich kannte und es ging uns allen gut. Dem Freund, der sein Leben lassen musste, war es nicht sonderlich wichtig, ob er da war oder nicht. Deswegen konnte ich mich gut von ihm lösen.

Twinrix - Proband/in 3 - C 10.000

Mir wird kalt und ich werde kleiner, ich schrumpfe. Ich habe das Gefühl eines leichten Drucks auf der Speiseröhre und dem Brustbein. Gleichzeitig sehe ich mich laufen, ich bin eine merkwürdige Holzpuppe mit steifen Beinen, wie im Comic. Das Männchen läuft im Stechschritt und es scheint, als befände es sich in einer 3-D-Landschaft. Nun befindet sich das Bild auf kariertem Papier, das Männchen dreht sich und geht zurück in die 3-D-Welt. Ich merke, dass ich das Männchen selber bin. Der Druck auf der Speiseröhre senkt sich in den Magen.

Ich muss mich schütteln und der Druck sinkt noch tiefer. Das Männchen schaut nun um die Ecke, zwischen Spielzeugbögen aus Holzbausteinen hindurch. Ich bin das Männchen, krieche durch und werde wieder zu einem normalen Menschen. Die Steine schrumpfen um mich herum, so dass ich wieder meine normale Größe bekomme. Ich kann jetzt weiter gehen.

Auf dem Herzen ist ein gleichmäßiger Druck von Außen. Ich überlege, wo ich hingehen könnte, weiß aber nicht wohin. Ich stehe unschlüssig herum. Der „Kloß im Hals" rutscht immer wieder die Speiseröhre hinunter. Ich bin noch immer unschlüssig, weil ich nichts wirklich Interessantes sehe. Wenn ich davon spreche, erscheint sofort ein Feld, auf dem Menschen arbeiten, vielleicht wäre das interessant. Alles ist aber unwirklich und eigentlich uninteressant. Jetzt überlege ich, ob ich durch die Holzberge zurückgehen sollte, aber auch das ist blöd. Jetzt esse ich etwas, mit dem Erfolg, dass ich aufgehe wie ein Hefekloß. Die Klamotten platzen, ich habe Atemnot nur bei dem Versuch, mich in den Stand hochzuziehen. Der Himmel wird dunkelrot. In der Umgebung befinden sich bedrohlich wirkende Berge. Der Weg zu Fuß ist zu weit in die Berge, so dass ich überlege, ob ich nicht fliegen soll. Eigentlich dürfte das nicht gehen, weil ich gerade so aufgegangen und dick bin. Wenn ich mich aber ganz schnell drehe, dürfte die Figur wieder zusammenrücken. Ich bin mir aber unsicher, habe Erwartungsangst, gar nicht erst zum Fliegen hochzukommen oder abzustürzen, dass wäre sehr peinlich.

Unangenehme Gefühle, psychischer wie auch körperlicher Art, wie Trockenheit im Hals oder ein Druck auf dem Sternum, entwickeln sich. Ich überlege mir, vielleicht doch nicht in die Berge fliegen zu wollen. Stattdessen sehe ich eine Wasserrutsche, eigentlich ist es eine Felsenrille, auf der ich rutschen kann. Ich bin jetzt nass, weil ich im Wasserbecken gelandet bin. Ich muss mich nun schütteln, um wieder trocken zu werden. Im Becken befinden sich noch andere Leute, wenn ich sie allerdings ansehe, verwandeln sie sich in Glockenblumen, die Gesichter haben. Sie reden alle miteinander, ohne mich zur Kenntnis zu nehmen. Ich bin ein bisschen beleidigt, aber ich mag sie sowieso nicht. Der Druck zieht sich nun in den Magen. Ich möchte nun einen Weg finden, um aus dem Becken zu kommen, ohne über die Blumenmenschen zu steigen oder um sie herum laufen zu müssen.

Ich überwinde mich und steige schnell nach draußen, ohne die anderen überhaupt zu berücksichtigen. Draußen sind Straßen wie in einem verlassenen Ort, scharfer Wind pfeift, Fenster knarren. Da ist eine alte Steinbrücke, der Fluss darunter führt Hochwasser. Vom Wetter her müsste es März sein, für´s Baden ist es eigentlich kein guter Zeitpunkt. Nun gehe ich den schmalen Weg bergauf.

Wenn der Fluss weiterhin steigen sollte, bin ich dort sicherer. Die Gegend kommt mir bekannt vor. In solch einer Gegend habe ich einmal gewohnt. Dies ist die Potenzierung unangenehmer Gefühle. Wenn ich jetzt jemanden träfe, den ich kenne, das wäre mir nicht recht. Ich hätte das Gefühl, dass dieser jemand mir eigentlich fremd ist. Ich steige immer höher mit der Hoffnung, dass das unangenehme Gefühl sich verliert. Dies tut es aber leider nicht. Es ist schwierig, ich komme einfach nicht weg. Wie eine unangenehme, kindliche Angst oder Erwartungsangst die mich befallen hat. Es könnte jemand kommen, der etwas Unangenehmes sagt. Die einzige Möglichkeit hier herauszukommen ist es, älter zu werden. Der Nacken ist richtig verspannt und schmerzt. Vielleicht ist das hier die falsche Richtung um dort herauszukommen. Auf jeden Fall will ich nicht dort bleiben. Wenn ich es so überlege: es bestehen vier Möglichkeiten, um wieder herunter zukommen. Aber ich komme trotzdem immer nur unten in der Stadt heraus. Das ist doch alles keine Lösung. Wenn ich aber schon mal in der Stadt bin, könnte ich vielleicht von dort aus wegfahren. Ich gehe gedanklich alle Möglichkeiten durch.

Keine Variante bietet eine wirkliche Möglichkeit, ich müsste mich bewegen wie ein Känguru. Jetzt versuche ich das und springe in riesigen Sätzen über die Landkarte. Sternum und Speiseröhre schmerzen wieder. Im Augenblick scheint es keinen Weg zu geben, davon dort weg zu kommen. Aber ich bin dort weg gekommen. Heute bin ich irgendwo anders. Viele unangenehme Gefühle, die aus der Zeit stammen in der ich in meiner Geburtsstadt gelebt hatte, kommen wieder hoch. Alles ist öde und trist. Es ist wie ein kalter Märztag. Ich komme doch nicht richtig heraus, keine Lösung bietet sich an, alles ist blockiert.

Deutung der Mentalen Arzneimittelprüfungen

In der ersten Arzneimittelprüfung erlebt der Proband eine Verfolgungssituation. Eine Kugel, die ihn verfolgt, wird immer größer und symbolisiert einen Konflikt, der nicht bewältigt wurde und dem der Proband vermutlich aus dem Weg gegangen ist. Während der Flucht wird er beobachtet und ausgelacht. Konflikte, die verdrängt werden, haben gelegentlich Spott und Missachtung zur Folge. Irgendwann kann der Proband sich retten, kommt zur Ruhe und verarbeitet seine Problematik scheinbar im Schlaf. Als er erwacht, ist das Problem nicht mehr vorhanden. Er kehrt zurück zu jenen, die in gedemütigt und belächelt haben und erntet nun Achtung. Sie haben das Symbol des Konfliktes zum Maskottchen oder Mahnmal gemacht und schmücken sich damit.

In der zweiten Arzneimittelprüfung ist ebenfalls ein Konflikt nicht bewältigt. Der Proband trägt schwer an der Schuld, die er meint auf sich geladen zu haben, als er, ohne es zu wollen, jemanden erschoss. Es gelingt ihm, eine Bestrafung zu verhindern, allerdings ist sein Gewissen sehr belastet. Dieser Konflikt belastet die Persönlichkeit so lange, bis der Proband beschließt, die Problematik zu „lösen" und seinem Leben über eine Krankheit ein Ende zu machen. Der Schock der Leidenssituation hatte ein Leben lang nachgewirkt und er hatte sich nicht davon lösen können. Erst im Tod erkennt er angesichts des erneuten Treffens mit jenem von ihm erschossenen Freund und an dessen Reaktion, dass es unsinnig war, sich lebenslang von Schuldgefühlen manipulieren zu lassen. Das Leben könnte jetzt in Gelassenheit ohne die Bewertung durch den Schuldbegriff angenommen werden.

In der dritten Arzneimittelprüfung geht es ebenfalls um nicht bewältigte Gefühle. Die Probandin findet sich in einem Ort wieder, an dem sie einen Teil ihrer Kindheit und Jugend verbrachte. Sie hat sich dort sehr unwohl, unverstanden, fast deplaciert gefühlt. Oft hatte sie mit ihrem Umfeld draußen, außerhalb des inneren Familienkreises, keine gemeinsame Sprache finden können. Gefühle des Ausgestoßenseins, der fehlenden Zugehörigkeit usw. belasten sie deutlich. Obwohl sie diese Umgebung offensichtlich verlassen hatte, waren jene Gefühle noch nicht bewältigt und wurden in der Hepatitis-A/B-Prüfung als emotional schmerzhafte Blockade wieder lebendig.

Das gemeinsame Thema dieser Arzneimittelprüfung ist die nicht bewältigte, aber stark bewertete Emotion, die in Gelassenheit hätte umgewandelt werden müssen. Nur der erste Proband konnte das Thema bewältigen, indem er sich bedingungslos auf sein inneres Kind einließ. Dadurch wurden empfundene Bedrohungen und die scheinbare Problematik der Lebenssituation aufgelöst. Die Quintessenz der Hepatitis A/B liegt in der Erkenntnis und Umsetzung einer spielerischen Existenzwahrnehmung, die das Leben als Spiel der und mit den Möglichkeiten begreift, in welchem die eigene Rolle nur ein Teil des Ganzen ist. Wird das Ganze betrachtet, verliert das Rollenspiel an Tragik. Das Leben kann in Gelassenheit und Freude bewältigt werden.

Die Inhaltsstoffe der Impfungen

Die Herstellung von Seren

Bei den Experimenten der Gentechnik verändert man die genetische Information eines Lebewesens – unabhängig, ob es sich um ein Bakterium oder ein Tier handelt - durch mutagen wirkende Substanzen oder die Einschleusung eines fremden Gens mit Hilfe eines Virus. Es entstehen dabei neuartige Lebewesen, die es vorher mit diesem Genom noch nicht gegeben hat. Ziel dieser Veränderung ist, neue Eigenschaften zu erreichen oder unerwünschte Besonderheiten zu verlieren. Probleme können hier dadurch auftreten, dass die mutagene Wirkung vielleicht nicht so selektiv ist, wie behauptet wurde und auch andere Genstrukturen verändert werden. Somit hätte das Lebewesen außer der gewünschten auch andere, unerwünschte Veränderungen. Besonders bedenkenswert sind diese Experimente dann, wenn von einer „Freisetzung" gesprochen wird. Dies kann durch einfaches Anpflanzen auf einem Acker geschehen, aber auch durch die Entlassung eines Mikroorganismus in die Umwelt. Auch ist nicht geklärt, welche Auswirkungen sich innerhalb einer Nahrungskette ergeben können, wenn ein genetisch verändertes Futter aufgenommen wird. Vorteile verspricht man sich dagegen durch die „Maßschneiderung" von Eigenschaften. So wird immer hervorgehoben, dass es auf diese Weise möglich sei, Bakterien zur Produktion von Arzneiwirkstoffen zu zwingen oder den Krebs zu besiegen...

Die Produktion von Arzneistoffen zielt auf relativ simple Moleküle, die bislang schon synthetisch erzeugt wurden, dabei jedoch teurer sind als bei einer Biosynthese. Komplizierte Moleküle oder gar Antikörper sind auf diesem Wege wohl nicht so einfach zugänglich, hier „behilft" man sich mit einem kleinen Umweg:

Wenn ein bestimmtes Bakterium einen bestimmten Eiweißstoff bilden kann, können seine nächsten Verwandten dies meist auch. Sie unterscheiden sich eigentlich nur darin, wie gut sie diesen Stoff erzeugen und ob sie vielleicht andere Stoffe als Beimischung herstellen, die sich schlechter abtrennen lassen. Hat man nun das Bakterium A isoliert, das in der Lage ist, den gewünschten Stoff a herzustellen, produziert aber gleichzeitig die giftigen Stoffe b und c, so sucht man Stämme des gleichen Bakteriums, z. B. AA, AB und AC. Bei diesen wird man dann feststellen, dass sie weniger b und c herstellen, aber auch etwas weniger a. Also sucht man ein geeignetes Nährmedium, in dem AB und AC sehr gut wachsen und stellt Stammreihen auf, d. h. man verteilt die Kulturen auf verschiedene Petrischalen. Nach der notwendigen Wachstumszeit bestimmt man die Konzentrationen an den gesuchten Stoffen. Überrascht stellt man dann meist kleine Unterschiede zwischen den einzelnen Kulturen fest. Eine Kultur AC stellt so vielleicht nur sehr wenig b, mehr c und viel a her. Diese Kultur wird nun als Basis für die nächste Kulturlinie gewählt. Nach der Wachstumsphase wird wieder die Ausbeute bestimmt.

Idealerweise findet man jetzt eine Schale, deren Kultur praktisch kein *b* und *c*, dafür aber viel *a* enthält. Diese Schale mit *AC* ist nun die Mutter der Serienproduktion für den gewünschten Stoff *a*. Forcieren kann man diese Zuchtwahl durch kleine Veränderungen des Nährmediums. Dabei werden jedoch keine mutagenen Substanzen eingesetzt, sondern es werden Nährböden gewählt, die essentielle Stoffe mal im Überschuss, mal im Mangel enthalten. Voraussetzung all dieser Züchtungen ist die Annahme, dass in jeder Bakterienkultur immer ein Bakterium enthalten ist, das genau das tut, was man sich wünscht. Es soll durch geeignete Maßnahmen isoliert werden, um sich dann kontrolliert vermehren zu können. Bei diesem Verfahren werden also keine neuen Bakterien geschaffen, sondern einzelne Organismen aus der Gesamtzahl herausgefischt, die schon so verändert sind, wie man es braucht. Angewandt wird dieses Verfahren praktisch überall dort, wo man gewünschte Moleküle in Mikroorganismen nachweisen konnte, diese jedoch in zu geringer Menge oder mit störenden Beimischungen versehen sind. Biotechnologisch azelluläre Impfstoffe entsprechen dem beschriebenen Weg der Zuchtwahl. Zuchtziel ist ein Bakterienstamm, der alle notwendigen Antigene des Vorbildes hat, jedoch nicht in der Lage ist, Toxine mit den Toxophoren zu bilden.

Hat man diesen Stamm gefunden, kann er als Impfmaterial aufgearbeitet werden, da alle notwendigen Informationen für die körpereigene Abwehr hier enthalten sind, jedoch nicht das Risiko der Toxoid-Wirkung besteht. Diese Mikroorganismen werden dann zerstört, ohne die in ihnen enthaltenen Eiweiße zu schädigen. Damit wird die komplette Zellstruktur aufgelöst (azellulär), jedoch die Toxineiweiße nicht denaturiert. Aber auch diese Methode hat ihre Nachteile: Es kann nur vermutet werden, dass diese Zelllinie die gleichen Antigene trägt, wie die Originalzellen. Es ist jederzeit denkbar, dass hier zusätzliche spezifische Gruppen enthalten sind. Dann werden vom Körper unnötige Antikörper aufgebaut, da sie auf zusätzliche Gruppen reagieren, die der echte Eindringling nicht tragen wird. Seine tatsächlich vorhandenen Gruppen erkennt er jedoch alle. Andererseits könnten auch entscheidende Struktureinheiten fehlen. Damit wäre man in eine gefährlichere Situation gekommen, da die Körperabwehr jetzt nur unzureichende Erkennungsmuster aufbauen kann. Wenn das Originalbakterium zum Beispiel 5 verschiedene Antigene präsentiert, das „zahme" Bakterium jedoch nur 4, so fehlen bei einer Immunisierung 20% der notwendigen Antikörper, um einen Angriff abzuwehren. Damit kann ein unzureichender Impfschutz erreicht werden, der zu einer Erkrankung trotz Immunisierung führt, die aber meist etwas leichter verläuft. Wenn die Angreifer in großer Zahl in den Körper gelangen und gleichzeitig extrem wirksam sind, wie z. B. bei Keuchhusten und Tetanus, fängt die Immunabwehr zwar 80% der möglichen Antigene auf, es entkommen ihr jedoch immer wieder Zellen, die sich rasch vermehren können. So kommt es doch zur Erkrankung durch den unzureichenden Impfschutz.

Ein ähnliches Muster liegt übrigens auch bei den Grippeviren vor. Diese verändern sehr spontan durch Mutation ihre Antigene. So ist man zwar meist gegen die Antigenstruktur der letzten Grippe geschützt, es sind jedoch immer Viren dabei, die noch nicht erkannt werden und die Krankheit bricht aus.

Toxische „Beigaben" zur Impfung

Neben der Frage nach dem eigentlichen Wirkprinzip der Impfung gibt es häufig auch noch andere Probleme. Bakterien, egal ob lebend oder tot, sind Eiweiße und somit von weiterer Zersetzung bedroht. Um die fertige Injektionslösung haltbar zu machen, müssen deshalb einige technische „Tricks" angewendet werden. So ist es manchmal etwas überraschend, was sich noch in einer Ampulle befinden kann. Im Folgenden nun einige allgemeine Erläuterungen, die helfen sollen, die Wirksamkeit solcher Zusatzstoffe auf der materiellen Ebene zu verstehen. Einer Betrachtung der Signaturen dieser Stoffe aus Sicht der Kreativen Homöopathie können wir in diesem Band nur begrenzt Raum geben. Ebenso wird bei der Impfdeblockierung kein spezielles Augenmerk auf die Impfzusatzstoffe gelegt, da diese in den homöopathisch aufbereiteten Impfstoffen enthalten sind. Dennoch erscheint es den Autoren relevant, in einem späteren Werk auf die Zusatzstoffe einzugehen, da der Vernetzung dieser Zusatzstoffe mit anderen Lebensthemen weitere Aufmerksamkeit geschenkt werden sollte.

β-Propriolacton

Propiolacton wird zur Inaktivierung der Erreger verwendet, ist aber selbst krebserregend. Es ist gut wasserlöslich und löst sich ebenfalls in Ethanol. Bei Raumtemperatur liegt Propiolacton als brennbare, farblose Flüssigkeit mit stechendem Geruch vor. Die Substanz reizt Augen und Haut und gilt als krebserregend. Propiolacton hat eine desinfizierende Wirkung. Es wirkt alkylierend, das heißt, es lagert Kohlenwasserstoffketten an andere Moleküle an.

Propiolacton wird unter anderem zur Inaktivierung von Viren und zur Sterilisation von Impfstoffen eingesetzt. Der Stoff kann oral aufgenommen werden, ätzt die Augen und reizt die Atemorgane und die Haut. An den Augen kommt es zu einer Rötung, Schmerzen und schweren Verbrennungen. Auf der Haut bewirkt der Stoff Verbrennungen und eine Blasenbildung. Eine orale oder inhalative Aufnahme führt zu Übelkeit, Erbrechen, Kopfschmerzen, Halsschmerzen, einem brennenden Gefühl, einem Husten und einer Dyspnoe.

Formaldehyd

werden auch zur Inaktivierung verwendet, da sie im Vergleich zum Propiolacton relativ harmlos sind. Sie gelten aber als sehr aktive Allergene.

Formaldehyd ist der Trivialname für Methanal und gehört zu den chemischen Verbindungen der Aldehyde. Der Name *Formaldehyd* leitet sich von *formica*, dem lateinischen Wort für *Ameise* ab, da Methanal das zur Ameisensäure (Methansäure) gehörige Aldehyd ist. Es kann bei unsachgemäßer Anwendung Allergien, Haut-, Atemwegs- oder Augenreizungen verursachen. Eine Kanzerogenität wird vermutet, in zahlreichen Untersuchungen konnte jedoch kein erhöhtes Krebsrisiko festgestellt werden.

Dennoch ist Formaldehyd nach der DFG-Senatskommission zur Prüfung gesundheitsschädlicher Arbeitsstoffe bislang als Stoff mit begründetem Verdacht auf Krebs erzeugendes Potenzial (Kategorie 3) eingestuft. Ein Grund hierfür ist, dass bei Ratten der Tierversuch mit Formaldehyd nachweislich karzinogene Wirkungen gezeigt hat, allerdings erst bei extrem hohen Konzentrationen ab 6 ml/m³. Solche Konzentrationen wären für den Menschen schon nach kurzer Zeit unerträglich und würden zu zunehmendem Unbehagen, Tränenfluss, Reizung von Augen, Nase und Kehle führen. Akute Lebensgefahr (toxisches Lungenödem, Pneumonie) besteht ab einer Konzentration von 30 ml/m³. 2004 stufte die Weltgesundheitsorganisation WHO die Chemikalie Formaldehyd als "krebserregend für den Menschen" ein.

Nach einer neuen Einschätzung des Berliner Bundesinstituts für Risikobewertung ist Formaldehyd "Krebs auslösend für den Menschen". Bisher war die Chemikalie nur als "möglicherweise Krebs erregend" klassifiziert worden. Formaldehyd ist zudem einer der wichtigsten organischen Grundstoffe in der chemischen Industrie und dient als Ausgangsstoff für viele andere chemische Verbindungen. Formaldehyd findet unter anderem Anwendung bei der Herstellung von Farbstoffen, Pharmaka und bei der Textilveredelung. In der Kosmetik findet Formaldehyd Verwendung als Konservierungsstoff, was wegen des Haut reizenden Potenzials des Stoffes als problematisch gilt. In Deutschland werden derzeit noch etwa 12% der Kosmetika mit Formaldehydabspaltern konserviert. In Folge der EU-Deklarierungspflicht wird aber immer häufiger darauf verzichtet. Formaldehyd wird außerdem in Desinfektionsmitteln, zur Konservierung anatomischer und biologischer Präparate sowie in der Pathologie verwendet.

Es wird außerdem zum Beispiel zur Herstellung von Klebstoffen, Lackharzen. Vulkanisierzusätzen, Düngemitteln, Fungiziden, Sprengstoffen, Gießharzen und Gerbstoffen benötigt.

Phenol

Das Phenol (auch *Hydroxybenzol* oder historisch *Karbolsäure*, *Steinkohlenteerkreosot*, *Acidum phenylicum*, *Acidum carbolicum*) ist die einfachste Verbindung der Gruppe der Phenole. Sein Schmelzpunkt liegt bei 41 °C und der Siedepunkt bei 182 °C. Reines Phenol bildet bei Zimmertemperatur farblose Kristallnadeln, jedoch ist das kommerziell erhältliche Produkt in der Regel durch geringe, aber intensiv gefärbte Verunreinigungen rosa bis rötlich-braun gefärbt.

Der 1827 geborene englische Chirurg Sir Joseph Lister setzt die als Phenolrot bekannte Verbindung zuerst als Antiseptikum bei der Wunddesinfektion ein; wegen seiner Haut irritierenden Wirkung wurde es aber bald durch andere Antiseptika ersetzt. Phenol verursacht Verätzungen und ist ein Nerven-/Zellgift. Wegen seiner bakteriziden Wirkung wurde es früher als Desinfektionsmittel eingesetzt. Es wurde auch zur Produktion von Drogen verwendet, als Unkrautvernichtungsmittel und zur Synthetisierung von Kunstharzen. „Es handelt sich um eine Substanz, die für die Farbenindustrie und Medizin (als Desinfektionsmittel) eine außerordentliche Bedeutung erlangt hat... Man gewinnt die Karbolsäure hauptsächlich aus dem Steinkohlenteer und dem Braunkohlenteer.." *aus Merck's Warenlexikon, Verlag von G. A. Gloeckner, Leipzig, Dritte Auflage, 1884,*

Bis zur Entdeckung einer möglicherweise karzinogenen Wirkung wurde Phenolphthalein für mehr als hundert Jahre als Abführmittel verwendet. Eine Verbindung zu Schädigungen der Blut-Hirn-Schranke wird vermutet. Die kleinen Mengen, die beim Einsatz als Indikator verwendet werden, gelten jedoch als ungefährlich.

Carbolicum acidum

Aus der Sicht der Kreativen Homöopathie steht für einen Lebenssituation, in der sich alte, leidvolle Prägungen so manifestiert haben, dass sie wie eine Fixierung wirken. Die Lösung aus diesen Prägungen z.B. einer Vergewaltigung etc. wird zwar versucht, sie gelingt aber nicht. Die Methode, das spezielle Problem zu verdrängen, funktioniert nur über einen gewissen Zeitraum. Aus einem Gefühl der Hilflosigkeit wird Unterstützung bei anderen gesucht, an die man sich anklammert, denen man sich aber gleichzeitig unterlegen fühlt. Um diese Verletzungen bearbeiten zu können, müssen sie sichtbar gemacht werden.

> - In leidvollen Prägungen verhaftet sein-

Natriumtimerfonat und Thiomersal

Natriumtimerfonat und Thiomersal befinden sich häufig als Konservierungsstoffe in der Suspension, da es sich ja nicht einfach um klares Wasser, sondern um eine Eiweiß-suspension handelt, die verwesen kann. Es handelt sich um Quecksilberorganyle, die sich in Bereichen des Gehirns und Rückenmarks anreichern können und dort viele Jahre gespeichert bleiben. Je nach Dauer der Einwirkung und deren Konzentration nehmen deren Reizwirkungen auf das Zentrale Nervensystem zu.

Die Anzeichen einer chronischen Vergiftung stimmen in wesentlichen Zügen mit denen anorganischer Quecksilberverbindungen überein, die durch organische Quecksilber-Verbindungen bewirkte Encephalopathie ist gewöhnlich schwerer und in höherem Prozentsatz tödlich. Besonders bedenkenswert ist die Tatsache, dass die zugesetzten Mengen meist nicht wieder ausgeschieden werden. Durch eine Reihe aufeinander folgender Impfungen erhöht sich somit der Quecksilber-Spiegel. Auch besteht immer eine starke Abhängigkeit zwischen der Menge und dem Körpergewicht des Patienten. Da meist Kinder oder Säuglinge geimpft werden, erreicht man hier erheblich höhere Plasmaspiegel als bei Erwachsenen. Neben der Aufnahme von Quecksilberverbindungen über Nahrung und Trinkwasser besteht hier eine vermeidbare Quelle.

Thiomersal ist eine organische Quecksilberverbindung, die seit vielen Jahrzehnten als Konservierungsmittel für Impfstoffe und andere Arzneimittel verwendet wird. Im Fall der Impfstoffe verwendet man es ausschließlich bei inaktivierten Impfstoffen, beispielsweise gegen Diphtherie, Keuchhusten (Pertussis), Tetanus oder Hepatitis B. In Lebendimpfstoffen, beispielsweise gegen Mumps, Masern oder Röteln, kommt Thiomersal nicht vor. Mit der Signatur von Quecksilber im Sinne der Kreativen Homöopathie haben wir uns bereits befasst. Mit diesem Hintergrund ist sicherlich verständlich, warum Quecksilberbeigaben nicht „nur" aus materieller Sicht eine schwierige Problematik darstellen. Auch die durch die Impfung erfolgende Infiltration und die darauf folgende Manifestierung auf der geistigen Ebene stellen zuerst einmal eine neue Aufgabe für den Individualisierungsprozess des Menschen dar.

Sowohl in der EU als auch in den USA wird seit langem diskutiert, ob und in welchem Maße Thiomersal für Neugeborene und Kleinkinder, insbesondere im Hinblick auf die so genannte „Grundimmunisierung", schädlich ist. Der Nachweis eines ursächlichen Zusammenhangs zwischen der Verabreichung solcher Impfstoffe und einer Schädigung des Gehirns oder des Zentralnervensystems sei aber noch nicht ausreichend nachgewiesen. Dennoch empfehlen im Sinne der Risikovorsorge sowohl die U.S.- Behörden als auch die Europäische Agentur zur Beurteilung von Arzneimitteln (EMEA), wo immer möglich, bei Kinderimpfstoffen, Thiomersal freien Produkten den Vorzug zu geben.

Für die Grundimmunisierung von Kindern stehen in Deutschland eine ganze Reihe von Kombinationsimpfstoffen zur Verfügung, die entweder überhaupt kein Konservierungsmittel mehr enthalten oder ein Konservierungsmittel ohne Quecksilberkomponente. Damit kann eine vollständige Grundimmunisierung mit Thiomersal freien Impfstoffen gewährleistet werden.

Hinsichtlich der Verfügbarkeit von Impfstoffen ohne Thiomersal besteht jedoch ein entscheidender Unterschied zwischen Deutschland und der europäischen Union einerseits und den USA andererseits. In den USA sind Thiomersal freie Vier- Fünf- oder Sechsfachimpfstoffe, wie wir sie in Deutschland kennen, nicht zugelassen. Die dort verwendeten Impfstoffe sind Dreifachimpfstoffe oder Monokomponenten-Impfstoffe, die zum großen Teil noch Thiomersal enthalten. Die mehrfache Gabe dieser Impfstoffe führt zur Aufnahme von insgesamt etwa 200 µg Quecksilber in den ersten beiden Lebensjahren. Die Impfstoffhersteller betreiben die Entwicklung weiterer Thiomersal freier Impfstoffe mit Nachdruck. Dennoch führte die Verwendung Thiomersal freier Impfstoffe in einigen Fällen zu neuen Problemen: Es sei an den FSME-Impfstoff Tico-Vac erinnert, der im Vergleich zum Vorläuferprodukt weder Thiomersal noch den Stabilisator Albumin enthielt. Albumin ist ein Protein, das hauptsächlich im Blutplasma, in der Milch und in Eiern vorkommt.

Dieser Impfstoff hat in der breiten Anwendung zu massiven Nebenwirkungen, insbesondere hohem Fieber bis hin zu Fieberkrämpfen geführt, so dass er vom Markt genommen werden musste. Auch wenn nicht mit Sicherheit gesagt werden kann, dass diese Reaktionen wegen des fehlenden Thiomersal aufgetreten sind, so zeigt diese Beobachtung doch, dass Veränderungen gravierende Auswirkungen haben können. Impfstoffe, für die in den letzten Jahren eine Zulassung beantragt wurde, enthalten fast ausnahmslos kein Thiomersal mehr. Natriumtimerfonat ist ebenfalls eine organische Quecksilberverbindung. Bezeichnend sind die EU-Hinweise, die zu solchen Verbindungen sowie den Produkten, welche sie enthalten, gegeben werden:

EU Einstufung (Auszug aus Anhang I Verordnung 67/548/EWG

- R50   sehr giftig für Wasserorganismen
- R53   kann in Gewässern längerfristig schädliche Wirkungen haben
- R33   Gefahr kumulativer Wirkungen
- R26/27/28   sehr giftig beim Einatmen, Verschlucken und Berührung mit der Haut
- S1/2   unter Verschluss und für Kinder unzugänglich aufbewahren
- S13   von Nahrungsmitteln, Getränken und Futtermitteln fernhalten
- S28   bei Berührung mit der Haut sofort abwaschen
- S36   DE: Bei der Arbeit geeignete Schutzkleidung tragen
- S45   bei Unfall oder Unwohlsein sofort Arzt zuziehen
- S60   Produkt und Behälter sind als gefährlicher Abfall zu entsorgen
- S61   Freisetzung in die Umwelt vermeiden

Antibiotika

Antibiotika werden, abgesehen von einigen wenigen wie zum Beispiel Neomycin, den Impfstoffen nicht direkt zugesetzt. Sie sind jedoch trotzdem nachweisbar, da die meisten Bakterienkulturen auf Spezialnährböden gezogen und nicht mehr erkrankten Menschen entnommen werden. Die Nährböden sind dann so vorbereitet, dass nur die gewünschten Erreger darauf wachsen, fremde Erreger werden dort rigoros abgetötet.

Streptomycin und Neomycin

Streptomycin ist ein Antibiotikum. Die Verabreichung des Antibiotikums fördert somit sogar Wachstum und Vermehrung resistenter Keime. Bei längerer Einnahme können Schäden am Gehör und den Nieren induziert werden.

Neomycin wird bzw. wurde manchen Impfstoffen, wie zum Beispiel Sera gegen die Influenza-Virusgrippe oder Masern, in Spuren zugesetzt. Es handelt sich hierbei um ein Antibiotikum gegen gramnegative Bakterien, das nicht parenteral, d. h. unter Umgehung des Verdauungstraktes, sondern nur zur lokalen Applikation bei oberflächlichen Haut- und Schleimhautinfektionen angewandt wird. Oral wird es nur bei bestimmten schweren Lebererkrankungen eingesetzt, um die Zahl der Ammoniak-bildenden Darmbakterien zu reduzieren, da in diesem Falle kaum Wirkstoffmengen resorbiert werden. Bei der parenteralen Aufnahme drohen schon bei kleinen Mengen Hörschädigungen der Cochlearis und eine bedenkliche Nephrotoxizität. Außerdem wird die Häufigkeit allergischer Reaktionen mit 8 bis 15% angegeben.

Neomycin ist relativ toxisch und darf nicht bei Neomycin-empfindlichen Patienten sowie bei größeren Wunden angewendet werden. Eine Kombination mit anderen Aminoglykosid- und neurotoxischen Antibiotika ist ebenfalls zu vermeiden. Bei oberflächlicher Anwendung können (selten) allergische Reaktionen auftreten. Die systemische (orale) Gabe (zum Beispiel bei Harnwegsinfektionen) ist nur unter strenger ärztlicher Kontrolle durchzuführen, da Neomycin stark schädigend auf das Zentralnervensystem und das Ohr (neuro- und ototoxisch) wirkt.

Humanalbumin und Hühnereiweiß

Das Humanalbumin wird zur Stabilisierung von Suspensionen eingesetzt. Es ist ein Eiweißkörper aus dem menschlichen Blutserum, der wasserunlösliche Stoffe in Lösung hält und sammelt. Im Körper sind dies Fettsäuren und einige Vitamine und Spurenelemente. Es besteht aber auch die Möglichkeit, dass unerwünschte Stoffe auf diesem Weg im Serum gesammelt werden und in die Impfampulle gelangen. Den gleichen Zweck erreicht man mit Hühnereiweiß, muss dieses dann aber speziell im Beipackzettel deklarieren, um auf die mögliche Eiweißunverträglichkeit hinzuweisen.

Glycin

Glycin wird als Stabilisator von Immunglobulinen eingesetzt. Es ist die einfachste der Aminosäuren, Leimzucker, Glykoll, Glykokoll oder auch Aminoessigsäure $H_2N\text{-}CH_2\text{-}COOH$ genannt. Diese einfache Aminosäure wird rasch verstoffwechselt und verschwindet somit ohne erkennbare Folgen aus dem Organismus.

Glycin ist sehr gut in Wasser löslich. Glycin wirkt im Zentralnervensystem über den Glycinrezeptor als inhibitorischer Neurotransmitter über einen ähnlichen Mechanismus, wie der γ-Aminobuttersäure-A-Rezeptor, also über die Öffnung von ligandengesteuerten Chlorid-Kanälen und führt so zu einem Inhibitorischen Postsynaptischen Potential (IPSP). Glycinerge Neurone im Rückenmark hemmen die Motoneuronen des Vorderhorns, wodurch es zu einer Herabsetzung des Muskeltonus kommt. Eine Herabsetzung der Glycinwirkung bewirken Strychnin, ein Antagonist des Glycinrezeptors, und das Tetanustoxin, welches die Freisetzung von Glycin hemmt. Dadurch kann es zu lebensbedrohlichen Krämpfen kommen.

Gelatine

Hydrolysierte Gelatine ist ein Füllstoff, der eine Verdünnung der Suspension auf handhabbare Volumina erlaubt. Gelatine gewinnt man aus Schlachtabfällen, was besonders durch die BSE-Problematik alle Hersteller von Arzneimitteln zwang, nachzuweisen, ob ihre Gelatine „gesund" sei, sprich aus unbelasteten Rindern gewonnen wurde. Bedingt durch den Herstellungsprozess von Gelatine ist die mögliche BSE-Gefahr durch den Füllstoff der Impfstoffe nur ebenso groß wie die Gefährdung durch Gummibärchen.

Dextrane

Dextrane sind schleimartige, hochmolekulare, neutrale Biopolysaccharide auf der Basis von Glucose-Monomeren. Sie werden von Bakterien der Gattung Leuconostoc mittels Enzymen außerhalb der eigentlichen Zellen (extracellulär) innerhalb von 24 Stunden bei 25°C aus Saccharose hergestellt und in 6-%iger-Lösung als Blutplasmaersatzmittel verwendet. Viskosität und kolloidosmotischer Druck dieser Lösung entsprechen dem des Blutserums. Modifizierte Formen werden zur Gel-Permeations-Chromatographie (GPC) genutzt, da sie durch Modifikationen in einem dreidimensionalen Netzwerk angeordnet sind und somit Poren bilden. Moleküle, die größer sind als die Poren, wandern beim Durchlaufen einer solchen Säule mit dem Lösungsmittel, da sie nicht in die Poren eingelagert werden. Kleinere Moleküle können mit diesen interagieren und bewegen sich dementsprechend langsamer. Es ist also eine Auftrennung nach Größe und Form von Molekülen möglich. Gut geeignet ist dies für große Biomoleküle, die sich so ohne großen Aufwand trennen lassen.

Trometamol

Trometamol, genauer 2-Amino-2-(hydroxymethyl)-1,3-propandiol,[3] ,ist ein internationaler Freiname für einen in der pharmazeutischen Praxis angewandten Wirkstoff gegen Acidosen. Als basische Substanz bildet Trometamol mit Mineralsäuren Salze. Im Blut gelöstes CO_2 kann auf diese Weise durch eine intravenöse Gabe neutralisiert werden. Trometamol findet unter der Bezeichnung **Tris** breite Anwendung als Puffersubstanz für biochemische, molekularbiologische, mikrobiologische und pharmazeutische Zwecke.

Natriumchlorid

Natriumchlorid (NaCl) wird als Konservierungsmittel verwendet. Es hat zuerst einmal in so genannter Normalkonzentration keine auffällige physiologische oder toxische Wirkung. Dennoch ist die Betrachtung dieses Stoffes von Interesse. In der Signatur der Kreativen Homöopathie steht Natrium muriaticum, das Kochsalz, für eine Lebenssituation, die von Gewohnheiten geprägt ist. Man folgt nicht dem eigenen Lebensfluss, sondern verschließt sich in einer Kummersituation. Die Aufgabe besteht darin, zu lernen, Gewohnheiten loszulassen, eigenen Lebensimpulsen zu folgen und sich selbst zu spüren. Dabei ist es wichtig, die Auseinandersetzung nicht zu scheuen und auf Scheinharmonien zu verzichten.

> - Festhalten an dem, was bewährt und bekannt ist -

Aluminiumhydroxid, Aluminiumphosphat, Polysorbat und ähnliches Verbindungen

Diese Verbindungen werden als Reste durch die technische Filterung hereingeschleppt. Eine direkte toxische Wirkung ist nicht nachgewiesen, auch ist die Bedeutung des Spurenelements noch unzureichend untersucht, doch können die entstehenden Hydroxydgele sich leicht mit Spurenelementen verbinden und stabile Komplexe, so genannte Chelate, bilden. Ein Chelat ist eine metallorganische Verbindung, bei der ein organisches Molekül sich um ein anorganisches Kation „herumwickelt" und sich mit mehreren Stellen an ihm „andockt". Dies ist viel haltbarer, als wenn nur eine Andockstelle zur Bindung benutzt wird. Auch wird die Wirkung von Aluminiumsalzen bei der Entstehung des *Morbus Alzheimer* diskutiert, da in den befallenen Hirnregionen auffällig hohe Aluminiumspiegel gemessen werden. Bei dieser im Alter auftretenden Großhirnrindenatrophie entwickelt sich eine Demenz, in deren Vordergrund ein zunehmender Gedächtnisverlust steht. Genetische Ursachen werden dabei ebenso diskutiert, wie die Ablagerung von Proteinen im Gehirn. Toxische, infektiöse oder immunologische Faktoren können derzeit jedoch noch nicht ausgeschlossen werden.

Phenoxyethanol ist ein naturidentisches Lösungsmittel für Duftstoffe. In der Natur wurde es im grünen Tee und Chicorée nachgewiesen. Darüber hinaus hat es konservierende Eigenschaften. Als Konservierungsstoff ist es beispielsweise auch für Naturkosmetik zugelassen.

Polysorbat 80 ist ein Emulgator und Stabilisator, der in der Natur nicht vorkommt. Emulgatoren sind grenzflächenaktive Substanzen, die als Hilfsstoffe eingesetzt werden, um zwei miteinander nicht mischbare Flüssigkeiten (zum Beispiel Öl in Wasser) zu einer so genannten Emulsion zu vermengen, schwer lösliche Stoffe zu benetzen oder Suspensionen zu stabilisieren. Ein künstlich hergestellter Emulgator ist zum Beispiel Seife. Natürlich vorkommende sind Lecithin und einige kurzkettige Fette.

Diese häufig auch als Tenside bezeichneten Hilfsstoffe finden eine breite Anwendung in Pharmazie, Lebensmitteltechnologie, Ölindustrie, im Haushalt oder in Kosmetik.

Edetinsäure

Edetinsäure, auch als EDAC bezeichnet, ist ein einfacher Chelatbildner, der auf Blei und Calcium spezialisiert ist. Seine unerfreuliche Wirkung liegt somit darin, dass er unerwünschtes Blei bioverfügbar macht und gelöstes Calcium bindet, das für den Knochenaufbau benötigt wird. Chelatbildner haben mehrere mögliche Andockstellen für das gelöste Kation, mit denen sie dieses praktisch „umklammern" können und dabei sehr stabile Komplexe bilden. Dabei werden eigentlich lösliche Metallkationen, die sonst renal ausgeschieden werden, ausgefällt und verbleiben im Körper.

Die Herkunft der Erreger - Tiere als Nährboden

In nahezu allen Fällen verwendet man kein menschliches Material, zum Beispiel infiziertes Blut oder Lymphe, sondern züchtet im Labor Reinkulturen. Der Grund dafür ist, dass in jedem Menschen mehr als ein Antikörper herumschwimmt, man jedoch nur einen einzigen Erreger gezielt bekämpfen will. Reinkulturen der Erreger enthalten eigentlich nur den gewünschten Erreger in bekannter Konzentration, aber kein sonstiges „biologisch aktives Material".

Zur Zucht werden entweder spezielle Nährböden (Gelatine mit Zusätzen spezieller Bakterien- und Pilzgifte, um unerwünschte Keime auszuschalten) verwendet, oder „andere Organismen". Dies heißt konkret, dass man zum Beispiel Hühner- oder Enteneier mit dem Erreger infiziert, einige Zeit bebrütet und anschließend den stark vermehrten Erreger einsammelt und abfüllt.

Tiere sind jedoch leider auch keine hundertprozentig „gesunden" Wesen, sondern leiden ebenso häufig unter Erkrankungen wie wir Menschen und sind wiederum selbst geimpft. Zur Prophylaxe werden sie deshalb mit zahlreichen Antibiotika versorgt, die sich teilweise in „Bioinformationsspeichern" wie im Ei des Geflügels oder im Muskelgewebe der Säugetiere sammeln. Viren oder andere tierartspezifische Krankheitserreger sind ebenfalls vorhanden und können so ebenfalls in den Impfstoff gelangen.

Eine stete Bedrohung der Hühnerpopulation stellt Geflügelleukämie dar. Bei einer der letzten Grippeepidemien zeigte sich in Asien sehr überraschend, dass der Erreger der dortigen Grippewelle nicht-menschlichen Ursprungs war. Es handelte sich um eine Abart der bekannten Geflügelkrankheit. Der Erreger hatte durch geringe Modifikationen seiner Hüllstruktur den Sprung über die Artenschranke geschafft. Newcastle desease, Maretsche Krankheit und Gumboro-Krankheit sind neben dieser heute als „Vogelgrippe" bezeichneten Erkrankung die wichtigsten anderen Geflügelseuchen, deren Erreger in die Hühnereiweiß-Mischung gelangen können.

Aber auch andere Tiere werden als Brutstätte genutzt: Affennieren oder -hirn, z.B. so genannte Verozellen, das sind schnell wachsende tierische Krebszellen aus der Affenniere der afrikanischen Grünen Meerkatze, der Bauch der Schafe, Gehirn und Rückenmark von Kaninchen und Hunden, Nierengewebe von Hunden, Meerschweinchen und Kaninchen, Hühnerembryos, Eiter von Kuhpocken, Blut von Pferden und Schweinen sind gebräuchliche Wirte. Gebräuchlich sind Tiere aber auch als Träger spezieller Viren als blinde Passagiere: Im Nierengewebe der grünen Meerkatze finden sich Adeno-7-Viren, Tumor auslösende Papillom-Viren kommen in Kaninchen vor, vakuolisierende Viren in Affen etc.

Ein akzeptiertes Modell ordnet die Entstehung von AIDS einem Virus zu, das ursprünglich nur in Affen vorkam. In einigen Regionen Äquatorialafrikas pflegt man diese Tiere jedoch zu verspeisen, wobei das Hirn als besondere Delikatesse gilt. Wenn wir hier ein angewidertes Gesicht machen und von „Wilden" reden, mögen wir bedenken, dass wir diese Tiere zwar nicht essen, jedoch in ihrem Gewebe Zellkulturen anlegen, die wir zu uns nehmen. Auch ist die Vorliebe, Hirn zu essen, nicht so weit entfernt, wie wir vielleicht meinen, denn in Frankreich und einigen ländlichen Regionen Deutschlands werden Bregen oder Bries als essbar eingestuft.

Schafe sind auch nicht ohne Bedenklichkeit zu sehen, da sie inzwischen als Verursacher für die Verbreitung der BSE gelten. Hier hat die Schafkrankheit Scrapie den Sprung zum Rind geschafft und ist von dort, wahrscheinlich als Creutzfeld-Jacob-Krankheit, zum Menschen weiter „gehüpft". Die Erreger sind hierbei aber keine „Lebewesen", sondern Prionen, kleine Eiweißkörper. Der Pockenimpfstoff, der über Schafe gewonnen wird, kann SLOW-Viren enthalten. Wird er über Ziegen hergestellt, kann er mit dem Caprine- Arthritis-Enzephalitis-Virus verunreinigt sein.

Auch Pferde sind nicht immer harmlos: Der wichtigste Tetanusimpfstoff kann mit dem Equine infectious anemia virus eine neue Bedrohung einschleppen. Inzwischen wird auf die Immunglobuline vom Pferd weitgehend verzichtet. So ist es nicht verwunderlich, wenn durch diese Herstellungswege auch Viren in das Serum gelangen können, die dort eigentlich nicht erwünscht sind. Nicht nur dieser Aspekt spielt bei Unverträglichkeiten eine Rolle. Aus der Sicht der Kreativen Homöopathie symbolisiert das Pferd den (männlichen) Vital-Aspekt. In der Pferdeallergie findet sich dabei folgende Signatur:

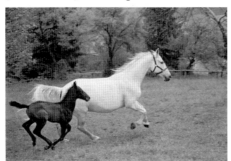

Die Furcht, einer männlichen Dominanz nicht begegnen zu können, zeigt sich einerseits über Ehrfurcht, andererseits im Stillen über den Trotz. Die eigenen männlichen Anteile nicht zu beherrschen oder sich ihre Beherrschung und damit Anwendung zu verbieten, führt dazu, dass der Patient „die Nase voll" hat.

Der eigene männliche Anteil wird nicht oder nicht in der vorhandenen „Qualität" angenommen. Es findet ein innerer Kampf statt, der sich beispielsweise darin ausdrückt, dass ein beruflicher Erfolg ausbleibt oder schwer fällt, obwohl die Potentiale für den Erfolg vorhanden sind. Es soll Perfektion erreicht werden, die aber andererseits nie genügt. In der Impfung nun erfolgt die Konfrontation mit dieser Thematik nicht von außen, als Allergen, welches man meiden kann, sondern mit im gewissen Sinne brachialer Gewalt im Inneren der materiellen Existenz.

471

An diesem Beispiel wird sichtbar, dass die Infiltration einer „Tierthematik" nicht einfach nur eine „technische" Frage ist, sondern auch auf der geistigen Ebene zu destruktiven inneren Auseinandersetzungen führen kann. Da es sich aber zumeist um sehr artspezifische Viren handelt, lösen sie die entsprechende Krankheit nur bei Lebewesen der entsprechenden Spezies aus, während sie in anderen Spezies inaktiv bleiben. Des Weiteren muss berücksichtigt werden, dass Menschen ein anderes Reaktionsvermögen auf inkorporierte Reize haben als Tiere. Ein klassisches Beispiel dafür ist die Impfung mit Kuhpocken. Normalerweise ist die Kuh ein wichtiger Ernährer durch Milch und Fleisch, durch die Verwendung als Impfmaterial wird sie jedoch als „krankmachend" identifiziert. Nun muss der Körper gegen sie ankämpfen und kann in der Folge allergische Reaktionen gegen Milcheiweiß und Rinderproteine aufbauen.

An dieser Stelle ist besonders die Frage wichtig, wie inaktiv die artspezifischen Viren der Tiere im menschlichen Organismus wirklich bleiben. Dies kann im besten Falle bedeuten, dass sie einfach verstoffwechselt werden, kann aber auch heißen, dass die Lymphozyten sie nicht als „fremd" einordnen und dafür passende Antikörper bestellen. Die Viren können unbehelligt im Körper bleiben, sich langsam und unauffällig vermehren. Durch spontane Mutationen können sie sich ihrem Wirtsorganismus anpassen. Bei Viren bedeutet dies, dass sie den Wirt für ihre Reproduktionszwecke einspannen und dadurch dessen Funktion beeinträchtigen. Wenn der Wirt erkrankt hat sogleich ein neues Virus die Artenschranke übersprungen.

In einer Definition der WHO wird Gesundheit als „Zustand völligen körperlichen, geistigen, seelischen und sozialen Wohlbefindens" beschrieben. Sieht man aber die vielfältigen Angriffsmöglichkeiten auf diesen Zustand schon durch einfache Infektionen, kann Gesundheit eher als *Belastbarkeit gegenüber solchen Angriffen* gesehen werden. Neben der Frage nach dem *Woher* des Erregers und den möglichen blinden Passagieren bei der Impfstoffherstellung tritt die Frage nach dem allergischen Potential dieser Quellen auf.

Die weite Verbreitung der Unverträglichkeit von Hühnereiweiß hat eine ganze Gruppe von Grippemitteln vom Markt gedrängt. Die Ausprägung allergischer Reaktionen auf tierische Eiweiße hat in den letzten Jahrzehnten deutlich zugenommen, wobei jedoch ungeklärt bleibt, ob die Anfälligkeit oder Belastung der Bevölkerung angestiegen ist, oder sich die Diagnostik verbessert hat.

Bezogen auf die Impfproblematik kommen die absolute Zahl der Impfungen, deren Abstände und die Art der Impfstoffe als weitere Belastung hinzu. Auch gibt es Schwankungen in der Anfälligkeit gegenüber Allergenen in den unterschiedlichen Entwicklungsphasen, besonders bei Kindern. Das *Zahnen* ist hier das prägnanteste Beispiel. Zu diesem Zeitpunkt benötigt das Kind alle Energie zur Entfaltung der Durchsetzungskraft (Zähne) und ist damit allgemein weniger widerstandsfähig. Es sei hier nochmals daran erinnert, dass die meisten Impfungen an Kleinkindern durchgeführt werden und in die Phase der Gebissentwicklung fallen.

Die Impf-Deblockierung

Aus den vorangegangenen Ausführungen ist zu entnehmen, dass es bei der Impf-deblockierung äußerst wichtig ist, den homöopathisch aufbereiteten Impfstoff zu nutzen. Die Erkrankungsnosode, zum Beispiel Tetanus, reicht nicht aus, da ihr wesentliche, für die Impfentgiftung wichtige Informationen fehlen. Die Tetanus-Impfstoffnosode hat die Information des Pferdes, da sie aus dem Darm von Pferden gewonnen wird. Ebenso ist der Impfstoff versehen mit Formalin und Aluminiumhydroxid.

Zur Entgiftung müssen alle Ingredienzien der Impfung eingesetzt werden, da alle Stoffe, inklusive ihre geistigen Themen, miteinander vernetzt sind. Der Geimpfte bekommt also nicht nur die Information des Tetanus-Erregers, sondern auch die des erkrankten Pferdes mit Formalin und Aluminiumhydroxid.

Wird zur Impfentgiftung die „Impfstoffnosode" eingesetzt, sind alle zugefügten Stoffe in ihr enthalten. Es kommt trotzdem vor, dass der Patient nach der Impfung Formalin-Symptome, zum Beispiel starke Verschleimung, zeigt. Wenn nötig, kann Formalin in hoher homöopathischer Potenz zusätzlich zur Impfentgiftung hinzugefügt werden. Ob die Verdoppelung des Zusatzes zum Beispiel notwendig ist oder nicht, sollte aus der Reaktion des Patienten einerseits nach der Impfung, andererseits nach der Impfentgiftung beurteilt werden.

Es ist also wichtig, den Patienten in seinen Reaktionen genau zu beobachten. Stellt sich anhand der Symptome des Patienten heraus, dass Ergänzungen notwendig sind, können diese problemlos der bestehenden Gabe hinzugefügt werden. Durch den zusätzlichen Impuls der hinzugefügten Arznei wird eine kurzfristige Verstärkung dieser Thematik in Relation zu den anderen Stoffen, die in der Impfstoffnosode vorhanden sind, bewirkt. Ein Austausch oder Wechsel der homöopathischen Arzneien macht keinen Sinn, da ein in sich vernetztes System, welches im Patienten wirkt, in seiner Zusammengehörigkeit ausgeglichen werden muss.

Mit der jeweiligen Impfstoffnosode wird die Erkrankung des Menschen bzw. die des Tieres im Patienten aktiviert. Nun muss durch spezifische Einzelmittel (siehe Repertorisation und Behandlungsvorschlag in den jeweiligen Impferkrankungskapiteln) die Heilung des Tieres im Menschen erfolgen.

Die Impfstoffnosode alleinig einzusetzen, bewirkt wenig. Das dazugehörige Einzelmittel ohne Impfstoffnosode bewirkt ebenfalls wenig, da die krankmachende Information, zum Beispiel des Tieres, fehlt.

Mit der Impfstoffnosode aktivieren wir das Terrain, das durch das oder die zugehörigen Einzelmittel dann beantwortet wird. Ein Terrain entsteht auf geistiger Ebene durch massive Prägungen einer Person, die infolge dieser Prägung ein bestimmtes Verhaltensmuster hervorbringt. Ein Terrain auf körperlicher Ebene ist die entsprechende „Vergiftung", ein Ungleichgewicht der im Körper vorhandenen Stoffe und Elemente, was spezielle krankmachende chemische Prozesse, zum Beispiel im Stoffwechsel, nach sich zieht. Mit jeder Impfung wird das Terrain eines Menschen „umgeformt". Die Persönlichkeit findet sich mit dieser Prägung ab, wenn sie merkt, dass sie die Prägung nicht verändern kann. Durch die Gabe der Impfstoffnosode wird das Terrain dann aktiviert. Die ergänzende Gabe der passenden Einzelmittel führt dann zur heilenden Veränderungen des Terrains.

In der ersten Zeit der Impfreaktionserforschung wurde deutlich, dass es für den Patienten und den homöopathischen Behandler einfacher und problemloser ist, die Mehrfachimpfungen, die gegeben worden waren, auch in der Impf-Deblockierung als Mehrfachimpfung zu berücksichtigen. Diphtherie-Tetanus-Pertussis (DTP) war als Mehrfachimpfung verabreicht worden. Dementsprechend wird in der Impfausleitung die DTP-Impfstoffnosode mit den jeweiligen Einzelmitteln gleichzeitig eingesetzt.

Die Dauer der Einnahme der homöopathischen Impfentgiftung ist leider nicht pauschal zu benennen. Sie hängt von der Reaktion des Patienten ab. Aufgrund der schon benannten Vernetzung und Verkettung der individuellen und der impfbedingten Prägungen ist es notwendig, die Impfentgiftung immer mal wieder in die Behandlung einfließen zu lassen. Eine Indikation dazu ist die immer wieder auftretende Reaktionsunfähigkeit des Patienten auf homöopathische Arzneimittel. Auch wenn ein Patient eine bestimmte Thematik überhaupt nicht bewältigt und sich, trotz gut gewählter homöopathischer Arzneien, die Behandlung mehr oder minder „im Kreis dreht" und ein Entwicklungsschub auf sich warten lässt, kann die Impfentgiftung Wunder wirken.

Zu glauben, dass eine einmalige Gabe oder Einnahme über 14 Tage ausreichend ist, hat sich als pure Illusion herausgestellt.

Im Rahmen der Impfentgiftungsforschung ist es sowohl für den Patienten als auch für den Homöopathen angenehmer und reaktionsfreier, wenn alle erfolgten Impfungen gleichzeitig mit den jeweiligen Einzelmitteln ausgeleitet werden.

Im Idealfall hat der Patient einen lückenlosen Impfpass, der die notwendige Impfentgiftung dokumentiert. Leider steht der Impfpass oft nur bei Kindern zur Verfügung, so dass andere Wege gefunden werden mussten, um ein Impfterrain zu entdecken.

Gerade die Problematik, nicht entdeckte Impfterrains aufzufinden, kostete jahrelange Forschungsarbeit. Das Ergebnis der Forschung haben wir in unserem selbst entwickelten Homöolog®-Computer-Repertorisationssystem eingebracht. Als Modul „Therapieblockaden" bietet es für die homöopathisch arbeitenden Kollegen eine solide Grundlage für eine erfolgreiche homöopathische Behandlung.

Patientenfall

Behandlung eines Krupps,
der sich als Impfschaden entpuppt

Die Patientin Zara M., 2 Jahre alt und Einzelkind, kam mit ihrer Mutter in die Praxis. Diese berichtete über folgende Krankheitszustände ihrer zarten, rotblonden Tochter, die selbst recht verschüchtert schaute:

Mit dem vollendeten, ersten Lebensjahr beginnend, erkrankte Zara in regelmäßigen Abständen an Bronchitis. Die Bronchitis verstärkte sich mit Krupp-Anfällen, die bei ihren Eltern, nachdem mehrmals Antibiotika gegeben worden waren, zu den schlimmsten Befürchtungen Anlass gaben.

Darum beschlossen sie, es mit der Homöopathie „zu versuchen". Aus dem Fragebogen ergaben sich folgende Krankheitssymptome:

- seit einem Jahr häufige Krupp-Anfälle mit Erstickungsangst
- mehrmals Bronchitis, Dauer bis zu drei Wochen
- Hautausschlag nach Antibiotika
- Impfungen:
  Masern, Mumps, Röteln, Diphtherie, Tetanus, Keuchhusten, Polio und HIB
- Bindehautentzündungen
- Mittelohrentzündungen
- häufige Durchfälle, häufig Magen-Darm-Katarrh
- sie schläft in Knie-Ellenbogen-Lage
- Kopfschweiß nachts
- bei Fieber besonders Kopfschweiß der Stirn
- Fieber vor allem am Oberkörper, bei kalten Füßen
- häufig Frieren und Frösteln
- Vorliebe für:
  Butter, Gemüse, Kartoffeln, Kuchen und Milch

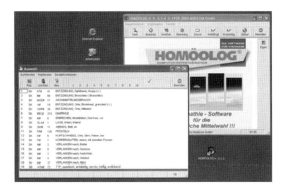

Bedeutung der Symptome

Symptom	psychologische Bedeutung
Bronchitis	kann Reizzustände in der Familie nicht ertragen, kann keinen Streit ertragen
Krupp	individuelle Rechte werden nicht eingefordert und bis zum Ersticken zurückgehalten
Hautausschlag nach Antibiotika	zeigt das durch Unterdrückung entstandene Leid
Masern	der Drang, sich nach anderen richten zu müssen; tatsächlich wird lieber anderen geholfen, wo sich nur die Möglichkeit bietet, anstatt die Verantwortlichkeit für sich selbst überhaupt in Betracht zu ziehen
Mumps	der Versuch, „dicke Backen" zu machen, um Persönlichkeit zu demonstrieren bzw. zu entwickeln; noch ist der Individualisierungsprozess gehemmt und eine klare Entscheidung für die eigenen Bedürfnisse findet nicht statt
Röteln	der Drang, zu mehr Entschlusskraft zu kommen; die innere Stimme wird nicht wahrgenommen; es liegt eine große Unsicherheit zugrunde, ob er Stellung beziehen darf; seine Umgebung entscheidet über ihn hinweg und er beugt sich dem, was „man macht"
Diphtherie	Unfähigkeit, die Bedürfnisse und die eigenen persönlichen Wünsche ausdrücken zu können; es besteht ein massives Problem in der Kommunikation mit der Umgebung, da der Mensch sich nicht traut, seine Bedürfnisse gegenüber anderen überhaupt zu formulieren
Tetanus	der Drang, seine verkopften Vorstellungen und Bedürfnisse auch gegen jede Widrigkeit für sich und sein Leben durchzusetzen, ohne sich Schwäche erlauben zu wollen

Symptom	psychologische Bedeutung
Keuchhusten	der Drang, die eigene Persönlichkeit „bemerkbar" zu machen und sich als Individuum auch akzeptiert fühlen zu wollen; der Mensch sieht sich alleine gegen die Masse der Anderen und kämpft dagegen an, das Vertrauen in die eigenen Fähigkeiten ist nicht vorhanden
Polio	der Drang, sich persönliche Zuwendung durch Darstellung von Schwäche zu erzwingen; in der Opferposition erhält er die Zuwendung und Geborgenheit, die er für sich verbal nicht einfordern darf; der Mensch verweigert seine Eigenverantwortlichkeit und lässt sich lieber von vorne bis hinten bedienen; es fehlt die Selbstliebe
HIB	der Drang, sich von Gruppenmeinungen und von der Angst vor Neuem zu lösen; wütend darüber, dass er nicht zu sich selbst steht, eigene Gefühle sind weniger wichtig als der Verstand
Bindehautentzündung	wütend über das, was er sieht, weil es seinen Wunschvorstellungen nicht entspricht
Mittelohrentzündung	wütend, weil er sich verbieten lässt, auf seine innere Stimme zu hören
Durchfall	unformulierte Angst, eigentlich Kritik zeigen wollen
Magen-Darm-Katarrh	befindet sich in einer überaus unverarbeiteten Konfliktsituation, die mit Angst verbunden ist
Knie-Ellenbogen-Lage	schützt sich, sobald er sich verletzlich fühlt, möchte in den Schutz der Gebärmutter zurück
Kopfschweiß nachts	es ist anstrengend, das zum eigenen Schutz aufgebaute Gedankengebäude vor der emotionalen Realität zu behaupten
Kopfschweiß an der Stirn	es strengt an, sich trotzig durchsetzen zu wollen
Fieber	unformulierter Wutanfall

Symptom	psychologische Bedeutung
Fieber am Oberkörper	wütend, weil er seine eigene Lebensart nicht lebt und nicht für sich handelt
kalte Füße	traut sich nicht, seinen Weg zu gehen
Frieren und Frösteln	behält krampfhaft seine Enttäuschung für sich
Milch	Versorgung (Mutterbeziehung)
Butter	das Beste der Versorgung
Gemüse	ungehemmte Lebenskraft
Kartoffeln	Verletzungen werden im Verborgenen gehalten, spirituelle Fähigkeiten werden deshalb zurückgehalten
Kuchen	die Süße, das Angenehme, sucht Bestätigung im Außen

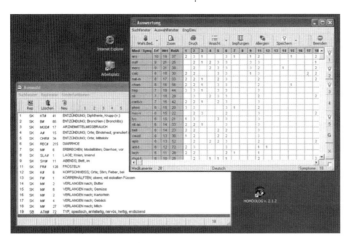

In der Zusammenfassung der Deutung der Symptome stellt sich Zara als ein Mensch dar, der dringend Schutz möchte und sich mit den „harten Gegebenheiten" des Lebens nicht anfreunden oder sich als Persönlichkeit durchsetzen kann. Aufgrund der Rückfrage bezüglich der Familiensituation, konnten aber derzeit keinerlei „Härten" oder stark belastende Streitigkeiten in der Familie bestätigt werden. Also musste es einen anderen Grund für das starke Gefühl der Unterdrückung bei Zara geben.

Impfdeblockierung

Im ersten Schritt der Impfdeblockierung wurden die Impfstoffnosoden sowie deren angezeigte Ausleitungsmittel als Individualkomplex verabreicht. Bereits nach der ersten Mittelgabe verbesserte sich Zara´s Zustand, die Bronchitis wie auch der Krupphusten traten nicht mehr auf.

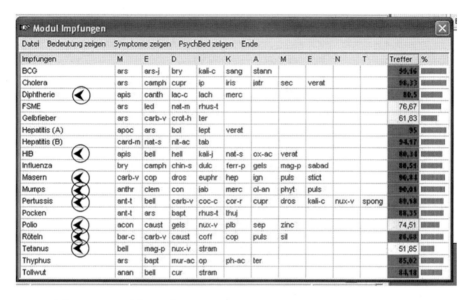

Impfungen	M	E	D	I	K	A	M	E	N	T	Treffer	%
BCG	ars	ars-j	bry	kali-c	sang	stann					99,16	
Cholera	ars	camph	cupr	ip	iris	jatr	sec	verat			96,33	
Diphtherie	apis	canth	lac-c	lach	merc						80,5	
FSME	ars	led	nat-m	rhus-t							76,67	
Gelbfieber	ars	carb-v	crot-h	ter							61,83	
Hepatitis (A)	apoc	ars	bol	lept	verat						95	
Hepatitis (B)	card-m	nat-s	nit-ac	tab							94,17	
HIB	apis	bell	hell	kali-j	nat-s	ox-ac	verat				80,34	
Influenza	bry	camph	chin-s	dulc	ferr-p	gels	mag-p	sabad			86,54	
Masern	carb-v	cop	dros	euphr	hep	ign	puls	stict			96,31	
Mumps	anthr	clem	con	jab	merc	ol-an	phyt	puls			96,01	
Pertussis	ant-t	bell	carb-v	coc-c	cor-r	cupr	dros	kali-c	nux-v	spong	80,18	
Pocken	ant-t	ars	bapt	rhus-t	thuj						88,35	
Polio	acon	caust	gels	nux-v	plb	sep	zinc				74,51	
Röteln	bar-c	carb-v	caust	coff	cop	puls	sil				76,63	
Tetanus	bell	mag-p	nux-v	stram							51,85	
Thyphus	ars	bapt	mur-ac	op	ph-ac	ter					85,02	
Tollwut	anan	bell	cur	stram							84,18	

Meiner Erfahrung gemäß liegt - bei einem solchen Ergebnis - eine Impfproblematik vor. Impfungen sind als Infiltrationen der oben ausführlich genannten Themen anzusehen und blockieren die individuelle Entfaltung eines Menschen. Zara erlebte die von ihr nicht bewältigten Impfkrankheiten als schwere Unterdrückung, obwohl offensichtlich keine schwerwiegenden Symptome direkt nach der Impfung auftraten.

Betrachten wir das Ergebnis des Blockade- und Ausleitungsmoduls, dann zeigt sich einen deutlich stärkere Terrainbelastung, als sich aus ihren aktuellen, dem Impfpass zu entnehmenden Impfungen allein schließen ließe. Diese zusätzlichen Impfthemen entstammen den genetischen Informationen.

Nach Ablauf von etwa sechs Wochen wurden in einem zweiten Therapieschritt die Impfstoff- bzw. Krankheitsnosoden der Impfungen bzw. Erkrankungen der Vorfahren mit den angezeigten Einzelmitteln verabreicht, zusätzlich dazu die homöopathischen Aufbereitungen von DNA und RNA. Aus der verschüchterten Zara wurde nun ein neugieriges und aufgewecktes aber noch vorsichtiges junges Mädchen.

Auswertung mit dem HOMÖOLOG©

```
Lizensiert für:Medicom GmbH                    03.12.2006  01:27:15
Symptome
 1    SK KT#     41 ENTZÜNDUNG; Diphtherie, Krupp (v.)
 2    SK B#      85 ENTZÜNDUNG; Bronchien ( Bronchitis)
 3    SK MOD#    17 ARZNEIMITTELMISSBRAUCH
 4    SK A#      15 ENTZÜNDUNG; Orte; Bindehaut; granuliert (v.)
 5    SK OHR#    34 ENTZÜNDUNG; Orte; Mittelohr
 6    SK REC#   215 DIARRHOE
 7    SK M#       6 ERBRECHEN; Modalitäten; Diarrhoe; vor
 8    SK SLA#     1 LAGE; Knien; kniend
 9    SK SW#     11 ABENDS; Bett, im
10    SK FR#    128 FRÖSTELN
11    SK K#       6 KOPFSCHWEISS; Orte; Stirn; Fieber, bei
12    SK FI#      1 KÖRPERHÄLFTEN; obere; mit eiskalten Füssen
13    SK M#       2 VERLANGEN nach; Butter
14    SK M#       8 VERLANGEN nach; Gemüse
15    SK M#       2 VERLANGEN nach; Kartoffeln
16    SK M#       4 VERLANGEN nach; Gebäck
17    SK M#      27 VERLANGEN nach; Milch
18    SB ATM#    72 TYP; spastisch, anfallartig, nervös, heftig, erstickend


Medikamente
                  P
                                             1                     2
Med / Symp    | Trf | Wrt | RelA  |1|2|3|4|5|6|7|8|9|0|1|2|3|4|5|6|7|8
----------+-----+-----+-------+-+-+-+-+-+-+-+-+-+-+-+-+-+-+-+-+-+-+
ars           | 10  | 19  |    37 |2.3.1.....3.1...1.2.......1....2.3
sulf          |  9  | 21  |    25 |..2.1.2.3.3....3.3...........1.3
merc          |  9  | 21  |    38 |..2...2.3.3....3.2.....1.....2.3
calc          |  8  | 18  |    30 |2.2....3.3....1.3........2.2..
nat-m         |  8  | 17  |    33 |2.2.1..2.3......2..........2.3
cham          |  8  | 16  |    56 |2.2.1..3.3........2.....1.....2
hep           |  7  | 19  |    44 |3.3.1..3.3......3............3
sil           |  7  | 18  |    29 |..3..2.3.3......2..........2.3
carb-v        |  7  | 16  |    42 |2.2.1..2.3.....3.............3
phos          |  6  | 15  |    20 |3.3.......3.1....2...........3
nux-v         |  6  | 15  |    22 |..2.3.....2.....3..........2.3
lyc           |  6  | 15  |    21 |1.3.....3.3......3...........2
nit-ac        |  6  | 14  |    33 |2.2.1..2.3......3............3
bell          |  6  | 14  |    23 |2.2.....2.2.....3............3
caust         |  6  | 13  |    30 |1.2....2.2......3...........3
apis          |  6  | 13  |    52 |..2..2.2.3......2.........2..
ant-t         |  6  | 12  |    72 |2.3.......3.....1.1........2
lach          |  6  | 11  |    28 |2.2.......2.1............3
rhus-t        |  6  | 10  |    25 |..2...1.1.1...............3..
gels          |  6  |  9  |    66 |1.2...1.1......2............2
bry           |  5  | 14  |    24 |..3.......3...........2.3
puls          |  5  | 12  |    18 |..3.1..3.2........3...........
kali-bi       |  5  | 12  |    48 |3.2.....3.3......1............
ip            |  5  | 12  |    63 |..3.......3.....2.1..........3
arn           |  5  | 12  |    36 |..2.....2.2......3...........3
verat         |  5  | 11  |    33 |..2.......3....1..3..........2
nat-s         |  5  | 11  |    73 |..3...1.2.3......2...........
chel          |  5  | 11  |    47 |..2.......1......3.........2.3
acon          |  5  | 11  |    29 |3.2.......2......1...........3
sep           |  5  | 10  |    18 |..2...1..2......3............2
kali-c        |  5  | 10  |    26 |..2.....2.2......1...........3
dulc          |  5  | 10  |    54 |..2.....2.3......1...........2
sang          |  4  |  9  |    65 |2.3.......2..................2
jod           |  4  |  9  |    40 |2.2.......2..................2
dros          |  4  |  9  |    68 |1.3.......................2....3
brom          |  4  |  9  |    90 |3...............2..........1....3
bar-c         |  4  |  9  |    33 |..1....2.3......3............
agar          |  4  |  9  |    29 |.........3....2.2............2
thuj          |  4  |  8  |    22 |.......1.2.2.3..............
plb           |  4  |  8  |    34 |..2.......3..............1...
ph-ac         |  4  |  8  |    26 |..2......3.......1........2..
ferr-p        |  4  |  8  |   111 |..3.....2.2......1...........
cupr          |  4  |  8  |    46 |2.........2......1...........3
calc-s        |  4  |  8  |   125 |3.......3.1................1....
alum          |  4  |  8  |    27 |..2.......2.......2......2....
scil          |  4  |  7  |   119 |..2.............1...........3
psor          |  4  |  7  |    53 |..2...1.2.2.................
kreos         |  4  |  7  |    45 |..2.......1........1.........3
kali-chl      |  4  |  7  |   217 |2.2.....2.1.................
crot-t        |  4  |  7  |   100 |.........3.1....1............2
chin          |  4  |  7  |    22 |1.........3...1..........1....
caps          |  4  |  7  |    55 |1.......2.2......1...........2
bapt          |  4  |  7  |    90 |..1....3.....2...........1...
asar          |  4  |  6  |    87 |........2...1.1.............2
kali-p        |  4  |  5  |    87 |2.1......1........1..............
                                           Seite :   1
```

Anhang

Erläuterungen zur Repertorisation

Symptomtabelle

Nr.		R	Kap	Treffer	Symptom
1	SK		ALG#	3	Hauptsymptom 1
2	SB		LOK#	3	Hauptsymptom 2
3	BN		BEW#	3	Hauptsymptom 3
	3	SB	NER#	1	Nebensymptom zum Hauptsymptom 3 In der Auswertung werden Nebensymptome dem Hauptsymptom zugeordnet, werden nicht doppelt bewertet und sind nicht mehr einzeln sichtbar.

Abkürzungen der Repertorien (R)

SK = Kent´s Repertorium
SB = Boericke Repertorium
BN = Bönninghausens Taschenbuch
SD = Dorcsis Symptomenverzeichnis
FI = Fieberrepertorium

IS = Ischiasrepertorium
KI = Kinderrepertorium
Kr = Kronenberger Index
SS = Synthetisches Repertorium

Abkürzungen der Kapitel (Kap)

A# (SB) Augen
A# (SK) Augen
ABD# (SB) Abdomen
ABD# (SK) Abdomen
AET# (SD) Aetiologie
AFS# (SK) Afterschmerz
ÄH# (SK) Äußerer Hals
ALG# (SB) Allgemeines
ALG# (SK) Allgemeines
ALG# (SS) Allgemeines
ALG# (Kr) Allgemeines

ÄND# (BN) Änderung des Befindens
ANU# (SK) Anus
AS# (SK) Augenschmerz
ATM# (SB) Atmung
ATM# (SK) Atmung
AV# (FI) Auftreten und Verschlechterung
AW# (SK) Auswurf
B# (SK) Brust
BAS# (SK) Bauchschmerz
BEW# (SB) Bewegungsapparat
BS# (SK) Brustschmerz

EMP# (BN) Empfindungen
EMP# (SK) Empfindungen
EX#   (SK) Extremitäten
FI#   (BN) Fieber
FI#   (SB) Fieber
FI#   (SK) Fieber
FIB# (FI) Fieber
FR#   (SK) Frost
G#   (SB) Gesicht
G#   (SK) Gesicht
GAU# (SK) Gaumen
GLS# (SK) Gliederschmerz
GM#   (BN) Gemüt
GM#   (SB) Gemüt
GM#   (SK) Gemüt
GM#   (SS) Gemüt
GS#   (SK) Gesichtsschmerz
H#   (SB) Haut
H#   (SK) Haut
HAS# (SK) Hautausschläge
HBL# (SK) Harnblase
HÖ#   (SK) Hören
HRO# (SB) Harnröhre
HRO# (SK) Harnröhre
HS#   (SK) Halsschmerz
HU#   (SK) Husten
IH#   (SB) Innerer Hals
IH#   (SK) Innerer Hals
IND# (SB) Index
IS#   (IS) Ischias
K#   (SB) Kopf
K#   (SK) Kopf
KIN# (KI) Kinder
KON# (SD) Konstitution
KÖR# (BN) Körper
KR#   (SB) Kreislauf
KS#   (SK) Kopfschmerz
KT#   (SK) Kehlkopf + Trachea
LOK# (SD) Lokalisation
M#   (SK) Magen
MG#   (SB) Männl. Genitalien
MG#   (SK) Männl. Genitalien
MOD# (SB) Modalitäten

MOD# (SD) Modalitäten
MOD# (SK) Modalitäten
MS#   (SB) Magenschmerz
MS#   (SK) Magenschmerz
MU#   (SB) Mund
MU#   (SK) Mund
N#   (SB) Nase
N#   (SK) Nase
NAS# (SK) Nasenschmerz
NER# (SB) Nerven
NUH# (SK) Nieren + Harnleiter
OHR# (SB) Ohren
OHR# (SK) Ohren
OS#   (SK) Ohrenschmerz
PRO# (SK) Prostata
R#   (SK) Rücken
REC# (SK) Rectum
RS#   (SK) Rückenschmerz
SEH# (SK) Sehen
SEX# (SS) Sexualität
SH#   (SK) Schnupfen
SHO# (SK) Schmerz. d. Harnorgane
SKT# (SK) Schmerz Kehlkopf Trachea
SLA# (BN) Schlaf
SLA# (SK) Schlaf
SLA# (SS) Schlaf
SMG# (SK) Schmerz männl. Genital.
STU# (SK) Stuhl
SW#   (SK) Schweiß
SWG# (SK) Schmerz weibl. Genital.
SWI# (SK) Schwindel
TM#   (FI) Temporal und Mond
TRÄ# (SS) Träume
URI# (SK) Urin
VER# (BN) Verwandtschaften
WG#   (SB) Weibl. Genitalien
WG#   (SK) Weibl. Genitalien
ZÄ#   (SB) Zähne
ZÄ#   (SK) Zähne
ZFL# (SK) Zahnfleisch
ZS#   (SK) Zahnschmerz
ZU#   (SB) Zunge
ZU#   (SK) Zunge

Detailverzeichnis

Symptomindex

Bei folgenden „Therapieresistenzen" oder immer wiederkehrenden Symptomen sollte an nebenstehende Impfungen gedacht werden.

Symptom	Impfung
Abgeschlagenheit	Diphtherie, FSME, Gelbfieber, Hepatitis A, Hepatitis B, Influenza, Pocken, Windpocken
Abgeschlagenheit (allgemein)	Diphtherie
Abklopfgeräusch (gedämpft)	BCG
Abmagerung	FSME
Abneigung gegen Alkohol	Hepatitis A, Hepatitis B
Abneigung gegen Fett	Hepatitis A, Hepatitis B
Abneigung gegen Nikotin	Hepatitis A, Hepatitis B
Absiedlungen (eitrig zu den inneren Organen)	Pocken
Absiedlungen in Organen (hirsekorn- bis erbsengroß)	BCG
Abszesse (Eiterhöhlen)	Pocken
Abwehrschwäche (körperliche seelische Belastungen)	BCG
Afterentzündungen	Pocken
Akkomodationsmuskellähmung (keine Scharfeinstellung des Auges)	Diphtherie
Albuminurie (Eiweiß im Urin)	BCG
Allergie gegenüber Tuberkulin (als Rötung Schwellung)	BCG
Aneosinophilie (Fehlen eines Blutbestandteils)	Diphtherie
Angina (Mandelentzündung)	Röteln
Angstzustände	Keuchhusten

Symptom	Impfung
Anisokorie (ungleiche Weite der Pupillen)	FSME
Anurie (minimale Harnausscheidung)	Tetanus
Apathie	Typhus
Appetitlosigkeit	BCG, Masern, Polio, Hepatitis A, Hepatitis B, Influenza, FSME
Armbeugung (krampfhaft)	Tetanus
Armlähmung	Diphtherie
Atelektase (Luftleere in den Lungen)	BCG
Atembeschwerden	Diphtherie, Masern, Keuchhusten
Atemeinschränkung	BCG
Atemgeräusch (abgeschwächt aufgehoben leise)	BCG
Atemgeräusch (feucht rasselnd)	BCG
Atemkrämpfe	Tollwut
Atemlähmung	Diphtherie
Atemmuskulaturlähmungen	Polio
Atemnot	BCG, Diphtherie, HIB, Keuchhusten, Polio, Tollwut, Masern, Influenza, Malaria, Typhus, Windpocken
Atemnot (erschwert ziehend)	Masern
Atemorgane	Typhus, Hepatitis B
Atemorgane (geschwächt, Insuffizienz)	Hepatitis B
Atemwegsbelag (bräunlich häutig)	Diphtherie
Atemwegsbeschwerden	HIB
Atemwegsentzündung	Diphtherie, Keuchhusten, HIB
Atemwegserkrankung	Influenza
Atemwegsschleimhautentzündung	HIB

Symptom	Impfung
Athetose (bizarre Bewegungen an Händen und Füßen)	FSME
Atmung (keuchend)	BCG
Atmung (oberflächlich beschleunigt)	BCG
Atmung beschleunigt	Influenza, Malaria, Windpocken
Atmung erschwert	Diphtherie, Influenza
Atmung mit Rasselgeräuschen	Influenza
Atmungsbeschleunigung	Cholera
Atmungsbeschwerden	Masern
Atmungsschmerzen (stechend)	BCG
Atrophie (Hodenschwund)	Mumps
Aufgedunsen (Gesicht)	Keuchhusten
Augen (Bewegungsschmerzen)	Influenza
Augen (Gelbfärbung der Lederhaut, Skleren)	Hepatitis B
Augenbeschwerden	FSME, Hepatitis B
Augenbindehautblutung	Keuchhusten
Augenbindehautentzündung	BCG, Diphtherie, HIB, Masern, Keuchhusten, Influenza
Augenbindehautreizung	Keuchhusten
Augenbindehautrötung (dunkelrot)	Diphtherie
Augenbindehautrötung (Gefäßstauung)	Gelbfieber
Augenbindehautschwellung	Diphtherie
Augenbindehautsekret (blutig häutig)	Diphtherie
Augenbrennen	Influenza
Augenlähmung	Diphtherie
Augenmuskellähmung	BCG, FSME
Augenstörungen	FSME

Symptom	Impfung
Augentränen	Keuchhusten
Augenverschluss	Diphtherie
Augenzittern	FSME
Ausschlag	Masern
Ausschwitzung mit Entzündung	BCG
Austrocknung	Cholera
Auswurf	BCG, Keuchhusten
Auswurf (eitrig blutig)	BCG
Auswurf (vermehrt bröckelig)	BCG
Auswurf (zäh glasig)	Keuchhusten
Auswurf enthält Tuberkulosebakterien	BCG
Bauchdeckenverhärtung	Tetanus
Bauchfellentzündung (Peritonitis)	Typhus
Bauchhöhle (Wasseransammlung, Aszites)	Hepatitis B
Bauchraumentzündung	BCG
Bauchschmerzen	Malaria, FSME
Bauchschmerzen, stark	Typhus
Bauchspeicheldrüsenentzündung	Hepatitis B, Mumps
Beine gebeugt (sofort nach Aufsetzen)	BCG
Beinlähmung	Diphtherie
Beinschmerzen	Gelbfieber
Beinstreckung (krampfhaft)	Tetanus
Beklemmungsgefühl (in der Brust)	Keuchhusten
Benommenheit	BCG, Cholera, HIB, Pocken, Hepatitis B, Malaria, Typhus
Bewegungsarmut	FSME
Bewegungshemmung	FSME

Symptom	Impfung
Bewegungsstarre	FSME
Bewegungsstörungen	FSME, Windpocken
Bewegungsunruhe	FSME
Bewusstlosigkeit	Malaria
Bewusstseinsstörungen	Influenza
Bindegewebekapseln	BCG
Bindegewebeverkalkung	BCG
Bindegewebevernarbung	BCG
Bindegewebsadhäsionen (strangförmige Verklebungen)	BCG
Bindegewebsverklebungen (strangförmig)	BCG
Bindegewebswucherungen	BCG
Bindehautentzündung	HIB, Masern, Keuchhusten, Pocken
Bindehautreizungen	Pocken
Bisswunden (von Tieren)	Tollwut
Blähungen	Hepatitis A, Hepatitis B
Blasenentzündung (Zystitis)	Typhus
Bläschen	Pocken, Windpocken
Blässe	BCG
Blattern	Pocken
Blut (Auflagerung von Faserstoff Fibrin)	BCG
Blut husten (hellrot; oft schaumig)	BCG
Blut spucken (hellrot; oft schaumig)	BCG
Blutarmut	Hepatitis B, Malaria
Blutarmut (Anämie)	Malaria
Blutbild (erhöhte Leukozyten; erhöhte Lymphozyten; erhöhte Eosinophilen)	Mumps

Symptom	Impfung
Blutbild (vermehrt Leukozyten vermindert Eosinophilen)	Diphtherie
Blutdruck (erniedrigt)	Cholera
Blutdruck (niedrig)	Typhus
Blutdrucksenkung	Diphtherie
Bluteindickung	Cholera
Blutsenkung (beschleunigt erhöht)	BCG
Blutsprossen (schwarz-braune Flecken vor dem Ausschlag)	Pocken
Blutungen	Keuchhusten
Blutungen (ausgedehnt, bösartig-maligne Form)	Gelbfieber
Blutungen im Magen-Darmbereich	Hepatitis B
Blutungsneigung, erhöht	Windpocken
Borken	Pocken
Bradykardie (langsamer Herzschlag)	HIB
Brechdurchfall	Cholera
Brechreiz	Cholera, Diphtherie, HIB, Pocken, Polio
Bronchialbaumbeläge	Diphtherie
Bronchialbaumentzündung	Diphtherie, HIB
Bronchialbaumrötung	Diphtherie
Bronchialbaumschwellung	Diphtherie
Bronchialbeschwerden	HIB
Bronchialentzündung	HIB, Keuchhusten, Röteln
Bronchialschleimhautentzündung	Masern
Bronchienentzündung (Bronchitis)	Typhus
Bronchitis (chronisch)	BCG
Bronchitis Atemgeräusche	BCG

Symptom	Impfung
Brustbeinbeschwerden	HIB, Influenza
Brustbeinentzündungen	HIB
Brustdrüsenentzündung	Mumps
Brustfellentzündung (Pleuritis)	Typhus
Brustkorbschmerzen (pleuritisch)	Windpocken
Brustschmerzen (druck-klopfempfindlich)	BCG
Brustwandverziehung	BCG
Darmbeschwerden	Masern
Darmgeschwür	Typhus
Darmkatarrh	Hepatitis A
Darmperforation	Typhus
Darmstörungen	Masern
Darmverschluss	Tetanus
Darmwandblutungen	Typhus
Delirium	Gelbfieber, Influenza, Malaria
Dellenbildung (der Entzündungen)	Pocken
Desorientierung	Hepatitis B
Drüsenschwellungen	Mumps
Dünndarmlymphknotenveränderung	BCG
Dünndarmschleimhautabsterben	Cholera
Dünndarmschleimhautentzündung	Cholera
Durchfall	HIB, Polio, Cholera, Hepatitis A, Hepatitis B, Malaria, FSME
Durchfall (Erbsenbreistuhl)	Typhus
Durchfall (wässrig mit Schleimflocken)	Cholera
Dyspnoe (angestrengteste Atmung)	Masern
Dyspnose (Atemnot)	BCG

Symptom	Impfung
Effloreszenzen (hellrote kleine Hautblüten; die allmählich zu größeren Flecken zusammenfließen)	Masern
Effloreszenzflecken (verschiedenste entzündliche Hautveränderungen)	Pocken, Windpocken
Eierstockentzündung	Mumps
Einatmung (ziehend krähend)	Keuchhusten
Eiterbläschen	Windpocken
Eiterbläschen (mit Eindellung und rotem Hof = Pockennabel)	Pocken
Eiterhöhlen	Pocken
Eiterhöhlen (Abszesse)	Windpocken
Eiterpusteln	Pocken
Emphysem (Lungenblähung)	BCG
Enanthem (Schleimhautausschlag rot fleckig)	Masern
Entwicklungshemmung (geistig)	Keuchhusten
Entzündungen im Gesicht-Hals-Nacken-Bereich	BCG
Enzephalitis (Gehirnentzündung)	Pocken
Eosinopenie (Fehlen e. Blutbestandteils infolge verm. Ausschüttung von Steroidhormonen a.d. Nebenniere)	Diphtherie
Eosinophilie	Mumps
Erbrechen	BCG, Cholera, Diphtherie, HIB, Keuchhusten, Pocken, Polio, Hepatitis A, Hepatitis B, Influenza, Malaria
Erbrechen (gallig)	Gelbfieber
Erbrechen (helles, dunkelbraunes Blut)	Gelbfieber
Erbrechen mit Fieber (hoch)	Typhus

504

Symptom	Impfung
Ermüdung	HIB
Erregungszustände	Keuchhusten, Tollwut
Erschöpfung	Malaria
Erschöpfungszustände	HIB, Keuchhusten
Erstickungsanfälle	Diphtherie
Erstickungsangst	Keuchhusten
Erweckbarkeit (sehr leicht)	FSME
Exanthem (typischer Masernausschlag)	Masern
Exsudat (Entzündung mit einhergehender Ausschwitzung)	BCG
Fieber	FSME, Masern, Mumps, Keuchhusten, Polio, BCG, HIB, Tollwut, Pocken, Diphtherie, Hepatitis A , Hepatitis B, Influenza, Malaria, Gelbfieber, Typhus
Fieber (gleich bleibend hoch)	BCG
Fieber (hoch)	BCG, HIB, Masern, Tollwut, Influenza
Fieber (kurzfristig)	Hepatitis A , Hepatitis B
Fieber (leicht bis hoch)	Pocken, Windpocken
Fieber (leicht)	Hepatitis A
Fieber (mäßig)	Diphtherie
Fieber (niedrig bis sehr hoch)	Malaria
Fieber (periodisch auftretend	Malaria
Fieber (plötzlich, hoch)	Gelbfieber
Fieber (remittierend)	Malaria
Fieber (schnell ansteigend)	Influenza
Fieber (schwankend)	Typhus
Fieber (treppenförmig ansteigend)	Typhus
Fieber mit Frösteln	Typhus

Symptom	Impfung
Fieberkurve (zweigipfelig)	Pocken
Fieberkurve zweigipfelig (steigt; sinkt; steigt höher; sinkt)	Masern
Flecken (linsengroß; leicht erhaben; blassrot)	Pocken
Frösteln	Cholera, HIB, Mumps, Influenza
Fußzuckungen	FSME
Gaffern	Tollwut
Gallenbrechanfall	Cholera
Gaumen (weich)	HIB
Gaumen gerötet	Influenza
Gaumenbelag (grau weiß)	Diphtherie
Gaumenmandelentzündung	Diphtherie
Gaumenmandelrötung	Diphtherie
Gaumenmandelschwellung	Diphtherie
Gaumensegellähmung	Diphtherie
Gaumenzäpfchenbelag	Diphtherie
Gebärmutterblutungen	Gelbfieber
Gefäßbandverziehung	BCG
Gefäßschäden	HIB, Keuchhusten
Gefäßveränderungen	HIB
Gehirnentzündung	FSME, HIB, Mumps, Pocken
Gehirnentzündung (Enzephalitis)	Windpocken
Gehirnerkrankung (entzündlich)	Influenza, Hepatitis B
Gehirnerkrankung (entzündlich, Enzephalopathie)	Hepatitis B
Gehirnerkrankung (Enzephalopathie)	Malaria
Gehirnerkrankungen	Keuchhusten

Symptom	Impfung
Gehirnödem	Hepatitis B
Gehirn-Rückenmark-Entzündung	Masern, Röteln, Tollwut
Gehirn-Rückenmark-Flüssigkeit (erhöhter Druck; erhöhte Zellzahl; Eiweißvermehrung; Zuckerverminderung)	BCG
Gehörnerven geschädigt	Typhus
Gehörstörungen	Mumps
Gelbfärbung der Haut	Malaria
Gelbfärbung der Lederhaut d. Auges (Ikterus Sklera)	Malaria
Gelbfärbung der Schleimhaut	Malaria
Gelbsucht (Ikterus)	Gelbfieber, Hepatitis A, Hepatitis B
Gelenkabsiedlungen -herde	BCG
Gelenkentzündung	Pocken, BCG, Typhus, Hepatitis B, Windpocken
Gelenkentzündung (Arthritis)	Typhus
Gelenkentzündungen	Hepatitis B
Gelenkentzündungen (Polyarthritis)	Windpocken
Gelenkschmerzen	Hepatitis A, Hepatitis B, Influenza, Pocken
Genickstarre	Tetanus
Genickverspannungen	Tetanus
Geräuschempfindlichkeit (schmerzhaft)	Tetanus
Geruchsstörungen	Hepatitis A, Hepatitis B
Geschlechtsorganabsiedlungen -herde	BCG
Geschlechtsorganentzündungen	BCG
Geschlechtsteilentzündungen	Pocken
Geschmacksstörungen	Hepatitis A

Symptom	Impfung
Geschmacksstörungen	Hepatitis B
Geschwulstbildungen	BCG
Geschwüre (eitrig; schmerzhaft)	Pocken
Gesicht (Ausschlag, Spinnennävus)	Hepatitis A, Hepatitis B
Gesichtsausdruck (entstellt)	Mumps
Gesichtsausdruck (weinerlich grinsend)	Tetanus
Gesichtsblässe (gräulich)	Cholera
Gesichtsfarbe (blass bläulich)	Diphtherie
Gesichtsmuskellähmungen	FSME
Gesichtsröte (bläulich verfärbt)	Keuchhusten
Gesichtsrötung	Gelbfieber
Gesichtsschwellung	Gelbfieber
Gewebsreaktionen (exsudativ produktiv)	BCG
Gewebsuntergang (käsig)	BCG
Gewichtsabnahme	BCG, Typhus
Gewichtsverlust	Hepatitis A, Hepatitis B
Gewichtsverlust (leicht)	Hepatitis A
Gleichgewichtsstörungen	Mumps
Gliederschmerzen	HIB, Masern, Mumps, Pocken, Polio, Malaria
Gliedmaßenmuskulaturkrämpfe	Tollwut
Haarausfall	Typhus
Halsbeschwerden	Diphtherie, Keuchhusten
Halsentzündung	Diphtherie, Keuchhusten
Halsgeschwülste	BCG
Halskitzeln	Keuchhusten
Halslymphknotenschwellung	BCG

Symptom	Impfung
Halslymphknotenschwellung	Hepatitis A
Halslymphknotenschwellung	Hepatitis B
Halslymphknotenvergrößerung	BCG
Halslymphknotenvergrößerung	Influenza
Halsreizung	Keuchhusten
Halsrötung	Diphtherie
Halsschmerzen	Diphtherie, Masern, Polio, Tollwut, Hepatitis A, Hepatitis B, Influenza
Halsschwellung	Diphtherie
Halsvenenentzündung	Keuchhusten
Halsvenenreizung	Keuchhusten
Halsvenenschwellung	Keuchhusten
Hämoptyse (Blut spucken)	BCG
Handzuckungen	FSME
Haut (blass, heiß, trocken)	Typhus
Harnröhrenentzündungen	Pocken
Harnstauung	Tetanus
Harnverhaltung	Polio
Haut (Gelbfärbung)	Hepatitis A, Hepatitis B
Haut (gerötet)	Influenza
Haut (heiß)	Influenza
Haut (trocken)	Influenza
Hautabschilferung (kleinschuppig)	Masern
Hautausschlag	Masern, Röteln, HIB, Pocken, Hepatitis B, Windpocken, Influenza, Malaria, Typhus
Hautausschlag (aufplatzend und nässend)	Masern
Hautausschlag (blassrot fleckig)	Röteln

Symptom	Impfung
Hautausschlag (erst Gesicht; dann hinter den Ohren; später ganzer Körper)	Röteln
Hautausschlag (flüchtig masern-scharlachartig)	HIB, Windpocken
Hautausschlag (Hautknötchen) am Gesäß	Hepatitis B
Hautausschlag (Hautknötchen) an Extremitäten	Hepatitis B
Hautausschlag (Hautknötchen) im Gesicht	Hepatitis B
Hautausschlag (juckend; eingedellt mit rotem Hof)	Pocken, Windpocken
Hautausschlag (leuchtende; zusammenfließende Flecken)	Masern
Hautausschlag (masern-scharlachartig, flüchtig)	Influenza
Hautausschlag (Quaddelbildung – Urtikaria)	Malaria
Hautausschlag (Roseolen, rosarote Flecken)	Typhus
Hautausschlag (rötlich grobfleckig)	Masern
Hautausschlag (Rötung, wegdrückbar)	Typhus
Hautausschlag (Rumpf)	Typhus
Hautbeläge (grau weiß schmutzig)	Diphtherie
Hautblüten (hellrote kleine Flecken; zusammenfließend)	Masern
Hautblutung	Diphtherie
Hautentzündungen	BCG, Masern, Pocken, BCG, Windpocken
Hautflecken (hellrot klein; zusammenfließend)	Masern

Symptom	Impfung
Hautflecken (linsengroß; leicht erhaben; blassrot)	Pocken, Windpocken
Hautflecken an den Extremitäten	Influenza
Hautknotenbildungen	BCG
Hautrötung	Hepatitis A, Hepatitis B
Hautrötungen	BCG
Hautschwellung	Hepatitis B
Hauttrockenheit	Cholera
Hautveränderungen	Masern, Typhus
Hautverfärbung (bläulich)	BCG, Tollwut
Hautwunden	Tetanus
Heiserkeit	Influenza, Masern
Herz-Kreislauf-Beschwerden	Typhus
Herdbildung an Organen	BCG
Herzjagen	BCG
Herz-Kreislauf-Beschwerden	Diphtherie
Herz-Kreislaufstörungen	Malaria
Herzmuskelentzündung	Hepatitis B, HIB, Typhus, Windpocken
Herzmuskelentzündung (Myokarditis)	Typhus
Herzprobleme	Masern
Herzschlag (beschleunigt)	BCG
Herzschlag (verlangsamt)	Gelbfieber, Typhus, Hepatitis A, Influenza, Hepatitis B, HIB
Herzschlag verlangsamt (Bradykardie)	Hepatitis B
Herzschlagfolge (langsam)	HIB
Herzschwäche	BCG, Diphtherie
Herzverziehung	BCG

Symptom	Impfung
Hiluslymphknotenvergrößerung	BCG
Hirnblutung	Keuchhusten
Hirnhautentzündung	BCG, Mumps, Pocken, Typhus, Windpocken
Hirnhautentzündung (Meningitis serosa)	Windpocken
Hirnhautentzündung (Meningitis)	Typhus
Hirnhautreizung	Polio
Hirnnervenlähmung	BCG, FSME, Polio
Hitzewallungen	Polio
Hodenentzündung	Mumps
Hodenschwellung	Mumps
Hodenschwund	Mumps
Hofbildung (roter Hof um die Entzündungen)	Pocken, Windpocken
Hornhautschädigungen	Windpocken
Hörstörungen	Keuchhusten
Husten	Masern, Diphtherie, Keuchhusten, Hepatitis A, Hepatitis B, Influenza, Typhus, Windpocken
Husten (bellend)	Masern
Husten (bellend, mit Auswurf)	Typhus
Husten (heiser bellend quälend)	Diphtherie
Husten (keuchend; anfallartig; vermehrt nachts)	Keuchhusten
Husten (trocken)	Typhus
Husten mit Auswurf (blutig)	Influenza
Husten mit Auswurf (eitrig)	Influenza
Husten mit Auswurf (spärlich)	Influenza
Husten mit blutigen Auswurf	Windpocken

Symptom	Impfung
Husten schmerzhaft	Influenza
Hustenanfälle	BCG
Hustenkrämpfe	Keuchhusten
Hustenreiz	BCG, Keuchhusten
Hustenreizung	Masern
Hustenstöße	Keuchhusten
Juckreiz	Pocken, Tollwut
Juckreiz	Windpocken
Juckreiz (quälend, Pruritus)	Hepatitis A
Juckreiz kribbelndes Gefühl an der abgeheilten Wunde	Tollwut
Katarrh	HIB, Keuchhusten, Polio, Röteln, Masern, FSME
Katarrh (feuchte Schleimhautentzündung)	Masern
Katarrh (Vorläuferstadium)	FSME
Katarrh in Verbindung mit Fieber	Polio
Katarrhalisches Syndrom (schmerzhafter Reizhusten)	HIB
Kaubeschwerden	Mumps, Tetanus
Kaumuskelkrämpfe	Tetanus
Kaumuskelschmerzen	Tetanus
Kavernenbildungen	BCG
Kehlkopfbelag	Diphtherie
Kehlkopfbeschwerden	HIB
Kehlkopfenge	Masern
Kehlkopfentzündung	Diphtherie, HIB, Keuchhusten, Influenza
Kehlkopfreizung	Keuchhusten

513

Symptom	Impfung
Kehlkopf-Schleimhautentzündung (Laryngitis)	Typhus
Kehlkopfverkrampfung	Diphtherie
Keuchhustenanfälle	Keuchhusten
Kieferklemme	Tetanus
Kieferschmerzen	Tetanus
Klopfempfindlichkeit der Kopfschwarte	FSME
Klumpfuß	Polio
Knochenabsiedlungen -herde	BCG
Knochenentzündungen	BCG
Knochenhautentzündung (Periostitis)	Typhus
Knochenmarksentzündung (Osteomyelitis)	Typhus
Knorpelentzündung (Chondritis)	Typhus
Knötchenbildung	BCG, Pocken
Knötchenbildung (rötlich erbsengroß; zuerst im Gesicht; dann am Kopf)	Pocken
Kollapsneigung	Typhus
Koma	Gelbfieber, Hepatitis B, Influenza, Malaria
Kontrakturen (Muskelverkürzungen)	Polio
Konvergenzreaktion (ungenügende gleichsinnige Augenbewegung nach innen)	FSME
Koordinationsstörungen der Augenbewegung	Malaria
Kopfbewegungseinschränkung	Mumps
Kopfhaltung zurückgelegt	Diphtherie

Symptom	Impfung
Kopfschmerzen	BCG, FSME, HIB, Masern, Mumps, Pocken, Polio, Tollwut, Gelbfieber, Hepatitis A, Hepatitis B, Influenza, Malaria, Windpocken
Kopfschwarte klopfempfindlich	Typhus
Körperhaltung abnorm	Malaria
Kräfteverfall (Kachexie)	Malaria
Kräftezerfall	Typhus
Krampfanfälle (klonisch-tonisch)	Tetanus
Krämpfe	Keuchhusten, Tollwut, Influenza, Malaria
Krampfhusten	Keuchhusten
Krankheitsgefühl (schwer)	HIB, Pocken
Kratzwunden (von Tieren)	Tollwut
Kreislaufkollaps	Hepatitis B
Kreislaufprobleme	Pocken
Kreislaufschwäche	Cholera, Diphtherie
Kreislaufstörungen	HIB, Gelbfieber
Kreislaufversagen	HIB
Krustenbildung (gelbbraun)	Pocken, Windpocken
Lachanfälle (sardonisch)	Tetanus
Lagerung auf gesunder Brustseite zur leichteren Atmung	BCG
Lähmungen	BCG, Diphtherie, Keuchhusten, Tollwut, HIB, Malaria
Lähmungen (motorisch und sensibel)	Tollwut
Lähmungen der Abwehrgewebe	HIB
Laryngitis (entzündliche Schleimhautentzündung)	Masern
Leber (druckschmerzhaft)	Hepatitis A

Symptom	Impfung
Leber, schmerzhaft	Typhus
Leberentzündung	BCG, Hepatitis A, Hepatitis B, Influenza, Windpocken
Leberentzündung (chronisch)	Hepatitis A
Leberentzündung (chronisch)	Hepatitis B
Leberentzündung (Hepatitis), asymptomatisch	Windpocken
Leberfunktionsstörungen	Malaria
Lebergewebsuntergang (Leberdystrophie)	Hepatitis B
Leberknötchenbildung	BCG
Leberschrumpfung (narbig, Leberzirrhose)	Hepatitis A, Hepatitis B
Leberschwellung	Malaria
Lebervergrößerung	Influenza, Hepatitis A, Hepatitis B, Malaria, Typhus, Gelbfieber
Lebervergrößerung (bei Druck schmerzhaft)	Hepatitis B
Lebervergrößerung (druckempfindlich)	Gelbfieber
Leberversagen (selten)	Malaria
Leberzellentumor (hepatozelluläres Karzinom)	Hepatitis B
Leibschmerzen	BCG, Cholera
Lendenschmerzen	Gelbfieber
Lethargie	FSME, Influenza
Leukopenie (Verminderung der Leukozyten mit Linksverschiebung)	BCG
Leukozytose (vermehrt Leukozyten)	Keuchhusten, Cholera, Diphtherie, BCG, Mumps

Symptom	Impfung
Leukozytose (Vermehrung der Leukozytenzahl im Blut bei akuten Entzündungen)	Diphtherie
Leukozytose mit Linksverschiebung	BCG
Lichtempfindlichkeit	Masern, Tetanus, Hepatitis A, Influenza
Lichtempfindlichkeit (schmerzhaft)	Tetanus
Liegestellung (unbequem; trotzdem bewegungslos)	FSME
Lippen (rissig)	Typhus
Lippenbläschen (Herpes simplex)	Malaria
Luftröhrenastentzündung	BCG, Keuchhusten
Luftröhrenasterweiterung	Keuchhusten
Luftröhrenbeläge	Diphtherie
Luftröhrenbeschwerden	HIB
Luftröhrenentzündung	Diphtherie, HIB, Keuchhusten, Influenza
Luftröhrenlymphknotenentzündung	BCG
Luftröhrenreizung	Keuchhusten
Luftröhrenrötung	Diphtherie
Luftröhrenschwellung	Diphtherie
Luftwegverengung	Diphtherie
Lungenabsiedlungen -herde (meist doppelseitig)	BCG
Lungenbelüftungsstörung (Ventilationsstörung)	Influenza
Lungenbeschwerden	HIB, Keuchhusten
Lungenblähung	BCG
Lungenentzündung	HIB, Masern, Keuchhusten, Pocken, Röteln, BCG, Influenza, Windpocken
Lungenentzündung (atypisch)	Hepatitis B

Symptom	Impfung
Lungenentzündung (Bronchopneunomie)	Typhus
Lungenentzündung (käsig)	BCG
Lungenfell (schmerzempfindlich)	BCG
Lungenfellvereiterung	BCG
Lungenfunktion eingeschränkt	Windpocken
Lungenfunktionsstörungen	Influenza
Lungengewebeentzündung	BCG
Lungenherd (kirsch- bis pflaumengroß Nähe Schlüsselbein)	BCG
Lungenherd verkäsend (erbsen- bis haselnussgroß)	BCG
Lungenhiliusvergrößerung (knotig)	BCG
Lungenknötchenbildung	BCG
Lungenoberlappen-Primärkomplex (meist einseitig)	BCG
Lungenschrumpfung (narbig)	BCG
Lungenschwächung (Lungeninsuffizienz)	Malaria
Lungenverziehung	BCG
Lungenwurzeln (nach oben gerafft)	BCG
Lymphbahnenentzündung	BCG
Lymphknotendruckempfindlichkeit	Diphtherie
Lymphknotenentzündung	Diphtherie, BCG
Lymphknotenerweiterung (Kopfbereich)	Mumps
Lymphknotenkapseln	BCG
Lymphknotenmasse in der Blutbahn	BCG
Lymphknotenrötungen	BCG

Symptom	Impfung
Lymphknotenschwellung	Mumps, BCG, Röteln, Hepatitis B
Lymphknotenschwellung (am ganzen Körper; besonders Nacken und Hals)	Röteln
Lymphknotenschwellung (erbsen- bis haselnussgroß; druckempfindlich)	Röteln
Lymphknotenschwellung (Kopfbereich)	Mumps
Lymphknotenschwellung (schmerzhaft)	BCG
Lymphknotenverkalkung	BCG
Lymphknotenvernarbung	BCG
Lymphopnie (Verminderung der Lymphozyten)	BCG
Lymphozytose	Mumps, Keuchhusten
Magenbeschwerden	Masern
Magen-Darm-Beschwerden	Malaria
Magen-Darm-Entzündung	BCG
Magensaft enthält Tuberkulosebakterien	BCG
Magenstörungen	Masern
Magenverstimmung	Hepatitis A
Mandelbelag (häutig)	Diphtherie
Mandelentzündung	BCG, Diphtherie, Polio, Röteln
Mandeln (gerötet)	Typhus
Masernausschlag (erst Kopf; dann Rumpf; später Extremitäten)	Masern
Maskengesicht (starr)	FSME
Mattigkeit	BCG, HIB, Polio, Influenza, Malaria, Typhus
Mesenteriallymphknoten (vergrößerte Lymphknoten im Dünndarm)	BCG

519

Symptom	Impfung
Metastasen	BCG, Pocken
Metastasen (auf der Haut im Augenhintergrund in der Lunge)	BCG
Metastasen (eitrig)	Pocken
Milzentzündung	BCG
Milzknötchenbildung	BCG
Milzschwellung	Masern, Mumps, Röteln, BCG, Typhus
Milzschwellung (weich)	BCG
Milzschwellung (weich)	Malaria
Milzvergrößerung	Diphtherie, Mumps, Röteln, Hepatitis A, Hepatitis B, Malaria, Typhus
Milzvergrößerung, tastbar	Typhus
Missmut	Tollwut
Missstimmung	Typhus
Mittelohrentzündung	HIB, Masern, Pocken, Röteln, Windpocken
Mittelohrentzündung (Otitis media)	Windpocken
Mittelohrreizung	HIB
motorischer Erregungszustand	Typhus
Müdigkeit	BCG, , Hepatitis A, Hepatitis B
Mundentzündung	Masern
Mundgeruch (extrem süßlich)	Diphtherie
Mundhöhlenentzündung	BCG, Pocken
Mundhöhlenflecken (kleine weiße Bläschen auf rotem Grund)	Masern
Mundhöhlenreizungen	Pocken
Mundhöhlenrötung	BCG
Mundschleimhautausschlag	Masern
Mundschleimhautentzündungen	Pocken

Symptom	Impfung
Mundschleimhautreizungen	Pocken
Mundwinkel (breit gezogen)	Tetanus
Muskelkrämpfe	Tollwut, Tetanus, Cholera
Muskelkrämpfe (durch Helligkeit Geräusche)	Tetanus
Muskelkrämpfe (schmerzhaft)	Cholera
Muskellähmungen (schlaffe; stellenweise und am ganzen Körper)	Polio
Muskelschmerzen	Hepatitis A, Hepatitis B, Influenza, Malaria, Influenza, Polio
Muskelschmerzen (am ganzen Körper)	Influenza
Muskelschmerzen (an den Beinen)	Influenza
Muskelschmerzen (Lumbosakralregion)	Influenza
Muskelschmerzen (ziehend)	Polio
Muskelschwächen	Polio
Muskelspannungserhöhung	FSME
Muskelspannungsveränderung	Malaria
Muskelstarre (krampfartig)	Tetanus
Muskelstörungen	Tetanus
Muskelverkürzungen	Polio
Muskelverspannungen	Tollwut
Muskelzuckungen (krampfartig)	Tetanus
Muskelzuckungen (nervös)	FSME
Muskulaturverspannung (im Gesicht)	Tetanus
Myelitis (Rückenmarksentzündung)	Pocken
Nachtschlafstörungen (bis zur Unmöglichkeit)	FSME
Nachtschweiß	BCG

Symptom	Impfung
Nackenschmerzen	Gelbfieber
Nackenstarre	Tetanus
Nackensteifheit	BCG, FSME, Polio, Typhus
Nackenverspannungen	Tetanus
Nahrungsaufnahme (erschwert)	FSME
Narbenbildung	Windpocken
Narbenbildungen	Pocken
Näseln	Diphtherie
Nasenbeläge (häutig)	Diphtherie
Nasenbluten	Gelbfieber, Typhus
Naseneingangentzündung	Diphtherie
Nasenentzündung	Diphtherie
Nasenrötung	Diphtherie
Nasenschleimhaut (gerötet)	Typhus
Nasenschleimhautbelag	Diphtherie
Nasenschleimhautentzündung	Diphtherie
Nasenschwellung	Diphtherie
Nasensekret (blutig)	Diphtherie
Nebenhöhlenentzündung	HIB
Nebenhöhlenreizung	HIB
Nebennierenabsiedlungen -herde	BCG
Nebennierenentzündung	BCG
Nervenentzündungen	Typhus, HIB
Nervenerkrankung (nicht entzündlich)	Hepatitis B
Nervenschmerzen	FSME
Nervenschwäche	Diphtherie
Nervenzellenschädigungen	Keuchhusten

Symptom	Impfung
Netzhautblutungen	Malaria
Niedergeschlagenheit	HIB
Niedertemperatur	Diphtherie
Nierenabsiedlungen -herde	BCG
Nierenbeckenentzündung (Pyelitis)	Typhus
Nierenbeschwerden	Diphtherie
Nierenentzündung	BCG, Pocken
Nierenentzündung (Nephritis)	Windpocken
Nierenentzündung (Pyelonephritis)	Typhus
Nierenerkrankung	Malaria
Nierenerscheinungen	Gelbfieber
Nierenschädigung	Gelbfieber, Malaria
Nierenschmerzen	Pocken
Nierenversagen	Hepatitis B
Nystagmus (Augenzittern)	FSME
Oberbauch (Druckschmerz)	Gelbfieber
Oberbaucheinziehung	Diphtherie
Oberbauchschmerzen	Tetanus
Oberlidstörungen (herabsinkend)	FSME
Oberschenkelhautausschlag (an den Innenseiten)	Pocken
Obstipation (Stuhlverstopfung)	Tetanus
Ohrenschmerzen	Mumps
Ohrläppchen nach oben abgedrängt	Mumps
Ohrschwellung (teigig vor und hinter dem Ohr)	Mumps
Ohrspeicheldrüsenentzündung (Parotitis)	Gelbfieber

523

Symptom	Impfung
Ohrspeicheldrüsenentzündung (schmerzhaft)	Mumps
Ohrspeicheldrüsenschwellung (erst links; dann rechts)	Mumps
Oligurie (verminderte Urinausscheidung)	Cholera
Opisthotonus (Rückenmuskulatur rückwärts gebeugt)	BCG
Orchitis (Hodenentzündung)	Mumps
Organentzündungen (im Bauchraum)	BCG
Organgewebeentzündung	BCG
Organgewebsschädigungen	HIB
Organgewebsveränderungen	HIB
Organveränderungen (entzündlich)	BCG
Pankreatitis (Bauchspeicheldrüsenentzündung)	Mumps
Parkinsonismus (Bewegungsarmut; Steifheit)	FSME
Phlegmonen (Zellgewebsentzündungen)	Pocken
Pleuritis exsudativa (feuchte Rippenfellentzündung)	BCG
Pleuritis sicca (trockene Rippenfellentzündung)	BCG
Pneumonie (Lungenentzündung)	BCG
Pocken (klein weiß)	Pocken
Pockennabel (Eiterbläschen mit Eindellung und rotem Hof)	Pocken
Pockennarben	Pocken
Ptose (herabsinkendes Oberlid)	FSME
Puls (kaum fühlbar)	Cholera

Symptom	Impfung
Puls (unregelmäßig beschleunigt)	Diphtherie, Typhus
Pupillenstörungen (auf Licht ungenügend)	FSME
Pupillenweitenungleichheit	FSME
Pusteln	Pocken
Rachen (gerötet)	Typhus
Rachen gerötet	Influenza
Rachenbeläge (bräunlich häutig)	Diphtherie
Rachenbeschwerden	Diphtherie
Rachenentzündung	Diphtherie, FSME, Masern, Keuchhusten, Polio, Pocken
Rachenreizung	Keuchhusten
Rachenrötung	Diphtherie, HIB
Rachenschleimhautentzündung	Pocken
Rachenschleimhautreizung	Pocken
Rachenschmerzen	Diphtherie, HIB, Masern
Rash (masern- scharlachähnlicher Vor-Hautausschlag)	Pocken, Windpocken
Reflexabschwächungen	Polio
Reflexstörungen	Tetanus
Reiswasserstuhl (dünnflüssiger Stuhl mit Flocken)	Cholera
Reizbarkeit	HIB, Tollwut
Reizhusten (quälend; schmerzhaft)	HIB
Reizhusten (stechend)	BCG
Reprise (ziehende krähende Einatmung)	Keuchhusten
Rheumatische Beschwerden	BCG
Rhinitis (Schnupfen)	Masern

Symptom	Impfung
Rippenfell (rauh)	BCG
Rippenfellabsiedlungen -herde	BCG
Rippenfellentzündung	BCG
Rippenfellreizung	BCG
Rippenfellvereiterung	BCG
Rippfellentzündung (feucht)	BCG
Rippfellentzündung (trocken)	BCG
Rückenmarklähmungen	Polio
Rückenmarksentzündung	Pocken, Polio, Hepatitis B, Windpocken
Rückenmarksentzündung (Folge: Querschnittslähmung)	Hepatitis B
Rückenmarksentzündung (Myelitis)	Windpocken
Rückenmuskulaturverkrampfungen	BCG
Rückenschmerzen	HIB, Pocken, Gelbfieber
Rückenstarre	Tetanus
Rückenverspannungen	Tetanus
Rückgratverbiegungen	Polio
Ruhelosigkeit (vor allem nachts)	FSME
Rumpfmuskulaturkrämpfe	Tollwut
Rumpfmuskulaturlähmung	Diphtherie
Salbengesicht (erhöhte Talgproduktion)	FSME
Schilddrüsenentzündung	Mumps
Schlaflosigkeit	FSME
Schlafsucht (unüberwindlich)	FSME
Schlappheit	Keuchhusten
Schleimbildung (an den Atemwegen)	Keuchhusten
Schleimhautausschlag	Pocken, Röteln, Masern, Windpocken

Symptom	Impfung
Schleimhautausschlag (am Gaumen)	Röteln
Schleimhautausschlag (Mundhöhle)	Windpocken
Schleimhautausschlag (rot fleckig)	Masern
Schleimhautausschlag mit Geschwürbildung, schmerzhaft	Windpocken
Schleimhautbelag (bräunlich häutig)	Diphtherie
Schleimhautblutung	Diphtherie, Keuchhusten, Pocken, Gelbfieber
Schleimhautentzündung	Diphtherie, Röteln, HIB, BCG, Masern, Pocken, Keuchhusten
Schleimhautentzündung (der Atemwege)	HIB
Schleimhautentzündung (eitrig)	Masern
Schleimhautentzündung (entzündlich)	Masern
Schleimhautentzündung (feucht)	Masern
Schleimhautentzündung (obere Atemwege)	Keuchhusten
Schleimhautknotenbildungen	BCG
Schleimhautreizung	Keuchhusten
Schleimhautrötungen	BCG
Schleimhautschwellung	BCG
Schleimhautschwellung (v. a. Kehlkopf)	Hepatitis B
Schleimhautveränderungen	BCG, Masern, Pocken, Typhus
Schleimhautveränderungen (auch an den Geschlechtsteilen und am After)	Pocken, Windpocken
Schleimhautveränderungen (Bindehaut)	Windpocken
Schleimhautveränderungen (Harnröhre)	Windpocken

Symptom	Impfung
Schleimhautvereiterungen	Pocken
Schleimhusten (zäh glasig)	Keuchhusten
Schlottergelenke	Polio
Schluckauf	FSME
Schluckbeschwerden	Diphtherie, FSME, Masern, Mumps, Pocken, Tollwut
Schluckmuskulaturlähmung	Diphtherie
Schluckschmerzen	Diphtherie
Schluckstörung	Diphtherie, FSME
Schlundkrämpfe (schmerzhaft)	Tollwut
Schlüsselbeingrubeneinziehung	Diphtherie
Schmerzen	FSME
Schnelle Ermüdung	Influenza
Schnupfen	FSME, Masern, Keuchhusten, Polio, Hepatitis A, Hepatitis B
Schockzustand	Diphtherie
Schüttelfrost	HIB, Pocken, Gelbfieber, Malaria
Schüttelkrämpfe	FSME, Tollwut
Schüttellähmung	FSME
Schwäche	HIB
Schweißausbruch	Malaria, Keuchhusten
Schweißneigung	HIB, Influenza
Schweißproduktion (gesteigert)	FSME
Schwerhörigkeit	Typhus
Schwindel	Cholera, Pocken, Gelbfieber
Schwitzen (stark)	Polio
Seelische Veränderungen	FSME
Seheinschränkungen	Keuchhusten

Symptom	Impfung
Sehstörungen	Keuchhusten
Sehstörungen (unscharf doppelt richtungseingeschränkt)	FSME
Siechtum	FSME
Singultus (lange andauernder Schluckauf)	FSME
Speichelauslauf (Speichel kann nicht geschluckt werden)	Tollwut
Speichelfluss (bei halbgeöffnetem Mund)	FSME
Spitzfuß	Polio
Sputum (Auswurf)	BCG
Stakkatohusten (Hustenstöße)	Keuchhusten
Starrkrampf	Tetanus
Steifigkeit	FSME
Sterilität (Atrophie)	Mumps
Stickhusten	Keuchhusten
Stimmungstief	Mumps
Stirnrunzeln	Tetanus
Stoffwechselstörungen	Cholera
Stuhl (blutig, Meläna)	Gelbfieber
Stuhl (hell, lehmartig)	Hepatitis A, Hepatitis B
Stuhl blutig	Malaria
Stuhl, bluthaltig	Typhus
Stuhlveränderungen (Schleimflocken)	Cholera
Stützgewebeentzündung	Masern
Talgsekretionserhöhung	FSME
Taubheit	Mumps
Taubheitsgefühl	Typhus

Symptom	Impfung
Teilnahmslosigkeit	Cholera, FSME, Typhus
Temperatur (leicht erhöht)	BCG
Temperaturanstieg	Tollwut
Temperaturerhöhung	Röteln, BCG
Temperaturerhöhung (mäßig bis leichtes Fieber)	BCG
Tränendrüsenentzündung	Mumps
Trockenheitsgefühl (Hals-Rachenraum)	Masern
Übelkeit	Cholera, Pocken, Gelbfieber, Hepatitis A, Hepatitis B, FSME
Überempfindlichkeit (allgemein)	BCG, Polio
Übersäuerung	Cholera
Überschussbewegungen	FSME
Unfruchtbarkeit (Atropie)	Mumps
Unruhe	FSME, Keuchhusten, Pocken, Tollwut
Unruhe (wild)	Gelbfieber
Unterbauchhautausschlag	Pocken
Unterernährung	BCG
Unterschenkelbeschwerden (z. B. Knotenbildungen)	BCG
Unterschenkeldruckschmerzen	BCG
Unterschenkelentzündung	BCG
Unterschenkelknoten (rötlich blau)	BCG
Unterschenkelrötung	BCG
Untertemperatur (bis zu ca. 30 ø C)	Cholera
Unwohlsein	Hepatitis A, Influenza
Urin (bluthaltig)	Malaria
Urin (blutig)	Hepatitis B

Symptom	Impfung
Urin (dunkel; verminderte Ausscheidung)	Cholera
Urin (dunkelbraun)	Hepatitis A, Hepatitis B
Urin (eiweißhaltig)	Hepatitis B
Urin (eiweißhaltig)	Malaria
Urin (eiweißhaltig, Albuminurie)	Gelbfieber
Urin (fieberhafte Eiweißausschüttung)	Masern
Urin (spärlich/fehlend - Oligurie, Anurie)	Gelbfieber
Urinveränderungen (eiweißhaltig)	BCG
Venenthrombose (Phlebothrombose)	Typhus
Verkrampfungen	Cholera
Verkrüppelungen	Polio
Verstopfung	FSME, Polio, Hepatitis A, Hepatitis B, Typhus
Verwirrtheit	Hepatitis B, Malaria, Typhus
Wadenkrämpfe	Cholera
Wahrnehmungsprobleme	Keuchhusten
Wasseransammlung im Gewebe (Ödem)	Malaria
Windpockenausschlag	Pocken
Wirbelsäulenverziehung	BCG
Wundinfektion	Tetanus
Wundschmerzen	Pocken, Tetanus
Wundumgebungssteifigkeit	Tetanus
Wundumgebungsziehen	Tetanus
Würgen	Keuchhusten
Wutausbrüche	Tollwut
Zähneknirschen	Tetanus

Symptom	Impfung
Zahnfleischbluten	Gelbfieber
Zahnschmerzen	Tetanus
Zellgewebsentzündungen	Pocken
Zellgewebsentzündungen (Phlegmonen), flächenhaft fortschreitend	Windpocken
Zentralnervensystem, Veränderungen	Typhus
Zentralnervensystementzündungen	Influenza
Zentralnervensystemstörungen	Malaria
Zentralnervensystemvergiftung	Tetanus
Zentralnervöse Störungen	Influenza, Windpocken
Zentralnervöse Symptome	Masern
Zittern	Tollwut
Zunge (Borkenbildung)	Typhus
Zunge (hellrot an Spitze und Rändern)	Gelbfieber
Zunge (pelziges Zentrum)	Gelbfieber
Zwerchfellabflachung	BCG
Zwerchfellkrämpfe	Tetanus
Zwerchfelltiefstand	BCG
Zwerchfellverziehung	BCG
Zyanose (bläuliche Gesichtsfarbe)	Keuchhusten, BCG, Tollwut, Influenza

Quellen- und Literatur-Verzeichnis

- M. **Alexander**, H. Raettig, Infektionskrankheiten, Georg Thieme Verlag, Berlin (1987)
- C. **Benichou**, Unerwünschte Arzneimittelwirkungen, Urban & Schwarzenberg, München (1997)
- Gerhard **Buchwald**, Impfen, Droemer-Knaur, München (2000)
- Harris L. **Coulter**, Vaccination, North Atlantic Books, Berkeley (USA), (1990)
- Ethel D. **Hume**, Pasteur exposed, Bookreal Verlag, Denmark (AUS), (1989)
- L. **Jäger**, Klinische Immunologie und Allergologie, G.Fischer Verlag, Stuttgart (1989)
- J. **Klein**, Immunology, VCH, Weinheim (1991)
- Gustav **Kuschinsky** et.al., Pharmakologie und Toxikologie, Georg Thieme Verlag, Berlin (1997)
- G. **Löffler** et.al., Physiologische Chemie, Springer Verlag, Berlin (1979)
- **Pschyrembel**, Klinisches Wörterbuch, de Gruyter, Berlin (2000)
- Peter **Radetsky**, Viren, Verlag Gesundheit, Berlin (1997)
- Ravi **Roy**, Carola Lage-Roy, Impfschäden, Lage & Roy Verlag für homöopathische Literatur, Murnau (1999)
- Ravi **Roy**, Carola Lage-Roy, Homöopathischer Ratgeber Grundlagenwissen, Lage & Roy Verlag für homöopathische Literatur, Murnau (1997)
- Ravi **Roy**, Carola Lage-Roy, Homöopathischer Ratgeber Impffolgen und ihre Behandlung, Lage & Roy Verlag für homöopathische Literatur, Murnau (1997)
- A. **Petek-Dimmer**, Rund ums Impfen, Verlag AERGIS Schweiz, Littau (1992)
- AEGIS **Impulse**, Impfkritische Zeitschrift, Verlag AEGIS Schweiz, Littau
- E. **Schimitschek**, G. Werner, Malaria, Fleckfieber, Pest, S. Hirzel Verlag Stuttgart (1985)
- **Spektrum** der Wissenschaften, Immunabwehr, Spektrum Akademischer Verlag, Heidelberg (2000)
- **Spektrum** der Wissenschaften, Pharmaforschung, Spektrum Akademischer Verlag, Heidelberg (1999)
- Hans H. **Studt**, Allgemeine Infektionslehre, Verlag W. Kohlhammer, Stuttgart (1984)
- Hans H. **Studt**, Spezielle Infektionslehre, Verlag W. Kohlhammer, Stuttgart (1984)
- Christine **Vetter**, Viren - harmlos bis tödlich, Georg Thieme Verlag, Berlin (1998
- H. L. **Coulter**, Impfungen der Großangriff auf Gehirn und Seele, Hirthammer Vlg., München (2000)
- A. **Petek-Dimmer**, Kritische Analyse der Impfproblematik Band I und II, Verlag AEGIS Schweiz, Littau (2004/2005)

Entdecken Sie die psychologische Dimension einer großen Heilkunst

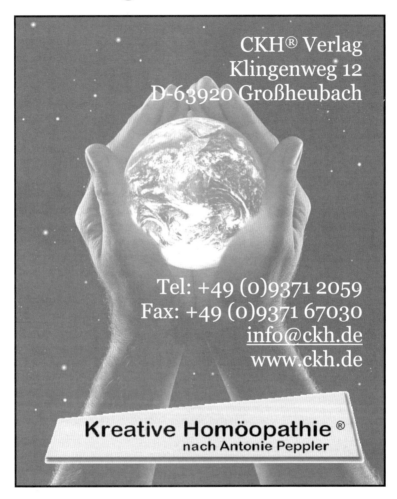

CKH® Verlag
Klingenweg 12
D-63920 Großheubach

Tel: +49 (0)9371 2059
Fax: +49 (0)9371 67030
info@ckh.de
www.ckh.de

Kreative Homöopathie®
nach Antonie Peppler

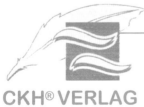

CKH® VERLAG

Homöopathische Literatur
aus dem CKH® Verlag

Arbeitsbuch und Farbtafel
Die Bedeutung der Symptome und Krankheitsbilder
Zum besseren Verständnis der homöopathischen Anamnese

Die einzige Sprache, in der ein Mensch nie lügen oder anderen etwas vormachen kann, ist die Symptomsprache. Diese Sprache ist die Sprache des Unbewussten.

Derjenige, der diese Sprache versteht, kann genau ablesen, welche erlebten Konflikte schmerzhaft waren und deshalb ins Unbewusste verdrängt wurden. Die Kenntnis um die Symptomsprache ist die beste Möglichkeit sich selbst und die unbewussten Konflikte zu verstehen.

Die Homöopathie gibt diesem Entwicklungsprozess die größtmögliche Unterstützung, denn sie nutzt das Spiegelprinzip, das Wiederholungsprinzip. Erlebnisse, die ein Mensch hatte, haben sich eingeprägt und sind die Grundlage für sein zukünftiges Verhaltensmuster. Nur dadurch, dass ich diese prägenden Erlebnisse noch einmal wiederhole, können Erkenntnisprozesse und Auflösung dieser festgefahrenen Muster erreicht werden. Diesen schwierigen Prozess zu fördern und Menschen bei der Definierung ihres ureigensten, selbst bestimmten Lebensrahmens zu begleiten, hat sich die Kreative Homöopathie nach Antonie Peppler® zur Aufgabe gemacht.

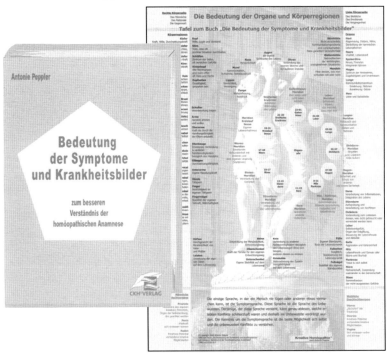

„Die psychologische Bedeutung homöopathischer Arzneien"

Autorin: **Antonie Peppler**

Band I und II

Diese Werke helfen auf der Basis der jeweiligen Fallanalyse und Repertorisation, die derzeitige Lebenssituation des Patienten zu erfassen. Damit wird der Therapeut in die Lage versetzt, den Entwicklungsweg des Patienten nachzuvollziehen und begleiten zu können.

Das Erkennen der psychologischen Bedeutung einer Arznei, abgeleitet aus der Summe der Symptome ihres Arzneimittelbildes, deren Interpretationen und Deutungen sowie ihrer synergetischen Betrachtung— fasst das empirische Wissen über die Arzneimittelbeziehungen in komplexen Aussagen zusammen und begründet damit die vorgestellte, neue Behandlungsmethode.

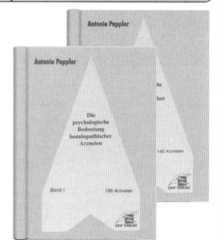

Verkaufspreis: je 75,- C / 139,- SFr

Anamnese-Fragebogen für Erwachsenen
Anamnese-Fragebogen für Kinder

5. erweiterte Auflage

DIN A4, 20 Seiten geheftet.
Umfangreicher Patientenfragebogen

Erhältlich für Erwachsenen und Kinder.

Dieser Bogen enthält sowohl Fragestellungen zu körperlichen als auch psychischen Symptomen und Krankheitszeichen, die dem Therapeuten in ihrer Gesamtheit einen wesentlichen Überblick über den Zustand des Patienten vermitteln.

Die familiären Vorbelastungen und die Erkrankungen der Vorfahren werden ebenso betrachtet, so dass eine miasmatische Behandlung möglich ist.

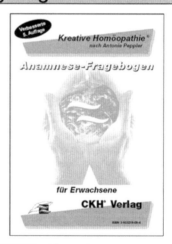

[VPE: 25 Stck] Verkaufspreis: 25,- C / 45,- SFr

Schwermetalle
Stoffliche Wirkungsweisen und psychische Hintergründe
aus der Sicht der Kreativen Homöopathie

Autoren: Antonie Peppler, Hans-Jürgen Albrecht

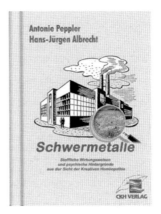

Die Themen Schwermetallvergiftung und deren Ausleitung sind nicht nur bei naturheilkundlich Interessierten im aktuellen Gespräch: es vergeht fast kein Tag, an dem diese Problematik nicht in den Medien diskutiert wird. Umwelt- und Luftverschmutzung, die Kontamination von Böden und Gewässern werden durch den erwachten Ökologiegedanken bewusst hinterfragt und nicht mehr als unvermeidbarer Preis für Wohlstand und Fortschritt gesehen. Viele Menschen sind von massiven Ängsten vor der persönlichen und allgemeinen Zukunft erfüllt. Die Absicht dieses Buches ist es, eine strukturierte Erklärung dafür zu erarbeiten, wie das Dilemma, welches scheinbar durch die Umwelt projiziert wird, gelöst werden kann. Es wird versucht, Wege aufzuzeigen, die anstehenden Themen unter dem Aspekt der Eigenverantwortlichkeit positiv zu verarbeiten und die mit der Schwermetallthematik verbundenen gesellschaftlichen Ängste abzubauen.

Die Belastung durch Schwermetalle ist nicht nur eine Vergiftung des Körpers im destruktiven Sinne, sondern beinhaltet die Frage, weshalb ich mich mit diesen Themen belasten muss und - im eigenverantwortlichen Sinne - belasten *will*.

Verkaufspreis: 69,- C / 129,- SFr

Kreative Homöopathie
Gesammelte Veröffentlichungen von Antonie Peppler

Herausgeber: Hans-Jürgen Albrecht

Bisher erschienen: Band I—III

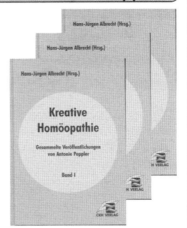

In ihren zahlreiche Vorträgen und Seminaren hat die Homöopathin Antonie Peppler den von ihr entwickelten philosophischen, synergetischen und ganzheitlichen Ansatz der „Kreativen Homöopathie" einer breiten Öffentlichkeit bekannt gemacht. Gleichzeitig ist auch eine große Zahl an Artikeln zu den verschiedensten Themenkreisen erschienen. Ihr Lebensgefährte und Kollege Hans-Jürgen Albrecht hat es sich zur Aufgabe gemacht, diese Veröffentlichungen zu sammeln und den interessierte Homöopathen als Buch vorzulegen. Bereits die ersten beiden Bände waren ein großer Erfolg. So sind all diese Bände in einem breiten Themenspektrum angelegt und erlauben auch dem „Neueinsteiger" einen direkten Zugang zu den neuen Aspekten der Homöopathie auf dem Weg ins das dritte Jahrtausend.

Verkaufspreis: jeweils 49,- C / 98,- SFr

Wasser und Homöopathie

Autoren: **Wolfgang Ludwig, Hans-Jürgen Albrecht**

Technische Grundlage der Homöopathie ist die Arbeit mit hoch verdünnten wässrigen Lösungen. Dabei werden meist Verdünnungen verwendet, die eine naturwissenschaftliche Erklärung der Wirkungsmechanismen nicht mehr direkt erlauben. Dadurch wird die Homöopathie *scheinbar* angreifbar und treibt den praktizierenden Homöopathen oft in eine Trotzhaltung gegenüber den akzeptierten Wissenschaften. Der inzwischen verstorbene Dr. rer. nat. Wolfgang Ludwig hat diesen Rückstand aufgearbeitet du die Eigenschaften von Wasser und homöopathischen Lösungen grundlegend untersucht. Seine Beobachtungen erlauben eine neue Sicht auf die Eigenschaften hoch verdünnter Lösungen und zeigen auf, das Wasser „ein Gedächtnis" für Informationen besitzt. Hans-Jürgen Albrecht hat mit kurzen, homöopathischen Ausführungen die Interpretationen der wissenschaftlichen Ergebnisse für die Kreative Homöopathie aufbereitet.

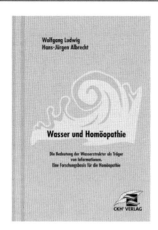

Verkaufspreis: 75,- € / 139,- SFr

Milzbrand
Mögliche Homöopathische Hilfen und psychische Hintergründe

Autoren: **Antonie Peppler, Hans-Jürgen Albrecht**

In der homöopathischen Praxis war auffällig, dass bei vielen Patienten - aus welchem Grunde auch immer - der Milzbranderreger als latentes, unentdecktes Thema eine Rolle spielte. Akut in die aktuelle Diskussion geriet er durch die Geschehnisse nach dem 11. September 2001, obwohl dieses Ereignis bei weitem nicht den einzige Ansatzpunkt für die Kontakte von Menschen mit diesem Virus darstellt.

Häufig genug blockierte er die homöopathische Behandlung und Heilung. Anhand der homöopathischen Anamne- eutlich, dass Infektionserkrankungen nicht nur in ondern auch in latenter Form außerordentlichen Einfluss auf Gesundheit und Wohlbefinden der Menschen haben können. So entstand dieses Werk mit homöopathischen Therapie-Tipps.

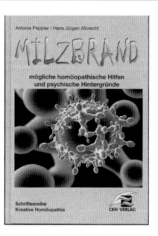

Verkaufspreis: 20,- € / 38,- SFr

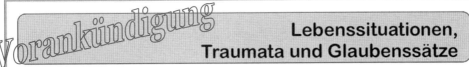

Lebenssituationen, Traumata und Glaubenssätze

Autoren: **Antonie Peppler**

In vielen Jahren praktischer und forschender homöopathischer Tätigkeit wurden den Lebenssituationen, Traumata und Glaubenssätzen von Menschen die zugehörigen homöopathischen Arzneien zugeordnet.

Dieses Werk wird so nicht nur für Homöopathen, sondern auch für Kinesiologen und Rückführungstherapeuten Informationsquell, Arbeitsmittel und –erleichterung in einem sein und die systemisch-therapeutische Arbeit, das Familienstellen, sinnvoll ergänzen.

Gleichzeitig findet der therapeutische Laie Zugang zu tiefer liegenden Themen kreativ-homöopathischer Arbeit.

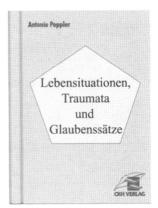

Verkaufspreis: 98,- C / 179,- SFr * Subskription: 85,- C / 159,- SFr

---

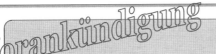

Kreative Homöopathie
Der Weg zur Lebenslust

Autoren: **Antonie Peppler, Hans-Jürgen Albrecht**

„Kreative Homöopathie" nach Antonie Peppler versteht sich als Begleiter des Patienten auf dem Weg zur Gesundheit. Lebensfreude, eben „Lust am Leben" wird dabei als Ergebnis von Gesundheit an Körper, Seele *und* Geist verstanden.

Aus der Sicht der Kreativen Homöopathie werden in einer kleinen - für den alltäglichen Gebrauch geeigneten - „Materia Medica" Symptombilder und Krankheiten erläutert und mögliche Wege hin zu umfassender Gesundheit aufgezeigt.

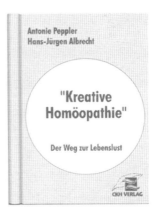

Verkaufspreis: 69,- C / 129,- SFr * Subskription 59,- C / 109,- SFr

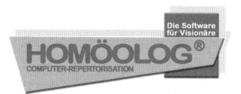
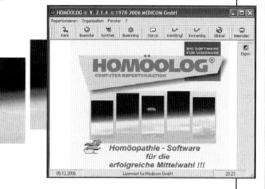
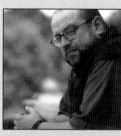
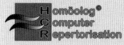

Neue Erkenntnisse verlangen nach Neuerungen der Methoden.
Und so entwickelten und entwickeln wir in Zusammenarbeit mit dem **CKH®–Centrum für Klassische Homöopathie** zusätzlich die in dieser Form einmaligen Auswertungsmodule

- Psychologische Bedeutung von Arzneien *nach Antonie Peppler*
- Therapie- & Impfblockadeanalyse
- Folgemittelanalyse *nach H.J. Albrecht*

Die Berücksichtigung neuester homöopathischer Erkenntnisse, ganzheitlicher Ansätze und unsere 17-jährige wissenschaftlich-kritische Analyse der bekanntesten Repertorien machen **HOMÖOLOG®** zu einem Werkzeug für den Schritt in ein neues Jahrtausend der homöopathischen Heilung.

Nutzen Sie die Möglichkeiten der HOMÖOLOGIE® als ganzheitliche homöopathische Analysemethode die mit der Anwendung einer tiefenpsychologischer Hintergrunderkennung, der psychologischen Deutung von Krankheitssymbolen und Arzneimitteln therapeutische Ansätze verknüpft und zu einem neuen Ganzen verbindet ohne klassische Erkenntnisse zu vernachlässigen.

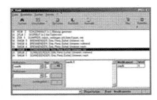

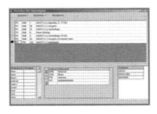

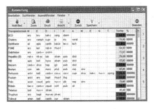

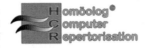

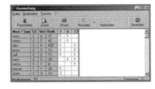

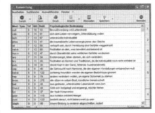

Suchen und Finden Sie die Symptome Ihrer Patienten in einer leicht verständlichen und vielen Praxen erprobten Homöopathie-Software.

Stellen Sie die Lebenssituation und Therapieblockaden Ihrer Patienten in unserer Software dar. Nutzen Sie die Möglichkeiten der therapiefertigen Darstellung solcher krankheitsfixierender, persönlichkeits– und bewußtseinshemmender Blockaden. Zweifellos ersetzt nichts den sprichwörtlichen gesunden Menschenverstand und die Intuition eines Homöopathen, Arztes oder Heilpraktikers.

Dennoch: Die Unzahl der geprüften Mittel, der Erkenntnisschub auf allen Ebenen homöopathischer Praxis sind kaum noch ohne kluge Hilfsmittel in Ihrer ganzen Breite erfass– und nachvollziehbar.

An dieser Stelle stehen unser Know-How und unsere eigenen langjährigen Erfahrungen sowohl in der homöopathischen Praxis als auch in der Weiterentwicklung derselben. Ganz gleich ob per Telefon, Fax oder Email: wir informieren sie umfassend und ermitteln gemeinsam mit Ihnen Ihre optimale Softwarekonfiguration.

... sich für das Richtige entscheiden:

Seminare und Vorträge
Kreative Homöopathie nach Antonie Peppler®

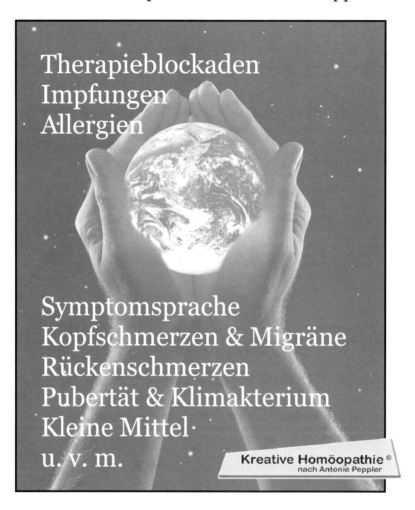

Fragen Sie uns, wir informieren Sie gern über die aktuellen Termine.

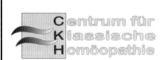

CKH® Akademie

Klingenweg 12, 63920 Großheubach
Tel.: +49 (0)9371 2059 - Fax: +49 (0)9371 67030
info@ckh.de - www.ckh.de

Schreiben Sie uns, wie Ihnen dieses Buch gefallen hat oder was Sie darin vermisst haben. Informieren sie sich über weitere spannende Themen aus der **Kreativen Homöopathie nach Antonie Peppler®**

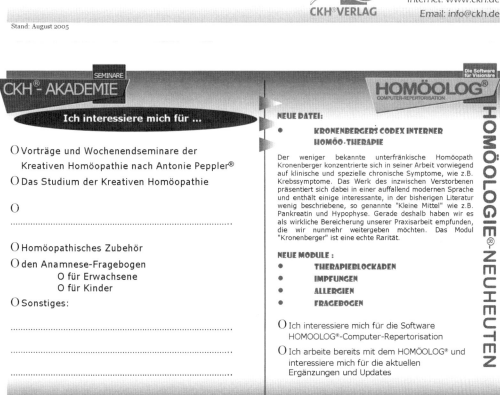

Kreative Homöopathie nach Antonie Peppler®

Das Buch
Das große Impfbuch der Kreativen Homöopathie

O hat mir gut gefallen

O hat mich nicht angesprochen, weil:

....

....

O Ich würde mir Ergänzungen zu folgenden Themen wünschen:

....

....

Ich interessiere mich für folgende weitere Literatur:

O Die psychologische Bedeutung homöopathischer Arzneien; Band I, 190 Arzneien bzw. Band II, 140 Arzneien

O Die Bedeutung der Symptome und Krankheitsbilder — Zum besseren Verständnis der homöopathischen Anamnese

O Schwermetalle - Stoffliche Wirkungsweisen und psychische Hintergründe aus der Sicht der Kreativen Homöopathie

O Kreative Homöopathie – Gesammelte Veröffentlichungen von Antonie Peppler; Band I bis III

O Die monatlichen Fallbeispiele der Kreativen Homöopathie nach Antonie Peppler®

O Der Weg zur Lebenslust (in Subskription)

O Lebenssituationen, Traumata und Glaubensätze (in Subskription)

O weitere Publikationen

Telefon: +49 (0)9371 2059
Fax: + 49 (0)9371 67030
Internet: www.ckh.de
Email: info@ckh.de

CKH®VERLAG

Stand: August 2005

CKH® - AKADEMIE   SEMINARE

Ich interessiere mich für ...

O Vorträge und Wochenendseminare der Kreativen Homöopathie nach Antonie Peppler®

O Das Studium der Kreativen Homöopathie

O

....

O Homöopathisches Zubehör

O den Anamnese-Fragebogen
  O für Erwachsene
  O für Kinder

O Sonstiges:

....

....

....

HOMÖOLOG®
COMPUTER-REPERTORISATION

Die Software für Visionäre

NEUE DATEI:

● **KRONENBERGERS CODEX INTERNER HOMÖO-THERAPIE**

Der weniger bekannte unterfränkische Homöopath Kronenberger konzentrierte sich in seiner Arbeit vorwiegend auf klinische und spezielle chronische Symptome, wie z.B. Krebssymptome. Das Werk des inzwischen Verstorbenen präsentiert sich dabei in einer auffallend modernen Sprache und enthält einige interessante, in der bisherigen Literatur wenig beschriebene, so genannte "Kleine Mittel" wie z.B. Pankreatin und Hypophyse. Gerade deshalb haben wir es als wirkliche Bereicherung unserer Praxisarbeit empfunden, die wir nunmehr weitergeben möchten. Das Modul "Kronenberger" ist eine echte Rarität.

NEUE MODULE :

● **THERAPIEBLOCKADEN**
● **IMPFUNGEN**
● **ALLERGIEN**
● **FRAGEBOGEN**

O Ich interessiere mich für die Software HOMÖOLOG®-Computer-Repertorisation

O Ich arbeite bereits mit dem HOMÖOLOG® und interessiere mich für die aktuellen Ergänzungen und Updates

HOMÖOLOGIE®-NEUHEITEN

Telefon: +49 (0)9371 2059 / Fax: + 49 (0)9371 67030 / Internet: www.ckh.de / Email: info@ckh.de

Stand: Dez 2006

Absender:
Bitte deutlich lesbar ausfüllen - Herzlichen Dank.

_____
Name, Vorname

_____
Straße

_____
PLZ, Ort   ◯ Rückruf
                                       erbeten

_____
Rückrufnummer   ◯ Newsletter
                                       abonnieren

_____
Email

_____
Beruf

Ich interessiere mich für umseitig
gekennzeichnetes Informationsmaterial.
Bitte senden Sie mir dieses umgehend zu.
O   per Post
O   als PDF per Email

_____
Datum, Unterschrift

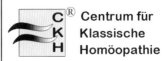

**Centrum für
Klassische
Homöopathie**

Klingenweg 12

63920 Großheubach

Absender:
Bitte deutlich lesbar ausfüllen - Herzlichen Dank.

_____
Name, Vorname

_____
Straße

_____
PLZ, Ort   ◯ Rückruf
                                       erbeten

_____
Rückrufnummer   ◯ Newsletter
                                       abonnieren

_____
Email

_____
Beruf

Ich interessiere mich für umseitig
gekennzeichnetes Informationsmaterial.
Bitte senden Sie mir dieses umgehend zu.
O   per Post
O   als PDF per Email

_____
Datum, Unterschrift

**Centrum für
Klassische
Homöopathie**

Klingenweg 12

63920 Großheubach

Für eine Bestellung der Publikationen bei der CKH® - Versandbuchhandlung benutzen Sie bitte einen dieser Bestellscheine.
Einfach heraustrennen, ausfüllen und unterschrieben an uns zurück.

Sollten die Anforderungskarten und Bestellscheine hier bereits herausgetrennt sein, fordern sie einfach neue an:
Telefon: +49 (0)9371 2059 Fax +49 (0)9371 67030 oder Email: info@ckh.de

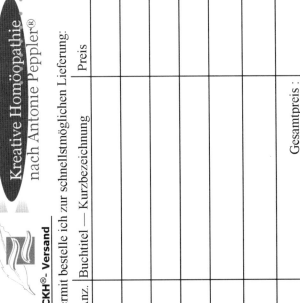

Kreative Homöopathie
nach Antonie Peppler®

CKH®- Versand

Hiermit bestelle ich zur schnellstmöglichen Lieferung:

Anz.	Buchtitel — Kurzbezeichnung	Preis
	Gesamtpreis :	

zuzüglich Versandkosten.

Bestellungen aus der Schweiz:
Lieferungen erfolgen ausschließlich aus der Schweiz zu den ausgewiesenen Schweizer Buchpreisen in SFr.
Rücksendung:
Reklamationen und Beanstandungen können nur berücksichtigt werden, wenn diese unverzüglich, unter Vorlage der Rechnung oder unter Angabe der Rechnungsnummer schriftlich angezeigt werden.
Eventuelle Rücksendungen bitte stets ankündigen und ausreichend frankieren. *Unfreie Rücksendungen von bei uns bestellten Büchern, Publikationen und Produkten – gleich aus welchem Anlass – werden grundsätzlich nicht entgegen genommen, da die in diesem Fall völlig überhöhten Gebühren einen nicht akzeptablen Schaden für beide Seiten darstellen.*

Bitte umseitige Angaben vollständig ausfüllen und unterschrieben per FAX an +49 (0)9371 67030 oder per Post einsenden.

Kreative Homöopathie
nach Antonie Peppler®

CKH®- Versand

Hiermit bestelle ich zur schnellstmöglichen Lieferung:

Anz.	Buchtitel — Kurzbezeichnung	Preis
	Gesamtpreis :	

zuzüglich Versandkosten.

Bestellungen aus der Schweiz:
Lieferungen erfolgen ausschließlich aus der Schweiz zu den ausgewiesenen Schweizer Buchpreisen in SFr.
Rücksendung:
Reklamationen und Beanstandungen können nur berücksichtigt werden, wenn diese unverzüglich, unter Vorlage der Rechnung oder unter Angabe der Rechnungsnummer schriftlich angezeigt werden.
Eventuelle Rücksendungen bitte stets ankündigen und ausreichend frankieren. *Unfreie Rücksendungen von bei uns bestellten Büchern, Publikationen und Produkten – gleich aus welchem Anlass – werden grundsätzlich nicht entgegen genommen, da die in diesem Fall völlig überhöhten Gebühren einen nicht akzeptablen Schaden für beide Seiten darstellen.*

Bitte umseitige Angaben vollständig ausfüllen und unterschrieben per FAX an +49 (0)9371 67030 oder per Post einsenden.

Absender:
Bitte deutlich lesbar ausfüllen - Herzlichen Dank.

_____
Name, Vorname

_____
Straße

_____
PLZ, Ort

_____
Rückrufnummer   **Bitte unbedingt angeben.**

_____
Email

_____
Beruf   **Bitte unbedingt angeben.**

**Hiermit bestelle ich
verbindlich die umseitig
aufgeführte Literatur.**

_____
Datum, Unterschrift

BITTE
HIER
FREI-
MACHEN

**CKH© Versandbuchhandlung
und Vertrieb**

Klingenweg 12

63920 Großheubach